中振話綱目

——走出書齋探本草——

趙中振 著

IV

萬里機構

目錄

第7章

各部專論 /4

木部（續）

第8章

各部專論 /140

服器部 / 蟲部 / 鱗部 / 介部 / 禽部 / 獸部 / 人部

第 9 章 總結 /342

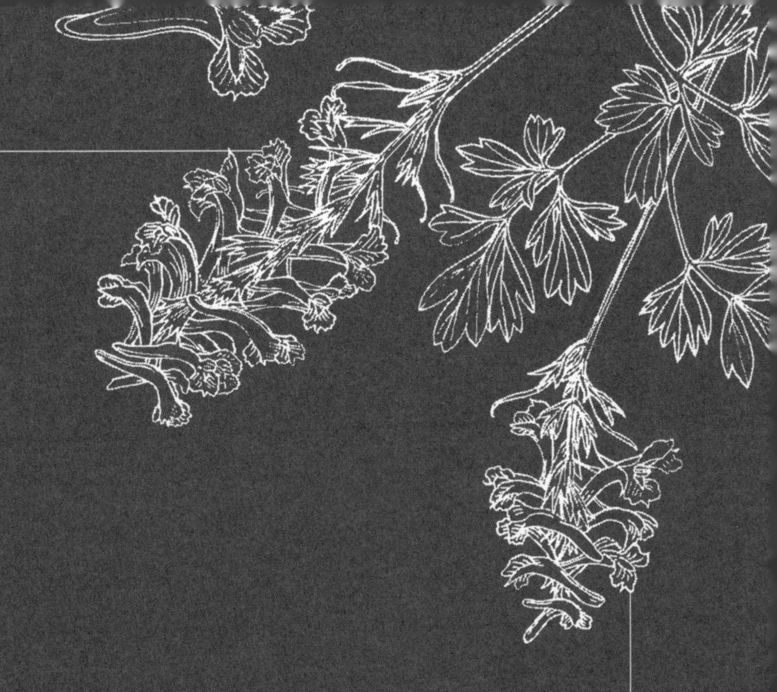

第 7 章 各部專論

木部(續)

153 冰片與樟腦

冰心一片能醒神

/ 冰片的來源 /

冰片與樟腦都收錄在《本草綱目》第 34 卷木部。冰片，物如其名，像冰一樣透明，聞起來有絲絲清涼之感。冰片既有天然的，也有人工合成的。《中國藥典》中收載了 3 種不同的冰片，天然冰片、艾片和冰片。

自唐代起，冰片被記載入本草典籍，來自婆律國，即今東南亞加里曼丹島一帶。最早的天然冰片是從龍腦香科植物龍腦香 *Dryobalanops aromatica* C.F.Gaertn. 的樹脂中提取的一種結晶，所以又被稱為龍腦冰片，它的主要成分為右旋龍腦 (+)-borneol。

李時珍記載：「龍腦者因其狀，加貴重之稱也。」它因形狀似腦，品質貴重而稱龍腦。又因白瑩如冰，狀若梅花，而俗稱冰片腦（冰片）、梅花腦（梅花冰片）。梅花冰片為其中質量最好的，白而透明，略泛淡灰棕色，氣清香，取一點點放在舌尖上有清涼感；用火燒時會出現輕微黑煙。本草古籍中記作龍腦香的都是天然冰片。

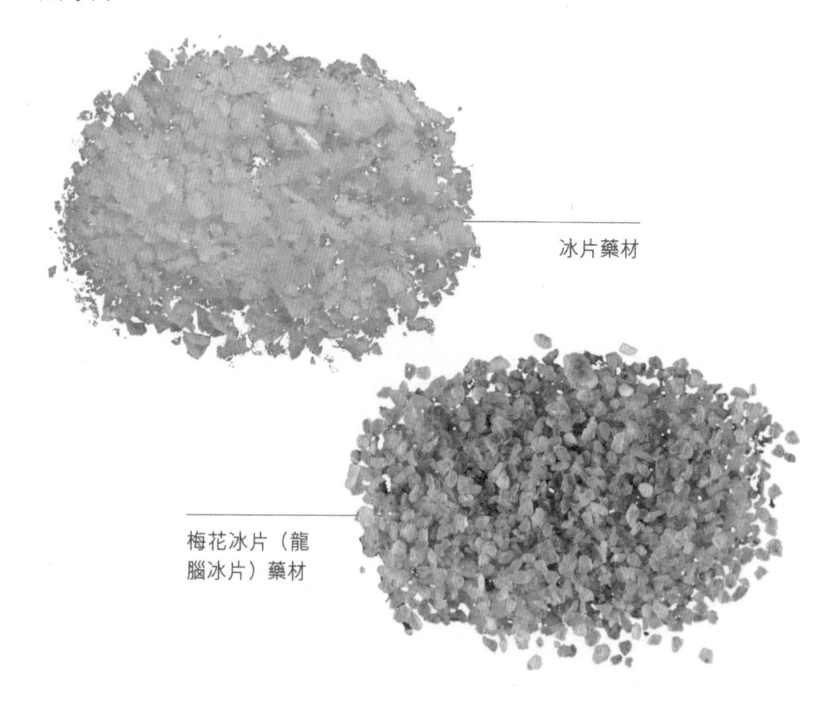

/ 龍腦冰片 /

唐代時，龍腦香被認為是帝王之香。晚唐文學家黃滔在《馬嵬二首》中寫道：「龍腦移香鳳輦留，可能千古永悠悠。夜台若使香魂在，應作煙花出隴頭。」詩裏描寫的是楊貴妃與唐明皇的悲劇。這從側面表示出龍腦香是帝王、貴冑的心愛之物。

《證類本草》記載，唐天寶年間交趾向唐宮廷進貢龍腦香（交趾即今越南一帶），宮中稱為瑞龍腦，佩戴在身上。

唐宋兩代，龍腦不但被應用於國家的祭祀、皇家的賞賜，而且在食品、醫藥中廣為應用。

廣州龍腦（摘自《本草品彙精要》羅馬本）圖中人的面容服飾，一看便知是來自異域他鄉

《本草綱目》記載，南番諸國（即今東南亞地區），皆有之；並且引用了北宋葉廷珪《香錄》（《名香譜》）中的記載，它是深山穹谷中的千年老杉樹，其枝幹不曾損壞或動過的樹內會有香。

參考以上描述，產天然冰片的龍腦香生長在東南亞一帶，樹似杉木，應是高大的喬木。

從我剛學中藥時就聽説過冰片，且基原植物難以尋覓，我便一直留意着。直到 2019 年，我到柬埔寨考察，才親眼見到了它的基原植物。

東南亞國家柬埔寨地處低緯度地區，屬熱帶氣候，三面環山，北鄰老撾，東鄰越南，西鄰泰國，南部靠海，版圖形似一隻玉兔。湄公河和巴薩河兩條河穿流而過，境內還有東南亞最大的淡水湖——洞里薩湖。柬埔寨很少發生自然災害，土地肥沃、物產豐富、珍稀物種保存甚多。

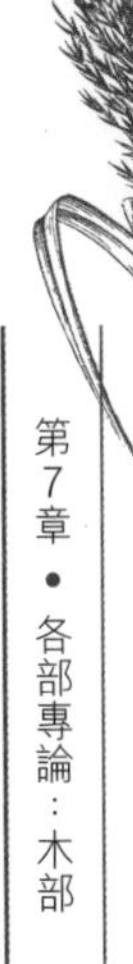

龍腦香的大樹有 20 多米高，樹幹筆直，直插雲霄，樹幹上留下了一道道割取樹脂的刀痕。據記載，這棵樹種植於 1899 年，至今有 100 多歲了。當地稱這種樹為「楊那樹」（Yang Na）。又因樹內含的樹脂凝固後會變黑，當地也稱其為黑橡膠樹。

冰片具有開竅醒神，清熱止痛和生肌的功效，既可內服，也能外用。

由於冰片的需求量大，天然冰片早已供不應求。現在《中國藥典》中收載的天然冰片是從樟科植物樟 *Cinnamomum camphora* (L.) Presl 中提取的，成分和原龍腦香出的冰片一樣，都是右旋龍腦。

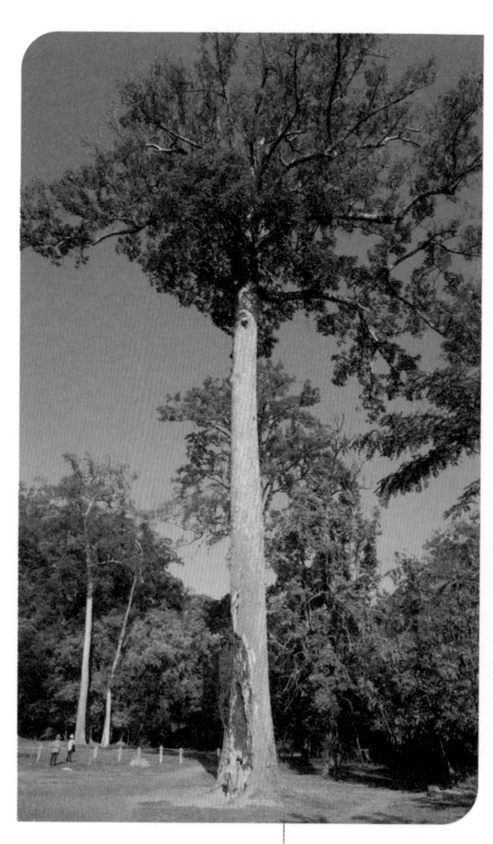

柬埔寨的「楊那樹」

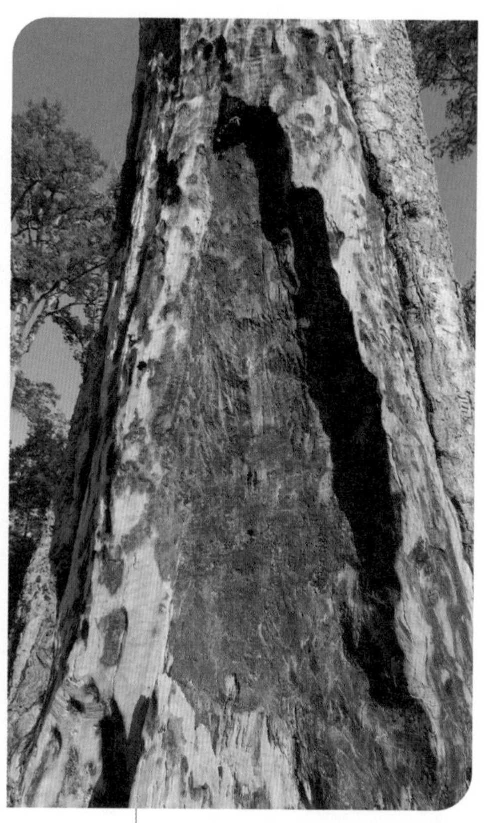

「楊那樹」上採收過龍腦冰片的痕跡

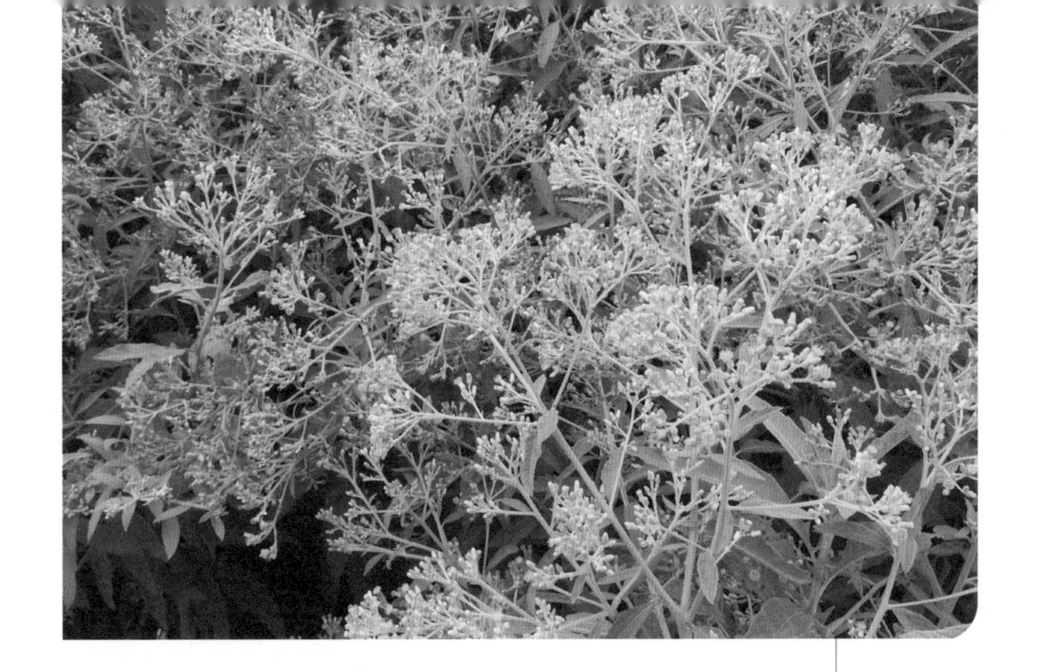

艾納香原植物

/ 艾納香與艾片 /

菊科草本植物艾納香 *Blumea balsamifera* (L.) DC.，是一年生草本植物，含有天然的左旋龍腦，也可作為冰片的來源。根據現行《中國藥典》的記錄，艾片是從艾納香新鮮葉中提取加工製成的結晶。左旋龍腦是右旋龍腦的光學異構體，它們似左右手，化學結構式呈鏡像。

海南出產的艾納香質量極好。香港浸會大學中醫藥學院的中藥標本中心收藏了一塊重 902 克的艾片，由中國農業科學院資源研究所捐贈，這塊大艾片晶瑩剔透，屬罕見的珍品。

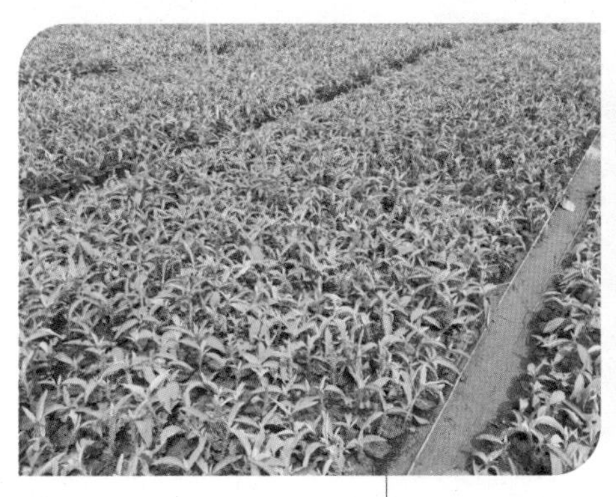

艾納香種植基地

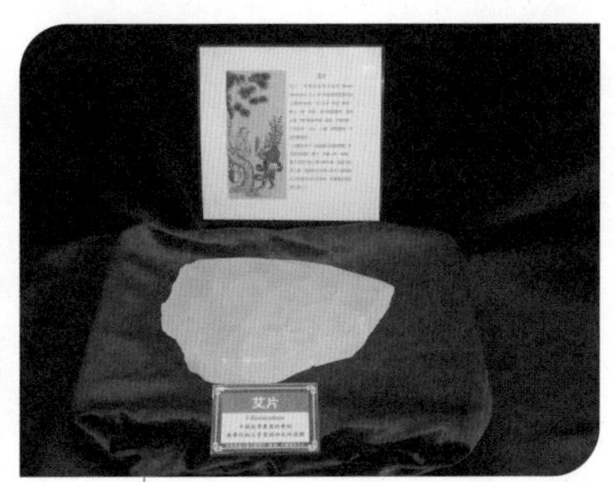

艾片（香港浸會大學中藥標本中心藏）

/ 人工冰片 /

目前《中國藥典》收錄的冰片，除了上述天然的冰片之外，還有一種人工合成的冰片，又叫機製冰片。

與天然冰片不同的是，人工合成的冰片是右旋龍腦和左旋龍腦的混合物。由於化學合成冰片的成本較低，人工冰片目前已成為市場上的主流產品。

/ 樟樹與樟腦 /

樟樹可一樹出二藥：天然冰片和樟腦，不過樟腦可從樟科多種植物中提取製得。經常放在衣櫃裏防蟲的樟腦丸就是樟腦的一種應用。樟腦和天然冰片不同，含有不同的化合物，它們的臨床功效也不同。

李時珍第一次將樟腦收入本草書籍，記錄在《本草綱目》第34卷木部，還記錄了從樟樹中提煉出樟腦的方法。

樟原植物

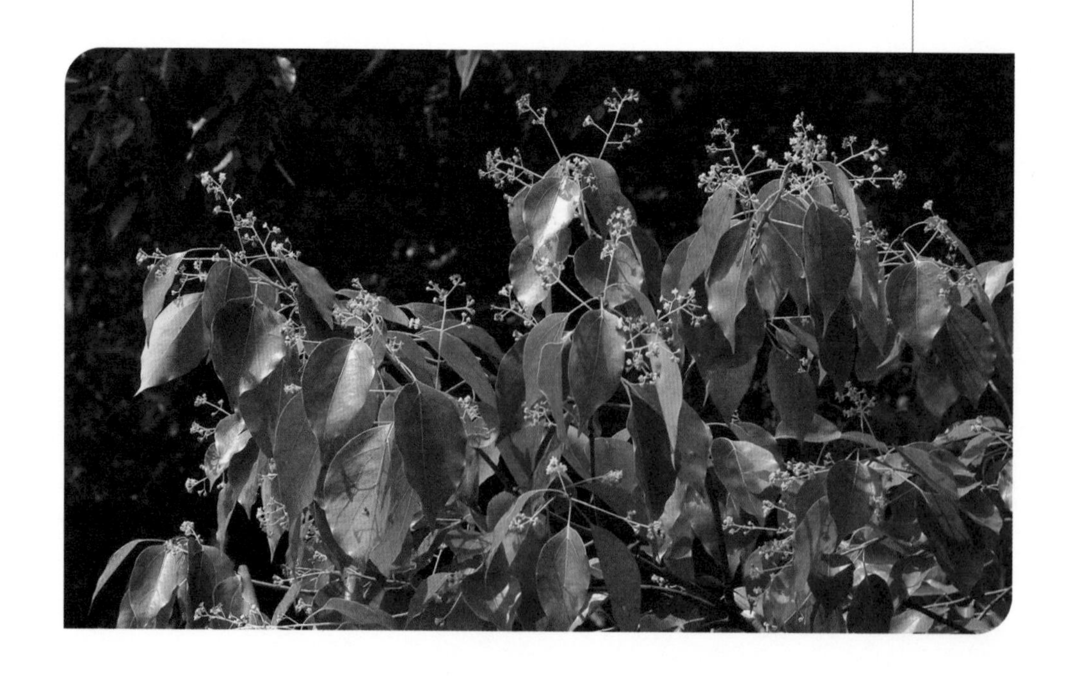

樟腦多產於南方各省，《本草綱目》記載樟腦出韶州、漳州，即今廣東韶關一帶以及福建漳州一帶。但天然的樟樹資源也是有限的。

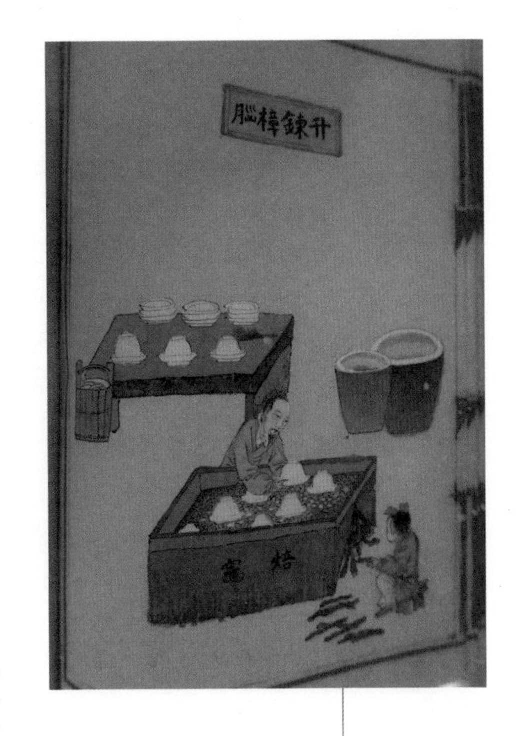

升煉樟腦圖（摘自《本草品彙精要》羅馬本）

樟腦主要功能是除濕殺蟲，多為外用。李時珍還記載，把樟腦放在鞋中可去腳氣，用樟腦燒煙熏衣服、籮筐、竹席等，能防止壁蝨等蟲蛀。

直至現在，圖書館裏收藏珍貴善本的書櫃大多是樟木做的，可以起到天然的防蟲效果。

關於樟腦的製取方法，李時珍記載，將新砍下的樟木切片，放在井水裏浸泡 3 日 3 夜，再放到鍋裏煎煮，用柳木頻頻攪拌。等到鍋裏的液體剩下一半，柳木開始掛上白霜時，濾去渣滓，倒入容器中放置一夜，便可得到樟腦塊。

南藥都江西樟樹市以樟樹命名，但現在已很少能見到大型的樟樹了。中國台灣因日本佔領時期過度採伐樟樹提煉樟腦，現在當地大型的樟樹也很少見了。

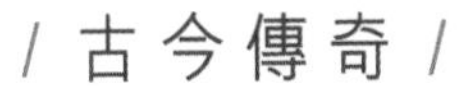

/ 古今傳奇 /

冰片能開竅醒神，許多中成藥裏都用得到。但冰片特別容易揮發，所以不宜入湯劑煎煮。

有關冰片的安全性，《本草綱目》記載這樣一個歷史故事。南宋政治家、文學家、民族英雄文天祥和權相賈似道都曾嘗試服冰片自殺，但都未能如願。只有賈似道的幕僚廖瑩中，用熱酒配着冰片服下，當場九竅流血暴斃而亡。李時珍做出解釋，這並非冰片有毒，冰片本身無毒，而是熱酒引導其辛香，散溢經

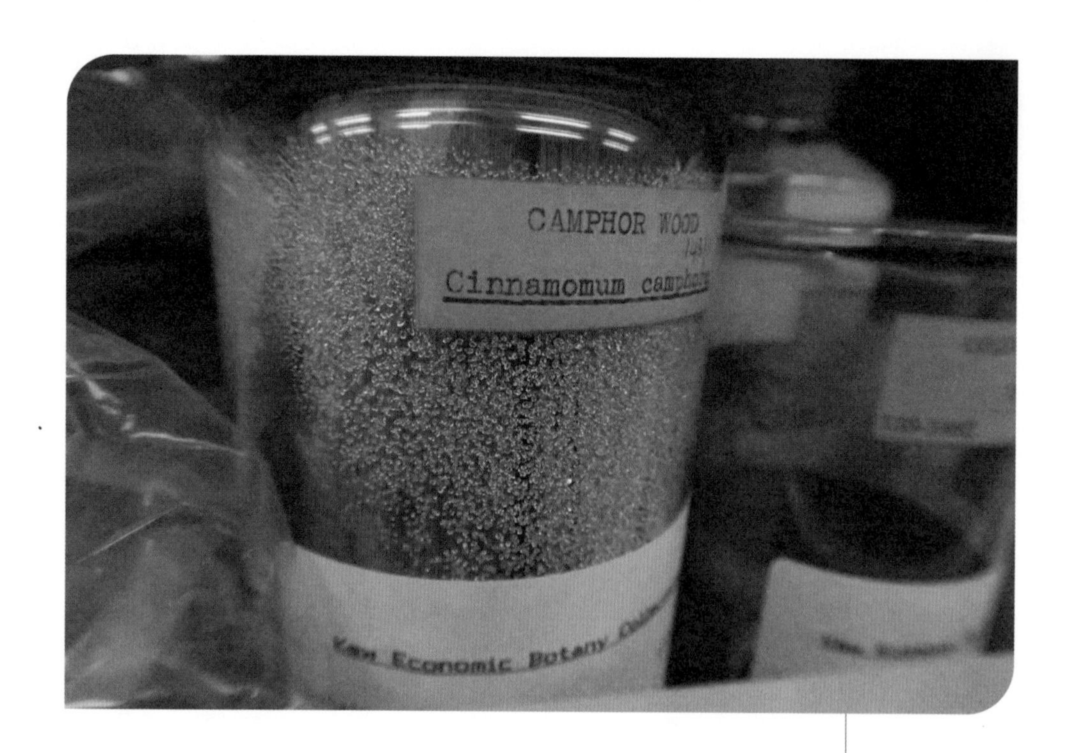

好的樟木片，放置久了就會在容器壁上形成結晶（樟腦）（攝於英國皇家植物園標本室）

絡，氣血沸亂才導致流血死亡。這也説明冰片開竅發散的作用特別強，即使用舌尖嘗一點冰片是安全的，也不要輕易嘗試。

歷史上很多醫家善用冰片。唐代經典溫開名方蘇合香丸，其中有冰片、麝香等十幾味藥材，幾乎都是芳香的開竅藥，主要用於治療寒邪導致的突然昏倒、不省人事、牙關緊閉等。

因為方子裏的藥物太多了，現代研究者就從中精選了最核心的藥物，只用蘇合香、冰片等 6 味，命名為冠心蘇合丸，這是對名方的二次開發。

家喻戶曉的丹參滴丸由丹參、三七、冰片 3 味藥組成。丹參活血祛瘀，三七化瘀通絡止痛，冰片芳香開竅。3 味藥協同作用，有活血化瘀、理氣止痛的卓越療效。

天然冰片的製取最早利用的是高大喬木，因資源有限，後來人們發現從草本植物艾納香中也可獲取同樣的艾片，這就擴大了資源。人們又進一步發現了人工合成的機製冰片，降低了成本，緩解了天然藥源的需求壓力。

我們現在所處的是中藥與西藥分科的時代，中醫與西醫、中藥與西藥，都是相對而言的。我認為未來的醫學發展應當不分中西，好的藥物也同樣不應分中西。但這會是一段相當漫長的路程，需要進行理論的探討，更需要在實踐當中不斷探索。

冰片與樟腦

冰片

來源

天然冰片

- 龍腦香科植物龍腦香 *Dryobalanops aromatica* C.F.Gaertn. 的樹脂中提取的一種結晶，又叫龍腦冰片

右旋龍腦

- 樟科植物樟 *Cinnamomum camphora* (L.) Presl 中提取的一種結晶

左旋龍腦

艾片

菊科草本植物艾納香 *Blumea balsamifera* (L.) DC. 的新鮮葉中提取加工製成的結晶

左旋龍腦

人工冰片（機製冰片）

右旋龍腦和左旋龍腦經人工合成的混合物

功效

開竅醒神，清熱止痛，生肌

樟腦

來源

樟科多種植物中提取製得

功效

除濕殺蟲，多為外用

154

丁香

形似雞舌味香濃

/ 此丁香非彼丁香 /

常言道：秀才學醫，籠裏抓雞。學文的人，再學中醫藥很容易入門。的確，中醫藥好像是文理兼備的學科。中藥中有文學，文學中有中藥。

我和一群喜歡文學的中醫藥好友自發聚到了一起，以文會友，組建了一個本草詩社。大家探討中藥的同時也創作詩詞，在創作詩詞中學習中藥。有時也談論到一些名聯，尤其是與中藥相關的名聯。

丁香花有一副對聯，上下句工整對仗：

> 氷冷酒一點兩點三點，丁香花百頭千頭萬頭。

我國北方的丁香花，來自木犀科丁香屬（*Syringa*），為一種小喬木或灌木。紫色、粉色、白色丁香花，在春季開放。由於丁香花的花梗很短，一簇簇花朵擠在一起，煞是艷麗。丁香花圓柱形的花冠呈管狀，像高腳酒杯一樣，花冠管上有向外放射的 4 個花瓣裂片。因為同是木犀科的植物，丁香有着與茉莉花相似的清香。丁香花在我國的分佈越往南邊越少，越往北邊越多。我國長江流域以北普遍栽培丁香花；黑龍江省會哈爾濱將丁香花定為市花。

然而，北方常見的觀賞植物丁香花，與藥用的丁香不是一種植物。

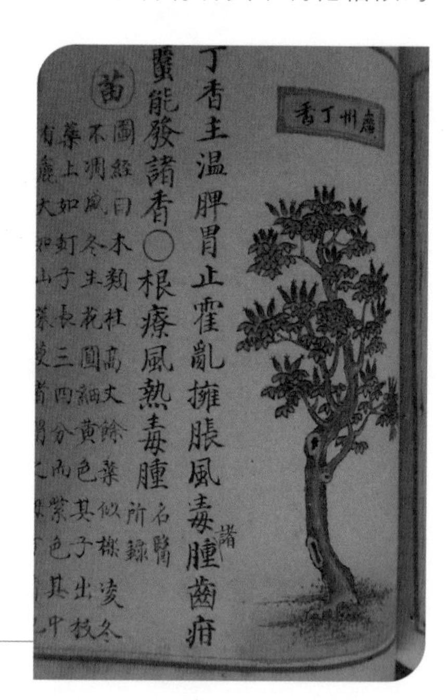

丁香（摘自《本草品彙精要》羅馬本）

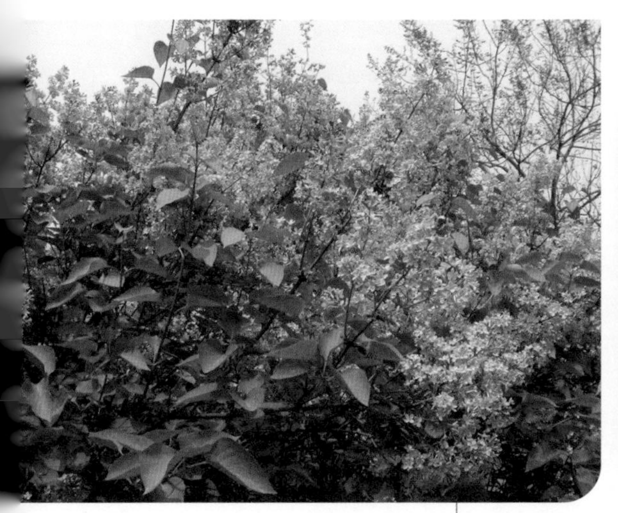

木犀科紫丁香

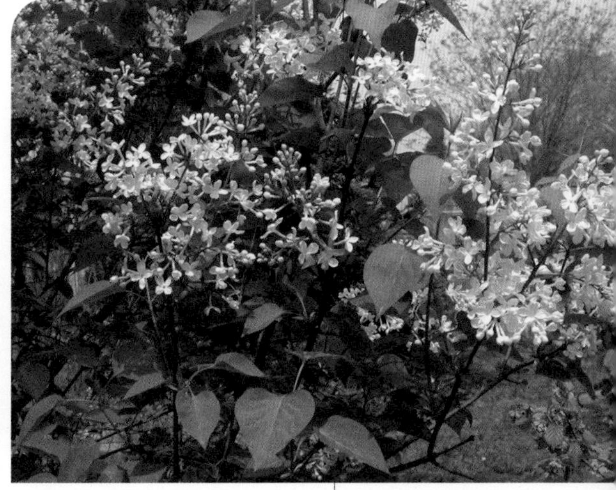

木犀科白丁香

中藥丁香原是進口的中藥，也叫洋丁香，來源是桃金娘科植物丁香 *Eugenia caryophyllata* Thunb. 的乾燥花蕾，又稱公丁香。藥材中的母丁香也來自桃金娘科丁香，入藥部位是其乾燥的果實。

古代本草將丁香的花蕾和果實分開記載，到了李時珍時代，他在《本草綱目》中將兩者合二為一。

當丁香的花蕾由綠轉紅時，就到了可以採收的時候。丁香，形如其字，呈短棒狀，上部稍圓下部略尖，充滿了香氣。抓一把丁香泡在水杯裏，一個個丁香整齊地豎立在水中。把丁香果實從中間縱向剖開，形狀就像雞的舌頭一樣，所以又名雞舌香。

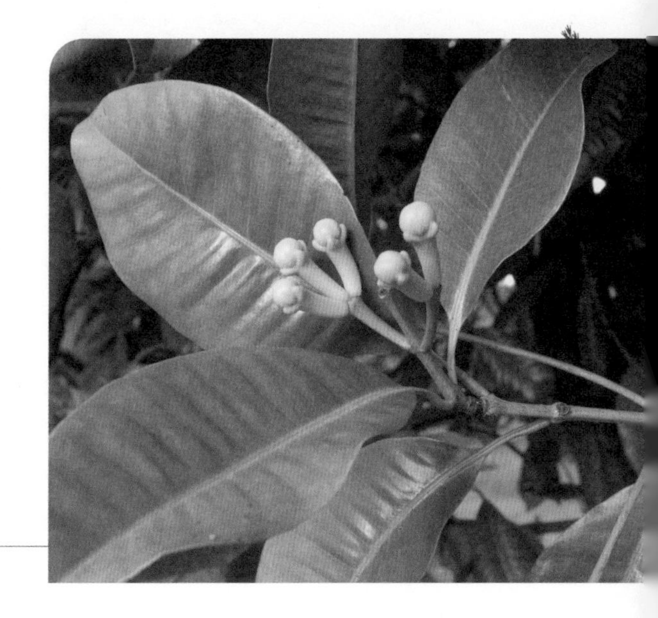

丁香原植物

中國本來不產丁香，丁香原產於印度尼西亞的馬魯古群島，也就是古代傳說中的「香料群島」。18 世紀時，丁香傳入東非坦桑尼亞境內的小島桑給巴爾，那裏的氣候、土壤很適合丁香的生長。現在，全球 80% 的丁香都產自那裏。20 世紀 70 年代末，我國終於在海南等地成功引種了丁香。

丁香水試

/ 三 大 用 途 /

丁香可入藥、可餐食、可製香。

丁香的花蕾，公丁香，是常用的溫中祛寒藥，能溫中降逆，補腎助陽。中醫認為脾胃喜暖惡涼，寒涼食物容易損傷陽氣，造成脾胃寒凝。丁香主要用於胃部受寒引起的諸多不適。

丁香（公丁香）藥材

張仲景的理中丸（乾薑、人參、白朮、炙甘草）是治療中焦虛寒的名方。主治脾胃虛寒，嘔吐泄瀉，胸滿腹痛，消化不良。脾胃不適伴隨呃逆嘔吐等症，可在理中丸的基礎上加入丁香和豆蔻，組成經典的中成藥丁蔻理中丸。

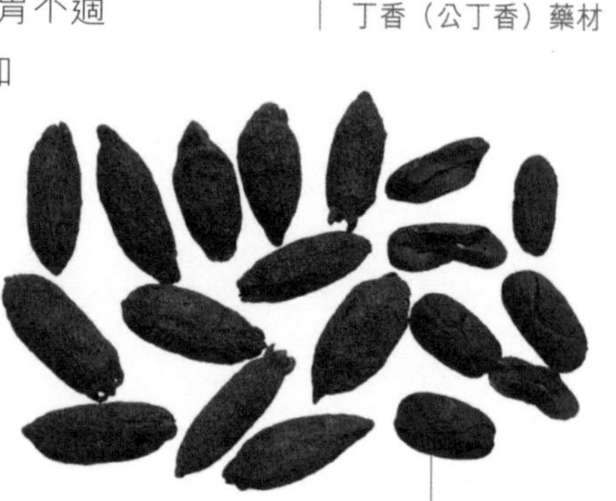

母丁香藥材

丁香和柿蒂搭配是溫中降逆的藥對，丁香柿蒂湯是治療呃逆的經典方。

滷水是滷味的關鍵因素。滷味是把香料食材放入滷水中烹煮而成的，各地的滷水配方不一、風味不同，很多滷水老字號都是獨家風味。滷水一大特點就是香味很厚重，醃鹹菜講究老湯，滷味講究的也是老湯。出現頻率比較高的一種香料就是五香料，五香包括八角、小茴香、桂皮、花椒和丁香，合稱「五香」。由此製成的美食，有五香瓜子、五香花生、五香牛肉乾、五香豆腐乾，等等。五香中的前 4 種都是我國本土出產的，只有丁香是外來的洋香料。丁香在五香中的貢獻很大，為味道增添了更多層次。

西方人的餐飲中也有丁香，尤其是以肉食為主的國家。古代的冷藏條件有限，鮮肉不易保存，將肉製成肉乾、醃肉、臘肉是很多人的選擇。在製作肉乾、臘肉的時候需要天然的防腐劑——香料，丁香、胡椒、肉桂都是必不可少的。丁香的氣味之強烈，不用湊近，隔着一段距離都能聞到它帶着辛辣的香氣。

現代研究表明，丁香含有豐富的揮發油，特別含有大量的丁香酚，可以起到防腐的作用。常見的含揮發油的中藥，如同樣是花蕾入藥的辛夷，優質的辛夷揮發油含量為 3%～4%，而好的丁香揮發油含量可達 20%，是熱帶含有揮發油最豐富的類群，用指甲在丁香表面劃一下，可以看見油狀物質滲出。《中國藥典》規定，公丁香中丁香酚含量 >11.0%，母丁香中丁香酚 >0.65%，母丁香中母丁香酚含量 >0.8%。這也説明公丁香藥效遠高於母丁香。

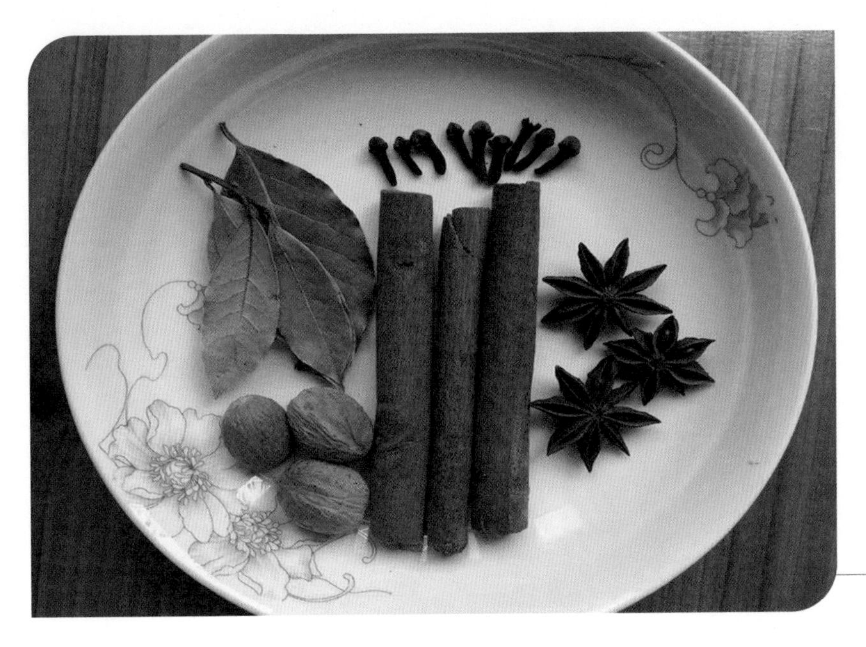

滷味調料

/ 古代的口氣清新劑 /

丁香可以用於治療牙痛，歷史上它還有一種特殊的作用，就是充當口氣清新劑。

東漢恒帝年間，有一位老臣刁存，有口臭的症狀。皇帝聽他説話時都能聞到，於是賜了一樣東西給他，讓他含在嘴裏。他只得聽皇帝的話，但覺入口之後，味道辛辣刺激，他以為皇帝要用毒藥賜死他。下朝以後，他慌忙回家與家人訣別。幸好此時有同僚來看他，讓刁存把「毒藥」吐出來看看。這一看才明白，皇帝御賜的不是毒藥，而是珍貴的貢品雞舌香。刁存心中的一塊大石頭總算落了地，意外的驚喜是他的口臭也治好了。自此以後，朝廷官員面見皇帝時，口含雞舌香成了一時的風氣。慢慢地，口銜丁香一詞也含蓄地指在朝為官的意思。

《魏武帝集》裏有一篇《與諸葛亮書》，曹操寫了 11 個字：「今奉雞舌香五斤，以表微意。」記載的是曹操送給諸葛亮 5 斤雞舌香。曹操欲通過丁香向諸葛亮傳遞信息、示好，希望諸葛亮能來加盟自己一方，但後來曹操的希望還是落空了。

到明清時期，口含丁香不僅是朝臣和士大夫的日常習慣，丁香還成了文人雅士相互贈送的一種禮物。

西方生藥學裏也有丁香以及提取的丁香的揮發油。現在，丁香已經從古代的「口香糖」，發展到了很多日用化妝品、香水、精油原料中，牙膏、肥皂和香煙當中常常都能找到丁香的身影。

丁香同名兩兄弟，一南一北，一個濃香、一個清雅。親緣雖遠，共同的名字把它們聯繫在了一起。

歷史上，人們對香料的需求為大航海時代的到來起了推波助瀾的作用，客觀上也促進了東西方貿易的往來和文化的交流。如今，丁香無論是在東方還是在西方，都已不再陌生。

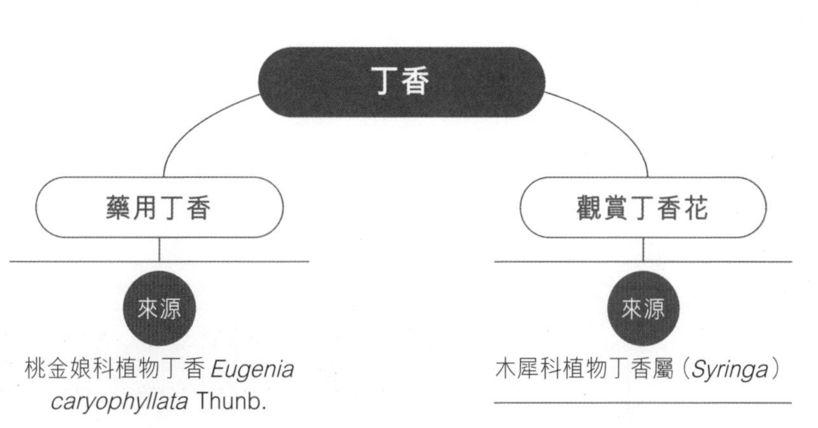

- 丁香（公丁香） 乾燥花蕾
- 母丁香 開花後形成的果實

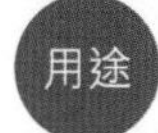

食用

火鍋、滷水：「五香」之一

藥用

溫中祛寒，溫裏止痛，用於胃部受了寒引起的不適

日化香料

口氣清新劑、化妝品、精油

/ 古色古香 /

紅木製品一直是市場中炙手可熱的收藏品，其實在《本草綱目》中也記載了一些紅木類的藥材，它們都是本草大家庭中的成員。

紅木家具是家具中的佼佼者，明式家具是人們追逐的熱點。明代天啟皇帝，不務正業，不理朝政，只有一個嗜好，就是喜歡做木工活，可能「偶像」是「魯班爺」。朝中大權被號稱九千歲的大太監魏忠賢把持。接班的崇禎皇帝想收拾好這個爛攤子，可無論再怎麼勵精圖治，也挽回不了大明朝滅亡的命運。天啟皇帝的家具作品雖然沒留存下來，但自明朝起，紅木家具一直備受推崇。

紅木的紅是自然的顏色，與修飾過的顏色不一樣。在紅木行業有句話：「好木不漆，好材不雕。」紅木多數是有香氣的，同紅木的生長週期一樣，需要時間的沉澱。有些新下來的紅木有的聞起來可能帶有腐臭氣，有人稱為「臭酸枝」、「臭紅木」。隨着時間的推移，變化在默默地發生，最終會沉澱出古色古香。

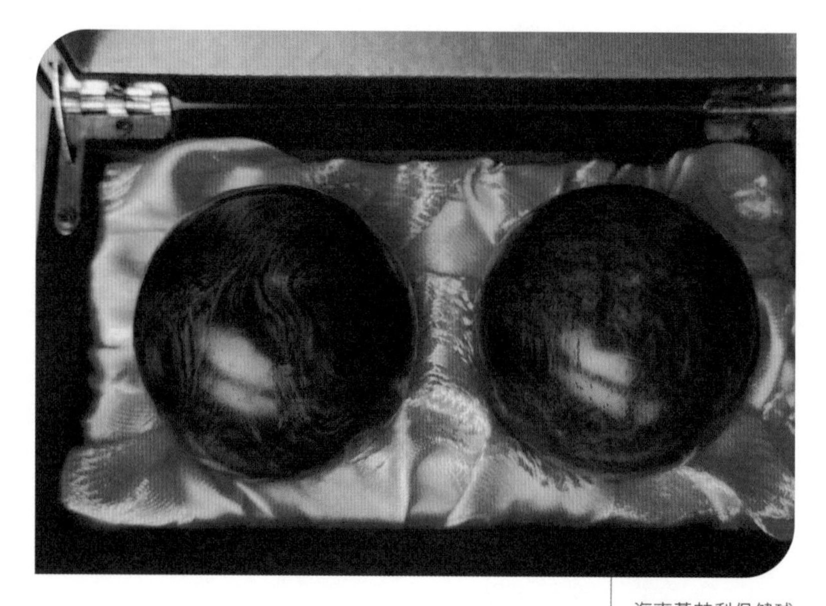

海南黃花梨保健球

色與香都與木材中所含的樹脂相關。紅木的質地會以顏色和聞到的氣味為主要衡量標準。從入藥的角度來看，主要的評價標準是它的藥性、寒熱溫涼以及入藥時的口感。

現代藥物分析表明，紅木的有效成分主要是揮發性的萜類化合物，其多種成分被現代的藥理和臨床研究證實具有切實功效。

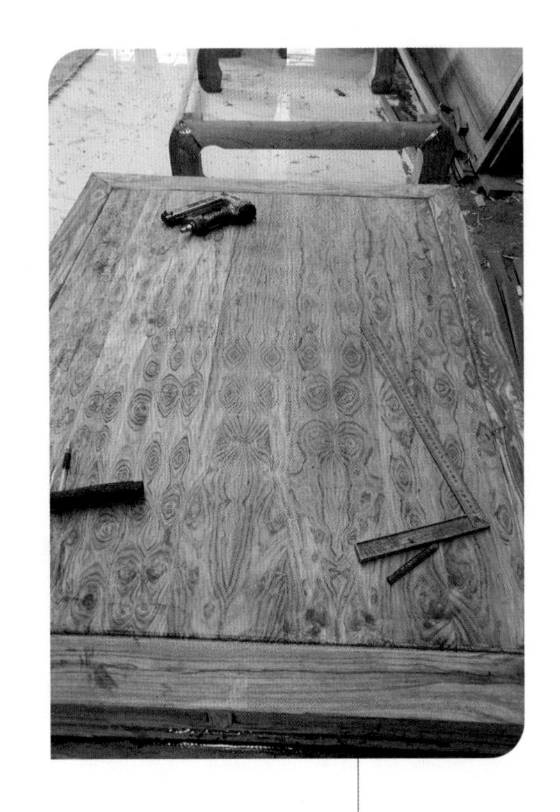

好木不漆，好材不雕，黃花梨獨特的花紋是它天然的標誌之一

/ 黃花梨與降香 /

制定中藥材標準很難，界定木材標準同樣也是一件艱難的事。好在現在國家名貴家具行業已經有了自己現行的行業標準，並且明確列出了5屬8類29種紅木。在目前紅木家具中最出名的、價格最高的，恐怕就是海南黃花梨了。《本草綱目》也將可入藥的「黃花梨」載入其中，名為「降真香」。

現在《中國藥典》規定，海南黃花梨來源於豆科黃檀屬的植物降香檀 *Dalbergia odorifera* T. Chen，因為它主產於海南，俗稱「海黃」，也有人把它比作「木中黃金」。藥用部位是樹幹和根的心材，藥名為降香。降香檀的生長極為緩慢，成材的木料也十分稀少。現在野生的降香檀已被定為國家二級保護植物，樹齡高的大樹已很難找到。

黃花梨做家具、工藝品用的是好材料，但做藥材降香的飲片基本是不規則的木塊，藥用的都是木材的下腳料，樹幹和根的乾燥心材。降香藥材表面的顏色呈黃紅色或黃棕色，有緻密的紋理，質地非常硬而且顯油性。降香味辛，

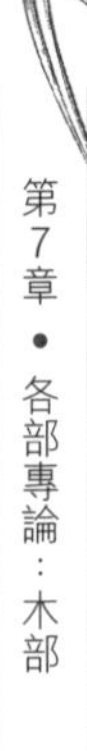

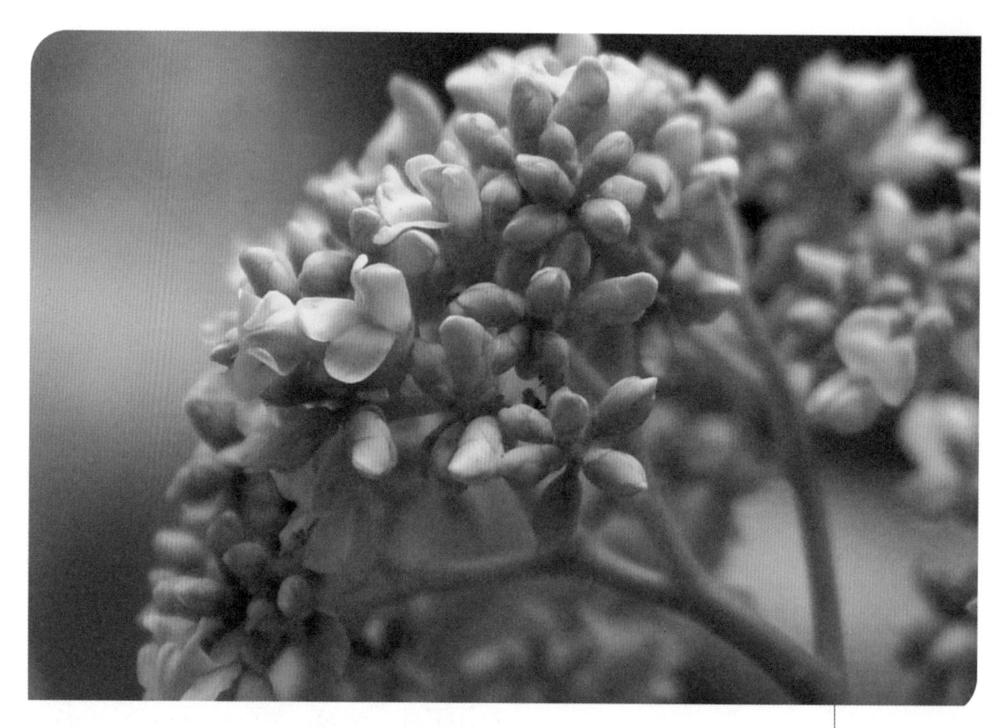

降香檀原植物

性溫，具有行氣活血，止痛，止血的功效。

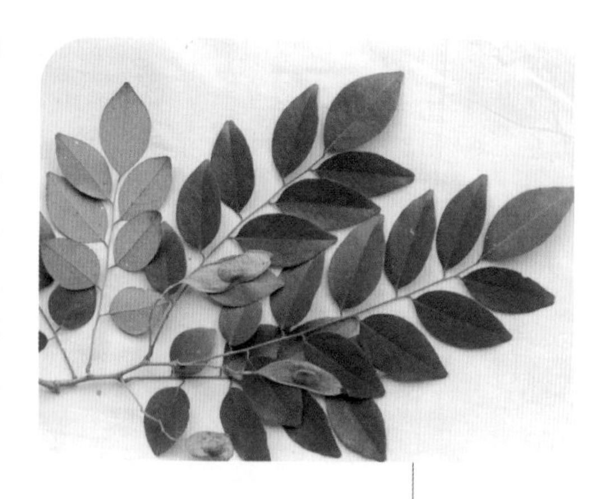

降香檀原植物

李時珍指出，唐代的本草尚未收錄降香，北宋唐慎微的《證類本草》雖然收載了降香，但是並沒有記載其具體功效。李時珍在《本草綱目》中記載了其來源、性味、功效、主治，他認為降香可治療金瘡，可以代替沒藥、血竭這兩種外來藥。

治療冠心病、心絞痛的現代中成藥冠心二號，最初的組方中就有降香。在推向日本市場的過程中改名為冠元顆粒，因考慮到降香的來源，專家對處方重新進行了調整改良，最終冠元顆粒中去掉了降香這味藥。

/ 紫檀與中藥 /

紫檀在紅木家具行業裏特有所指，專指名貴的小葉紫檀（檀香紫檀）*Pterocarpus santalinus* L. f.，它的珍貴與海南黃花梨不相上下。

小葉紫檀是頂級的工藝品原材料。小葉紫檀成材也很慢，需要數百年時間，它的心材更加緻密，以致拿在手裏根本無法分辨出年輪。斷面呈深紫色或黑紫色，放的時間越久，顏色越深，手感越細膩平滑。

小葉紫檀的表面可以看到「牛毛紋」、「棕眼」、「金星」。這些都是對小葉紫檀從宏觀角度進行觀察得到的性狀特點表述，從微觀的植物解剖學角度來看，「牛毛紋」其實是一條條細細的植物導管和木纖維，集中成一束呈現出絞絲狀紋理，緻密均勻，看上去就像牛毛一樣。

「棕眼」是導管的橫斷面，導管是空心的，胞腔在紅木的斷面則呈現為一個個非常微細的凹陷點。

植物導管的功能是負責運輸水分和無機鹽，相當於人體的血管。導管的結構用肉眼是看不清的，需要放在顯微鏡下觀察。紅木導管的直徑，粗的約 1/4 毫米，管腔內充滿紅棕色的樹脂。樹脂是脂溶性

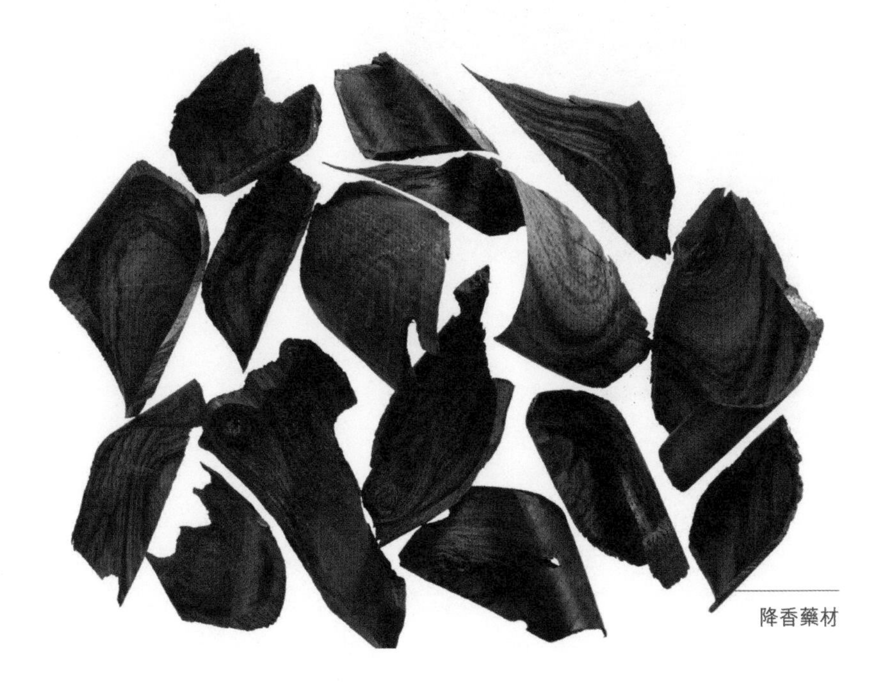

降香藥材

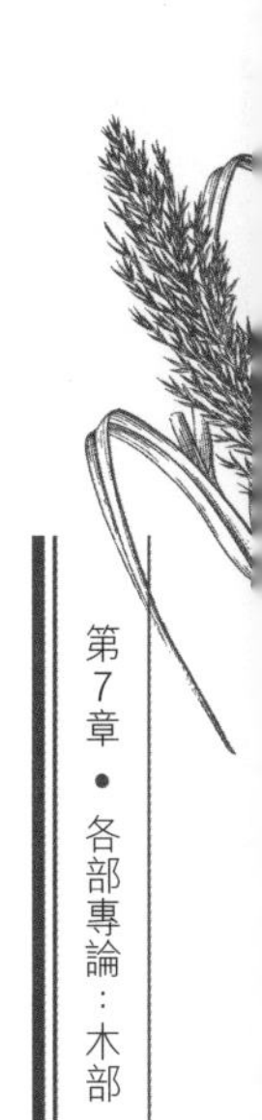

的，不溶於水，但可以溶在酒精等有機溶劑中。

小葉紫檀在生長過程中會分泌出大量紅棕色樹脂，並堆積在導管中，經過長期的氧化反應，顏色會越來越深，且分泌物會慢慢形成銀白色的斑點，出現在小葉紫檀表面，視覺上呈現出金屬的質感，好似夜空中閃爍的點點星光，被形象地稱為「金星」。

《本草綱目》中也記載了紫檀的特徵，新砍伐的紫檀表面可以畫出紫色的痕跡。樹齡老一些的老料仍要觀察「牛毛紋」、「棕眼」、「金星」，綜合利用這些鑑別特點來鑑別。

木材入藥一般藥用部位為心材。當樹木生長到一定年齡後，樹幹會形成色澤不同的兩個部分。中心的部位是樹脂比較集中的部分，顏色深，呈橘紅色到紫黑色，被稱為心材。外層靠近樹皮，由形成層長出新的部位，色澤比較淺，被稱為邊材。心材是不再生長的死細胞，邊材是還可以生長的活細胞。紅木和其他名貴的硬木都是用木材的心材，不用邊材。

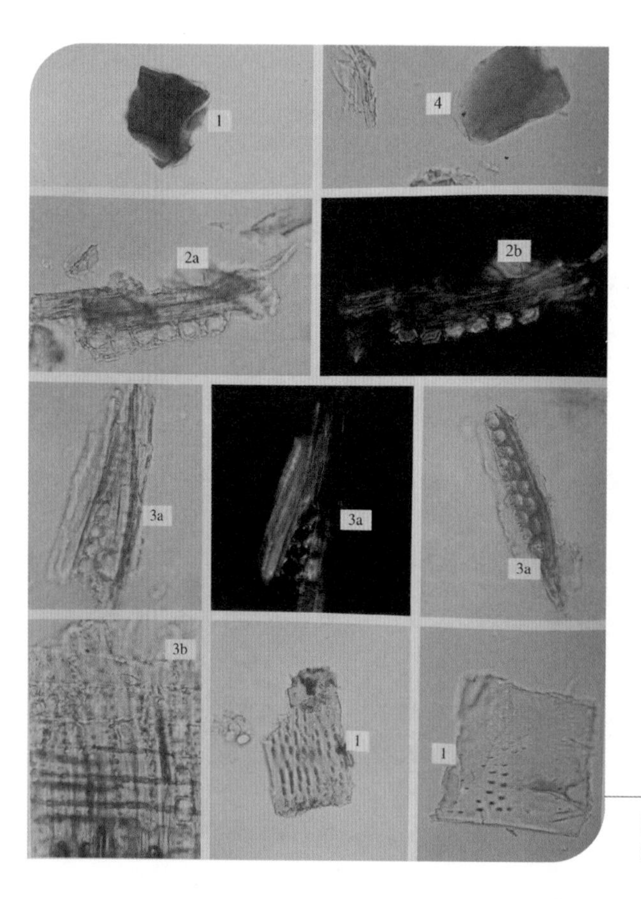

降香粉末的顯微特徵（摘自《中藥粉末顯微鑑別彩色圖集》）

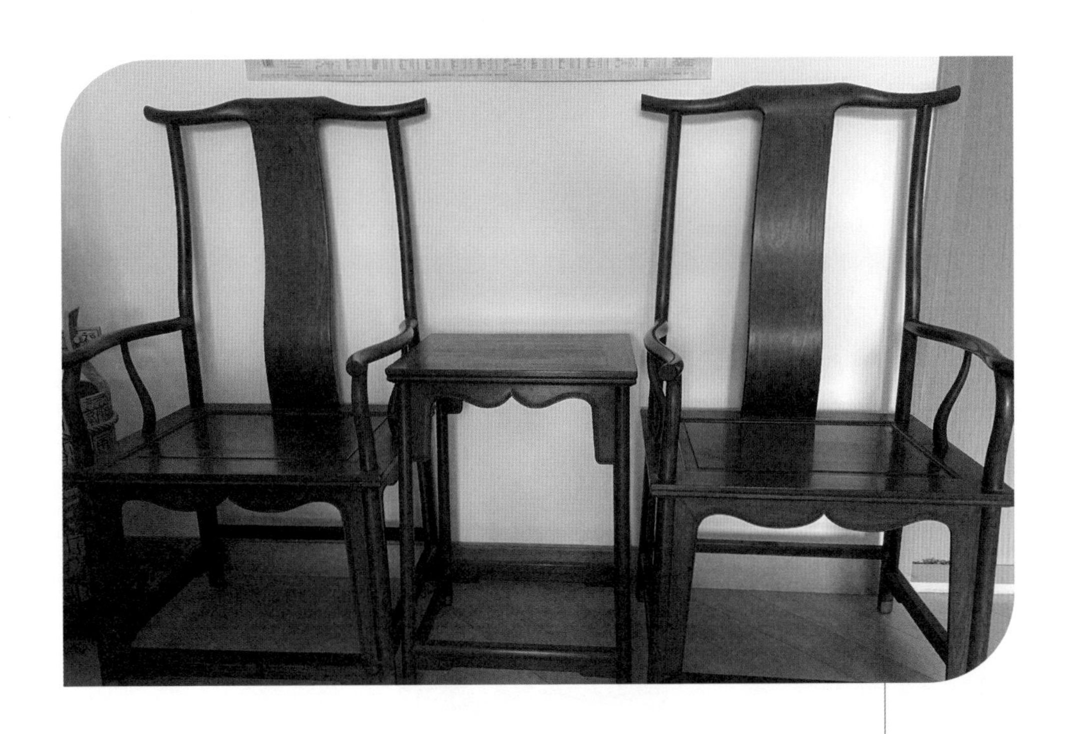

小葉紫檀明式家具

李時珍記載:「紫檀鹹寒，血分之藥也。」紫檀可以治療金瘡，也就是刀箭等金屬器械導致的傷口。古代戰爭頻仍的時候，金瘡藥是必備的。現在的和平年代，金瘡很少，也有了更多、更好的外傷用藥，紫檀在這方面漸漸退出了歷史舞台。

/ 生命的氣息 /

我從很久以前就關注紅木，每次到北京故宮博物院參觀時，都會在各宮的紫檀家具前多停留一會兒，想多呼吸一下沉浸在古典文化中的氣息。

我喜歡運動，平時經常打坐、爬山、游泳、打太極拳，尤其打坐使我獲益良多。我收藏了一對小葉紫檀的官帽椅，木頭是有生命氣息的，打坐時聞着那緩緩釋放的清香是一種享受。

近距離觀察可見「牛毛紋」與「金星」

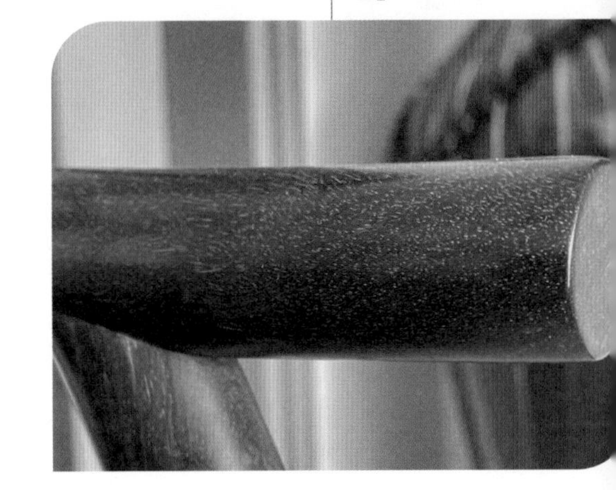

紅木和香木一直是熱門的收藏品，也是本草大家庭中的成員。

紅木的紅是自然的紅，是時間積澱的紅；紅木的香，是天然的香，能使人寧心靜氣，與之相處可以感受到人與自然的交流。

紅木與中藥

黃花梨與中藥降香

來源

海南黃花梨來源於豆科黃檀屬的降香檀

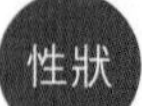

表面呈黃紅色或黃棕色，有緻密的紋理，質地非常硬而且顯油性

用途

紅木家具

藥用——降香

- **部位**：樹幹和根的心材
- **功效**：行氣活血，止痛，止血

紫檀與中藥

紅木家具行業，紫檀專指小葉紫檀

性狀

斷面呈深紫色或黑紫色，放置時間越久，顏色越深。手感細膩平滑，非常潤；小葉紫檀的表面可以看到「牛毛紋」、「棕眼」、「金星」

用途

紅木家具

雕刻材料

藥用功效

紫檀鹹寒，血分之藥也

所用部位皆為心材

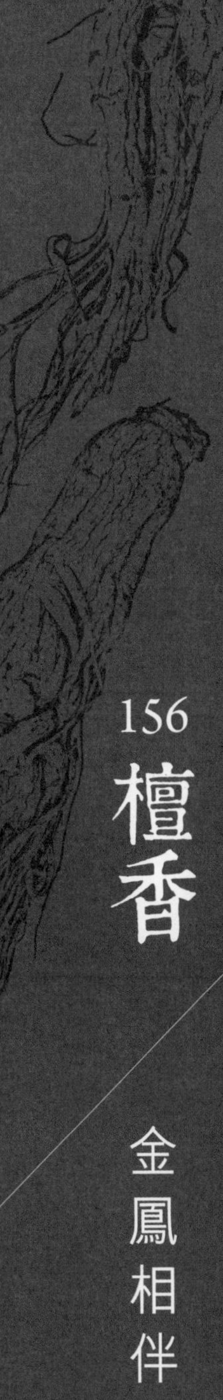

156
檀香
金鳳相伴生妙香

/ 身世之謎 /

傳統四大香為：沉、檀、龍、麝——沉香、檀香、龍涎香、麝香。中藥的香，有聞的、有吃的、有戴的、有用的。論一種中藥珍貴與否，我認為由兩大影響因素決定，一是資源的稀缺程度，二是藥用以外的其他用途。

檀香集兩大要素於一身，資源難得，一物多用。檀香的來源是進口的，身世撲朔迷離，多種因素綜合起來，它成為了珍貴的木材、珍貴的中藥。

檀香 *Santalum album* L. 是來自檀香科檀香屬的植物。

世界上有一個地方以檀香命名，那就是美國夏威夷州的首府檀香山。夏威夷清澈的藍天、潔白的雲彩、金色的海灘，美不勝收。夏威夷群島本身就是火山島，現在還有活火山在不斷噴出煙塵。那裏最吸引我的是漫山遍野的植物和規模宏大的植物園。

在 19 世紀初期，中國人用夏威夷產的檀香木製作檀香扇。由此，夏威夷的首府就被叫成了檀香山。如今，夏威夷的檀香樹被砍伐殆盡，植物園以外別的地方很難找到檀香。但我也非

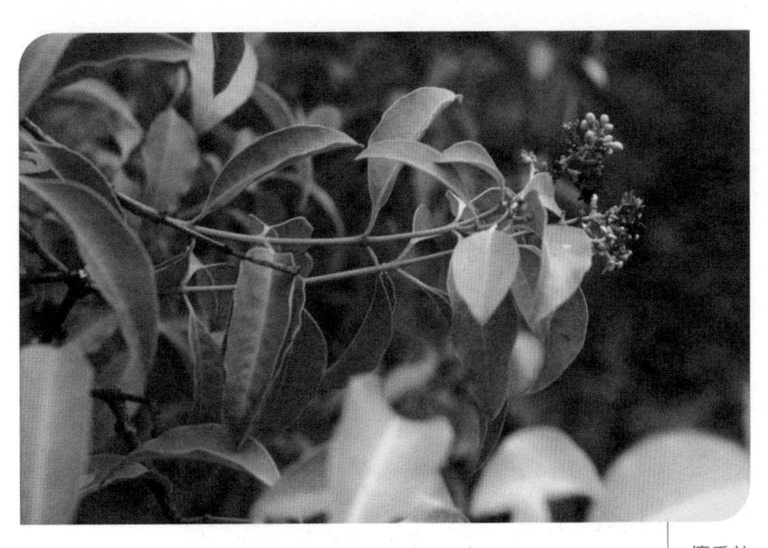

檀香花

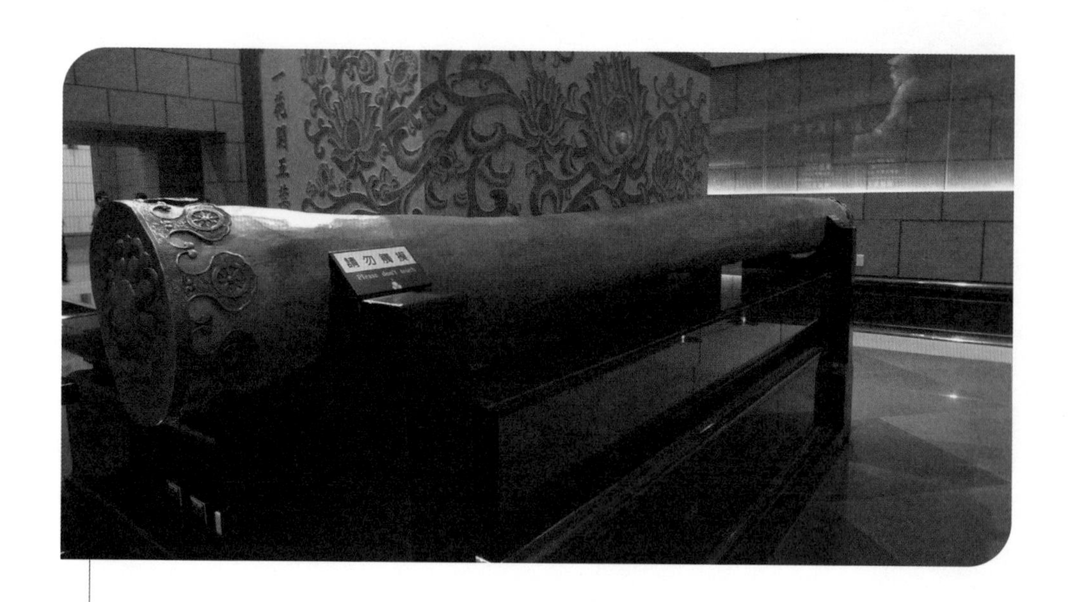

檀香木古建築組件，木材來自印度，甚為珍貴

常理解，200 年前的人們是缺乏植物保護意識的，曾經高大的木材隨處可見，當地人巴不得把這些檀香樹都砍伐出售，從而增加收益。

檀香木最初是作為敬佛的香料傳入中國的，後來逐步用於工藝品和中醫藥等方面。中國人用檀香 1,000 多年，一直依靠進口資源，栽種檀香面臨很多困難。直到 20 世紀 60 年代，在我國海南、雲南引種栽培檀香，終於獲得了成功。

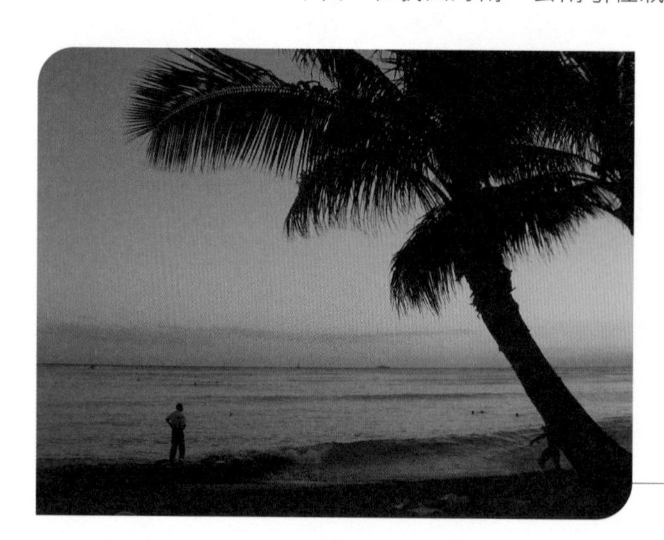

與檀香同屬的藥用植物，世界上有 15 個種和 13 個變種，主要分佈在印度、印度尼西亞、澳大利亞及太平洋的一些群島上。目前看來，在短時期內很難解決檀香資源短缺的問題。

夏威夷檀香山，寧靜的海灘

沉香和檀香來源都很難得。沉香是原植物的病理產物；而檀香是半寄生植物，檀香樹的鬚根上會長出千千萬萬個「吸盤」，從別的植物那裏「竊取」營養。檀香選擇寄主非常挑剔苛刻，主要選擇洋金鳳、鳳凰樹這些豆科的植物做寄主，從它們的根中吸取營養。在野外看到的檀香樹是高大的喬木，有時樹幹還會形成許多分支。單看檀香葉子沒有甚麼特別，但它身邊的寄主洋金鳳 *Caesalpinia pulcherrima* (L.) Sw. 卻色彩奪目。一株株灌木洋金鳳排列在側，有着橙紅色的花瓣，花瓣中長長的雄蕊躍出花序，襯托了依偎在一旁的檀香樹的素雅。

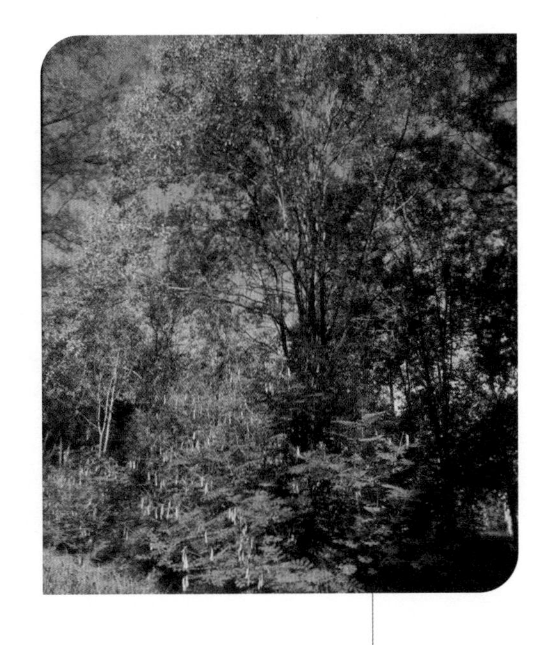

檀香原植物（攝於檀香山植物園）

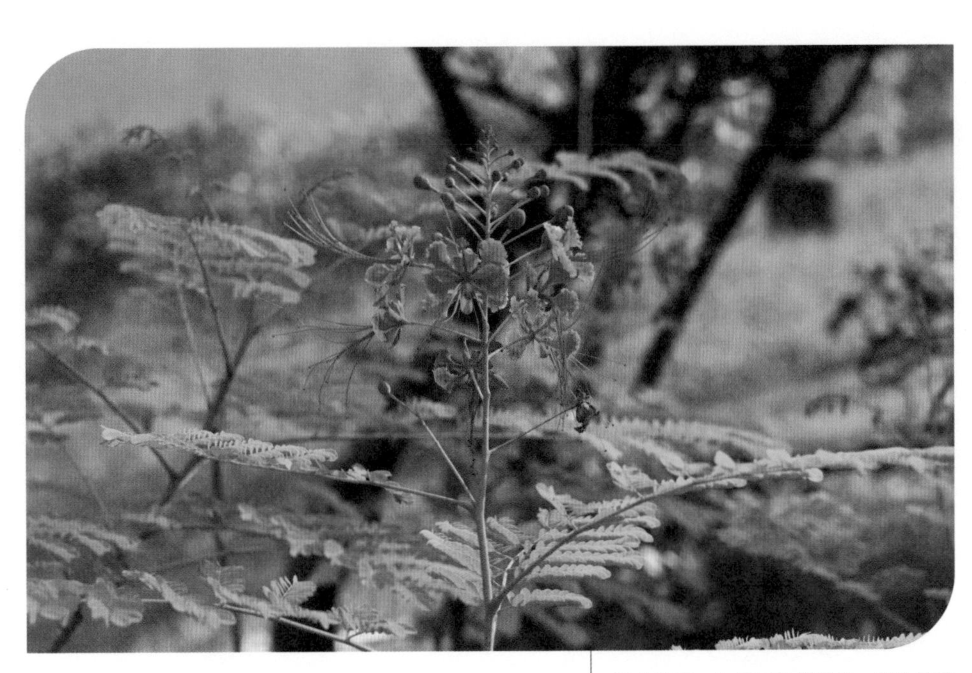

洋金鳳花，為檀香提供養分，終生相伴

/「聖樹」/

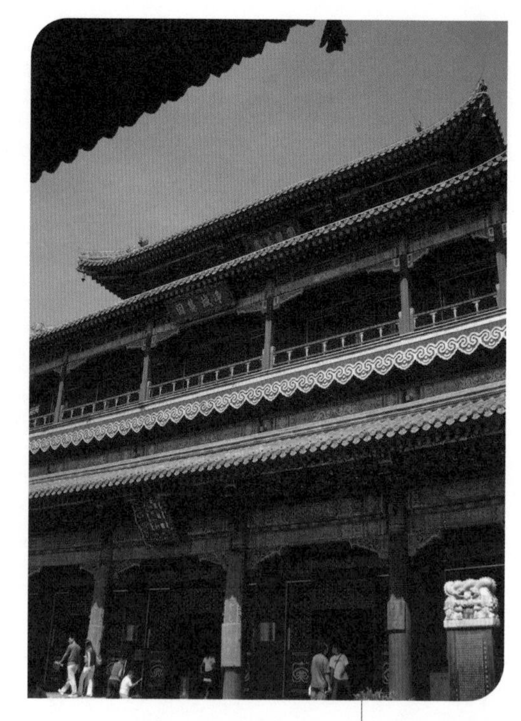

雍和宮萬福閣

檀香是佛教的聖樹。每當我路過北京雍和宮時，最先看到的是遠遠高出朱紅院牆、覆蓋着明黃琉璃瓦的萬福閣。萬福閣建造得最高是因為裏面供奉着一尊檀香大佛。據講解員介紹，那是一尊用巨型檀香木雕刻而成的彌勒佛像，高 26 米，地上 18 米，地下 8 米，直徑 3 米。精湛的雕刻工藝暫且不表，所用的材料是稀世珍品，所以，這尊檀香大佛是獨一無二的鎮殿之寶。原材料採自尼泊爾一株巨大的檀香樹。乾隆十五年（1750），西藏七世達賴喇嘛為感謝乾隆帝幫助他平定了叛亂，將大佛作為感謝的禮物送到了北京。

李時珍也記載過，檀是善木。佛家弟子稱其為旃（zhān）檀，它能給人帶來歡樂、令人愉悦。檀香與宗教信仰相結合，用檀香木雕刻的佛像和用品非常多，檀香樹自然也就成為「神聖之樹」。

/ 雕材 /

約 2,500 年前，佛教在印度興起，後又慢慢衰落，但千百年來，印度出產的檀香卻長盛不衰。2010 年，我和郭平博士、吳孟華博士到印度考察，實地感受到了檀香在當地的經濟地位，以及檀香在旅遊經濟當中所發揮的作用。檀香樹被當地人看作「搖錢樹」。路邊店舖裏擺滿了以檀香木為材料雕刻的佛像、天神、

檀香小孔雀工藝品

大象、孔雀等工藝品。檀香木具有很強的耐腐蝕性，其木質部的心材出油率可達 10%，這是自帶的天然防腐劑，不用擔心生白蟻或蛀蟲。

鑑別檀香在檀香涉及的各個相關領域都是重要環節。檀香以質地細膩堅實、油跡明顯、香氣濃郁者為佳。每個人的喜好不同，個人體會不同，藏家與文玩產生共鳴的方式也不同。從檀香木中提取的檀香精油是可作為配製各種高檔的香水、香精、化妝品的重要原料。

/ 藥用 /

檀香在唐代的《本草拾遺》中已有收載。但檀香與其他中藥相比，尚算不得中藥王國的元老。在《本草綱目》裏，李時珍記載了檀香的功效主治，可用於消風熱腫毒、噎膈吐食等症。《中國藥典》收載，檀香可行氣溫中，開胃止痛。

檀香的藥材形狀不規則，一般呈捲曲或破碎的刨片，表面呈灰黃色或黃褐色，紋理順直，有的邊緣比較粗糙。文玩工藝品的下腳料，甚至檀香的鋸末也可以用作藥材。

檀香是中藥芳香開竅藥的一員大將。對於寒邪導致的神昏竅閉，需要用「溫開一寶」——蘇合香丸；檀香是蘇合香丸的重要組成之一。蘇合香丸出自宋代的《太平惠民和劑局方》，現代主要用於治療冠狀動脈病變引起的心絞痛、心肌梗死和胸悶。

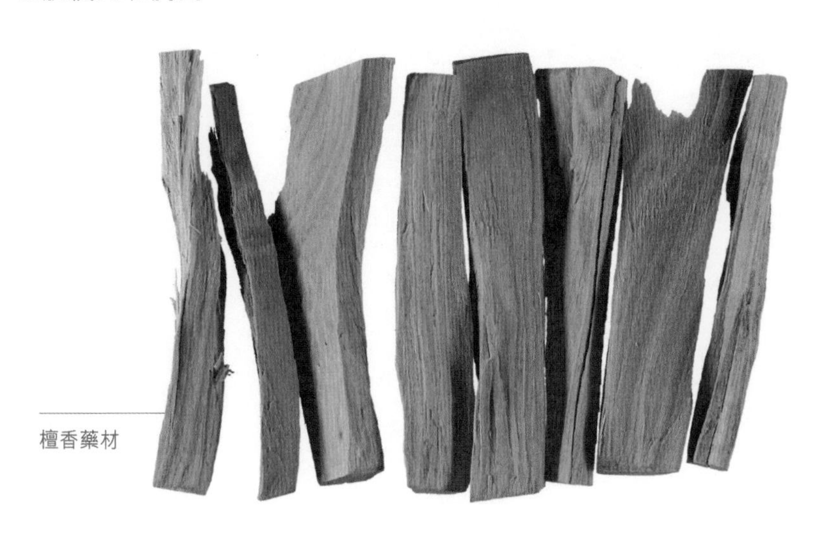

檀香藥材

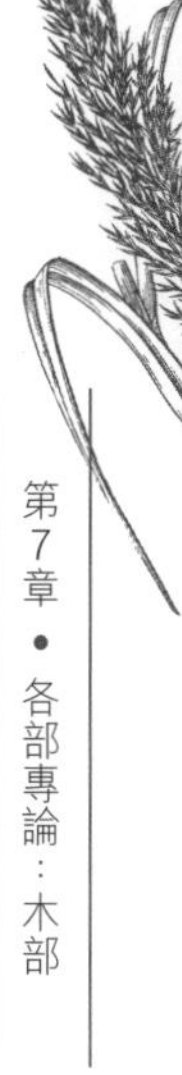

香有物質基礎，也有精神內涵，有值得深入研究的地方。

香是大自然的珍稀之物，需要保護，不可濫用。我曾在香港漁農自然護理署擔任保護稀有動植物諮詢委員會的委員，接觸過不少被沒收的走私物品，紅木和香木是其中的兩大類。經過多方的努力，部分沒收的稀有木材已經捐贈給北京故宮博物院等一些博物館，用於文物的修復和古建築修繕。天物不可再生，被沒收的走私木材得到善用是一件值得欣慰的事。

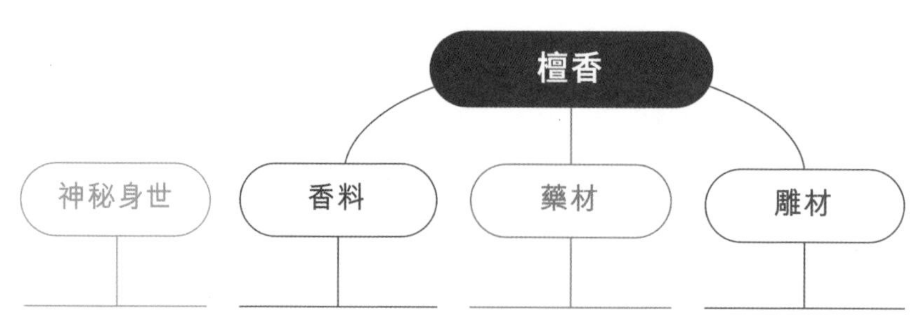

神秘身世

- 來自檀香科檀香屬的植物
- 檀香是半寄生植物，主要選擇洋金鳳、鳳凰樹等豆科植物做寄主

香料

從檀香木中提取的檀香精油是可配製各種高檔的香水、香精、化妝品的重要原料

藥材

- 入藥的檀香以心材為主，芳香開竅
- 檀香是蘇合香丸的組成之一，在臨床上主要用於冠狀動脈病變引起的心絞痛、心肌梗死和胸悶

雕材

- 檀香木具有很強的耐腐蝕性，其木質部的心材出油率可達 10%。可防白蟻或蛀蟲
- 檀香與宗教信仰相結合，用檀香木雕刻出來的佛像和用品非常多

「聖樹」

157
皂角
除垢蕩污清穢濁

/ 皂角與豬牙皂 /

古人非常重視環境衛生和個人衛生。現代人的清潔劑，如肥皂、香皂、洗衣粉等用品，而古人用得最多的就是皂莢，一種來自豆科植物皂莢 *Gleditsia sinensis* Lam. 的莢果果實，又稱皂角。

《本草綱目》中記載皂莢樹很高大，葉如槐葉，瘦長而尖，枝間多刺，夏天開黃色的花。結出的果實有 3 種，第一種果實小如豬牙，莢果又小又彎，長得像野豬的獠牙，為豬牙皂。第二種果實長而肥厚，多脂而黏，大皂莢健壯飽滿，洗衣服最常用，為大皂角。第三種果實長而瘦薄，枯燥不黏，長瘦形，不飽滿，不作應用。

皂角的原植物像一個渾身披掛鎧甲的勇士，出於植物的自我保護，樹上生有許多枝條變成的硬刺，可以禦敵。

1892 年，一位英國的植物學家赫姆斯利（William Botting Hemsley）看到了皂莢樹，但他並沒有近距離長時間地系統觀察，而是亂點鴛鴦譜式地把一種植物記錄成了「兄弟」兩個。早期的《中國藥典》參照了這位英國學者的錯誤結論。

澄清植物分類學家的錯誤概念，推翻原來白紙黑字的結論是非常不容易的事情。

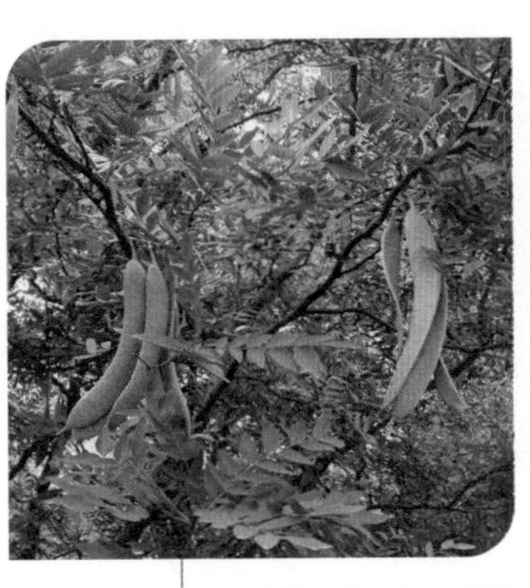
皂莢的果實，長而肥厚

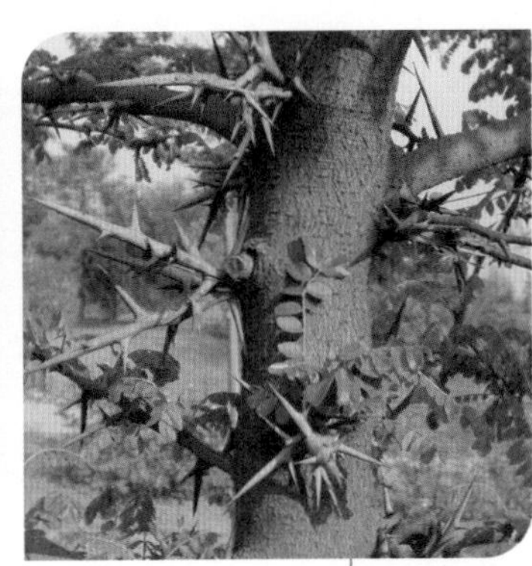
皂莢的枝刺

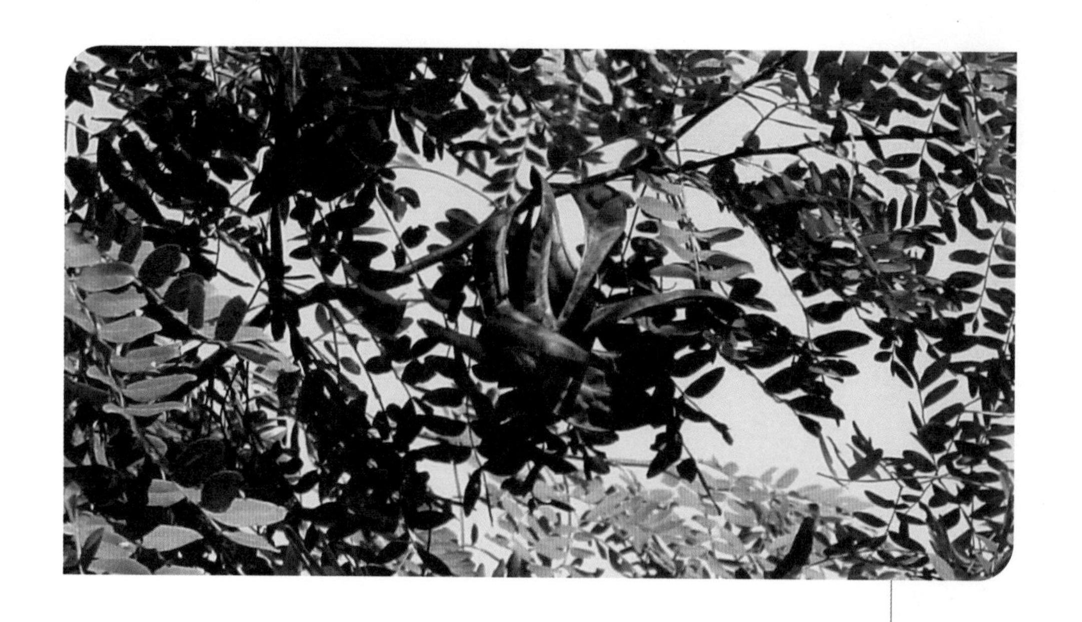

皂莢原植物

我的師兄鄔家林教授，為正本清源，用了 20 多年的時間，收集了大江南北不同的皂莢標本。最後發現，有的皂莢植株上滿樹都是雄花，不結果實；有的植株上兩性花發育正常，可以長出長而直的皂角；有的植株上則結出不育果實豬牙皂。此外，還有多種果實同時生長在同一棵樹上的情況。基於翔實的第一手調查數據，鄔教授證明了皂莢是一種雜性花的植物。他的這項研究結果也被《中國藥典》和《中國植物誌》採納了。現在的《中國藥典》收載入藥的皂莢是前兩種，豬牙皂和大皂角。

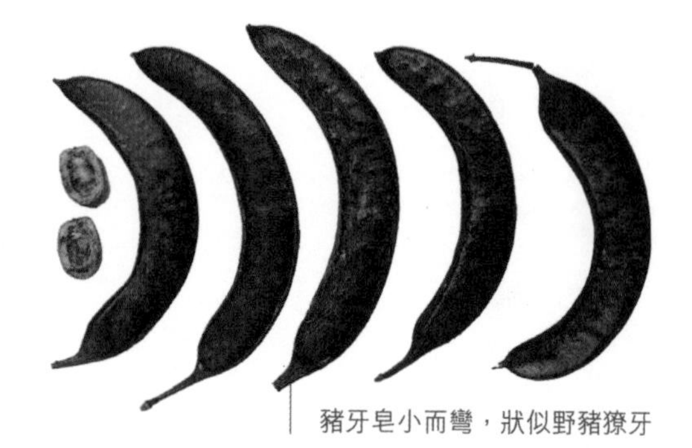

豬牙皂小而彎，狀似野豬獠牙

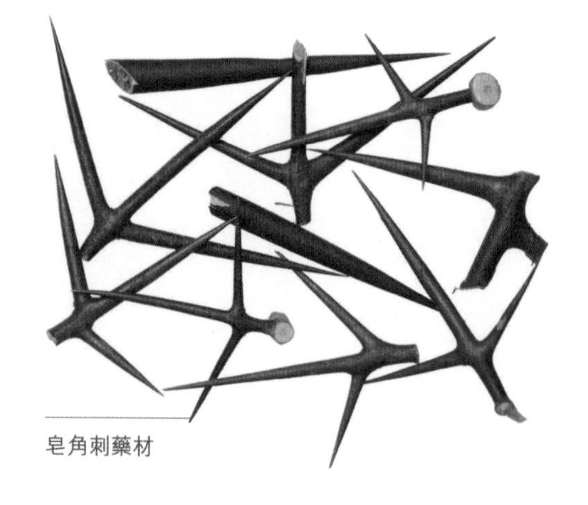

皂角刺藥材

/ 藥用 /

把搗碎的皂角放在水裏能產生泡沫，除了有日常洗滌的功能之外，皂角還有非常高的藥用價植，其中引嚏的功效甚至可以起死回生。

《中國藥典》裏記載了一種中成藥通關散，組方有 3 味藥，豬牙皂、鵝不食草和細辛，製成粉末使用。唐代孫思邈的《備急千金要方》記載，治自縊死方的其中一種組方即皂莢和細辛兩味藥。書中記載，遇到有人自縊已經昏厥的緊急情況，要馬上取少許皂莢與細辛的粉末或皂莢末，從鼻子吹入，假如病患還能被藥粉刺激到、接連打出幾個噴嚏來，那麼就能被搶救過來。

據其他文獻記載，通關散還可以用於搶救溺水、中暑或中風等引起的昏厥者。

皂角和豬牙皂功效類似，主要用來治療頑痰喘咳，大皂角偏於濕痰，豬牙皂偏於風痰。

皂莢樹上的鋒利棘刺也可入藥，藥名為皂角刺。主要用於治療各種瘡瘍腫毒。仙方活命飲的組方中用到了皂角刺，對瘡瘍腫毒及現在醫學上的乳腺炎、化膿性扁桃體炎等熱毒實證者療效顯著。

/ 無患子 /

與皂莢洗滌功能相似的還有中藥無患子。無患子 *Sapindus saponaria* L. 是無患子科的一種落葉喬木，果實入藥，它有木患子、油患子、洗手果等別稱。

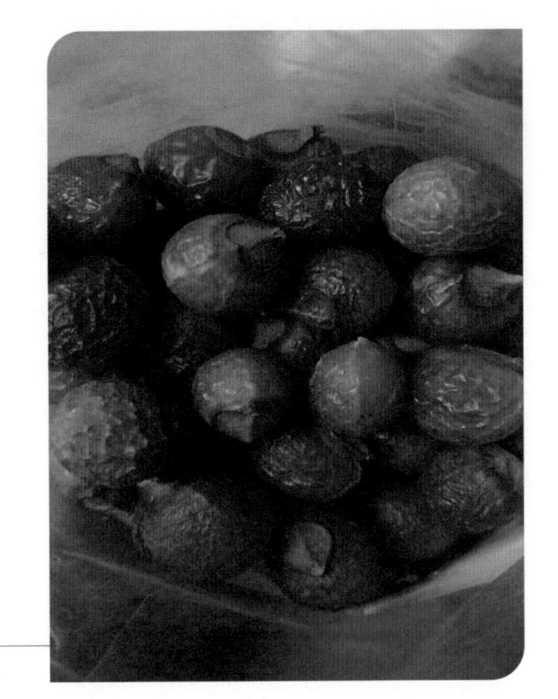

無患子

古時候，人們家中常存一些無患子，古人認為無患子可以驅走邪魔，故取名為「無患」，尋求精神上的安寧和安慰。

沿用至今，無患子被廣泛應用在日常生活與醫療上，尤其在清洗衣物方面有「萬用清潔劑」之美稱。

無患子屬的拉丁名是 *Sapindus*，是由 sap 與 indus 組成的，這兩個詞分別是肥皂和印度，字面意思就是印度肥皂。無患子的種加詞 *saponaria* 是肥皂水的意思。

無患子外形與龍眼較為相似，果皮比較厚，含有豐富的皂素，含量可達 28%，這是目前已知皂素含量最高的一種木本植物。

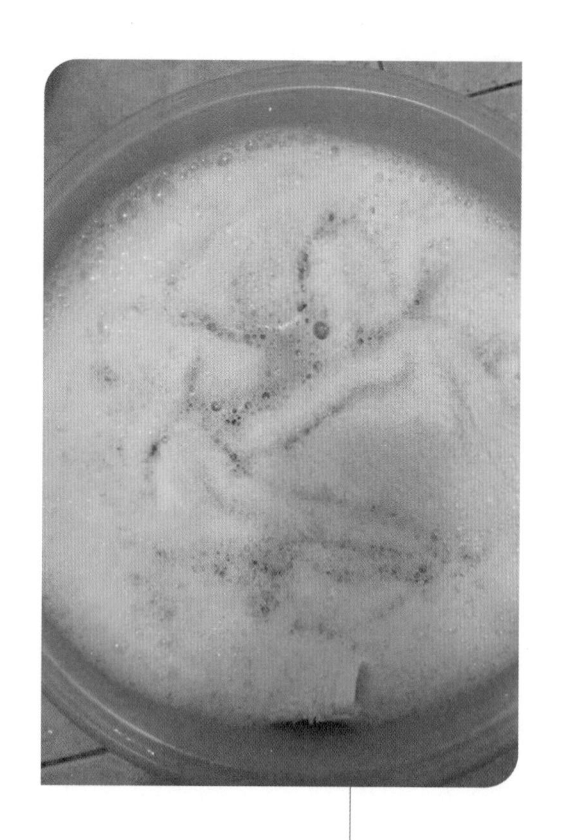

無患子浸泡產生的泡沫

《本草綱目》中記載可以用無患子洗頭髮，用來洗臉，還可增白去斑，這方面也是現代人關心的。使用無患子的方法很簡單，和肥皂一樣，把它泡進水裏，用手揉搓一下就會產生泡沫，可以直接用於清洗物品。

還可以用一個小布袋裝四五個無患子的果子，放進洗衣機裏來洗衣服。現在生活條件好了，很多人會佩戴首飾，清潔首飾時如果怕化學清潔劑會損傷首飾，不妨用無患子來試一試。

/ 豬胰子 /

在 20 世紀五六十年代，人們常把肥皂、香皂叫成胰子、香胰子。這是起因於肥皂的上一代產品——豬胰子，就是豬的胰臟。

剛取出的新鮮豬胰臟是不能用的，使用前必須要經過一些處理加工。首先要把豬胰臟的污血洗淨並除去脂肪，再研磨成糊狀，加入豆粉和各種香料，最後製成一個乒乓球大小的圓球，就可以用來洗手了。豬胰腺當中含有多種消化酶，不但能夠分解脂肪、蛋白質，而且非鹼性，刺激性比肥皂小。李時珍在《本草綱目》裏記載了一些豬胰子的小方子，豬胰子對於皮膚粗糙、手腳皸裂、嘴唇乾裂等情況都有養護作用。

豬胰子最早加入清潔用品澡豆的配方，出自唐代孫思邈的《備急千金要方》，其中有 4 個用澡豆來命名的方子，每一個都離不開豬胰子。澡豆不是植物的種子，而是豆子狀的清潔劑，屬於一個複方製劑。孫思邈的《千金翼方》裏也有用到豬胰子的美容方，看來藥王非常善用豬胰子。

我在南極旅行途中結識了一位朋友，他向我傾訴了他的一段煩惱。大約在 15 年前，他患上了一種麻煩的病疾——毛囊炎，中醫辨證為濕邪入侵。此病發作時，微疼略癢，皮膚呈紅腫狀，偶現膿點，不但有礙個人儀表，還很影響心理情緒。十幾年間，他曾去北京、上海等地尋醫問藥，嘗試了多種不同的治療方法。結果此病症周而復始，循環發作，無奈之下，他選擇了放棄治療。

聽到他的傾訴，我想起了皂角，建議他暫停所有的中藥、西藥，停用所有的化學洗滌劑，到藥店買一斤皂角回來洗洗試試。此後每隔兩個星期，他向我報告一次，並發來照片，持續了 45 天後，困擾他十幾年的頑固症狀消失了。目前我還不敢妄稱根治，但他使用了這個方法的確見到了前所未有的療效。

人們生活中每天都需要清潔、保持個人衛生。清潔是做減法，梳妝打扮是做加法。通過《本草綱目》的記載，我們可以了解古人是如何做清潔的。《本草綱目》中還有很多如此精巧的小方子、小妙招，值得人們繼續挖掘，使之在臨床方面發揮更好的作用。

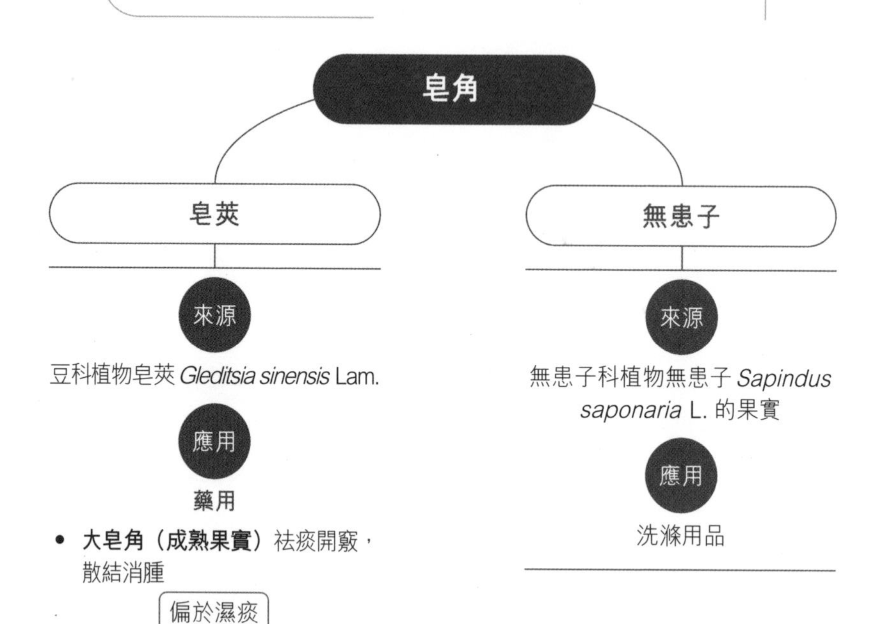

158

漆

力猛功盛審慎加

我們生活在五彩繽紛的世界裏，染料、塗料給現代生活帶來了豐富的色彩，而且人人都會接觸到。漆作為塗料，分為天然漆和人工合成漆。早期的塗料大多以植物油為主要原料，因此叫油漆。

在我國，傳統天然漆又被稱為大漆，大漆與多方面文化息息相關，和中醫藥也有緊密的關係。天然的大漆很珍貴，「百里千刀一斤漆」，因此漆又被稱為液體黃金。

/「會咬人」的漆樹/

大漆是漂亮的，也是可怕的。

記得在 1983 年初春的四川江油，我進入深山尋找當地辛夷藥材的來源之一——武當玉蘭，預計要趕 50 多里山路。天剛濛濛亮，我就和護林員兼嚮導老張動身了。

老張曾在野戰部隊當過兵，上過戰場，走起山路來健步如飛。我幾乎一路小跑跟着他。他不時回頭問我跟得上嗎，我説可以，沒有問題。我不怕吃苦，但我怕蛇。老張告訴我，我們這裏蛇不多，但有一個比蛇更厲害的，那就是「會咬人」的漆樹。

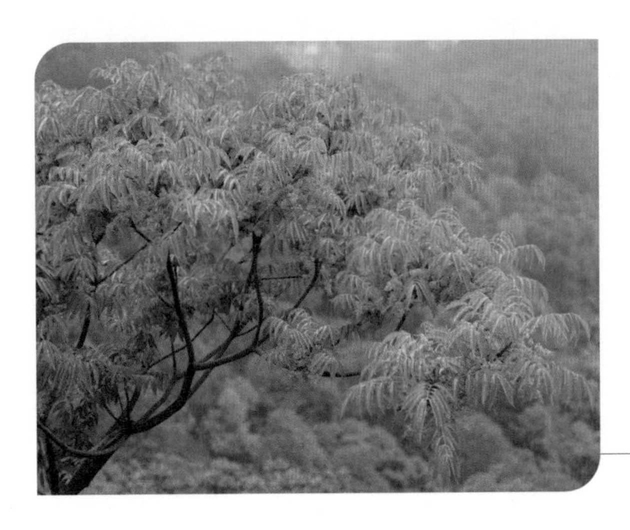

漆樹原植物

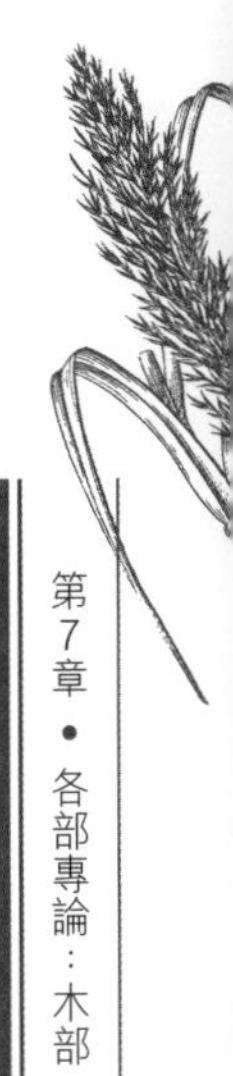

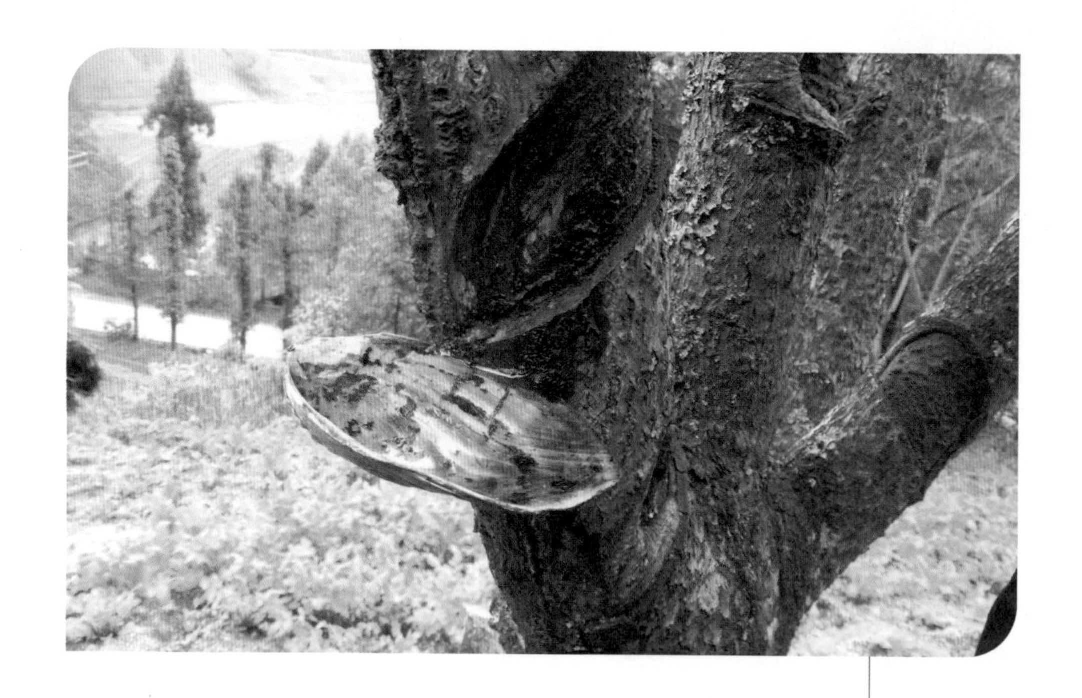

割漆的切口下方用一片貝殼接漆

春暖花開時，正是採漆的好時節。果然沒走多遠，我眼前就出現了一棵高高挺立的漆樹。只見樹幹上傷痕累累，佈滿一條一條斜向的有規律的刀痕，一看就是被割過漆的。我想到近處去看個仔細，老張一把拉住了我，告訴我這種漆樹絕對不能碰，搞不好中了毒，今天就別想下山了。

漆樹內有一種毒性的致敏成分——漆酚，可引起皮膚紅腫甚至潰爛，嚴重者還會暈倒。當然，個人的體質不同，也有人天生對漆就不過敏，保險起見一般情況下不要冒險靠近。

漆來自漆樹科植物漆 *Toxicodendron vernicifluum* (Stokes) F. A. Barkley 的樹脂，平時儲存於其樹皮的分泌道中。

採漆就和割橡膠一樣，需要在樹幹上斜着劃開一道口子，漆就會一滴一滴地慢慢流出來，像白色乳汁一樣。一般在切口下方綁上一個小木碗或一個貝殼接住流出來的漆。原本呈乳白色的漆在接觸空氣後會逐漸氧化，先變成琥珀色，後變成黑色，漆黑一團。

割漆的工作十分辛苦，割漆人在半夜就開始工作了，那個時間段的漆液分泌最旺盛。每棵漆樹上只能收到一點生漆，割漆人滿山轉，忙碌一天，把收集的漆湊在一起，最多得到兩三斤。

/ 漆的藥用 /

大漆是一味中藥，雖然可能使人中毒、過敏，但有相對應的解救方法。晚清江南儒醫陸以湉的《醫須周察》書中有這樣一段記載。

清道光年間，安徽有位名醫崔默庵，有一天，他遇到一位患者，是位新郎官，身上生了很多痘瘡，全身腫脹，特別是頭部，頭大如甕。患者看過很多大夫，卻都束手無策。

崔大夫直接來到患者的病榻前，進屋之後，他感覺到屋裏漆氣熏人，找到了病因，原來新郎官婚房屋內的桌子、椅子都是新上了漆的。崔大夫連忙讓患者搬到另外一間屋子住，遠離新漆。同時崔大夫找來了幾隻活螃蟹，搗碎之後塗滿患者的全身。一兩天的工夫，患者的痘瘡就消失了，腫也消了。

用鮮螃蟹聽來似乎不着邊際，其實這種方法早在《神農本草經》中的「蟹」條目下就有記載：鮮螃蟹敗漆，指出鮮螃蟹可用來治療漆導致的病症，包括漆瘡。《神農本草經》既收載了大漆，也收載了漆中毒的解藥。後來的《名醫別錄》進一步記錄了螃蟹明確的功效——蟹能癒漆瘡。

《三國志．華佗傳》記載，華佗的弟子樊阿曾向華佗求教補益之方。華佗教了他一首漆葉青黏散。

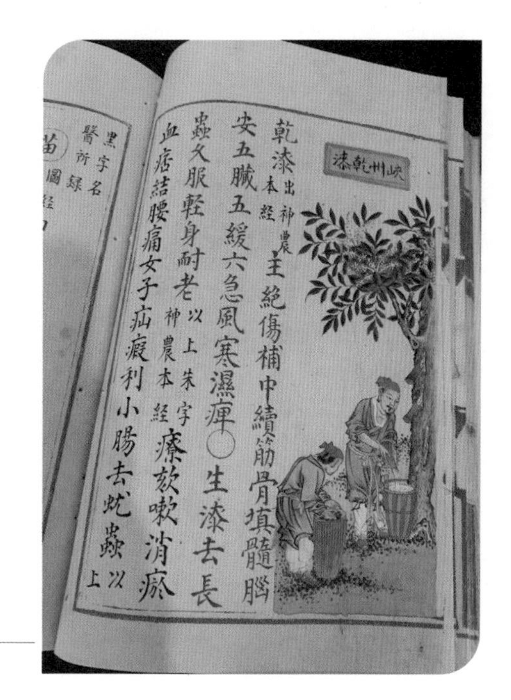
峽州乾漆

乾漆 出神農本經 主絕傷補中續筋骨填髓腦安五臟五緩六急風寒濕痺 ○ 生漆去長蟲久服輕身耐老 以上朱字神農本經 療欬嗽消瘀血痞結腰痛女子疝瘕利小腸去蚘蟲 以上

峽州乾漆（摘自《本草品彙精要》羅馬本）

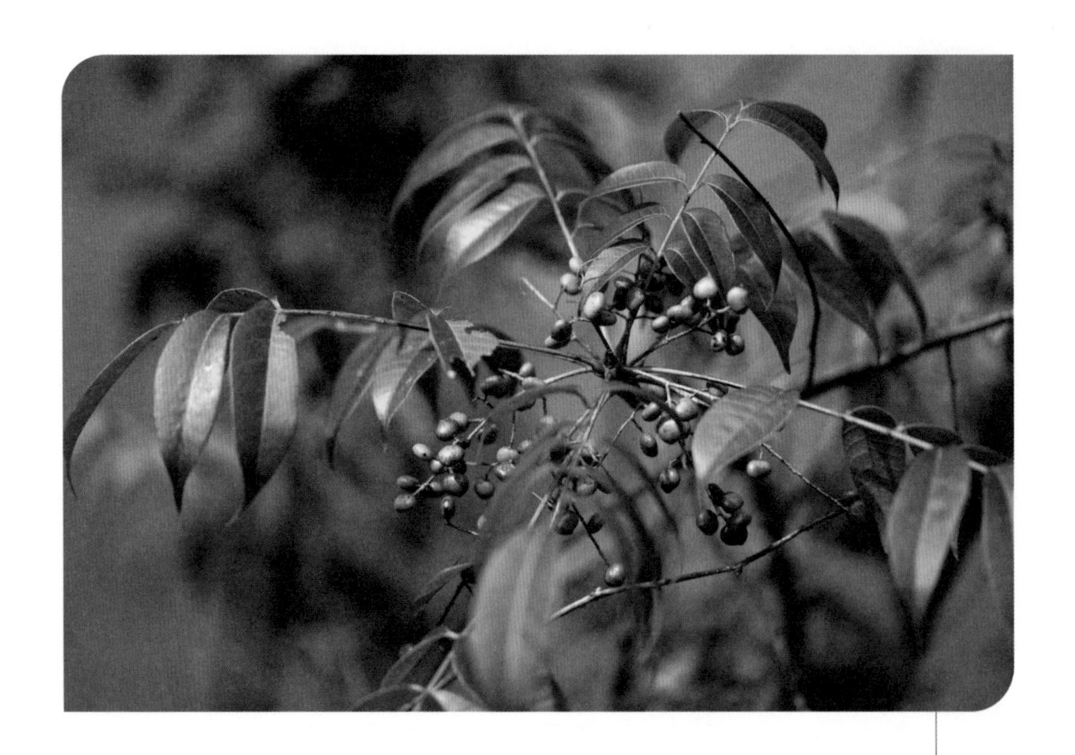

野漆樹

《本草綱目》中，李時珍記載乾漆有破瘀血，消積，殺蟲的功效，還記載了漆葉、漆子、漆花。但由於漆的藥性很峻烈，鮮少單用。有一個常用的經方大黃䗪（zhè）蟲丸，這首方用於虛勞血瘀證，方中用到了乾漆。

乾漆在《神農本草經》中被列為上品：「主絕傷補中，續筋骨⋯⋯久服輕身耐老。」把乾漆列為滋補的上品藥，似乎有點不可思議。不過在我國民間確實有吃漆油、喝漆蠟酒、喝漆蠟茶的習俗。漆油是漆樹籽榨的油，呈白色或淺黃色蠟狀固體，可以食用。漆蠟是從漆樹果皮中榨出的油脂，在常溫下呈固體。我國雲南的傈傈族，他們把漆蠟當作產婦和做絕育手術後的滋補保健品。我在雲南邊境怒江地區，見到當地有種習俗，用乾漆燉雞給產婦進補。

/ 漆的文化 /

中國是漆文化的發源地，單是漆器一類的器具就一直沿用至今。浙江杭州蕭山的跨湖橋遺址出土了一件漆弓，距今已有約 8,000 年歷史。在長沙馬王堆漢墓出土的漆器當中有餐具、酒器，雖然時間過去了 2,000 年，但是保存得當的文物看上去還像新的一樣。1986 年，在湖北江陵雨台山出土了多件戰國時期的彩漆木雕單頭鎮墓獸。它們由真鹿角和木製獸身組成，獸身與基座以黑漆為底，在獸的頸部有紅漆描繪的龍紋等。1993 年春天，在四川省綿陽市漢墓中發現了一件木胎黑漆人體經脈模型，表面用紅色的漆線描繪出了經脈，又名涪水經脈木人。這是我國目前已知最早的人體經脈模型。

我們的祖先已經掌握了漆的調色技術。成語「如膠似漆」形容的是漆的黏度。「漆黑一片」說的是漆自然乾燥以後的顏色。杜甫的詩句中有：「朱門酒肉臭，路有凍死骨。」朱漆代表着地位，古代王公貴族的住宅大門都漆成紅色，被稱為朱門。

漆器與絲綢、陶瓷、景泰藍並稱為我國古代的四大手工藝品。北宋張擇端的《清明上河圖》中也出現了漆器的店舖。福州三寶之一的脱胎漆馳名海內外。

漆器既有日用品，也有奢侈品，還可以與描金、彩繪、鑲嵌等工藝結合，相得益彰。漆器有黑色的，奢侈如黑漆描金器物；有紅色的，如剔紅器物；還有多種彩漆，黃、白、金、灰、綠等不同顏色。

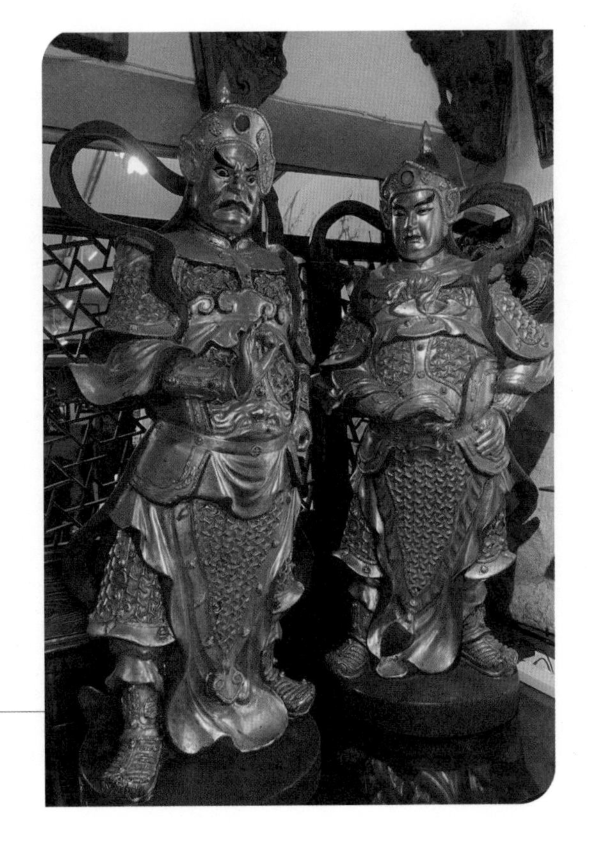

清朝中期脱胎漆天神像（香港浸會大學中醫藥博物館藏 龍的文化慈善基金會捐贈）

漆樹可能「咬人」，但生漆乾透了以後是十分安全的。漆是一種非常優質的防腐、防鏽塗料，性質特別穩定，耐酸、耐鹼、防潮、防塵，外表溫潤有光澤。

/ 日本與漆器 /

我收藏了兩個精美的漆器物件，一個來自揚州，另一個來自日本。

早在漢代，揚州的彩繪漆器就很發達，有漆櫃、屏風、漆畫等多種器物。

唐代鑑真大和尚就是從揚州出發，東渡日本，他把佛教、中醫藥等中華文化帶到了日本，其中也包括漆器。日本人對漆器情有獨鍾，把它奉為國寶。

揚州漆盒

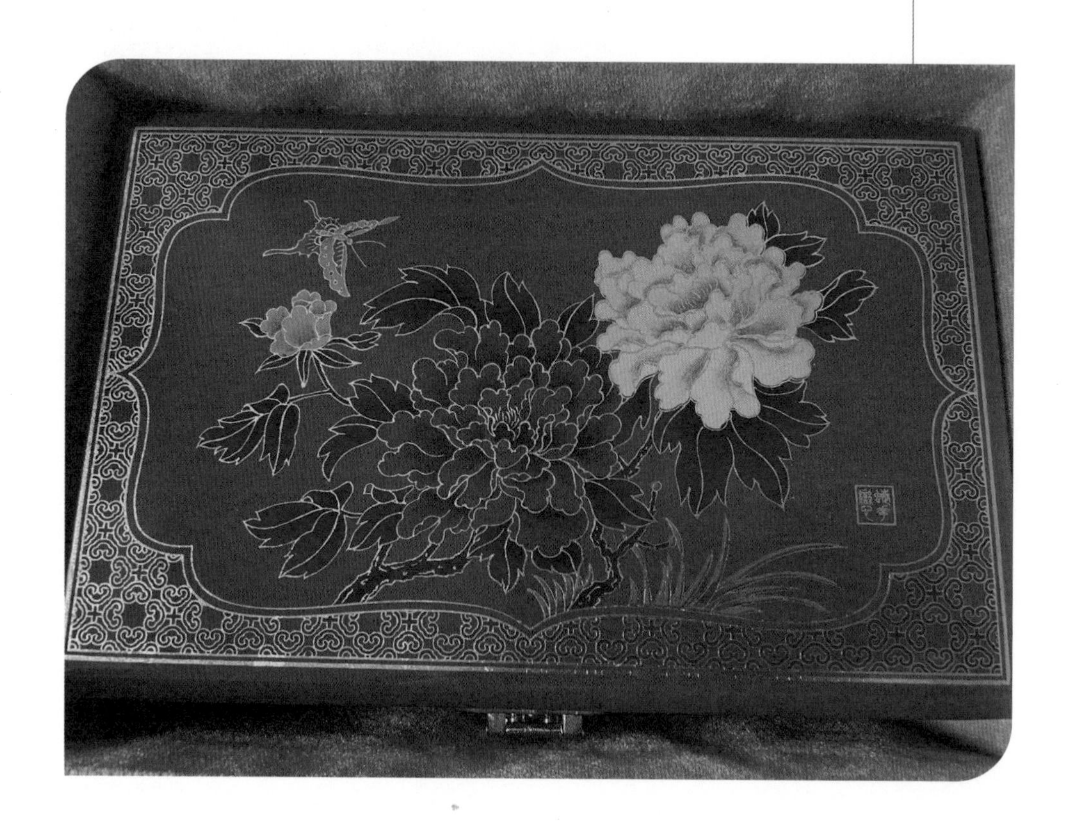

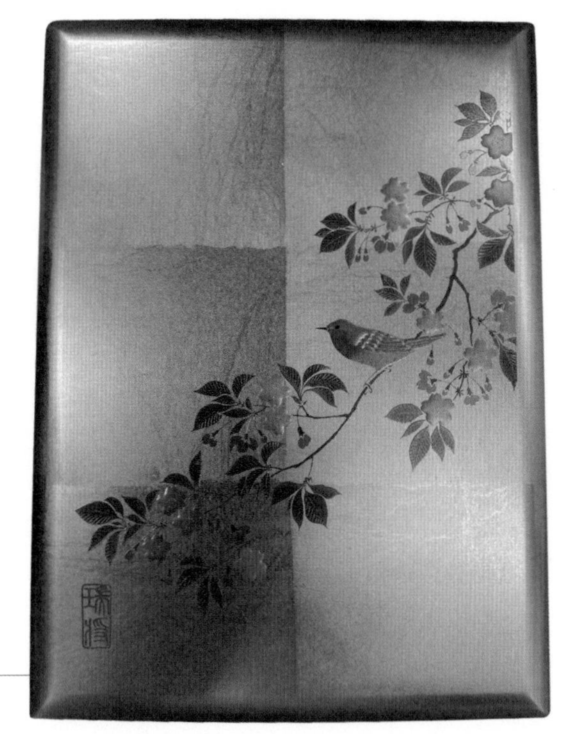

日本漆盒

如今的日本，漆器的使用比中國更普遍。日本人日常餐具的碗筷、盤子、碟子有不少都是漆器製品。此外，漆器也經常作為朋友間的互贈禮品。

全世界漆屬植物有近 20 種。日本漆器所用的生漆來源與中國稍有不同，它是同屬不同種的另一植物，主要來自野漆 *Toxicodendron succedaneum* (L.) O. Kuntze。

中國的英文是 China，瓷器的英文也是 china，瓷器不僅是中國人的發明，也是中國的代表符號之一。

日本的英文是 Japan，漆器的英文也是 japan。漆是中國人發明的，為甚麼漆器的代名詞成了日本呢？原來，漆器自唐代傳到日本之後，日本的工匠認真學習，在保持最原始方法與工藝的同時，形成了自己的風格，與中國的漆器風格十分不同。日本明治維新時期，打開國門、放開口岸，和西方人通商，很多日本精美的漆器傳到了西方，japan 這個詞慢慢成了漆器的代名詞。

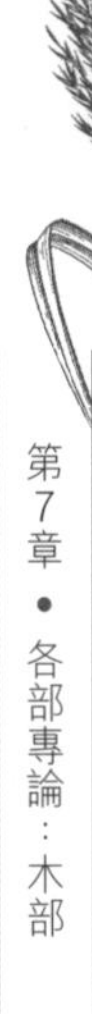

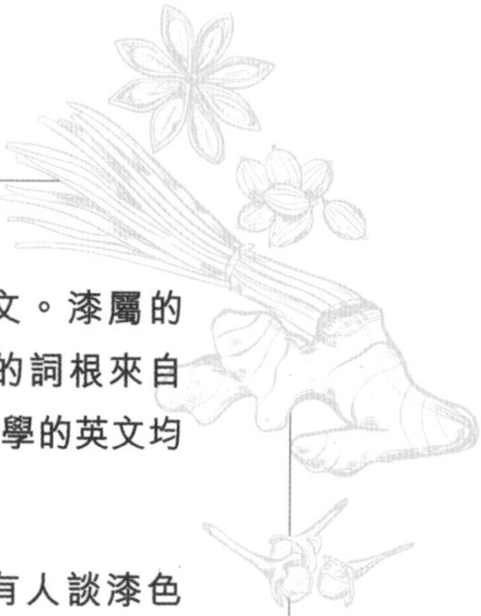

國際上公認的植物學名是拉丁文。漆屬的拉丁文是 *Toxicodendron*，它的詞根來自 *toxicum* 意為有毒的。有毒、毒理學的英文均由此演化而來。

中國人怕大漆，外國人也怕，有人談漆色變。但是當人們了解了它的特性之後，漆就變成了一匹馴服了的野馬，可為人類所用，為人類造福。

天然漆

是甚麼

1、來自植物

漆來自漆樹科植物漆樹幹韌皮部，刀割後流出的乳白色膠狀液

2、是一種工藝

可用來漆器物，工藝美術的代表作之一

3、易過敏之物

會咬人的漆樹

藥用

- 殺蟲、行血
- 滋補——地區性使用

日本人與漆

- 虛心學習、發揚光大
- 漆器與工匠精神
- 國際貿易中，japan 成了漆器的代名詞

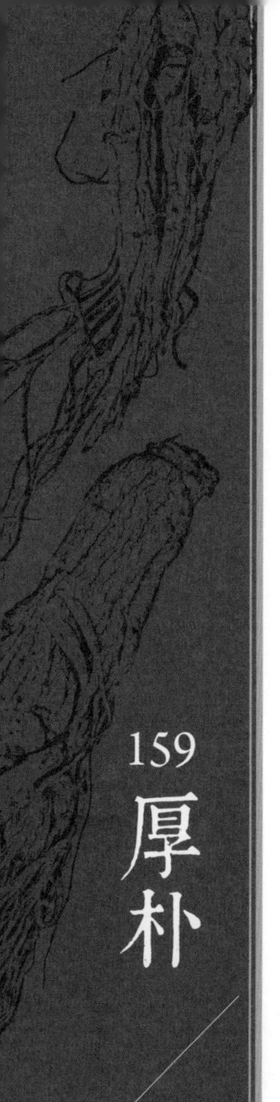

159
厚朴
千年古藥正名記

厚朴始載於《神農本草經》，列為中品。厚朴的樹皮和花皆能入藥。在中醫臨床上，厚朴是行氣消脹的要藥，十分常用，針對胃腸氣滯脹滿的病症，處方中往往都會用到厚朴，例如，張仲景的大承氣湯和小承氣湯中都有厚朴。

/ 鑑真東渡 /

我國唐代的鑑真大和尚東渡日本，弘揚了佛法，傳播了唐朝文化以及中醫藥。在他東渡成功之前卻也冒着葬身汪洋大海的危險，歷經了 5 次失敗的出海。終於，在天寶十二年，公元 753 年，鑑真 60 多歲的時候，第六次東渡成功抵達日本。那時的鑑真大師已經雙目失明，卻仍然開壇講法，成為中日兩國的佛學大師。1,000 多年來，鑑真精神為中日兩國人民所敬仰。

現在人們總説中日兩國一衣帶水、一葦可航。可在唐朝的時候，中日之間要渡海做文化交流絕非易事。

日本遣唐使晁衡，原名阿倍仲麻呂，他在唐代朝廷中做了高官，還與李白、王維等文人結為好友。在晁衡年過半百時，終於有機會返回故鄉，誰知出海後遇到風暴，很久都沒有

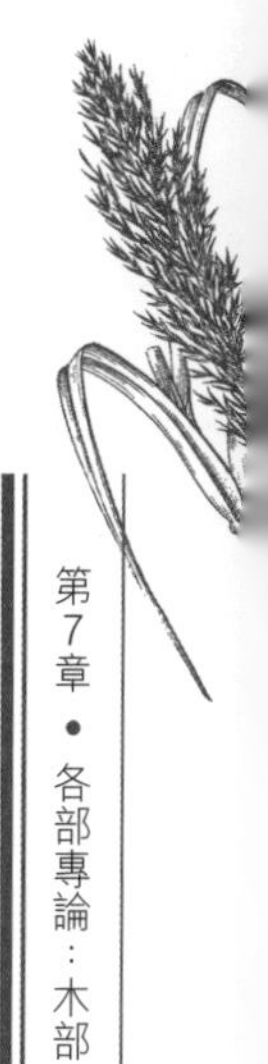

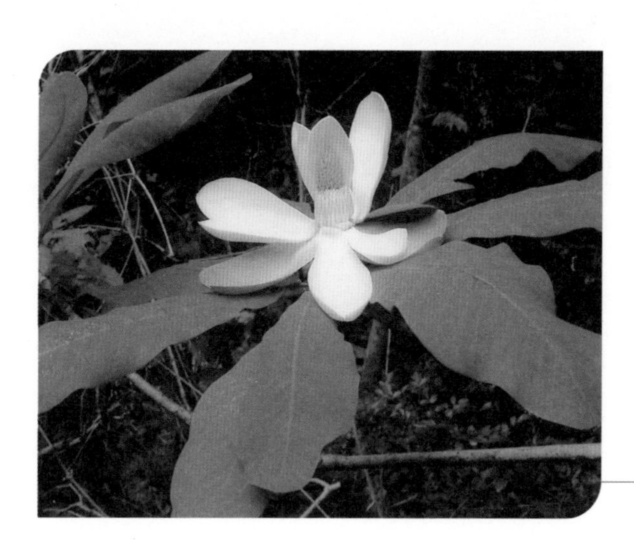

厚朴原植物

消息，親朋好友都以為他在海難中遭逢不測。李白悲痛中揮淚寫下了一首七言絕句《哭晁卿衡》：

> 日本晁卿辭帝都，
> 征帆一片繞蓬壺。
> 明月不歸沉碧海，
> 白雲愁色滿蒼梧。

過了一段時間，居然有晁衡的消息傳來，原來船被風浪吹到了越南。後來，晁衡歷盡艱難、九死一生又回到長安，並在此終老。古時兩國之間的交流如此不易，但中華文化還是慢慢滲入了日本文化中，相互影響着。

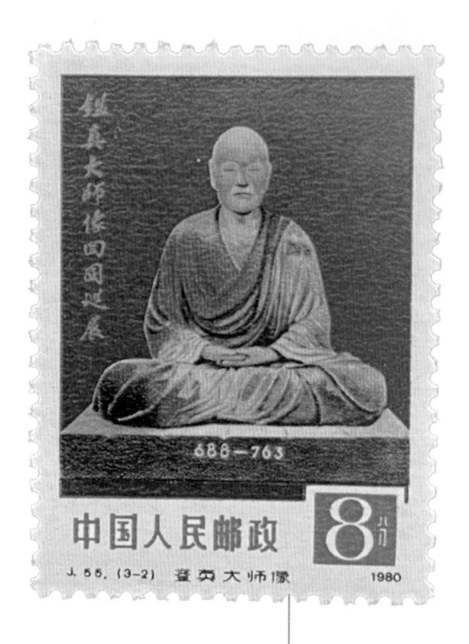

鑑真大師像紀念郵票

1988 年，我從日本回國，特意體驗了一回「鑑真號」郵輪，從大阪出發，航行約 48 小時到達上海。現代郵輪已經可以保證一定的安全了，雖然太平洋上仍有巨浪翻滾，但可以克服，鑑真大和尚行過之路已是海上坦途。

/ 正倉院厚朴 /

鑑真大和尚帶到日本的唐代文物，至今仍保留在日本古都奈良的正倉院中。奈良正倉院，建於公元 8 世紀中期，收藏品總數超過 9,000 件，包括聖武天皇和光明皇后使用過的服飾、家具、樂器等文物，「鑑真文物」也收藏於此，已被日本政府定為國寶，歸天皇所有，屬特定的保護對象。

第二次世界大戰後，正倉院每年僅在 10 月底到 11 月初開放兩週，挑選一些代表性的文物舉辦公開展覽。2018 年，我終於有機會參觀了正倉院第 70 屆展覽。那次展覽共展出 58 件珍品，其中與藥物相關的有沉香寶盒、犀角如意、嵌螺鈿八角盒等。

鑑真帶去的文物中，最早的帳目上標示有中藥 60 種，現在仍可識別的有 40 種，包括五色龍骨、人參、沉香、桂心等。這些珍貴的標本為後人研究中藥的歷史沿革與變遷提供了第一手資料，研究價值非常高。從 20 世紀 50 年代開始，日本曾兩次組織全國頂級藥物專家，有藤田路一教授等，對這些藥材進行過鑑定。但在厚朴的來源上，一直存在疑問，沒有下結論。

1987 年，我到東京藥科大學學習。我所在研究室的前任教授就是藤田路一先生。研究室裏仍保留着藤田路一教授鑑定後留下的少量標本，讓我有機會接觸到唐朝的厚朴標本。

/ 樹皮年輪 /

厚朴是以樹皮入藥的藥材，其乾燥幹皮、根皮、枝皮都是入藥部位。

我在做厚朴枝條動態解剖學研究時，就觀察到厚朴樹皮中纖維束環帶的層數非常有規律地逐年增加。當時我設想這是否與其生長年限有關。後來我在研究室報告會上提出了科學假設，立即引起了日本教授的興趣。

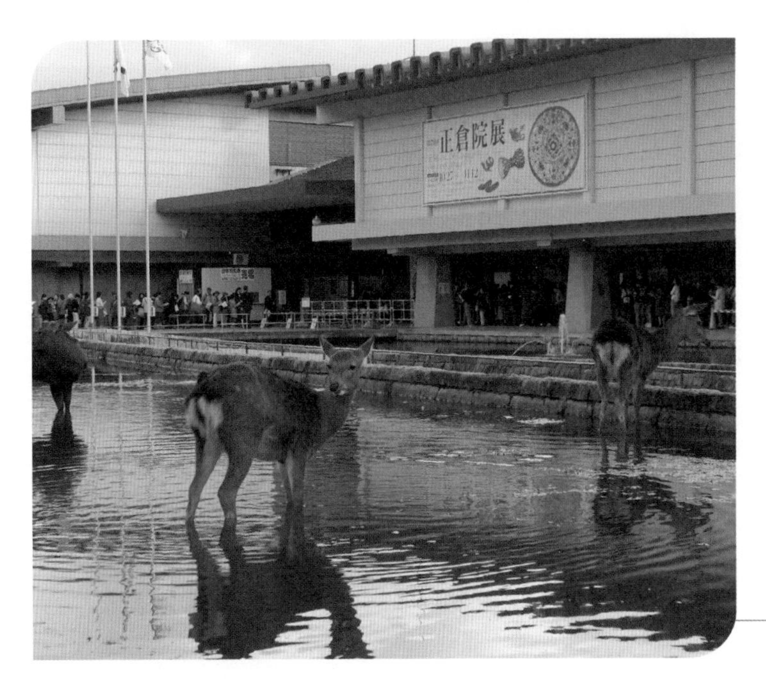

奈良正倉院特展

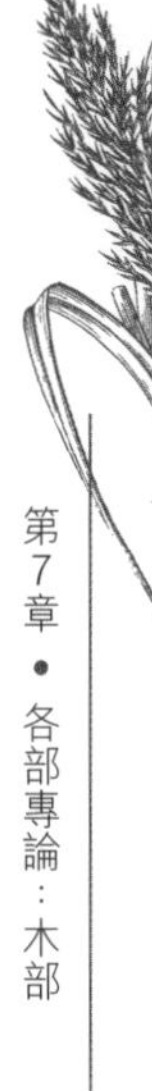

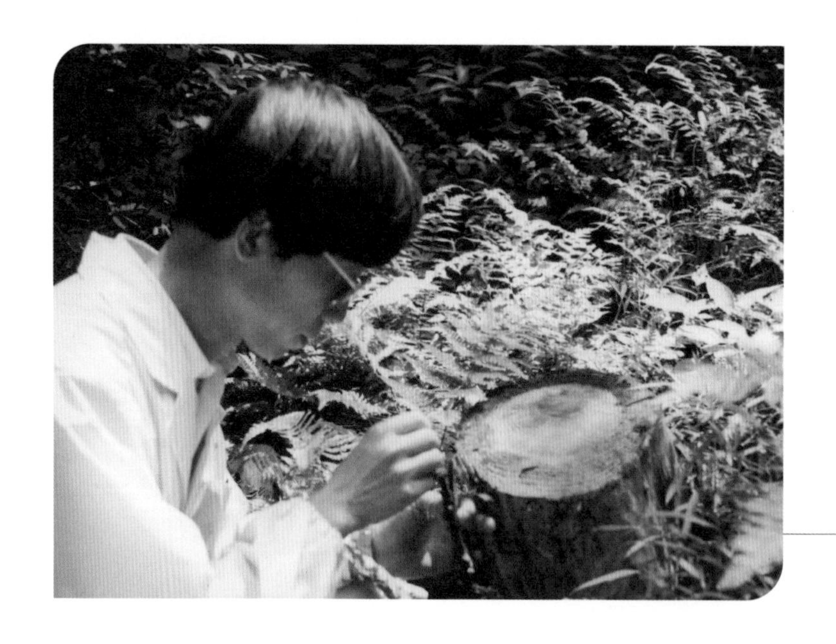

筆者考察「樹皮年輪」

我的指導老師指田豐教授年輕時就研究過厚朴的化學成分。在東京藥科大學的山坡上，栽種着很多種木蘭屬的植物，有產自日本的，也有產自中國的，大學的食堂也被命名為木蘭堂。

在我做完報告後的一天，指田教授約我一同來到大學半山坡上的植物園。他請植物園長將一棵厚朴樹樁截斷，取走了樹幹的部分，我留下一小塊樹皮，我們開始進行雙盲實驗。

一週之後，我把顯微鏡下觀察的樹皮年輪數據和照片，與指田教授從樹幹中得到的年輪數相比較，二者完全相符，證實了我提出的樹皮中有年輪的假設。

為了進一步驗證樹皮年輪的存在，我又對木蘭屬的 17 種植物 141 個樣品進行了研究，都得到了同樣的結果。

顯微鏡下觀察到「樹皮年輪」，可作為鑑定樹齡的參考

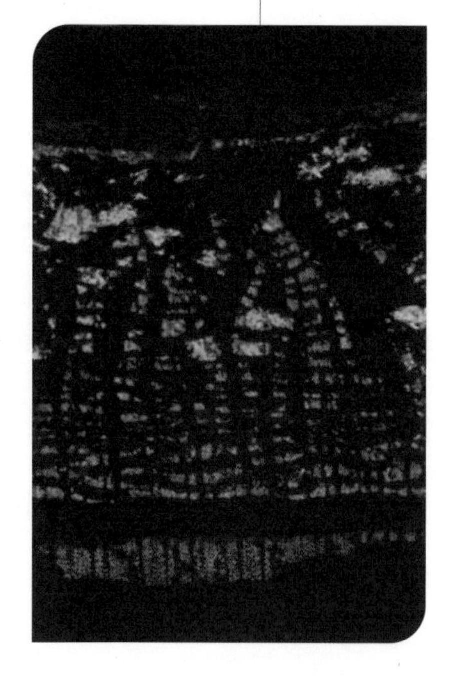

自然界有些樹種，在生長過程中外皮很早就剝落了，如樺樹等。但以木蘭科植物為代表的樹木則不同，它們的樹皮在成長中保留得非常完整。

我提出的「樹皮年輪」是樹皮中由形成層產生的纖維束環帶。這些環帶的數目和相應部位木質部的年輪數是相當的。

1987 年研究「樹皮年輪」時用到的一截樹椿對照樣品

根據樹皮中的「年輪」即能判斷樹齡，就沒有必要再砍斷整棵樹來觀察斷面了。這個快速簡便、不損害樹木生長的樹齡鑑定方法，讓我在 1990 年獲得了國家專利。隨着這項研究的深入，我的《樹皮年輪的研究及其在中藥方面的應用》在 1991 年獲得了國家科技進步二等獎。

樹皮年輪的研究是我從事的中醫藥研究的域外旁支。這種跨學科的研究，開啟了我的很多新思路，我後來的工作也由此受益，不再受「專業」的限制。

/ 古 藥 正 名 /

在我國最早的辭書——東漢許慎編著的《説文解字》中講：「朴，木皮也。」《本草綱目》中李時珍記載：「厚朴，樹質朴而皮厚，味辛烈而色紫紅。」如此命名，蓋因皮厚。「朴」雖是「樸」之簡體字，但作為中藥名稱時，應沿用古代的寫法「厚朴」，不應寫成「厚樸」。

1987 年，由於我對樹皮年輪的研究，我的工作成果得到了日本教授的認可。一天，教授終於向我展示了他們珍藏在研究室的「國寶」厚朴標本，並且問我：「趙先生，你對這個有興趣嗎？」

「紫油」厚朴藥材

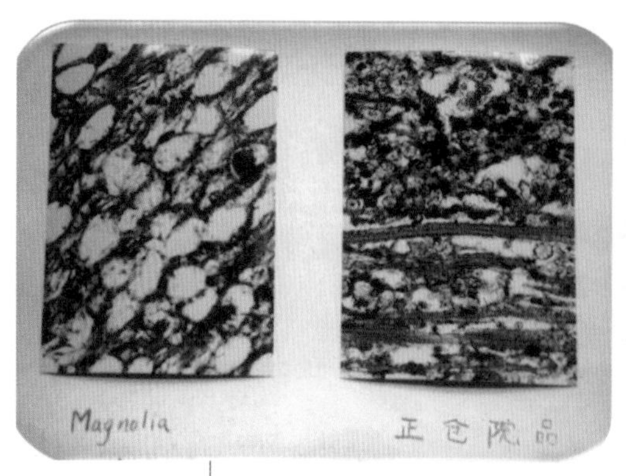

筆者在顯微鏡下觀察正倉院唐代「厚朴」藥材顯微切片的原始記錄

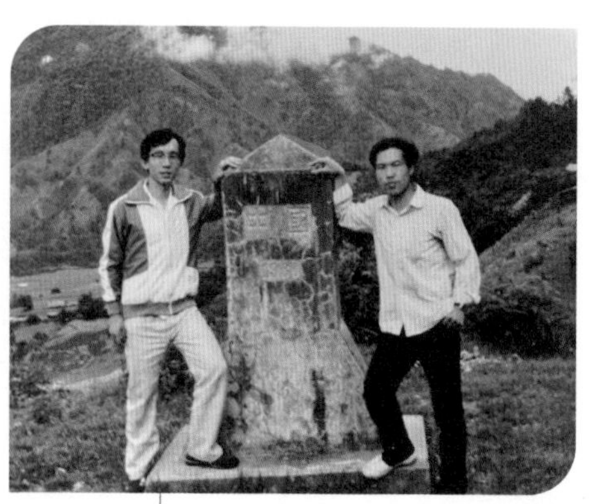

1988 年筆者與唐軍共赴中緬邊境進行野生厚朴與混淆品來源考察

由於這並不是我的原定研究課題，對着這千年前的藥材，在對它的材質不太了解的情況下，我沒敢輕易承諾，只回答了：「一定加油幹！」

一年進修即將結束的時候，經過不斷地摸索，我熟練掌握了超薄切片的技術，於是我正式向教授提出了對這一唐代標本進行實驗的想法。教授對「國寶」反覆掂量之後，同意讓我試一下。到這時，我才真正觸摸到了這個 1,200 多年前的文物標本。

面對這一小塊樹皮，我採用了冰凍切片並進行觀察、拍照記錄。結果初步斷定，正倉院收藏的「厚朴」不是木蘭屬植物，因為其內在的結晶、纖維都與木蘭屬的不同。它屬於厚朴的混淆品。1988 年 4 月，我回國後，繼續對木蘭屬植物進行研究。

《本草綱目》中涉及木蘭屬的中藥有 3 條目，除辛夷和厚朴，還有一個「木蘭」條目。

我與助手唐軍到四川、雲南等厚朴產區，進行資源考察，做出了厚朴資源的考察報告。在市場上作為「厚朴」出現過的來源有 10 科近 40 種植物的樹皮，情況十分混亂。

我們的考察結果發表在 1991 年的《基層中藥雜誌》上，其中提到了一種厚朴偽品，是來自胡桃科的黃杞 *Engelhardia roxburghiana* Wall.。後來我又把來自我國西南與華南地區的兩份樹皮樣品，寄給在日本的指田教授作為研究參考。

終於在 2009 年，指田教授研究組參考了我們的報告，並在進一步研究的基礎上得出結論，明確指出正倉院珍藏的唐代「厚朴」是來自胡桃科的黃杞。這篇論文中引用了我的部分前期考察，並特別致謝。至此，千年前正倉院「厚朴」的基原之謎終於全部解開。

32 年，白駒過隙。2019 年 4 月，當我與美國探索頻道（Discovery Channel）攝製組一起重返東京藥科大學時，80 多歲的指田教授親臨現場接受採訪。當年那幾棵 20 幾歲的碗口粗的厚朴樹，如今已經 50 多歲了，長得更加粗壯，外皮依舊保存完好。

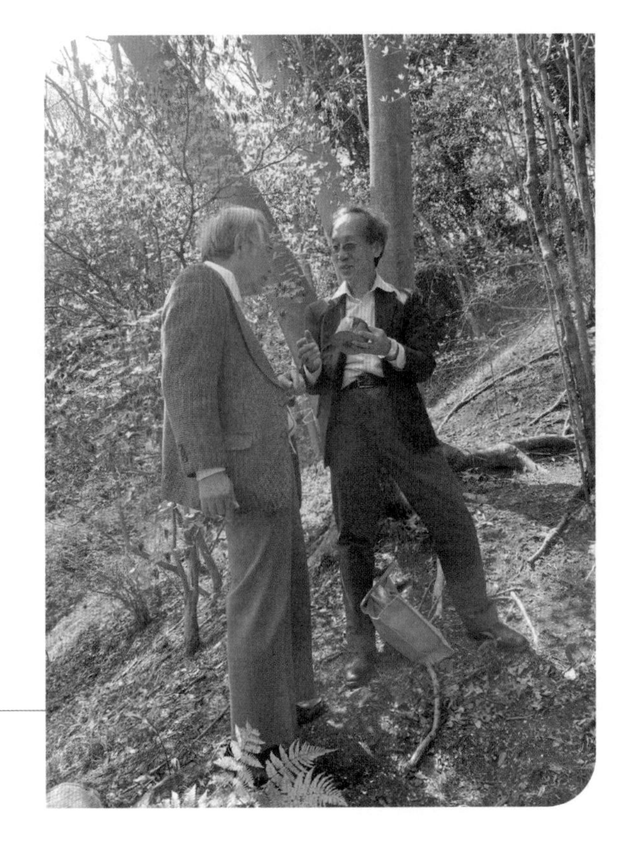

30 年後與指田豐老師故地重遊，再次探訪「老友」厚朴樹

重訪母校東京藥科大學，重訪當年的宿舍、當年的實驗室、當年的植物園，我十分感慨。正是從「樹皮年輪」到「正倉院藥物」，通過文獻考證到市場調查、野外資源、實驗分析，我逐漸踏上了現代生藥學的研究之路。

在日本學習和工作的 10 年中，一扇扇大門在我面前打開，也讓我學會了從多個角度看中醫藥、看世界的傳統藥物。

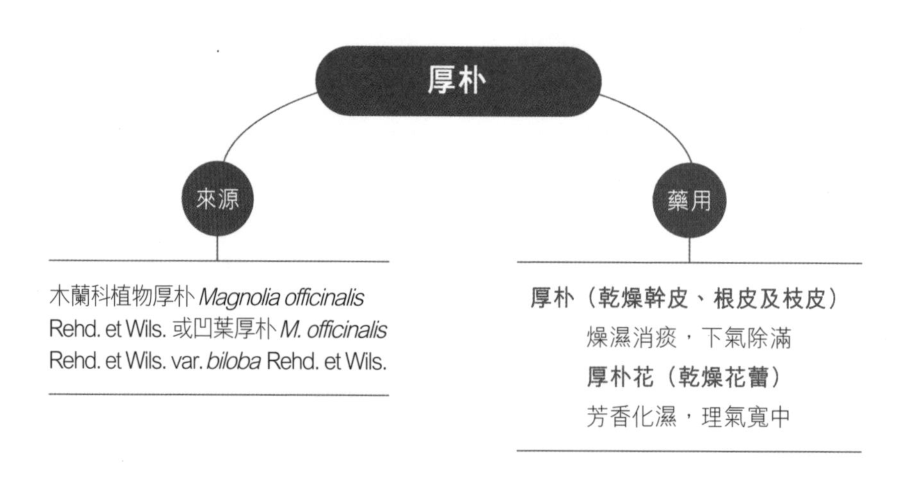

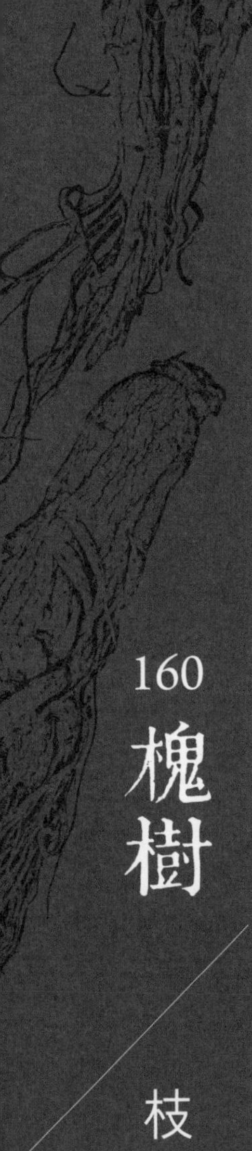

160

槐樹

枝繁葉茂蔭民昌

/ 古槐故鄉情 /

槐，在《神農本草經》中列為上品，《本草綱目》中收錄於第 35 卷的木部，李時珍記載了槐的多個藥用部位，包括槐實、槐花、槐葉、槐膠、槐枝與槐樹皮。

槐樹在中國北方很常見。北京的市樹就是槐樹，國槐，北京好多街道的行道樹都是槐樹。槐樹一般可以長到 10 多米，甚至更高。

「門前一棵槐，不是進寶就招財。」在北京稍為寬敞些的胡同裏、大的四合院門前都可以見到槐樹。北京還有一句諺語：「有老槐必有老宅。」尤其是在一些名勝古跡的公園裏，如北海公園、勞動人民文化宮、中山公園等，古槐樹特別多。北京故宮博物院裏有 18 棵老槐樹，稱為「紫禁十八槐」，位於熙和門內斷虹橋北。北京及很多古都都會在古樹上掛上編號標牌，記錄古樹的種類、年齡。綠色的標牌代表樹齡在 100 年以上，屬於三級古樹；紅色的標牌代表樹齡在 300 年以上，屬於二級古樹。

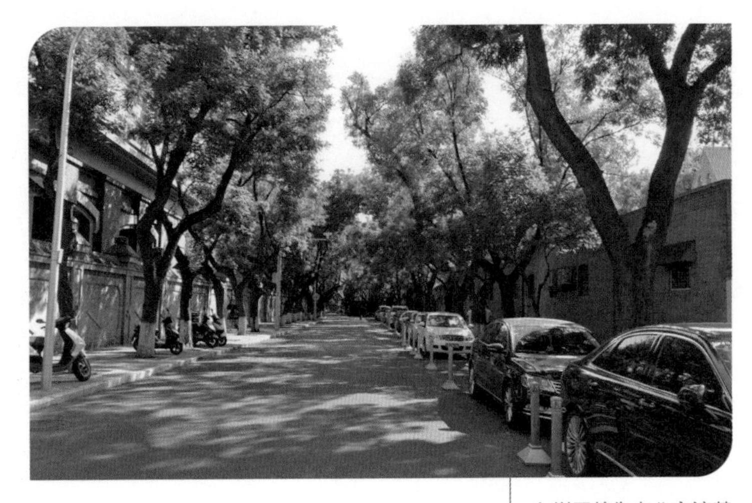

市樹國槐為老北京遮蔭

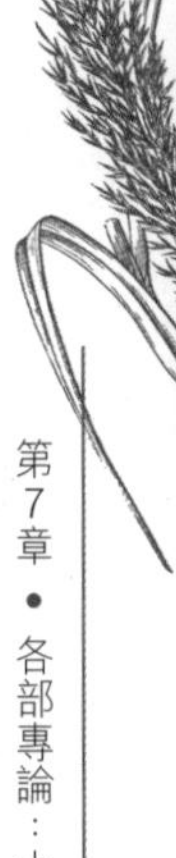

不過，古槐樹中最著名的還得數山西洪洞縣的大槐樹，就是京劇《玉堂春》「蘇三起解」唱的洪洞縣。民間流傳這樣的歌謠：「問我祖先在何處，山西洪洞大槐樹。問我老家在哪裏，大槐樹下老鴰窩。」

元朝末年，天下戰亂，千里無雞鳴。明代洪武年間，朝廷發佈了一道詔令，讓一些地方的百姓全體遷移到那些因戰亂而荒蕪的地方去。山西洪洞縣是百姓遷徙的其中一個始發點。那裏至今還保留着幾棵老槐樹，據説是當時留下來的。那幾棵老槐樹樹幹粗壯，幾個人合抱都抱不過來，樹幹上纏着紅布條，以示紀念。

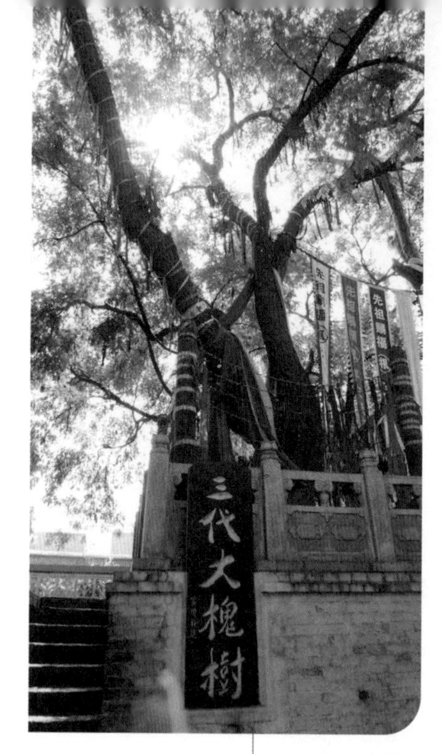

山西洪洞老槐樹

/ 槐花與槐米 /

一般槐樹要生長到十幾年才能開花結果。槐樹身上的豆科植物特徵很明顯，槐花是典型的蝶形花冠，淡黃白色，果實是念珠狀的肉質莢果。

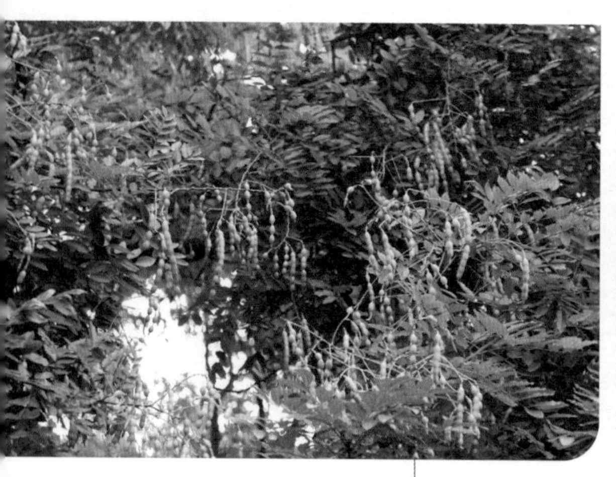
槐角，似串串玉珠

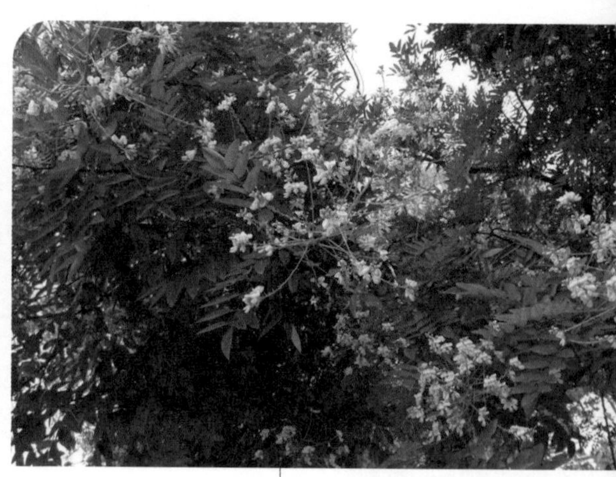
槐花，泛出陣陣清香

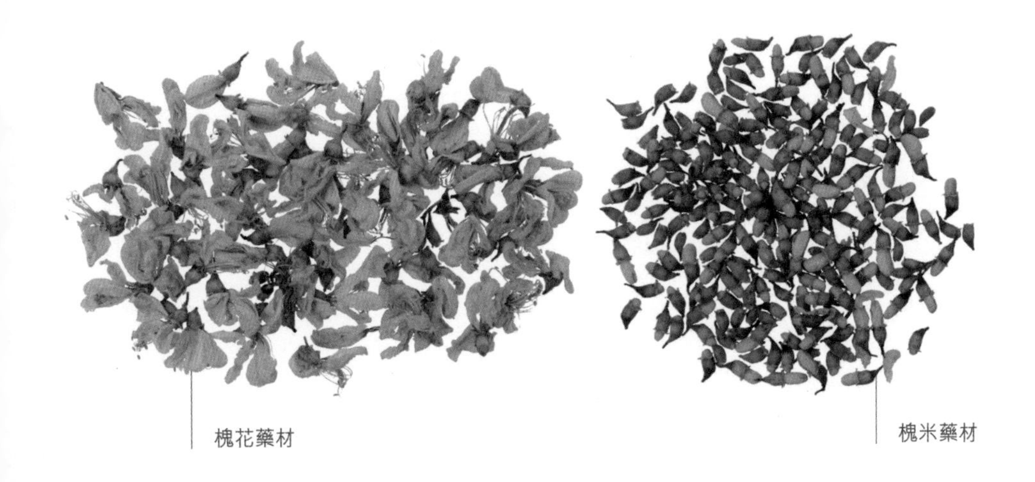

槐花藥材

槐米藥材

明代《救荒本草》裏記載了槐花可以炒熟食用以解饑荒。直到現在，蒸槐花、槐花拌麵、連蒸帶炒再加上葱薑蒜，仍是河南、山西等地流行的美食。

槐花可代茶飲，做草藥茶，有清熱敗火的作用。成熟的槐花和未成熟的花蕾都可以入藥。

現行《中國藥典》規定，槐花為豆科植物槐 *Sophora japonica* L. 的乾燥花及花蕾。槐花的花蕾因為乾燥後如米粒大小，形狀也和米粒差不多，又名槐米。槐米味苦，微寒，主要用於便血、痔血、肝熱目赤、頭痛眩暈等。槐花炒製後，苦寒之性緩和，止血作用強於生品。炒成炭的槐花炭，收澀功效增強，偏於止血。

槐花的主要有效成分蘆丁，一般是大學生做植物化學實驗時，第一個提取的實驗對象。有時提取一個化合物相當不容易，如人參裏的有些化合物一般含量僅千分之幾、萬分之幾。但槐花裏的蘆丁含量很高，能夠達到百分之十幾，特別容易提取，方法簡單，成本低，適合讓學生練手，也就成為本科生植物化學課程的經典實驗了。

槐花還可以作為染料。明代《天工開物》裏記載了槐花作為染料的應用。

染紅色的衣服，可用紅色的植物，如紅花、茜草、蘇木。染綠色時往往就可以用槐米了。槐米採下來後，水煮，捏成餅，花會慢慢變成黃色，再撒上石灰，攪拌均勻就可以當作染料了，這樣染出來的布就是綠色的。

/ 槐角與槐角丸 /

槐樹的果實也可入藥，作為豆科植物，槐的果實為莢果。植物科的英文是 Family，也是家族的意思。無論是草本、藤本，還是喬木，莢果是豆科植物共同的特徵。

槐樹的果實又叫槐角，它的豆莢內也裹着豆子。但是它和蔬菜豆角不一樣的地方是，槐角裏有很多黏液，即使曬乾了也不會開裂。槐角和槐花一樣，都可以降血壓、治療痔瘡，它的黏液有一定潤腸通便的作用。

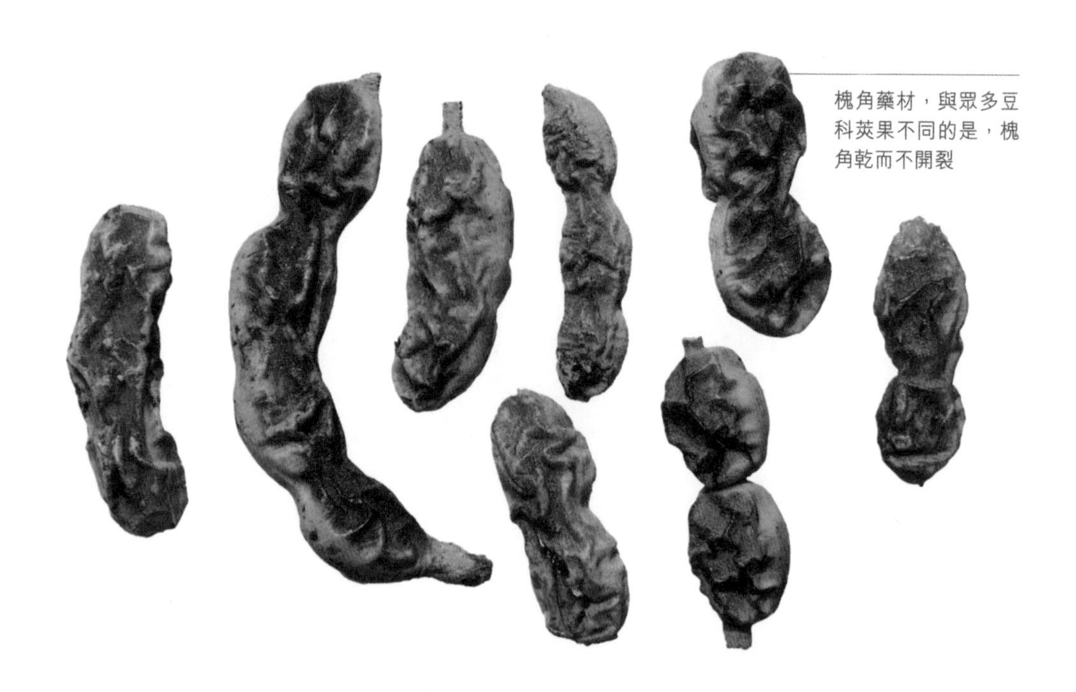

槐角藥材，與眾多豆科莢果不同的是，槐角乾而不開裂

經典的中成藥槐角丸，沿用了幾百年，不僅在我國是經典方劑，在日本也是暢銷藥品。現在很多「都市病」、「辦公室綜合症」，如失眠、便秘、痔瘡等，困擾着許多日日通勤、常坐辦公室的人。如果人整天坐在電腦前不動，血液循環就會減慢，得痔瘡的可能性就會增加，這時槐角丸就能派上用場了。

槐樹其他的藥用部位，如槐樹葉子的嫩芽，可以用熱水焯過做菜，也可以代茶飲。

槐枝和黑黢黢的槐樹皮可以煎水外用，清洗皮膚，可除濕止癢。

槐膠，也就是槐樹的樹脂，有平肝，息風，化痰的功效。

除了國槐以外，還有一種槐樹在北京也很常見，叫作刺槐 *Robinia pseudoacacia* L.，它是帶刺的槐樹。刺槐的刺其實是羽狀複葉的托葉刺，長在葉柄基部。刺槐是一個外來品種，原產於北美洲，清朝時才引種到我國，所以又叫洋槐。刺槐花味道較甜，也可以吃，如今也是重要的蜜源，一般不做藥用。

20 世紀 80 年代以前，北京有一道風景，一到洋槐花開的時候，人們來到洋槐樹下，把涼席鋪在地上，接樹上掉下來的槐花。我們小時候都吃槐花，那股甜香我一直記憶猶新。比較好吃的做法是槐花攤雞蛋，在吃不上雞蛋的困難時期，老百姓的做法是把槐花裹上少量麵粉蒸熟，或者直接摻到麵粉裏做成菜饃饃。

槐樹容易長一種蟲子，俗名「吊死鬼兒」，牠會拉下一根絲來倒垂在樹枝上。現在城市裏有防蟲措施，向樹上噴灑滅蟲藥，所以城市裏的槐樹開的槐花最好不要採摘。

槐字的讀音，同懷念的懷。我在北京長大，在北京生活了 30 年，此後在外漂泊的時間也已超過 30 年了。

每當我看到槐樹時，我都會想到故鄉北京。每當有人說到北京，我也會很自然地回憶起故鄉的老槐樹。

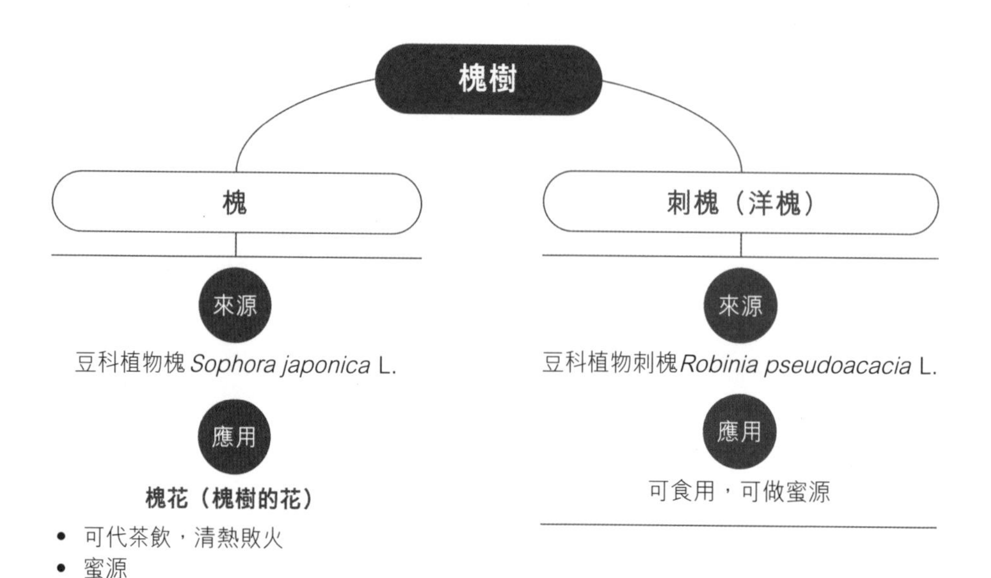

槐花（槐樹的花）

- 可代茶飲，清熱敗火
- 蜜源

槐米（槐樹的花蕾）

- 生品　用於便血，癆血，肝熱目赤
- 炮製　槐花炭：止血
- 染料

槐角（槐樹的果實）

降血壓，治療痔瘡

槐樹葉子的嫩芽

作蔬菜，也可代茶飲

161

香椿與臭椿

鮮新咬出碧饈珍

/ 樹上的蔬菜 /

《本草綱目》中記載了很多蔬菜。大多數蔬菜是彎下腰來在地裏採的草本植物，再抬頭望望，其實還有些蔬菜來自樹上。

在中國北方地區有 3 種樹上的蔬菜特別出名，它們是香椿樹上的香椿、槐樹上的槐花和榆樹上的榆錢。

香椿是落葉喬木，中國北方栽培得比較多。可作為蔬菜食用的是香椿嫩芽，也叫香椿芽。明代《救荒本草》就有食用香椿的記載：「採嫩芽炸熟，水浸淘淨，油鹽調食。」原本是救荒野菜的香椿，現在地位又被抬高了一些，價格比一般的大眾菜要貴得多。一年之計的春天，人們都希望吃個新鮮，也能帶來好的兆頭。我很喜歡吃香椿，如果趕上春季回北京，我會從北京買很多香椿揹回香港。香椿的吃法最簡單，可以直接拌豆腐，也可以炒雞蛋。洗淨、切碎，焯水，跟打勻的雞蛋拌在一起，再下鍋翻炒，加一點鹽，不用加其他調料，出鍋噴香。香椿也可以用鹽醃上，或者直接放在冰箱的冷凍區冰凍保鮮。香椿葉裏含有過多的亞硝酸鹽，但在嫩芽當中含量相對較少，用水焯後也能降低亞硝酸鹽的含量。這也是為甚麼我們吃香椿的時候，不但專選嫩芽，還要先用熱水焯一下的原因。

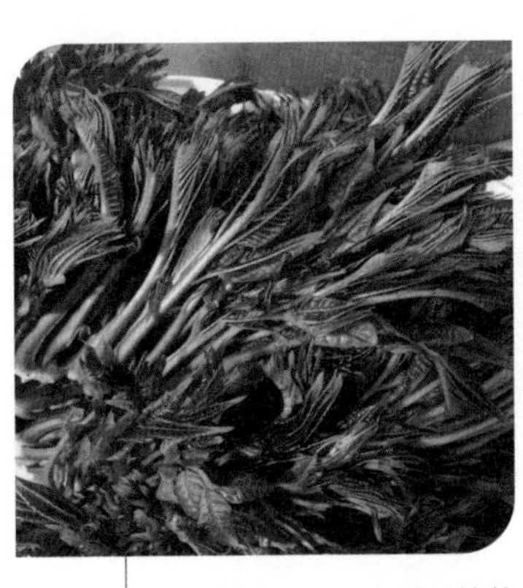
剛從菜市場買回來的香椿芽

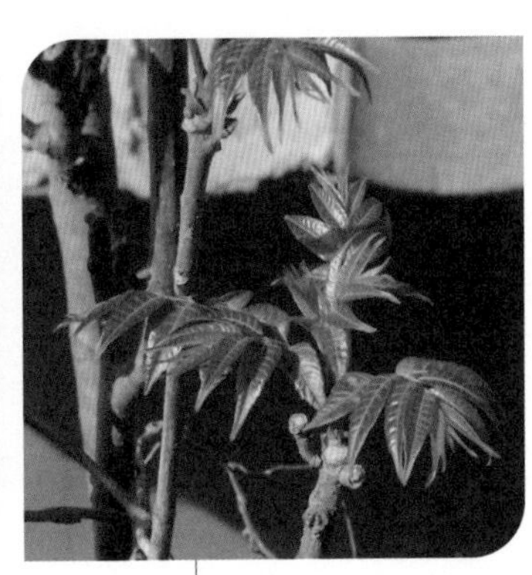
樹梢上初生的香椿嫩芽

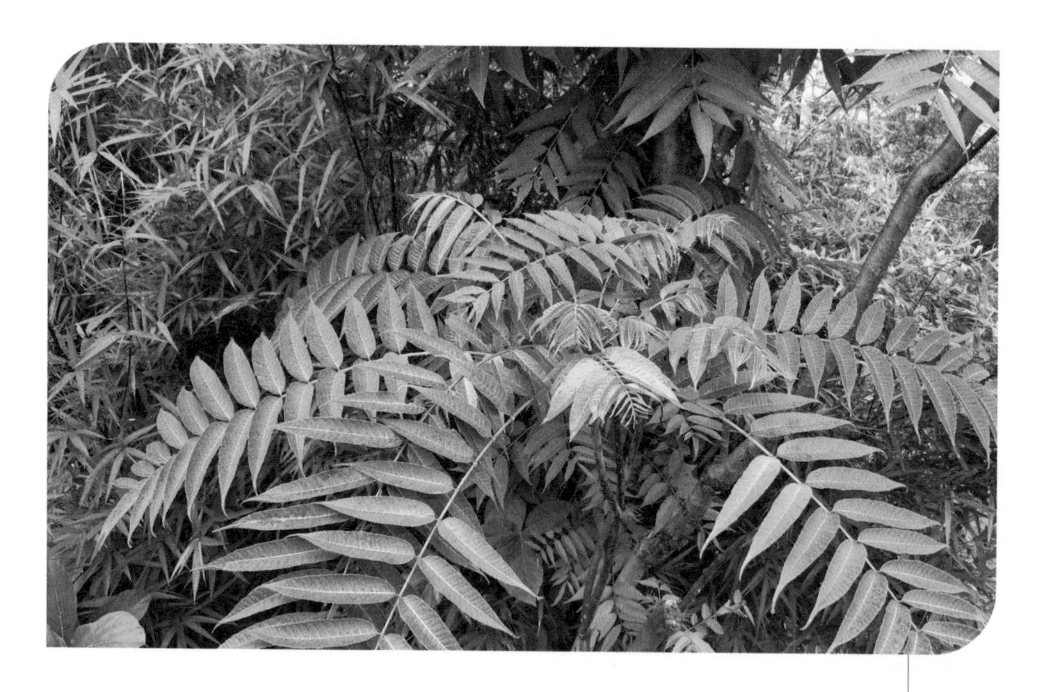

香椿原植物

/ 區分香椿和臭椿 /

《本草綱目》之前的古籍中沒有把香椿和臭椿分開，李時珍在《本草綱目》木部裏記錄了一項椿樗。雖然椿和樗並列在一起，但李時珍指出了椿和樗的不同，香的是椿，臭的是樗。

香椿和臭椿在植物分類學上，來自不同的科。香椿是楝科的植物 *Toona sinensis* (A. Juss.) Roem.，而臭椿是苦木科的植物 *Ailanthus altissima* (Mill.) Swingle。

如何區別香椿和臭椿，大致有 4 個鑑別要點，分別適用於春夏秋冬四季。春天聞味道，夏天看葉子，秋天看果實，冬天看樹皮。

春天聞味道。把香椿和臭椿的嫩芽分別取下，聞聞香臭就知道是椿還是樗了。

夏天看葉子。香椿和臭椿的葉子都是羽狀複葉，小葉像羽毛狀排列，香椿為雙數羽狀複葉，臭椿為單數。直接觀察最頂端的小葉，成對的就是雙數羽狀複葉的香椿，單個的就是單數羽狀複葉的臭椿。

秋天看結出的果實。香椿的果實是蒴果，會開裂，入藥時稱作香鈴子。臭椿的果實是翅果，帶有翅膀可以隨風飄揚，因其果實表面像鳳眼，所以又叫鳳眼果。這兩種果實屬不常用的藥材，也稱冷背藥材。

冬天看樹皮。香椿的樹皮基本呈縱向條狀開裂，臭椿的樹皮開裂不規則且比較堅硬。

民間有這樣一個傳說。有一天，玉皇大帝派小神仙下凡看看人間有甚麼好吃的，並帶點回來。小神仙下凡時聞到一股異香，原來是有戶農家在做香椿炒雞蛋。於是小神仙把香椿帶到了天上，獻給了玉帝。玉帝也喜歡香椿的味道，便讓小神仙再下凡把這棵樹封為「樹王」。可萬萬沒想到，小神仙回到人間，分辨不清香椿和臭椿，隨手一貼，陰差陽錯地把封號誤貼在了臭椿樹上。生長在旁邊的香椿氣得一下子把樹皮都綻開了，出現了一條條的縱裂痕。

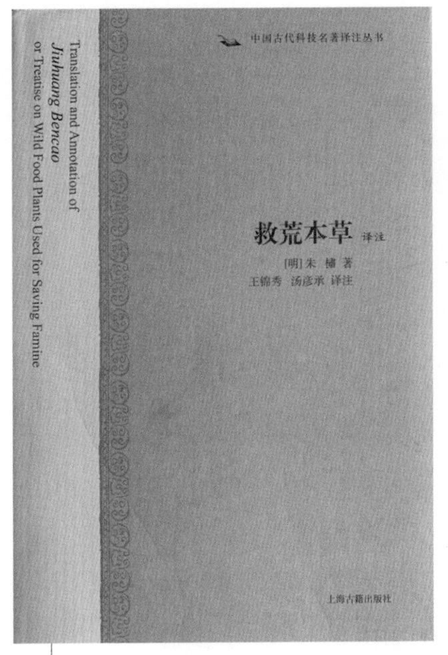

救荒本草譯注

椿樹芽（摘自《救荒本草》），所繪實為「臭椿」，圖中繪出了單數羽狀複葉的特徵

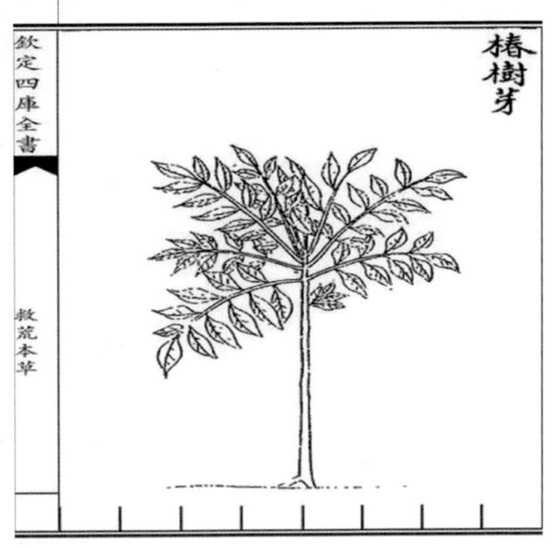

/ 神木傳說 /

關於臭椿的解釋，李時珍引用了《莊子 · 逍遙遊》的一段記述：「吾有大樹，人謂之樗。其本擁腫而不中繩墨，其小枝捲曲而不中規矩。」惠子和莊子對樗有爭論，惠子説樗樹大而無用，但莊子反駁了他。莊子認為雖然樗樹不適合做木材，但生在曠野，無人砍伐，它躲過了一次次劫難才得以長生長壽，可以在大樹下自在躺臥，無用，亦無困苦。它的無用也是一種有用。

還有傳説樗的壽命可達 8 千歲，臭椿也因此而揚名。人們常以「椿年」、「椿令」來祝福長壽。有副壽聯：「椿樹千尋碧，蟠桃幾度紅。」

/ 椿根皮 /

臭椿的適應能力強，隨遇而安，不擇環境，分佈很廣，而且生長迅速。雖然不做木材，但在中醫眼裏臭椿可以物盡其用。現在的《中國藥典》收錄藥材椿皮，就是臭椿的乾燥根皮或幹皮。在《本草綱目》的記載裏，它原來的藥名為樗根皮。

椿根皮是清熱燥濕藥，可配合黃芩、黃連一起使用。它同時可以收斂，止帶，止瀉，止血。

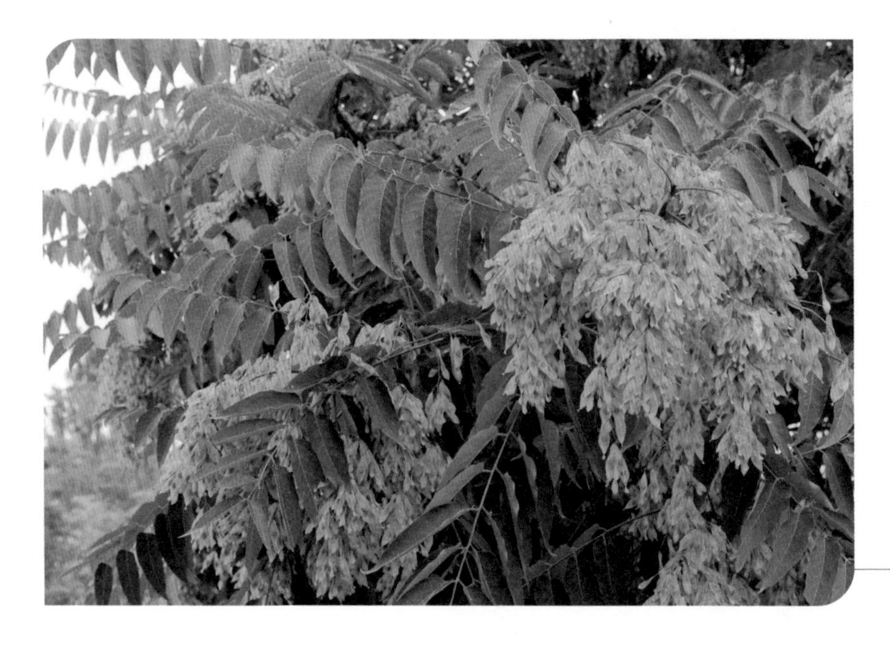

臭椿原植物

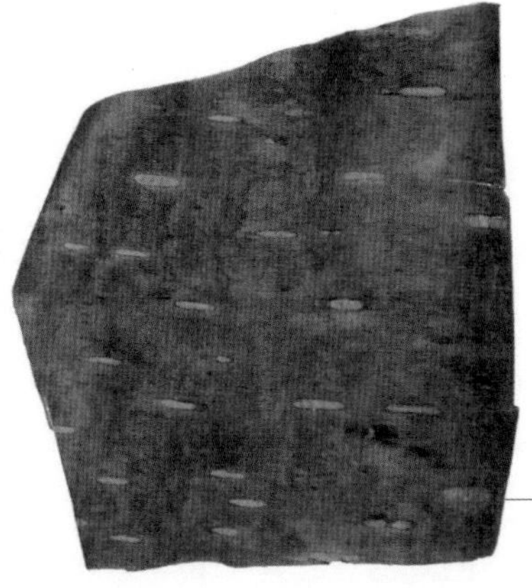

椿皮藥材

李時珍就記載了一個病例，用椿根皮治好了血痢，病例的記載源自宋代的《本草衍義》。洛陽有一女子，四十六七歲，好喝酒，喜歡吃魚和螃蟹，一日夜能拉肚子二三十次，便中帶血，痛苦不堪。起初用了止血痢的藥和治腸風的藥，但都不管用。病情耗了半年多，患者氣血削弱，消瘦了下去。最後用樗根皮一兩和人參一兩，研成粉末，每次空腹用溫酒或米湯調服二錢，並且注意忌口，終於治癒了病患。

現代研究表明，臭椿皮主要含苦木素類、生物鹼類、香豆素、黃酮類成分。臭椿的幹皮和根皮具有抗腫瘤、抗菌、抗病毒的作用，是值得深入研究與開發的中藥。臭椿葉具有祛風利濕，止血止痛的作用。用臭椿葉煮水清洗皮膚，可治療瘡疥。

日本也用漢字，但有些字代表的意思與中文的不一樣，比如，日本的椿花指的是另外一種植物。

在日本每年的 3 月下旬，櫻花盛開之前，很多旅行社都會打廣告，要舉辦「椿」展，地點就在日本靜岡縣的熱海。其實日語裏面的椿字，指的是山茶科山茶屬的植物，「椿展」以山茶為主。

山茶與香椿，完全不同科不同屬，如果一定要找共同點的話，那就是山茶科的茶葉與香椿可食用的都是嫩芽吧！茶花飄香、茶葉飄香，香椿亦飄香。

旅居美國時，一位華人朋友曾送給我一棵香椿小樹苗，那帶有淡紫色、綠油油的嫩芽，充滿了春天的氣息。我愛人興高採烈地栽下了這棵小樹苗，天天數它出了幾個新芽，還擔心讓野兔子給吃了。可能是兔子天生不喜歡香椿的氣味，小樹苗安然無恙。在異國他鄉，我們終於在春天吃到了美味的香椿炒雞蛋。幾年以後，這棵小香椿已經長到 1 米多高了。2012 年，我愛人來香港和我團聚前，把它轉送給另外一位華人朋友。香椿不但讓海外遊子感受到家鄉的味道，其中也飽含着海外華人濃濃的鄉情和記憶。

香椿與臭椿

香椿

來源

楝科植物 *Toona sinensis* (A. Juss.) Roem.

食用

香椿嫩芽作為蔬菜

臭椿

來源

苦木科植物 *Ailanthus altissima* (Mill.) Swingle

應用

椿皮（臭椿的乾燥根皮或幹皮）

清熱燥濕

臭椿葉（臭椿的樹葉）

祛風利濕，止血止痛

162
黃柏
內外兼治建奇功

/ 從黃柏讀音說起 /

黃柏（bò），柏字在中藥黃柏這裏要念 bò，很多人會唸成 huáng bǎi。

中藥名當中類似的情況還很多。厚朴讀作 hòu pò，不讀 hòu pǔ，白朮 bái zhú 不念 bái shù，茜草 qiàn cǎo 不念 xī cǎo，陰陽五行 wǔ xíng 不念 wǔ háng。

黃柏最早收錄於《神農本草經》。但在《神農本草經》當中記錄的是它另外一個名字，檗木。《神農本草經》不同的輯復本中，顧觀光、森立之本用了蘗木一名。在這個問題上，不同的學者有不同的觀點。

《本草綱目》記載了李時珍的看法。黃柏以柏木之名收載於《本草綱目》木部喬木類中，藥用部位為樹皮。李時珍考證《神農本草經》最初用的是檗木之名，檗木俗作黃柏者，省寫之謬也，後來的人將檗簡略，記成了柏；而且最初的藥用部位是木部與根部。

現在《中國藥典》沿用了黃柏的名稱，以樹皮作為藥用部位。

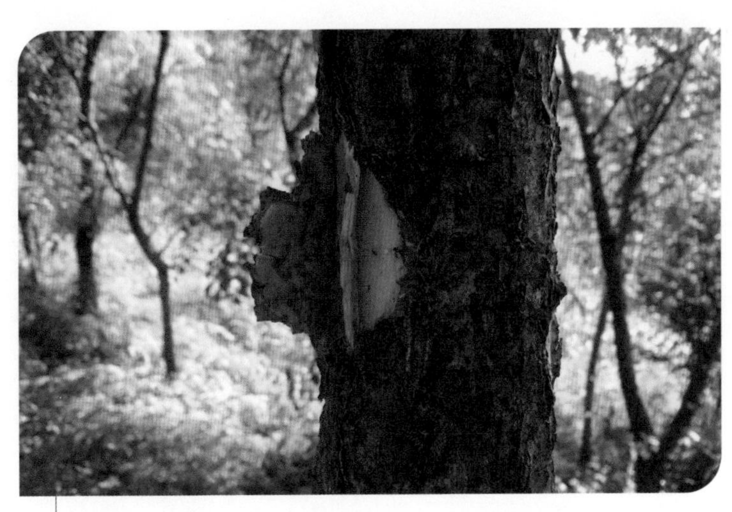

剝開原植物黃皮樹外面粗糙的木栓層，可見鮮艷的黃色樹皮

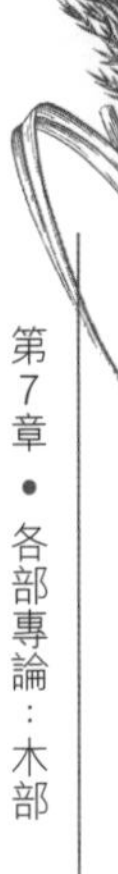

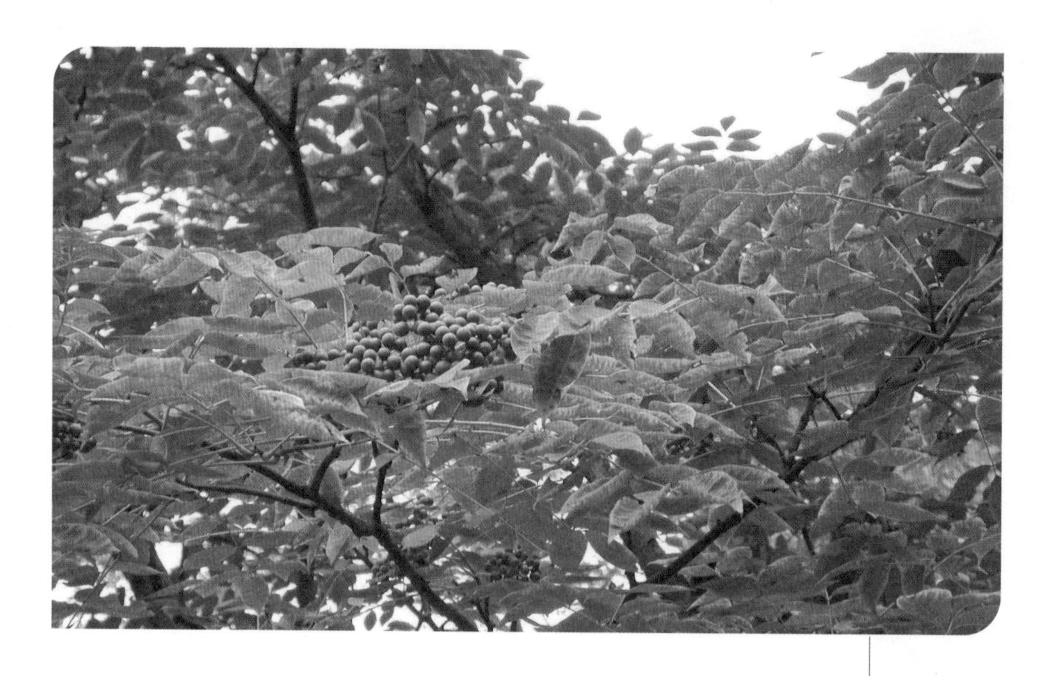

黃柏原植物黃皮樹

/ 青燈黃卷 /

造紙技術是中國古代四大發明之一。但從紙張出現那天起，同時面臨一大難題。如何保存紙張，防止蟲蛀霉變。

草根樹皮不僅填飽了飢荒時期百姓的飢腸、作為造紙的原料，蟲子、小動物也伺機而動，以此為食。

古書由於年代久遠，經常有蟲蛀的小洞，有的甚至有被老鼠啃食的痕跡，一些舊報紙、舊紙幣也逃脱不了被啃食的命運。其實只要含有纖維、澱粉等原料，就會吸引蛀蟲。

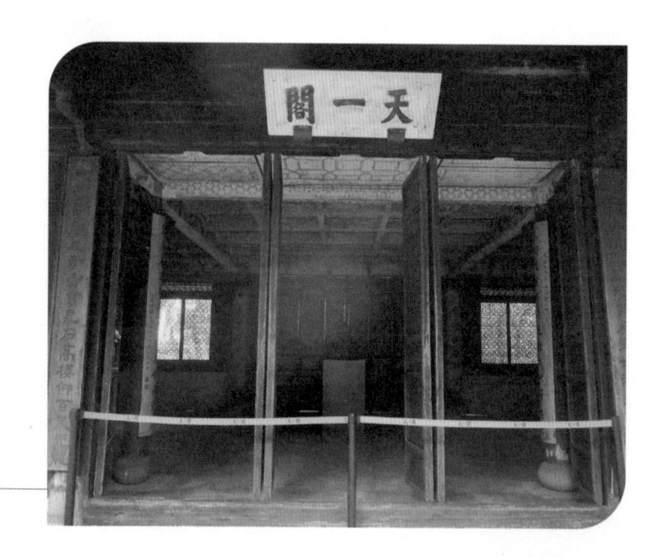

天一閣

防蟲如同人體防病一樣，要未病先防。早在漢魏時期，人們就發現了黃柏汁有防蟲的效果，開始用黃柏染紙。

東晉葛洪在《抱朴子》中記載了用黃柏汁浸染麻紙的防蛀方法，並且流傳後世。

浙江寧波的天一閣是中國歷史最悠久的私人藏書樓。每年秋高氣爽之季，圖書館的工作人員會分批把古書拿出來通通風、曬一下太陽。古語有云：「流水不腐，戶樞不蠹。」書要經常翻看、通風，就不易生蟲。

成語青燈黃卷意思是青熒的油燈和泛黃的書卷，借指古人刻苦讀書的景象，書籍存放時間長了容易自然老化泛黃，許多佛教、道教書籍用紙都是以黃柏汁浸染過的。從敦煌藏經洞中發現的數萬卷古書，大多紙張是用黃柏染過的。

天一閣晾曬藏書塑像

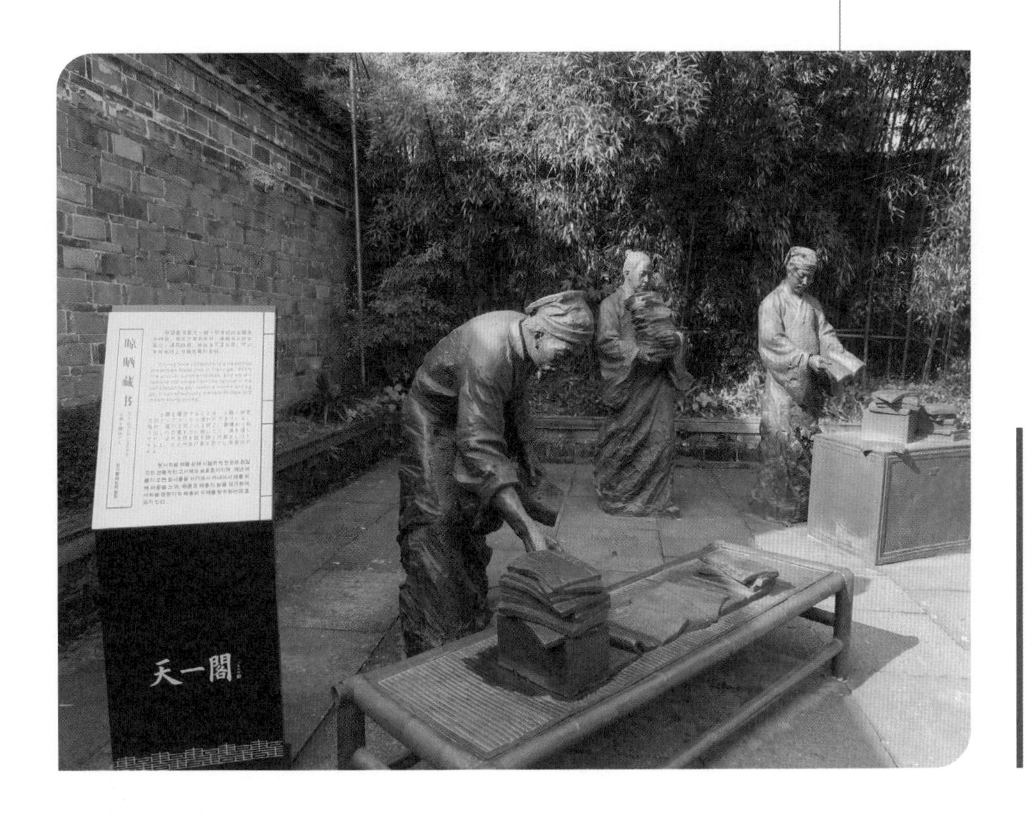

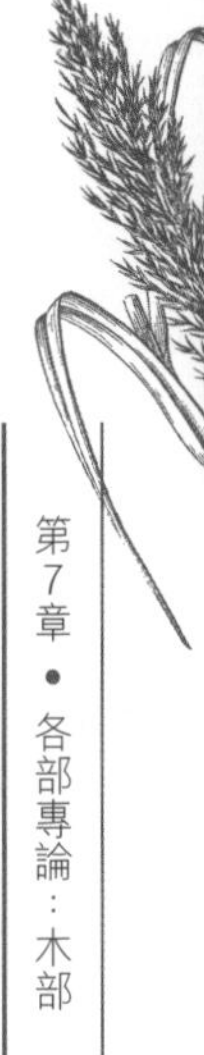

第7章 • 各部專論：木部

/ 臨床應用 /

《中國藥典》收載的黃柏，來自芸香科植物黃皮樹 *Phellodendron chinense* Schneid. 的乾燥樹皮，主產地在四川，習稱「川黃柏」。

《中國藥典》另外收載了關黃柏，其原植物為芸香科植物黃檗 *Phellodendron amurense* Rupr.，主產於東北寒冷的地方。北方冬天天氣寒冷，人們要防寒穿厚棉衣，植物也是一樣，需要更厚的樹皮保護，所以關黃柏樹皮的木栓層較厚。在鑑定黃柏的時候，若內表面呈黃色，外表面殘留灰白色有彈性的厚木栓層，那麼即可認為是關黃柏。臨床應用中，川黃柏的藥效則比較好。

中藥的「三黃」，黃芩、黃連、黃柏，分別可清上、中、下三焦之熱。黃芩入肺經，走上焦，善於清肺熱；黃連入心經，走中焦，善於清心火，清胃火；黃柏入腎經，走下焦，善於清下焦之火。

傳統的經典名方黃連解毒湯用「黃氏三傑」，除三焦火毒。

在「六味地黃系列」當中，知柏地黃丸在六味地黃丸的基礎上加入了知母與黃柏，增強了清虛火的功效。

川黃柏藥材，質優者呈明亮的黃色

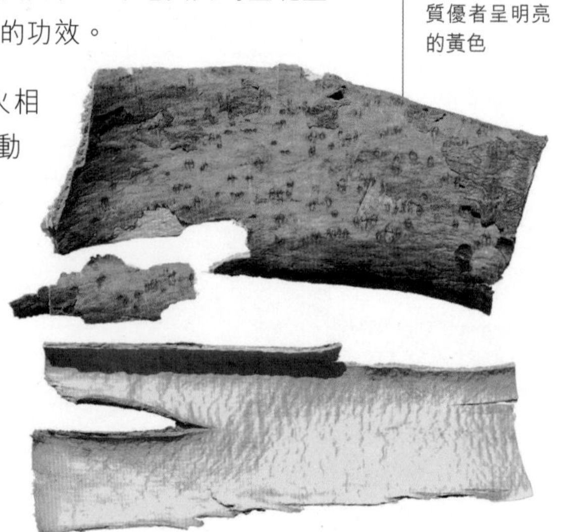

黃柏和知母是一對藥對，滋陰降火相須為用。李時珍做過一個形象生動的比喻，黃柏無知母，猶如水母之無蝦也。一些小蝦依附於水母而生，水母與其周圍的小蝦可以相互扶持着生存，成語「水母目蝦」便是根據這種動物習性而來的。知母和黃柏如同水母和身旁共生的小蝦，形影不離。

黃柏在中醫外科中同樣常用，主

治瘡瘍病。口瘡是一個多發症，和牙痛一樣，難受起來只有自己知道，也有可能影響進食。《本草綱目》記載了一個治口瘡的簡便小方，蜜炒黃柏研末，「治口瘡如神」。

現代研究也證明，黃柏有很好的抗炎和抑菌作用。現在市面上可見的中成藥複方黃柏洗液，常用於治療濕疹、陰部瘙癢等皮膚病。

/ 黃柏復出記 /

隨着中醫藥在國際上的影響不斷擴大，中藥材、中成藥正在走出國門，走向世界，但由於文化背景不同，黃柏在走出去的過程中也遇到了重重障礙。

中藥的麻黃、細辛、木通都遭到過短暫的停用，黃柏也有相似遭遇。

黃柏的有效成分中有小檗鹼，它還有另外一個名字叫黃連素。這個成分不是黃連獨有的，只是最早在黃連中被發現。

黃連素片是治療細菌性腹瀉的常用藥，且物美價廉。

黃連素是 100% 的西藥。不熟悉中藥的人，包括一些管理者，看到在黃柏中檢出了黃連素，可能誤認為這種中藥裏摻入了西藥。

含有黃連素的黃柏、黃連在新加坡曾有一段險象環生的遭遇。

新加坡是一處東西方文化交會之地。新加坡 70% 的人口是華人，華人所信賴的中醫藥在新加坡有着廣泛的民眾

關黃柏藥材

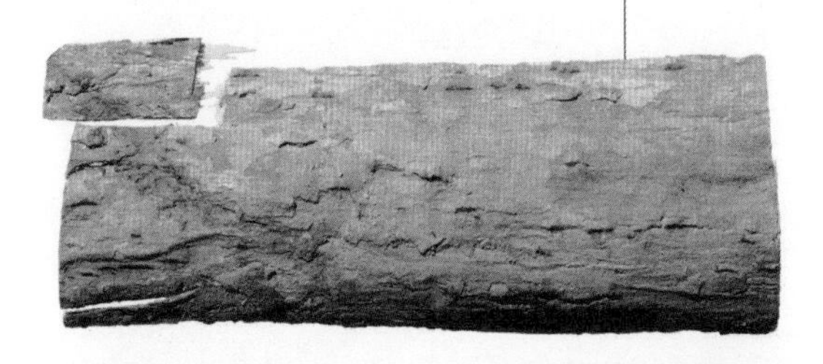

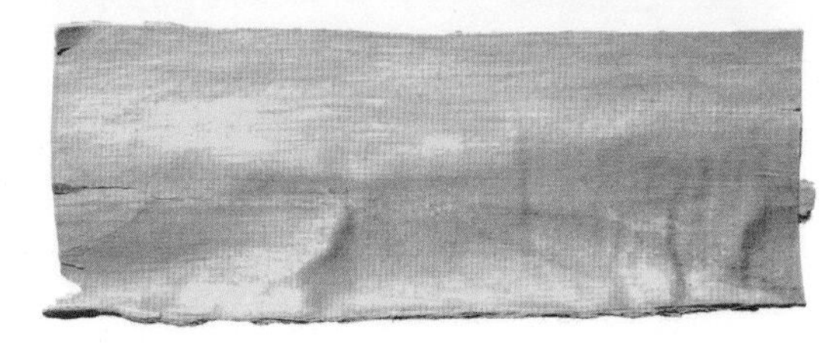

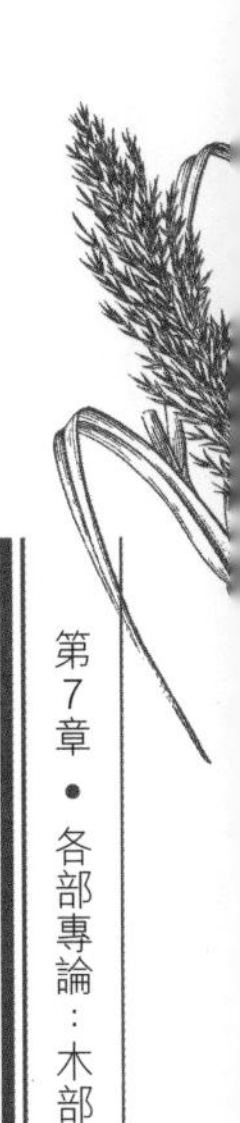

基礎。1978 年，新加坡政府以小檗鹼會引起紅細胞損壞，並導致黃疸、腦損傷為由，宣佈凡是含有小檗鹼的中藥材、中成藥一律停用。藥店如經營含有小檗鹼的藥品，一經發現，便立即吊銷經營執照。

在小檗鹼禁用期間，有些新加坡的中醫不得已改用龍膽代替黃柏、黃連，龍膽雖然可以清熱燥濕，但主要的作用是清肝膽之火。龍膽代替不了黃柏、黃連的所有功效，它們不能等同對待。這樣使用的結果是臨床療效大受影響。

我曾在參加世界衞生組織西太區草藥協調會議（FHH）時，見到過新加坡的藥政管理官員，我們也對這件事交換過意見，了解到他們對中醫藥的重視，但事件轉機還沒到來。幸而，新加坡發達的出版業擔當起了中醫藥傳向西方世界的一座橋樑。

筆者在新加坡接受媒體採訪，談論中藥安全用藥

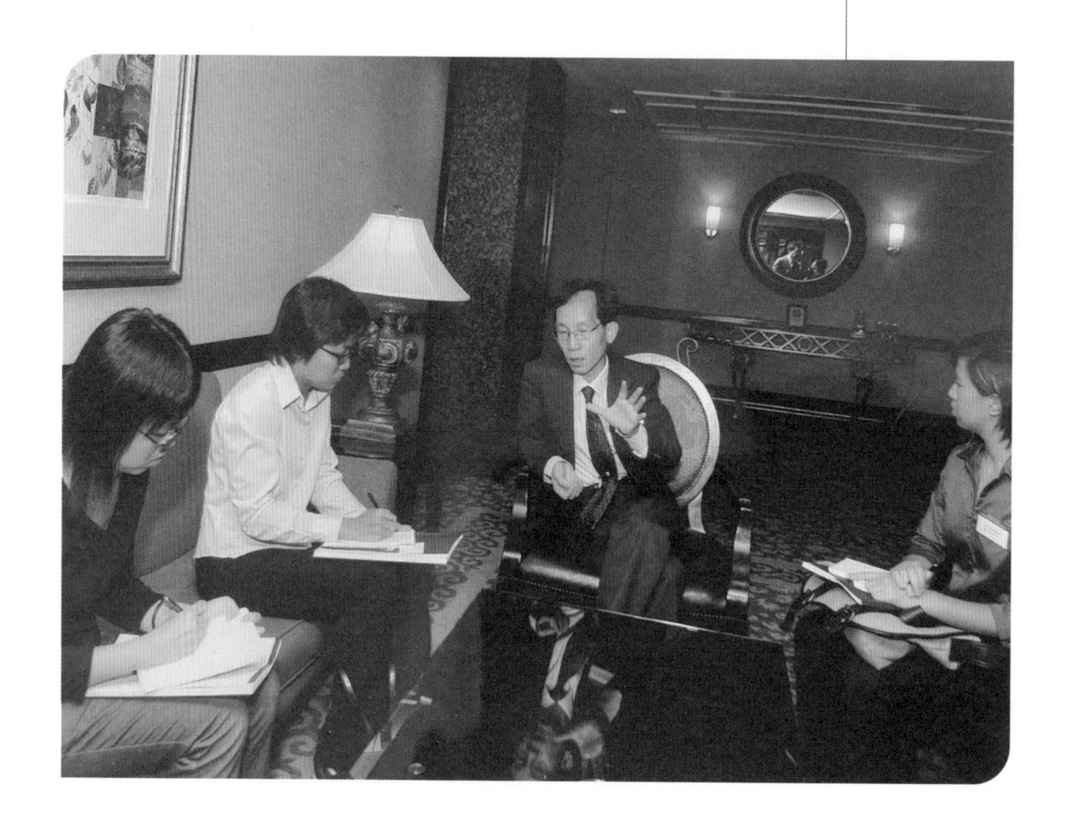

在 2004 年，我主編的《香港中藥材圖鑑》（*Illustrated Chinese Materia Medica in Hong Kong*）的英文版，由新加坡的世界圖書出版社（World Scientific Publishing Company）出版發行，首發式在新加坡舉行。在接受電視台採訪之後，我和當時香港浸會大學中醫藥學院的院長劉良教授、新加坡余仁生藥業總裁余義明先生一同前往新加坡衞生部，拜訪了時任新加坡衞生部部長許文遠先生。許先生是馬來西亞華僑，熱愛中國傳統文化。我們和許先生不僅討論了中藥安全性的問題，還討論了麻黃鹼、小檗鹼到馬兜鈴酸的應用問題，以及黃柏、麻黃、細辛、木通等中藥材的安全管理方法。

在接下來的幾年裏，經過多方溝通與努力，新加坡衞生科學局終於解除了對含有小檗鹼的中成藥的禁令。解禁之後，新加坡中藥業界申請註冊的中成藥數目，迅速超過了 140 種。

從 2016 年 4 月 1 日起，新加坡重新允許銷售和進口含有小檗鹼的中藥材，黃連和黃柏在新加坡獲得了新生。

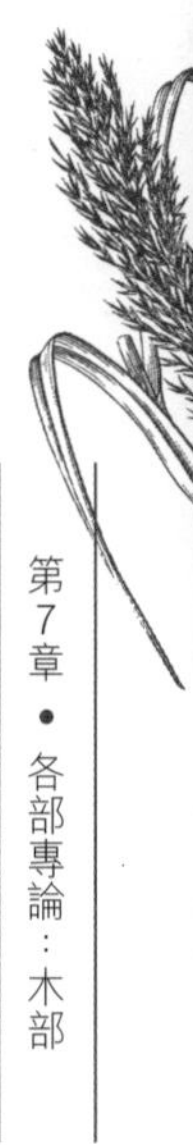

黃柏的藥用歷史悠久，同時它也是集染料與藥材於一身的重要經濟植物。

黃柏的樹皮與提取物在東西方都參與到臨床應用之中。但小檗鹼、黃連素，不等於黃連，也不等於黃柏，它們只是藥材的一部分成分。

東西方文化與醫藥需要相互理解，加強交流，消除歧義，這條路道阻且長。

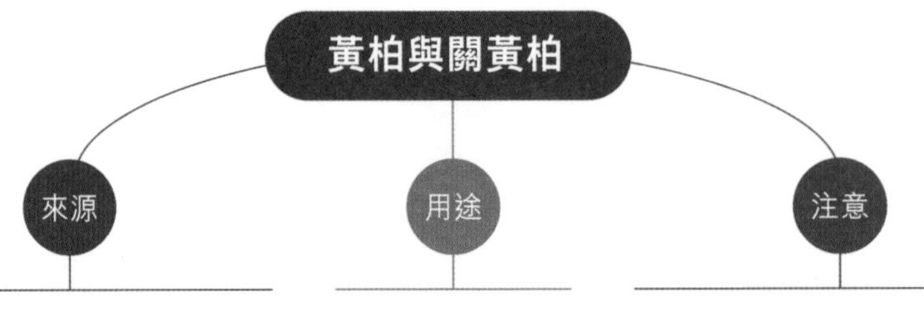

黃柏

芸香科植物黃皮樹的乾燥樹皮，習稱「川黃柏」，主產地在四川

Phellodendron chinense Schneid.

關黃柏

芸香科植物黃檗的乾燥樹皮，習稱「關黃柏」，主產地在關外

P. amurense Rupr.

藥用

內服

清下焦之火

外用

治療瘡瘍

黃檗汁染紙可防蟲

黃柏含有小檗鹼（黃連素），但黃柏不可與西藥黃連素等同對待

163
杜仲

腰膝有痛問杜仲

/ 杜仲的傳説 /

厚朴、黃柏和杜仲，3 種植物都以樹皮入藥，藥材行業裏稱它們為「三木」，它們都被記載於《本草綱目》的木部裏。杜仲的名字聽起來像是一個人名。李時珍在杜仲的【釋名】中解釋：「昔有杜仲服此得道，因以名之。」

杜仲的起源伴隨着一些傳説。相傳有一位名叫杜仲的年輕人，一次偶然的機會，他發現一棵樹的樹皮裏有很多有彈性的白色膠絲，根據膠絲這一特徵杜仲聯想到這或許可以入藥以強筋健骨。他自己試着服用了這種樹皮，果然感覺精神抖擻，腰腿也靈活了，健步如飛。接着他又把這種樹皮拿給街坊鄰里和患者，吃了的人個個都感覺療效明顯。杜仲長年堅持服用這種樹皮，最終得道成了仙。人們為了紀念他就給這種樹起名「思仙」、「思仲」，後來慢慢成了「杜仲」。

杜仲作為中藥，最早收錄於《神農本草經》，列為上品。記載中，杜仲久服可輕身耐老。由此可見，杜仲一直是一味常見的補益佳品。

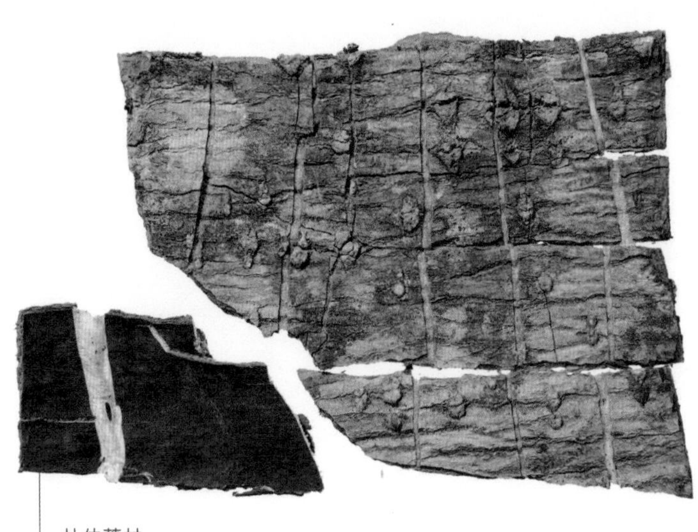

杜仲藥材

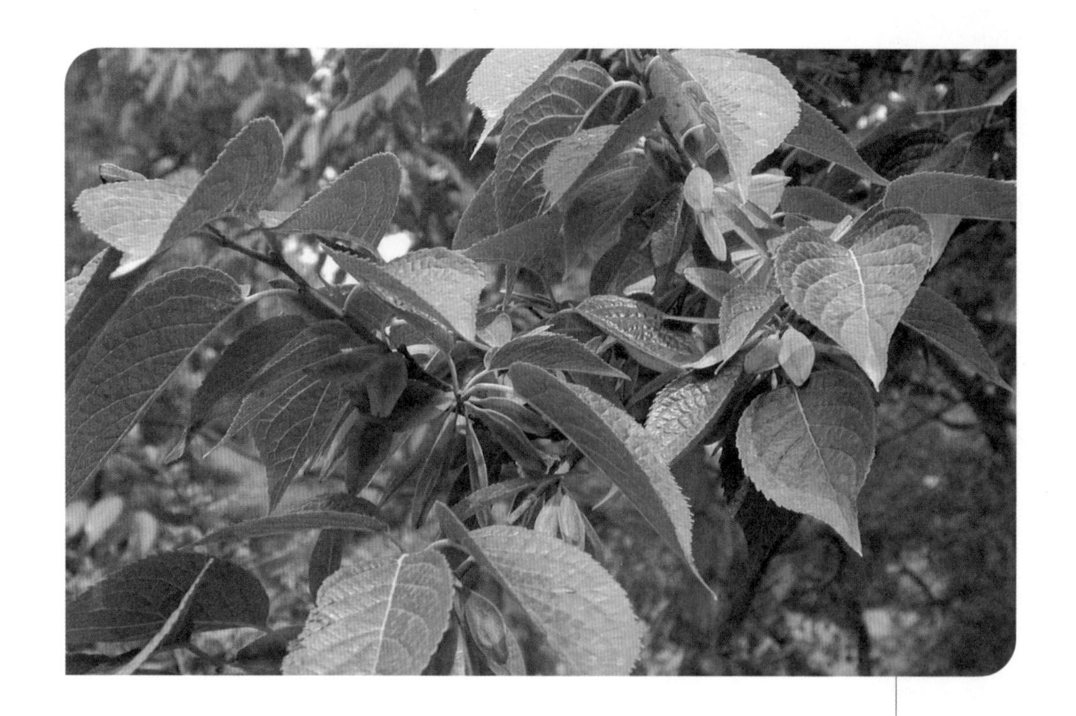

杜仲原植物

/ 化石級樹種 /

杜仲 *Eucommia ulmoides* Oliv. 為杜仲科杜仲屬的落葉喬木。它和銀杏一樣一脈單傳，都是獨科獨屬獨種的植物，同樣也是雌雄異株。

在我們生活的地球上，中國、美國、歐洲的很多地方都發現過杜仲屬植物的化石。但是第四紀冰川期後，杜仲在世界上其他地方都遭遇了滅頂之災，只有中國的杜仲倖存了下來。目前，杜仲是中國的特有種，主要分佈在貴州、四川、陝西和湖北等地。

/ 腰桿痛尋杜仲 /

歸納起來，杜仲有三大主要功效：補肝腎，強筋骨，安胎。民間有一個順口溜「腰桿痛，吃杜仲」。很多人都知道用杜仲煲湯、泡酒，可以強身健體。

中醫理論認為腎藏精，腎陰在左，腎陽在右，古方裏有左歸丸和右歸丸。從名字就能看出，左歸丸以填補腎陰為主，右歸丸以溫補腎陽為重。右歸丸的組方裏就用到了杜仲。

現代研究表明，杜仲有調節血壓的作用。著名的方劑天麻鈎藤飲，常用於治療高血壓引起的頭暈頭痛，組方之一是杜仲。現代常用的降血壓中成藥中有杜仲降壓片。

臨床上使用杜仲時，有時用杜仲生品，有時用炮製品，炮製品包括鹽杜仲、杜仲炭、炒杜仲。鹽杜仲，目的是引藥入腎，增強杜仲的功效。炮製的目的除了減毒、增效，還有方便臨床應用等。

一塊杜仲藥材可能有 500 克重，打斷骨頭連着筋，這段樹皮裏面的杜仲膠仍能把整塊樹皮連在一起。炮製過的杜仲一般是切開的一小塊一小塊的，杜仲膠絲受熱會斷開，便於配方。炒製之後，杜仲內的有效成分更容易在煎煮的時候釋放出來。

/ 杜仲環剝技術 /

2020 年版《中國藥典》收載了 38 種含有杜仲的中成藥。一方面，説明杜仲的應用相當廣泛，另一方面，長期以來的大量使用也使杜仲面臨資源匱乏的問題。

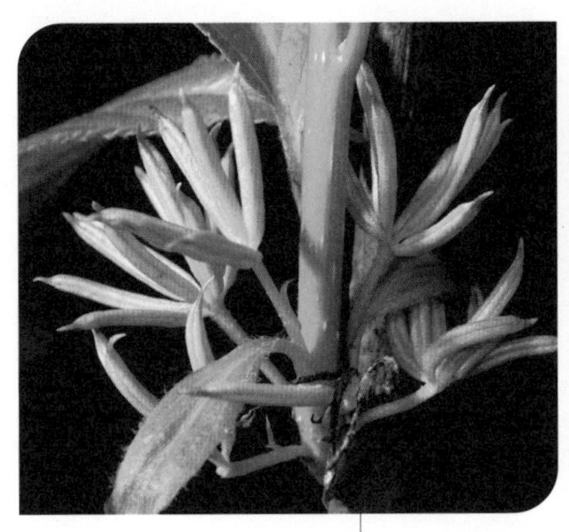

杜仲的無被雄花

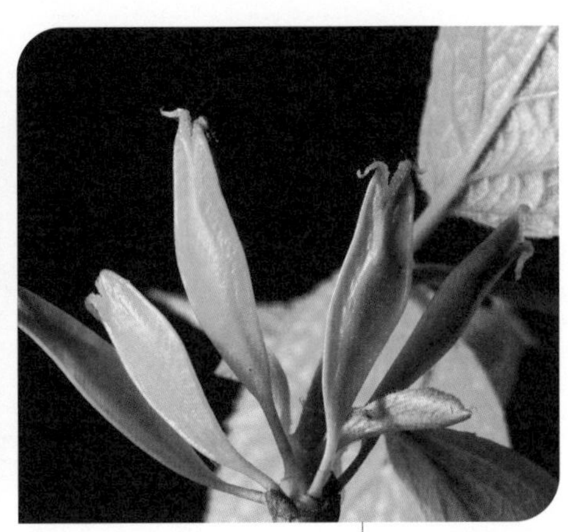

杜仲的無被雌花

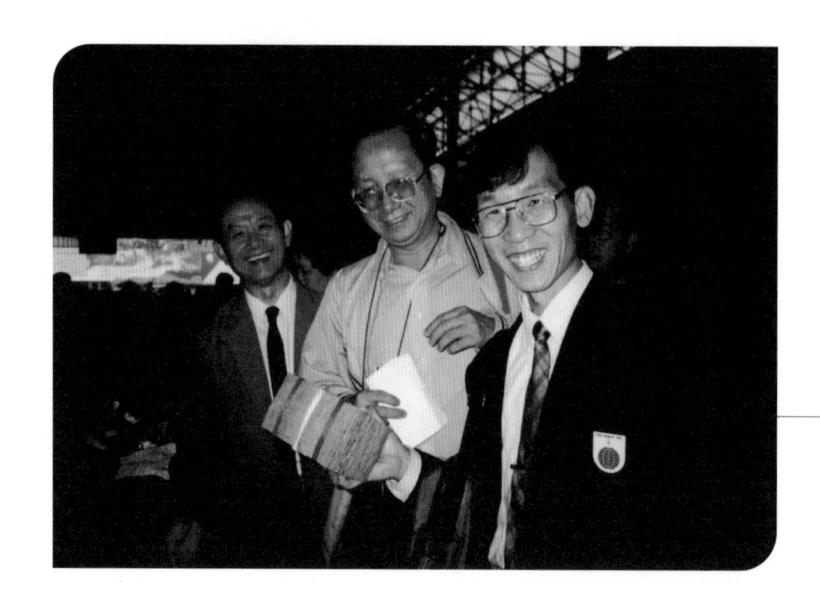

筆者與鄔家林（左）、鄭金生（中）兩位師兄在成都藥材市場考察杜仲商品

野生杜仲是我國二級保護植物，禁止亂採濫伐。現在藥用的杜仲都是人工栽培的。一棵樹如果沒有了樹皮，樹葉通過光合作用生成的養分，就不能回到根部，樹也就活不成了。

在過去，採杜仲皮時一般要砍樹剝皮，那是破壞性的採收，樹死不能再生，竭澤而漁，導致杜仲資源越來減少。到 20 世紀 80 年代時，杜仲藥材十分短缺，藥店裏幾乎斷貨了。

消費促進了生產，也促進了科研。後來，中國人發明了採收杜仲皮的新方法：環剝技術。

環剝技術有些類似做「手術」。我詢問了曾經是全國杜仲環剝技術推廣四川實驗點的「主刀」人之一鄔家林教授，他向我詳細介紹了環剝杜仲的秘訣。

環剝技術關鍵有三：一、因時制宜地選好最佳易剝時間；二、切割的深度以不傷形成層為度；三、環剝傷口需做好防真菌感染措施。

環剝要選擇生長 15 年到 20 年的壯年杜仲樹。20 年以上的杜仲生長速度逐年降低，50 年以上的基本就停止生長了。在離地 30 厘米處環割一圈，再往上 2～3 米處環割一圈，然後在兩圈之間縱着割上一刀，從豎割的地方把皮撬開，環剝樹皮。通常在 3～5 年之後，被剝掉樹皮的部分又可以長出新的樹皮，厚度與原有的樹皮厚度相當。這種方法既保護了野生杜仲資源，又保障了藥材資源的持續利用。

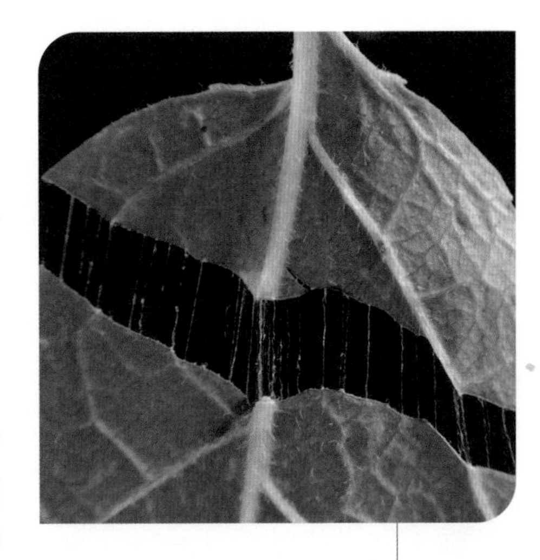

杜仲的葉及膠絲

採收杜仲樹皮要選擇最佳的季節。一首兒歌唱得好：「柳條青，柳條彎，柳條垂在小河邊，折枝柳條做柳哨，吹支小曲唱春天。」

春天剝取樹皮，輕而易舉，因為這時植物的形成層細胞特別活躍，容易剝離。剝取的同時必須注意不能碰傷形成層。形成層只有薄薄的一層細胞，如果被破壞，那以後就難以形成新樹皮了。

杜仲入藥時，首先需要把樹皮外面的糙皮木栓層刮淨，藥材外表面呈灰棕色，有不規則縱裂槽紋及斜方形橫裂皮孔，內表面呈黑褐色，很有光澤。杜仲渾身上下都生有膠絲，不僅樹皮折斷可以見到白絲，葉子撕開也有絲，就連它的翅果中也有膠絲，整株杜仲都具有「藕斷絲連」的屬性。僅憑這一點即可鑑別杜仲，且折斷時白絲越多質量越好。

杜仲葉中的膠絲拉開即見

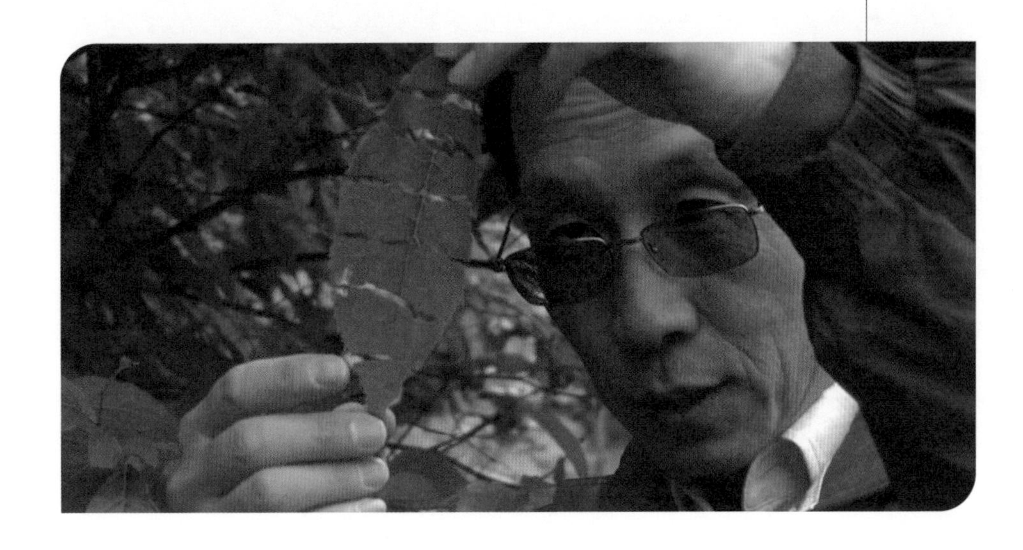

杜仲裏白色的膠絲——杜仲膠，韌性強、絕緣性強、耐酸鹼、耐水濕，現在已經成為重要的化工和醫用材料，還用於海底電纜、飛機輪胎等工業，它已經上天入海了。

/ 杜仲葉 /

杜仲的葉子也可以入藥。1,000 年前，宋代《本草圖經》當中就記載：「初生葉嫩時，採食。」初生的嫩葉就可以食用。

1981 年下半年，我大學畢業的研究專題就是《杜仲葉與杜仲樹皮的對比研究》。選這個題目，那是因為近水樓台。當時北京中醫學院的校園裏有幾棵杜仲樹，獲取實驗材料很方便，有了這段畢業專題研究杜仲葉的經歷，之後我一直特別關注着杜仲葉。

與杜仲樹皮相比，杜仲葉的資源相當豐富，近年杜仲葉成為研究的熱點。研究顯示，杜仲葉與杜仲藥理作用非常相似。

後來我到了日本，見到日本已將杜仲葉開發成了保健茶。杜仲茶在日本普及到自動售貨機裏售賣。這種茶喝起來口感也挺不錯的，有瘦身、預防牙周病和預防阿爾茨海默病等功效。

《中國藥典》從 2005 年版開始收載杜仲葉。目前含杜仲葉的中成藥有 3 種，常見的有腰痛片和腰痛丸。2020 年，杜仲葉被我國衛生部門新增為藥食同源的品種。

除藥用外，杜仲葉還能做飼料。研究發現，杜仲可以增強動物的免疫力，提高肉類的營養價值。

杜仲葉茶

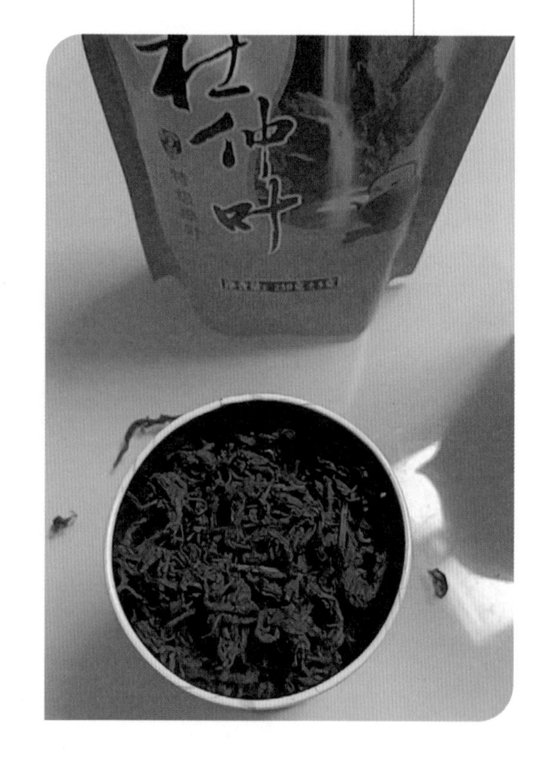

從 20 世紀 80 年代開始，很多地方選擇種植厚朴、黃柏、杜仲這「三木」。十年樹木，百年樹人。轉眼間，30 多年過去了，通過多方的努力，藥材市場上一度供應不足「斷檔」的「三木」獲得新生，藥材供應有了可靠的保障。

杜仲

來源、分佈與採收

來源

杜仲科植物杜仲 *Eucommia ulmoides* Oliv. 的乾燥樹皮

獨科獨屬獨種

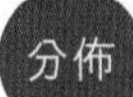

貴州、四川、陝西和湖北等地有分佈

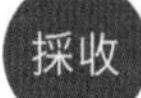

「環剝技術」已獲成功

應用

杜仲皮

功效

補肝腎，強筋骨，安胎

炮製

鹽杜仲、杜仲炭、炒杜仲

鑑別

「藕斷絲連」是其鑑別特徵

杜仲葉

- 研究顯示，杜仲葉與杜仲藥理作用相似
- 《中國藥典》已收錄杜仲葉，同時為藥食同源品種

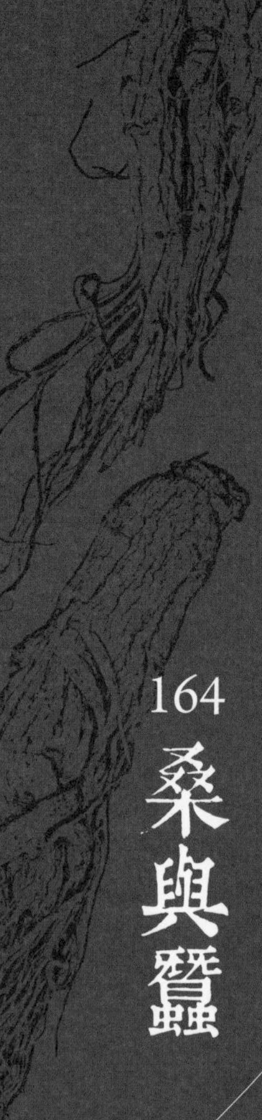

桑樹是我國古已有之的經濟樹種，栽培的範圍很廣，歷史也相當悠久。

《詩經》裏就有不少關於桑的詩歌。《孟子》也説：「五畝之宅，樹之以桑。」諸葛亮去世前清理自己的家產，留下遺言稱成都有桑八百株，薄田十五頃，子孫衣食，自有餘饒。

桑被收錄在《本草綱目》木部第 36 卷：「桑有數種，有白桑，葉大如掌而厚。」

我國古代用來入藥的桑不止一種。上述記載中的白桑就是《中國藥典》現在收載的 *Morus alba* L.（拉丁文 alba 意思是白色的）。

桑樹乾燥的枝、果穗、葉子、根皮均可入藥，在中藥裏分別名為：桑枝、桑椹、桑葉和桑白皮。春天採枝、夏天採果、秋天採葉、冬天採根皮。

/ 桑椹 /

夏天六七月份，正是桑樹結果的時候，新鮮桑椹也擺上市場的水果攤了。成熟的桑椹一般是暗紫色的，充滿酸酸甜甜的汁液。白桑椹成熟果實就是白色的，也是甜味充沛的果實。

在植物學上，桑椹這種果實的名稱是聚花果。一個桑椹實際是由上百個小核果集合而成的，每個小核果裏面都含有一粒種子，所以吃在嘴裏，有咬到一個一個顆粒的感覺。

桑椹果汁、桑椹酒、桑椹茶等以桑椹為原料做的食品、飲品，很多都有食養的功能。

《本草綱目》記載，新鮮的桑椹搗汁喝，可以解酒。桑椹還可以製作成桑椹膏，可以滋陰補血，養腎氣。製作過程和做果醬差不多。先把桑椹洗乾淨，用文火來慢慢地熬，然後加蜂蜜，熬成膏狀即可。但桑椹藥性偏寒，兒童、經期的婦女、虛寒的患者不適宜多吃。

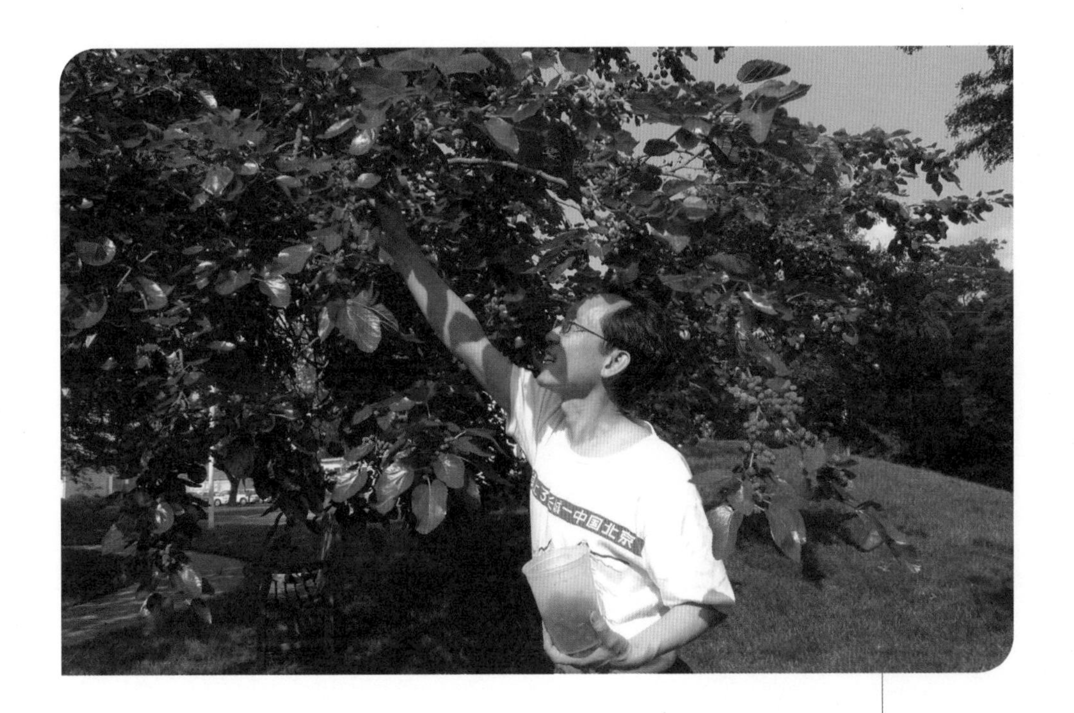

採桑椹樂不可支

每年能吃到桑椹的時間並不太長，而且在桑樹下現摘的最甜美。因為新鮮桑椹還有一個缺點，就是不容易儲藏，變質速度很快。

曬乾的桑椹可以入藥。中醫理論認為，桑椹性寒，味甘酸，無毒，有滋陰養血，補腎益精，潤腸通便的功效。桑椹經常和枸杞子、女貞子搭配，年邁體弱、腎精虛損、失眠健忘的人群比較適用。

/ 多部位入藥 /

桑葉為辛涼解表藥，有疏風清熱，平肝明目的功效。常用於治療風熱感冒、頭痛目赤、頭暈目眩。

經秋霜打過的桑葉，稱為霜桑葉，被認為質量上乘，古人稱為「神仙葉」，《本草綱目》中也提到了這個別名，煎湯代茶飲，令人聰慧。日本人也稱桑葉茶為長壽茶。

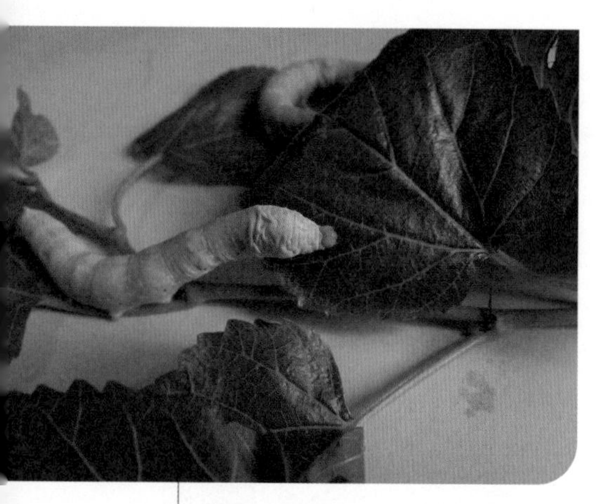

家蠶

桑葉有首名方不得不提，那就是清代溫病學派的代表人物吳鞠通所創製的桑菊飲。組成有桑葉、菊花、杏仁、連翹、薄荷、桔梗、甘草和蘆根，主要用於治療風溫初起的輕微咳嗽。桑葉和菊花還能平肝明目，這首方還經常用來治療眼睛紅腫、頭痛頭昏。桑菊飲製成的中成藥桑菊感冒片，也是在各大藥房都能買到的常用藥。

桑枝是桑樹的乾燥嫩枝，主要有袪風濕，利關節，通血脈的功效。

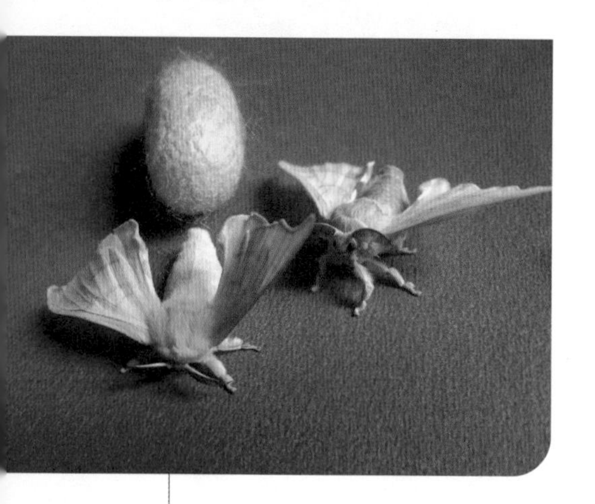

破繭羽化

桑白皮是桑樹的根皮，早在《神農本草經》便已收載，被列為中品。桑白皮內部是白色的，外面是黃色的木栓層，木栓層沒有藥用價值，入藥時應把它去除。

中醫理論認為桑白皮具有止咳平喘，利水消腫的功效，常用於治療肺熱咳嗽、小便不利。近年來，關於桑白皮的研究報道比較多。現代研究發現，桑白皮對高血壓、糖尿病也有一定的治療作用。我在日本留學時，和我們研究室合作的一位東邦大學的教授，專門從事桑白皮的研究，一個專題的系列論文就有六七十篇，這一方面看出日本人做事的執着，另一方面也展示出桑白皮有很大的潛在研究價值。

/ 養蠶經歷 /

我小時候養過蠶，雖然全過程前後不過 50 天，卻讓我足足回味了 50 年，這也養成了我觀察大自然的習慣。

一條小蠶，一生要經過卵——幼蟲——蠶蛹——成蟲 4 個階段。

我上小學的時候，鄰居送了我一張帶有蠶卵的紙。他告訴我，噴上米漿，過幾天紙上面就能變出小蠶了。當時我家裏沒有熬粥，所以沒有米漿，我試着在紙上噴上水，保持濕度，沒過兩天，蠶寶寶很神奇地自然孵化出來了。

小蠶喜光，大蠶喜暗。小小的蠶像一隻隻小螞蟻，黑黑的，我一會兒把牠們端出屋外，一會兒又放到床下，每天盼着蠶寶寶快快長大。

開始小蠶一天也吃不了幾口桑葉，一片都吃不完。後來可不得了，隨着牠們慢慢長大，食量也大增，我坐在旁邊，光聽到蠶沙沙地吃桑葉的聲響。看着牠們一刻不停地啃着桑葉，我開始着了慌，我們整個胡同裏也見不到幾棵桑樹，過兩天斷頓了怎麼辦？我趕緊四處奔走，為蠶寶寶找吃的。我的一位要好的同學建青，每隔兩天就爬到他家後院的樹上幫我摘桑葉，給蠶寶寶提供了活命的口糧。後來我們也成了終生要好的朋友。

蠶寶寶慢慢地長大，身體逐漸透明，吐出了晶瑩的絲，先包裹成繭，幾天後又破繭而出，整個過程新奇又充滿意義。

/ 桑與絲 /

自古以來，中國人用桑葉養蠶繅絲。古人栽培桑樹，主要目的是採收桑葉、養蠶。蠶吐出的絲又被加工成為絲織品，一個拇指大的蠶繭能剝出長達1,000 米的絲線。綾、羅、綢、緞都是由蠶絲製成的。

衣食住行，衣在先。中國人的蠶絲、古羅馬人的羊皮、印度人的棉花、古埃及人的亞麻，成為文明歷史的重要組成。一條條絲線，串成了絲綢之路，開啟了人類歷史上第一次大規模的商貿之旅，連接了中亞、東亞、南亞乃至歐洲的貿易通道。

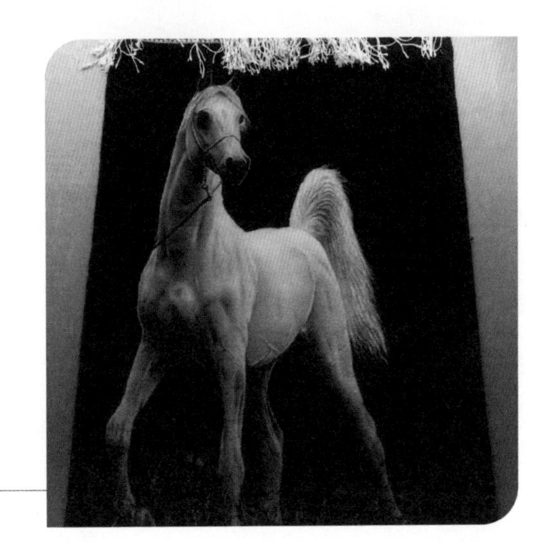

土耳其的工匠製作的真絲掛毯

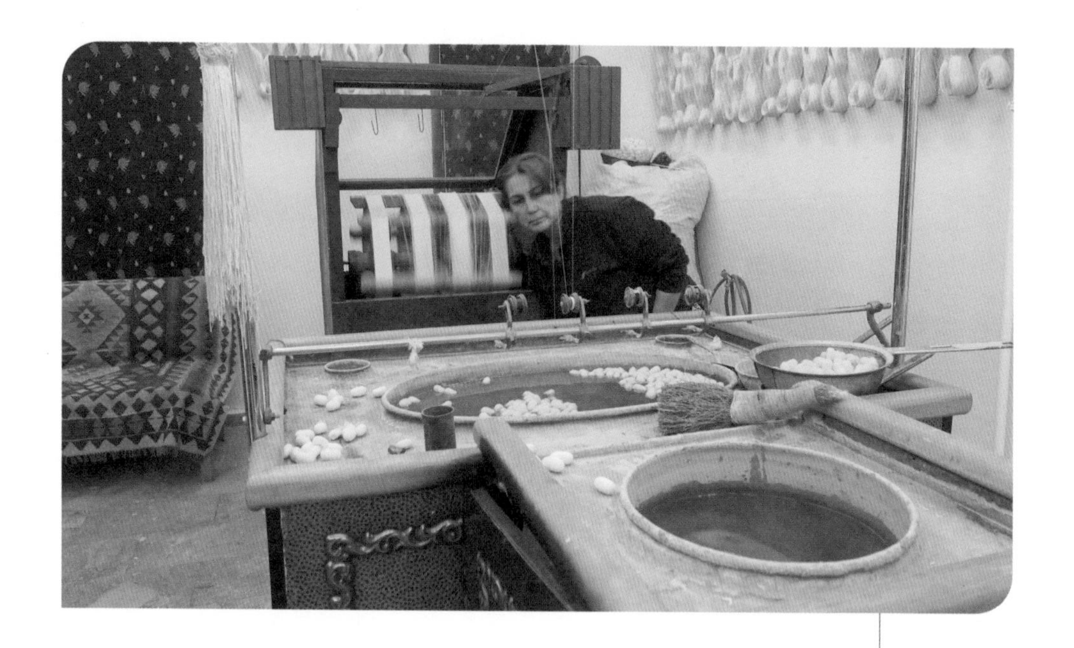

中國傳統的繅絲技術已經傳到海外（土耳其）

湖南省博物館中展覽的長沙馬王堆漢墓出土的文物裏，一號漢墓主人辛追夫人的素紗單衣一共有兩件，用的就是蠶絲，每件重量不到 50 克，是迄今世界上現存年代最早的、保存最完整、最輕薄的衣服，折疊以後可以塞入一個火柴盒。

現代也有能工巧匠，可無論怎樣反覆嘗試，都織不出如漢墓中那件那麼輕薄的素紗單衣。我想也有可能是巧婦難為無米之炊，現在的蠶都養得又肥又大，再也吐不出當年那樣細的絲了。

/ 僵蠶與蠶沙 /

養蠶的人都希望蠶可以健康成長，但難免發生意外。如果蠶不幸感染白僵菌而夭亡，將其曬乾後仍能應用，那就是入藥做藥材的僵蠶，這也算是對蠶農的一種補償吧！

僵蠶的形成有幾分類似冬蟲夏草。僵蠶也是蟲和菌的結合體，算是一種病理產物。僵蠶的來源是蠶蛾科昆蟲家蠶 *Bombyx mori* Linnaeus 的幼蟲感染白僵菌 *Beauveria bassiana* (Bals.) Vuill. 而致死的乾燥蟲體。僵蠶具有祛風解痙，化痰散結的作用。

與蠶相關的中藥，還有一種蠶的代謝產物——蠶沙，收載在《本草綱目》第 39 卷。蠶沙是蠶幼蟲的乾燥糞便，具有祛風除濕，和胃化濁，活血通經的作用。

蠶沙主療風濕之病，李時珍記載了他親身經歷的病案，家裏的使女曾患此症，李時珍開出蠶沙醫治，僅服藥兩三次就治好了。

蠶沙還有一個妙用，就是做嬰幼兒用的枕芯。小兒多汗，蠶沙枕可以避免生痱子，還有一點桑葉的清香氣息。

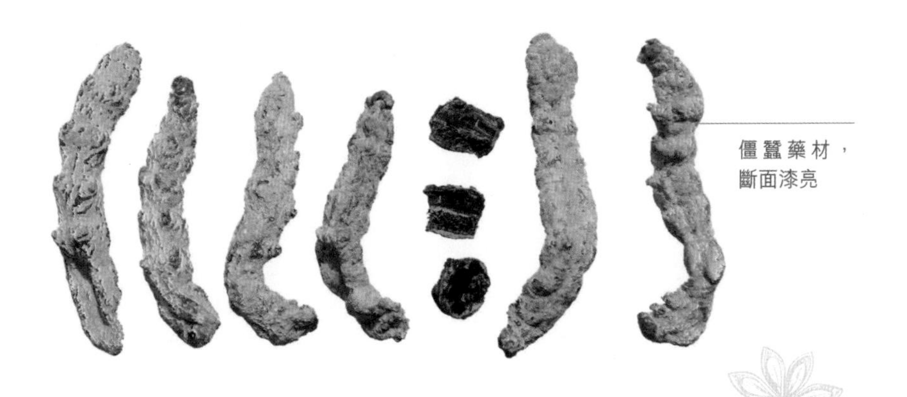

僵蠶藥材，斷面漆亮

桑與蠶，是常用中藥來源，同時與經濟密切相關，改變了中國，也影響了世界。一片葉子與一隻昆蟲曾為中國帶來巨大的財富，也讓西方世界對神秘的東方古國——中國產生了無限的嚮往。

中國傳統桑蠶絲織技藝，在 2009 年被列入聯合國教科文組織的人類非物質文化遺產代表作名錄。如今絲綢不僅由中國出產，蠶也不僅養在中華大地上。雖然外國也有了先進的養蠶技術與優質的絲綢，但桑蠶與絲綢會永遠和它的故鄉——中國聯繫在一起的。

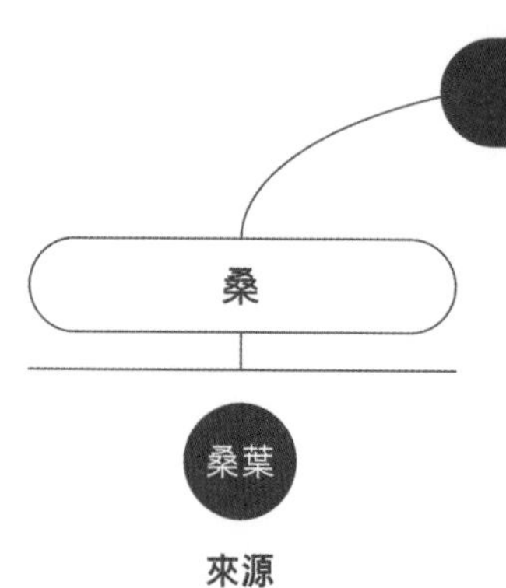

桑與蠶

桑

桑葉

來源

桑的樹葉

功效

- 疏風清熱、平肝明目
- 桑菊飲——用於治療風溫初引起的輕微咳嗽

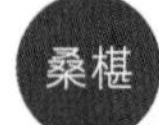

來源

桑的果穗

功效

滋陰養血，養腎氣

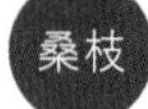

來源

桑的乾燥嫩枝

功效

祛風濕，利關節，通血脈

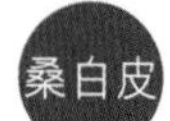

來源

桑的根皮

功效

止咳平喘，利水消腫

桑科植物桑*Morus alba* L.

蠶

蠶絲

桑葉養蠶來繅絲，蠶絲被加工成為絲織品，綾、羅、綢、緞

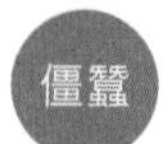

來源

蠶寶寶感染白僵菌夭亡，將其曬乾後就是僵蠶

功效

祛風解痙，化痰散結

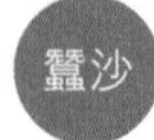

來源

蠶幼蟲的乾燥糞便

功效

祛風除濕，和胃化濁，活血通經

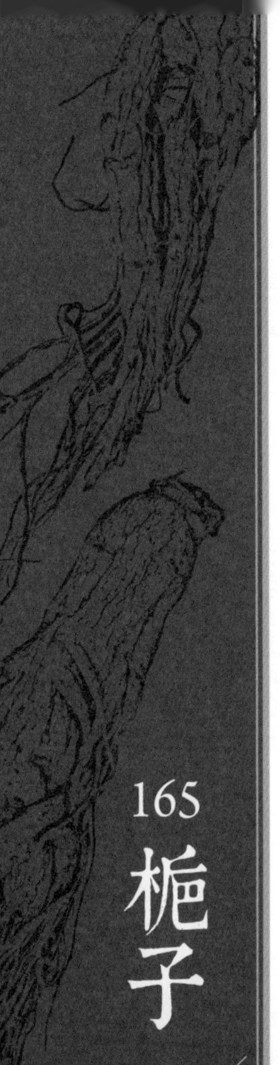

165
梔子
花開素雅伴錦程

一年一度的畢業季正逢梔子花開的時節。梔子花芳香素雅，綠油油的葉子托着潔白的花朵，格外靚麗可愛。梔子的果實是一味常用的中藥；梔子葉四季常青，具有抗煙塵、抗二氧化硫的功能，本身是一種理想的環保綠化植物。

/ 梔與巵 /

梔子的果實很有特點，呈橢圓形，成熟時為橙黃色，表面有幾道凸起的縱棱。李時珍在《本草綱目》該項釋名中解釋它名字的由來：巵，酒器也。

梔子的「梔」，右半邊的「巵」（zhī）指古代盛酒的器皿。這是個象形字，梔子果實的形狀很像古代這種酒杯。在《本草綱目》中所記載的藥名仍是巵子，沒有木字邊。

古人很喜歡梔子的形狀，也就是巵的形狀，模仿梔子果實的形狀製作一種梔子燈，可懸掛在酒肆門口。宋代《清明上河圖》中就可以找到多盞梔子燈，説明梔子燈在當時非常流行。

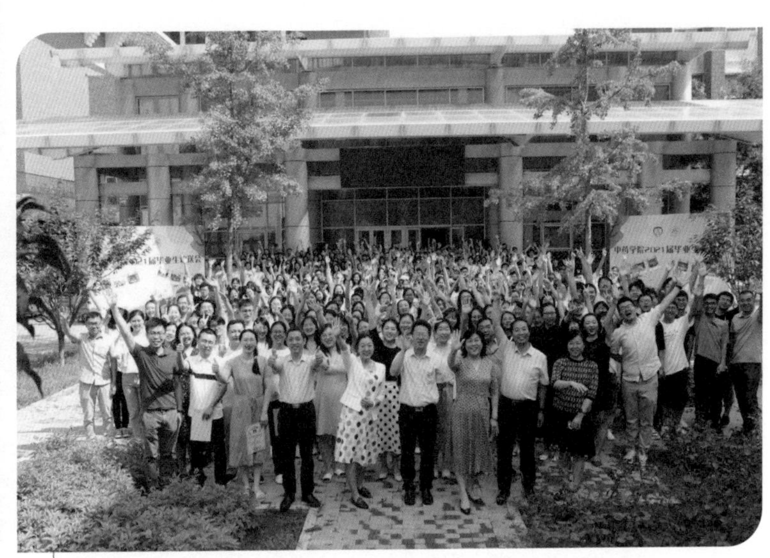

梔子花開伴錦程（北京中醫藥大學中藥學院 2021 屆畢業生歡送會）

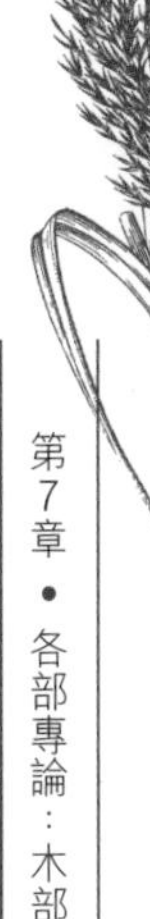

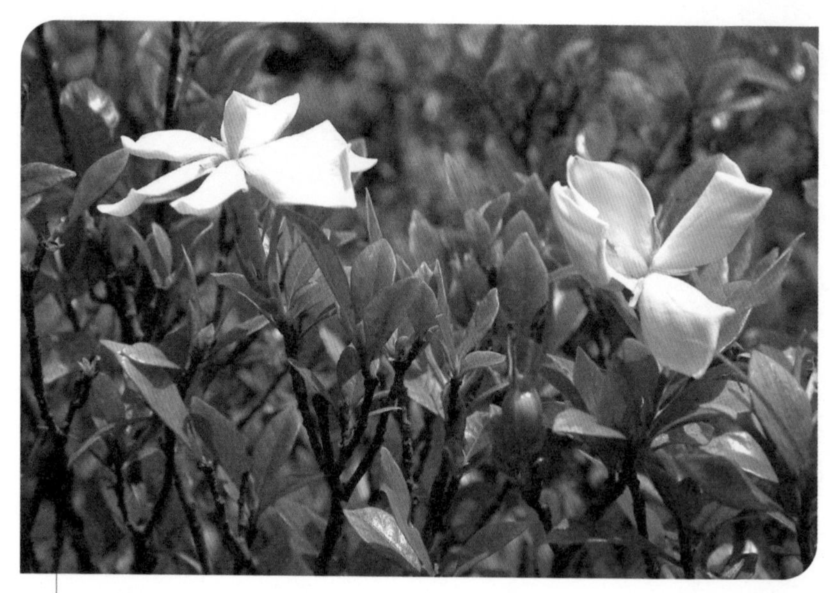

梔子原植物

/ 梔子的名稱 /

中藥梔子來源於茜草科植物梔子 *Gardenia jasminoides* Ellis 的乾燥成熟果實。梔子屬植物在全世界約有 250 種，分佈於熱帶和亞熱帶

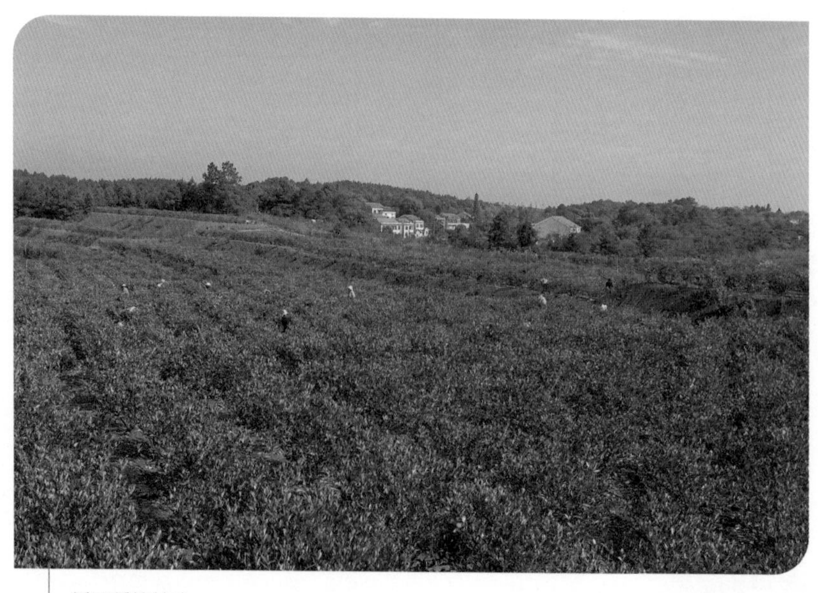

梔子種植基地

地區，我國有 5 種。單瓣花的梔子主要作藥用，栽培的重瓣花主要供人觀賞。

梔子屬植物拉丁學名的詞根是 Garden，字面看似英文 Garden 花園，自然地讓人們聯想到梔子適合種植在庭院裏。其實不然，這個詞來自蘇格蘭一位科學家的名字 Alexander Garden。

梔子的種加詞*jasminoides*，詞根很像英文 Jasmine 茉莉花。的確，在 18 世紀，梔子剛引入歐洲時，人們覺得梔子花和茉莉花無論是顏色還是香味都很相似，就給它起了這個名字 *Jasminum*，這個詞同時也是茉莉花所在的素馨屬的拉丁文。梔子是中國原產植物，但茉莉花不是中國原產的。

在嶺南的山野裏，每年從 6 月初開始，隨處可見梔子花，隨處可以聞到梔子花散發的幽香。古今畫作當中，也有不少以梔子為題的。有詩讚曰：「綠波繞冰馨，暑夏最消魂。」

如今，梔子在中國被廣泛種植，湖南、江西兩省種植最多，且質量好。天氣越熱，梔子花開得越歡，氣味越香。

/ 藥用與炮製 /

梔子最早收載於《神農本草經》中，被列為中品。《藥性賦》中有：

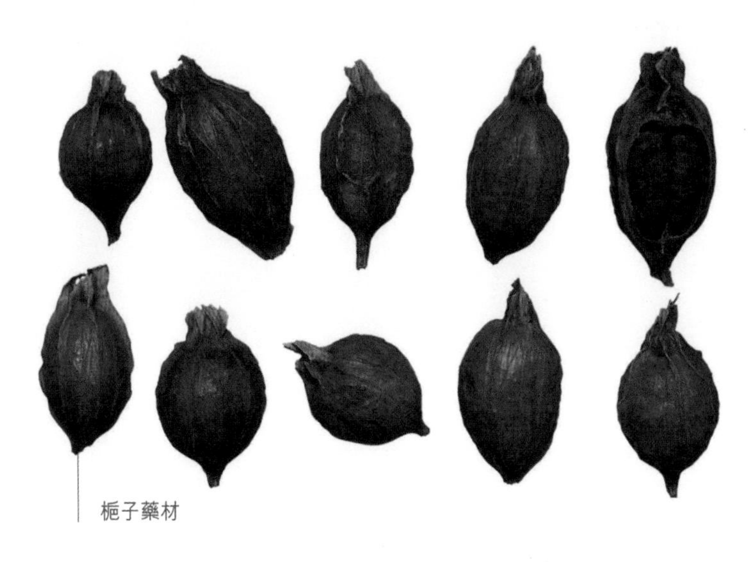

梔子藥材

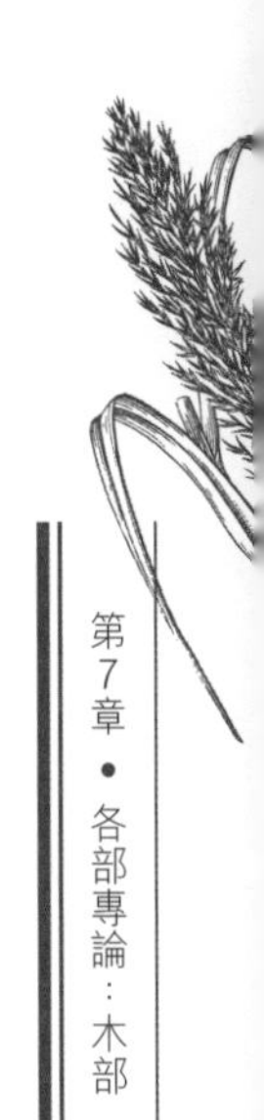

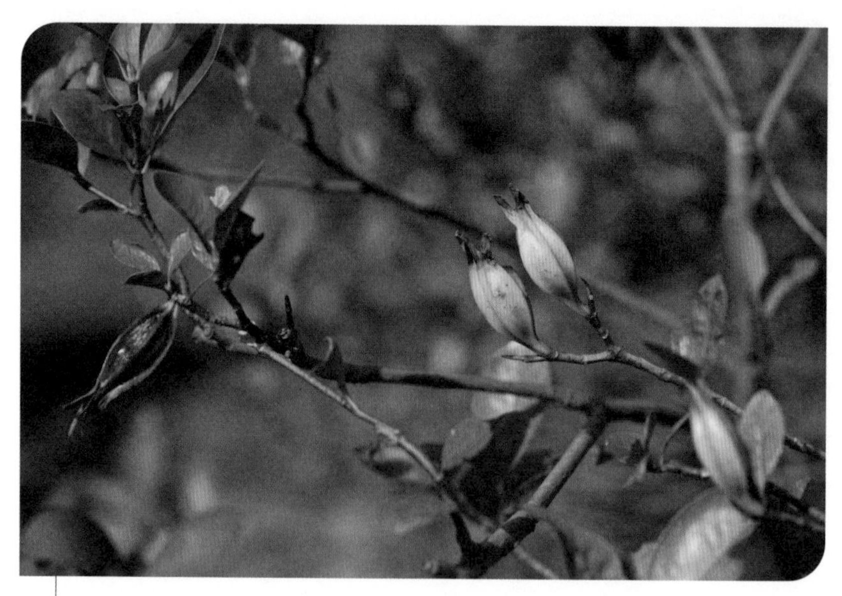

水梔子果實

「梔子涼心腎，鼻衄最宜。」一句話高度概括了梔子的藥性。梔子苦寒，具有瀉火除煩，清熱利濕，涼血解毒等功效，臨床上為治療熱病心煩的常用藥。張仲景《傷寒雜病論》裏收載的名方梔子豉湯，可治療虛煩、心中懊憹。

梔子還是止血的聖藥。古代治療出血的名方十灰散及其他咳血方裏都用到了梔子，梔子對於咳血、鼻出血效果特別顯著。

但是由於梔子的藥性寒涼，在入藥的時候，容易損傷脾胃。張仲景在《傷寒雜病論》中同時記載了注意事項，平時脾胃虛弱，甚至稍有腹瀉的人都不宜用梔子。

遵古訓，梔子內服時多用炮製品，一些炮製方法，炒、燒、煨、蒸、煮等都用在了梔子身上。炮製輔料中常用的甘草水、鹽、薑、蜜、酒等也都參與在梔子的炮製過程中。

現代常用的梔子炮製品有炒梔子、焦梔子和梔子炭。特別是梔子炒炭後，主要用於因血熱引起的吐血、衄血、尿血等症。

此外，梔子在外用方面也是一味好藥。生梔子外敷主要用於治療跌打腫痛。根據《清宮醫案》史料記載，光緒皇帝患病，太醫曾經用生梔子研末，與麵粉、白酒調勻，外敷於跌打損傷之處，有舒筋活絡，消腫止痛的效果。

/ 梔子作染料 /

《本草綱目》中引用了《史記》裏的記載：「若千畝卮茜，千畦薑韭：此其人與千戶侯等。」梔子是最為重要的黃色染料，茜是可以提取紅色染料的茜草。如果一個人擁有大片的梔子、茜草田，那這人的產業可與千戶侯匹敵了。

梔子果實中的主要色素為梔子黃色素。古人用的提取方法也比較簡單，先將梔子果實用冷水浸泡，再煮沸，所得的液體可直接作黃色的染料。

梔子黃色素的主要成分為藏紅花素和藏紅花酸，這兩種成分一般存在於番紅花的柱頭中，番紅花價格昂貴。從梔子中提取藏紅花素和藏紅花酸，擴大了原料來源，可謂物美價廉的做法。現代研究表明，藏紅花酸和藏紅花素具有抗腫瘤、抗氧化、抗高血壓、抗動脈粥樣硬化和抗抑鬱等多種作用。

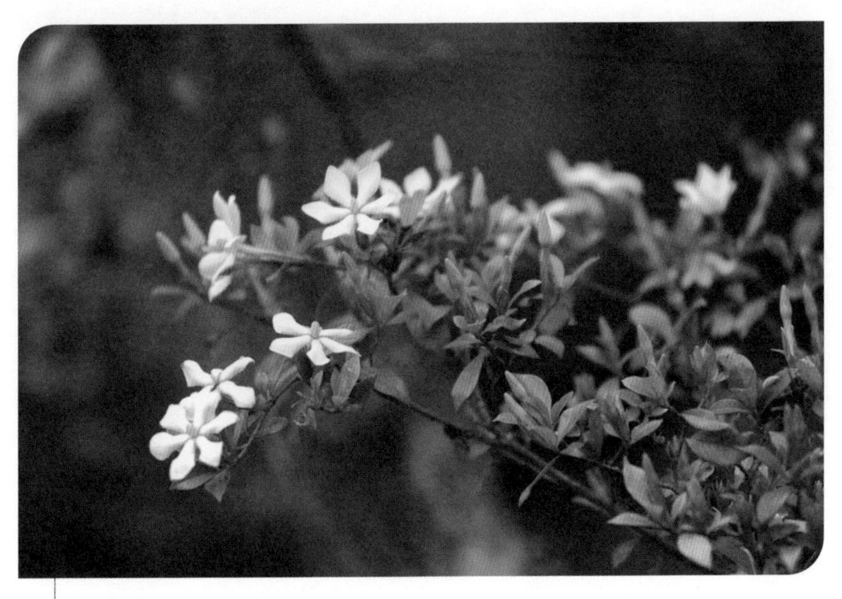

水梔子花

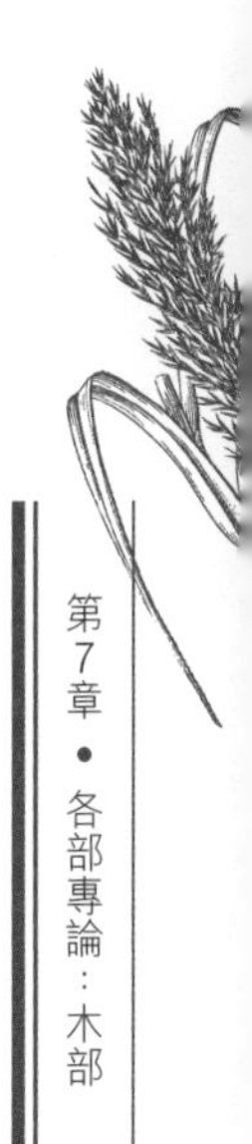

市場銷售的商品中有一種常見的梔子混淆品水梔子。它的個頭很大，可有 4～5 厘米長，為與梔子同屬不同種的植物大花梔子 *Gardenia jasminoides* Ellis var. *grandiflora* Nakai 的乾燥果實。水梔子主要用途是作工業染料的原料。

我的導師謝宗萬教授曾經對水梔子進行過考證，並發表過論文。研究發現水梔子水煎劑毒性比較大，而中醫用藥多以水煎為主，因此水梔子不能代替梔子入藥。

/ 天然食品着色劑 /

梔子用途廣泛，可觀賞、可藥用、可食用、可作染料，種植梔子有上佳的經濟效益。

梔子是我國衛生部發佈的第一批藥食兩用的中藥品種之一。除染色功能外，梔子黃色素還是目前國際上重要的天然食品着色劑。客家美食中的黃元粿、福建的沙縣豆乾、壯族美食五色糯米飯都需用到梔子染成鮮艷的黃色的食材，這些美食讓人一看便食慾大增。梔子

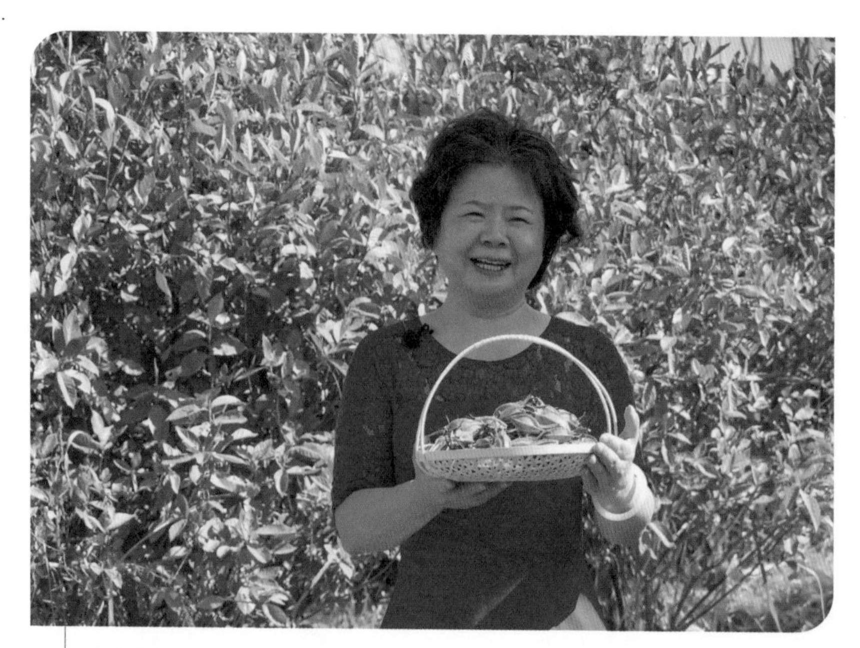

喜迎金秋梔子黃，農家致富喜洋洋

黃色素也用於糖果、糕點、飲料及酒類的調色劑。

梔子黃色素是一種少見的「水溶性類胡蘿蔔素」。胡蘿蔔素一般是脂溶性的，而水溶性的梔子黃色素更容易被人體吸收，較易轉化為維生素 A。

梔子花除了具有相當的觀賞價值以外，還有美容的妙用。李時珍説梔子花可悦顏色，孫思邈《千金翼方》中的一種面膏中也使用了它。現代日常化學用品中也有許多梔子花的應用。從梔子花中提取的揮發油可用於多種香型的化妝品、護膚品、香皂、香精及香水。

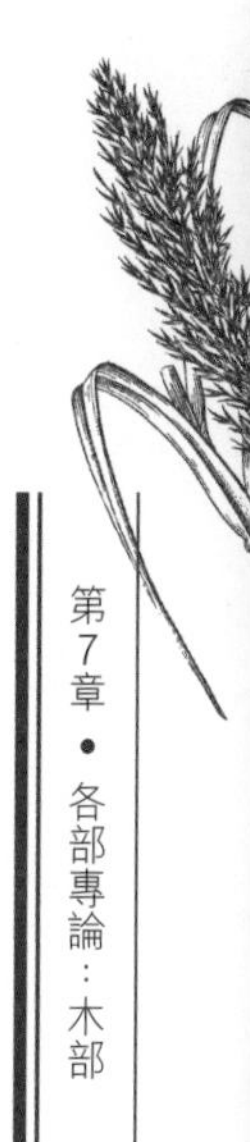

2019年端午節，我去到湖南的汨羅，汨羅隸屬於湖南省的岳陽市，岳陽市的市花就是梔子花。當地村民艱苦創業，勞動致富。岳陽鳳凰鄉栽種出了上好的黃梔子，形成了完整的梔子產業鏈，那裏如今是聲名遠播的梔子之鄉。岳陽市是古代「四大名樓」之一岳陽樓的所在地，北宋范仲淹的名篇《岳陽樓記》傳遍天下，對後世影響深遠。范文正公也曾提出一個觀點：「不為良相，即為良醫。」這句話常被中醫藥人作為勵志的座右銘。

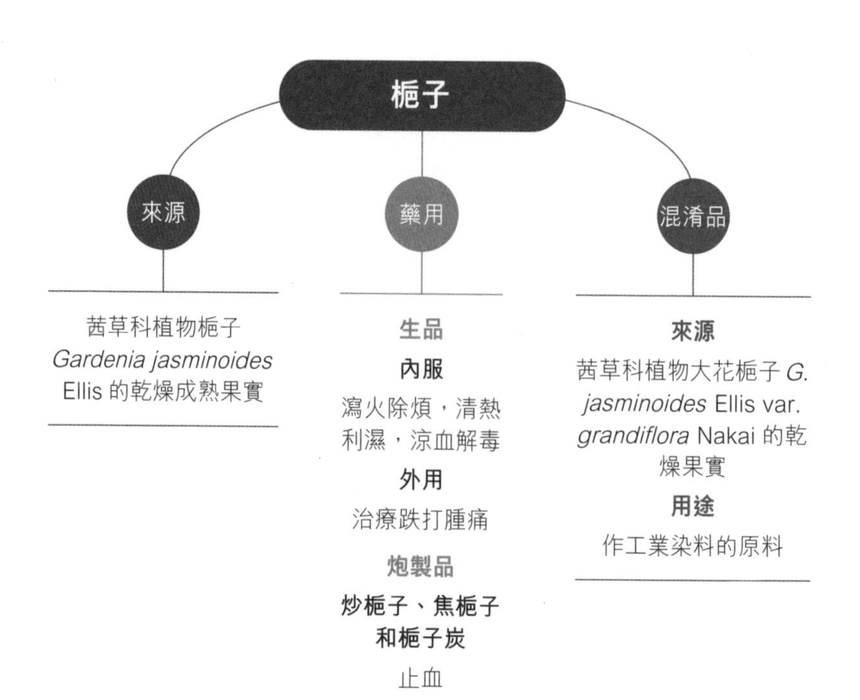

166

枸杞

賀蘭山麓寶石紅

/ 枸杞為佳品 /

枸杞子作為養生佳品，在海內外市場上甚為流行。枸杞子名「子」不是子，而是果實。枸杞是茄科的植物，新鮮枸杞子的形狀像小西紅柿一樣。相似的果實形狀、花和種子，依據這些穩定的性狀特徵可判定茄科植物的親緣關係。

優質的枸杞子有幾個要點，了解之後可在眼花繚亂的眾多商品中挑選出較好的。寧夏枸杞的形狀偏長，新疆枸杞偏圓。枸杞子原本的顏色並非鮮紅，顏色偏暗紅較好，而有些枸杞過於鮮紅艷麗，這很可能是在產地用硫磺熏過的色澤。枸杞子內所含的是多糖，而常見的新鮮水果的甜味來源主要是葡萄糖、果糖；多糖不甜，也不像單糖那樣吸濕性強，所以枸杞子的味道不會太甜，乾品的質地也偏硬。綜上，挑選時記得挑形狀偏長、色澤暗紅、味道不太甜的枸杞子。

枸杞在《神農本草經》中被列為上品，也收錄在《本草綱目》木部第 36 卷。李時珍記載，河西及甘州者，其子圓如櫻桃，乾亦紅潤、甘美，味如葡萄，可作果品食用。經過文獻考證與實地調查，我認為《本草綱目》所指產於河西及甘州者，應為寧夏枸杞。

現在的《中國藥典》規定，枸杞子的來源為寧夏枸杞 *Lycium barbarum* L.，恰好植物名和道地藥材的產地是相同的。

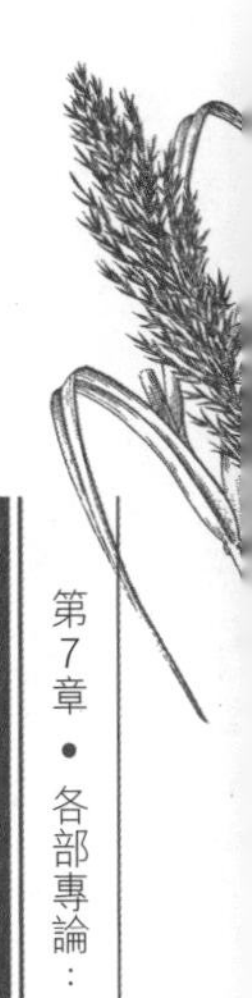

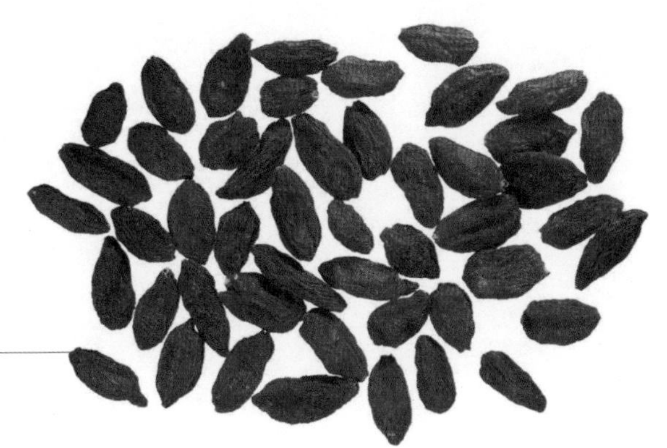

枸杞子（寧夏枸杞）藥材

歷史上枸杞子的主要產區集中在寧夏中寧縣與相鄰的中衛縣。有人把寧夏比喻為中國旅遊的微縮盆景，那裏有高山、有峽谷、有沙漠、有草原、有滔滔黃河，還有「江南秀色」。身為中藥人，最吸引我的莫過於枸杞，我曾寫過一篇文章《賀蘭山下枸杞紅》發表在《大公報》上。新鮮枸杞果實就像櫻桃一樣晶瑩，味道微甜中帶一點苦，它就像塞上江南的一顆紅寶石。

現在的枸杞多為小灌木。李時珍所記載的枸杞「大樹」已較為罕見。我到寧夏枸杞栽培基地考察時，見到了一棵被譽為「枸杞王」的小喬木，3 米多高，樹齡過百歲，仍可開花結果。當地藥農稱，他們現在種植的枸杞都是那株枸杞「爺爺」的子孫。

/「東方藍莓」/

《本草綱目》記載枸杞的功效，可久服，堅筋骨，輕身不老，耐寒暑，而且補精氣，易顏色，明目安神，令人長壽。《本草綱目》引用了一句諺語：「去家千里，勿食蘿摩、枸杞。」古人説得比較含蓄，由於枸杞子可補腎，而勸誡一人在外，少吃枸杞為好。

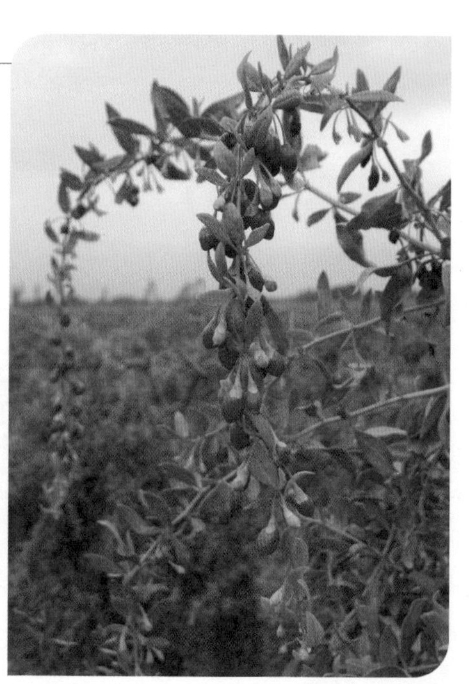

寧夏枸杞果實

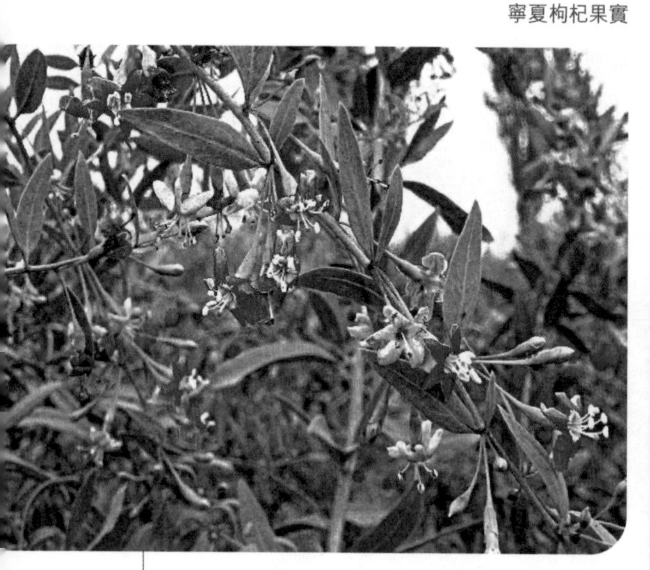

寧夏枸杞原植物

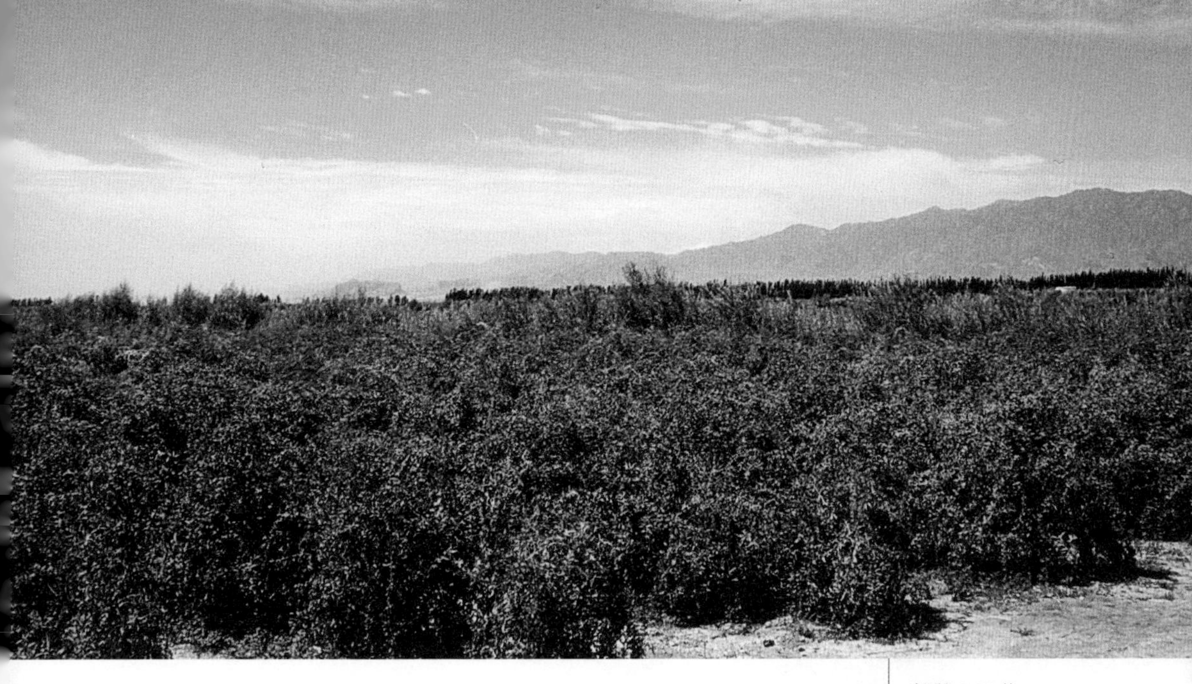

賀蘭山下枸杞田

常用方六味地黃丸，組方中加上枸杞與菊花兩味藥，就成了杞菊地黃丸，具有補益肝腎，清肝明目的功效。我在日本留學時做過杞菊地黃丸顯微鑑別研究。曾有日本電視台專門來我的實驗室取材，拍攝關於枸杞的應用。第一個鏡頭是我觀察顯微鏡下的枸杞，第二個鏡頭是一架飛機直插雲霄，第三個鏡頭聚焦在一名飛行員那雙明亮的眼睛上，第四個鏡頭回到了中華街上售賣的枸杞，對枸杞功效的呈現十分生動。

枸杞子明目功效得到了海內外的普遍認可。另一方面，現在西方市場流行藍莓這種有護眼作用的小果。藍莓中文學名越橘，來自杜鵑花科。藍莓（Blueberry）與許多漿果或漿汁多的果實，英文名裏大多都有 Berry。Berry 是漿果的意思，枸杞子也是一種漿果，枸杞子的英文名便遵從漢語音譯為 Goji-Berry。

/「枸杞冤案」/

就在枸杞大踏步走向國際市場的同時，突然間寧夏枸杞的安全性受到了來自國際學術界極大的質疑，中藥枸杞的出口也遇到了障礙，遭受了重創。

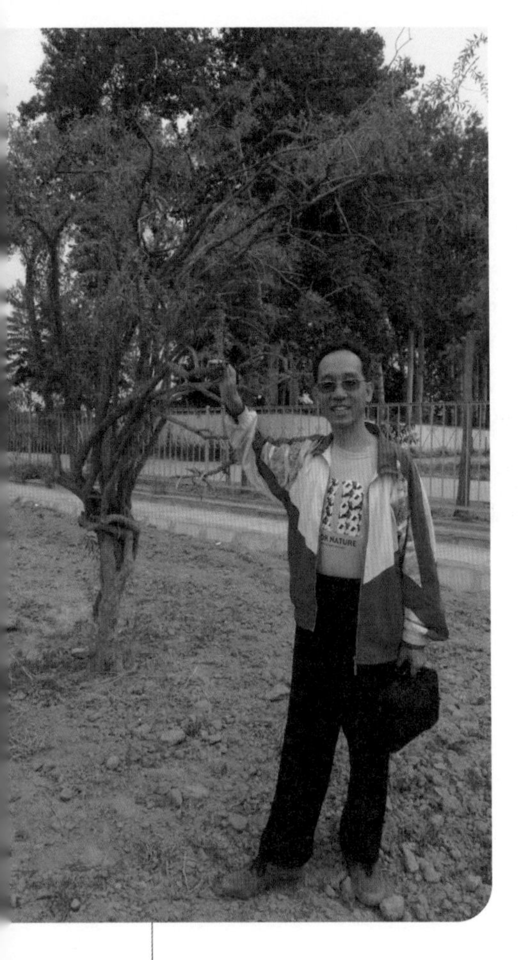

筆者在寧夏枸杞栽培基地見到了「枸杞王」

事情起源於一篇學術論文。1989 年，一位印度學者 Harsh 教授在一個有影響力的國際雜誌 *Current Science* 上發表了一篇文章。文中提到在印度乾旱地區也生長着中國的寧夏枸杞 *Lycium barbarum* L.，它的果實中含有 0.59% 的阿托品（Atropine）。0.59% 的阿托品是相當高的含量，若這個數據是真的，枸杞甚至可以作為提取阿托品的原料了。這篇論文引發的「印度枸杞子案」，一下子使得中國的寧夏枸杞陷入了困境。

阿托品是一種生物鹼，常用在眼科檢查時需要散瞳孔的眼藥水裏。服用阿托品過量可能導致眩暈、瞳孔放大、心率加快、煩躁等不良反應。

枸杞在中國已有 2,000 多年的應用歷史，無論是古籍文獻，還是現代臨床應用，從來未見使用枸杞後造成上述毒副反應的記載。

那麼印度的事件只有兩種可能，一種是以往中國的寧夏枸杞沒檢測出來，另一種是印度學者搞錯了基原品種。

若想推翻一個結論，往往比得出一個結論更難，必須要拿出充分的證據，做大量的工作，以理服人。我來港以後指導的第一位博士研究生的論文題目就選定為《枸杞屬的生藥學研究》。我們雙管齊下，國內實地考察與聯絡印度的工作同時開展，經多次努力，我們與相關印度學者取得聯繫。前後整整 4 年，我和彭勇博士先後多次到新疆、寧夏的野外考察枸杞品種。彭勇博士更是幾乎跑遍了全國枸杞的分佈點，採集了大量的原植物標本和對口藥材樣品。

我們的檢測結果表明，寧夏枸杞子中的生物鹼含量是痕量的，微乎其微，正常劑量不會對人體造成不良作用。

中國的枸杞沒有問題，那問題有可能就出在印度。

二三十年前，電子郵件和社交媒體還不普及，我們多次給 Harsh 教授寫信，半年過去了，去信如石沉大海，掛號信查無此人，寄不到本人手中。後經多方打聽才得知，Harsh 教授在發表了那篇不負責的文章以後不久，便撒手而去了。他的離世讓這個「印度枸杞子案」變得死無對證。與發表者本人聯繫——此路不通。

就在我們一籌莫展之際，另外一位印度學者出現在我們面前。2003 年，我和彭勇在南非參加學術會議和野外考察期間，結識了一位來自印度的植物分類學家 Sauris Panda 博士。終於，在好望角我們迎來了希望的曙光，真似柳暗花明。Panda 在英文中是熊貓的意思，這位「熊貓」博士的出現真是太及時了。我當即發出邀請，請 Panda 博士來中國香港進行合作研究，他為我們進一步破解「印度枸杞子案」立下了汗馬功勞。在 Panda 博士的協助下，我們收集到了所有印度分佈的枸杞屬植物，其中並沒有寧夏枸杞。

結論出來了，印度 Harsh 教授那篇論文中所描述的「枸杞」根本不是寧夏枸杞。

寧夏遍地枸杞紅

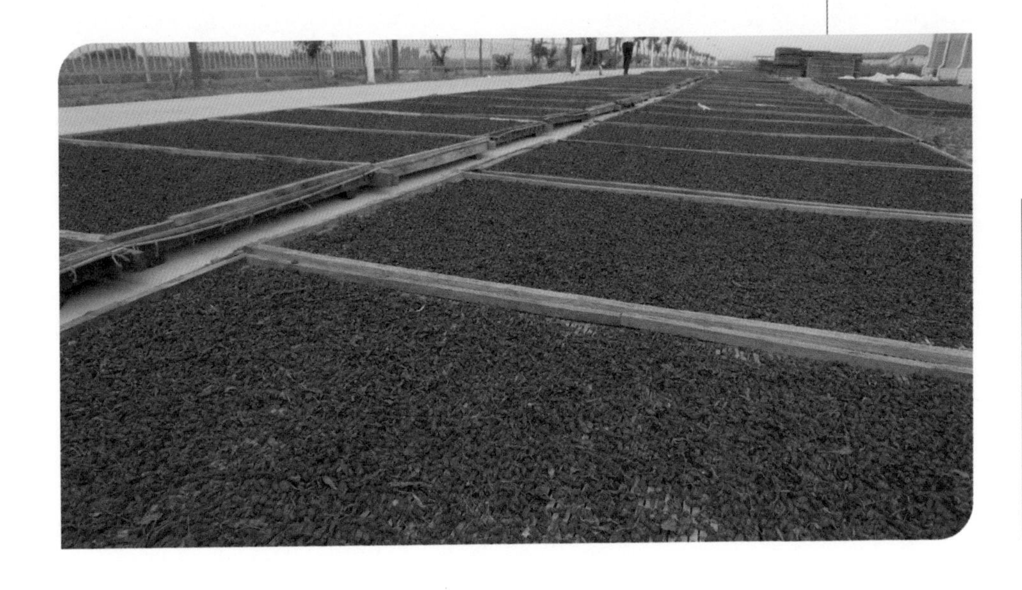

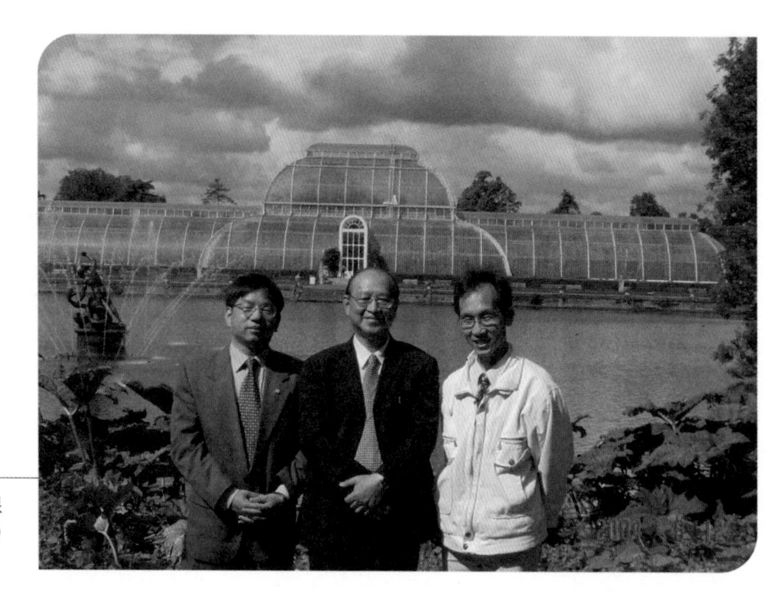

筆者（右）與蕭培根老師（中）、彭勇（左）在英國皇家植物園

為進一步印證，2004 年，我同蕭培根院士、彭勇，一行 3 人共赴倫敦，去往英國皇家植物園——邱園的植物標本館進行考察。植物界的仲裁案都需要得到模式標本驗證才能下定論。邱園中珍藏了 750 萬份植物標本，很多世界植物分類鑑別上的難題，需到那裏拿到權威的憑據。

在邱園，我們不但找到了 Harsh 教授所描述的那種植物的模式標本，還找到了栽培的新鮮植物。最終有了確鑿的第一手證據，我們澄清了印度 Harsh 教授那篇論文中所說的「寧夏枸杞」實際是歐枸杞，並不是中國的寧夏枸杞，基原未鑑定明確的論文不足為證。

問題澄清了，枸杞子再次踏上了國際化之路。基於出色的枸杞生藥學研究，在那之後彭勇也順利通過答辯，獲得了博士學位。

另外，近年來流行起一種黑枸杞，寧夏也有栽培。黑枸杞是枸杞同屬不同種的植物，來自黑果枸杞 *Lycium ruthenicum* Murr. 和黃果枸杞 *Lycium barbarum* L. var. *auranticarpum* K.F.Ching 等植物。

因為黑枸杞分佈在高原地區，長年受強烈紫外線照射，使植物中花青素含量較高，顏色呈黑色。同科的茄子也有顏色深的紫茄子和顏色淺的白茄子等，番茄也有深淺不一的紅色、黃色、綠色等，辣椒也有不同顏色的。枸杞也是一樣，紅的、黑的並不稀奇。

枸杞子被列入了我國第一批藥食同源的名單。枸杞子屬名貴中藥，不過有名的不一定貴。《本草綱目》曾提到枸杞子可乾食、可鮮用。隨着現代運輸、保鮮技術的進步，人們也能直接品嘗到新鮮的枸杞了。

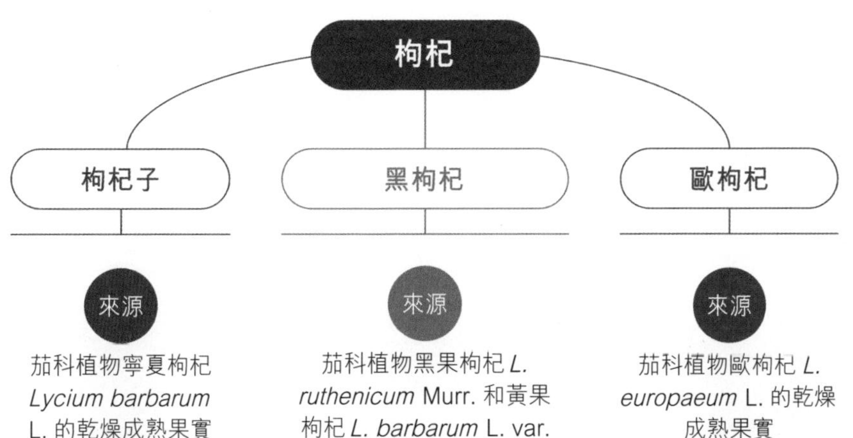

枸杞子

來源

茄科植物寧夏枸杞 *Lycium barbarum* L. 的乾燥成熟果實

功效

滋補肝腎，益精明目

黑枸杞

來源

茄科植物黑果枸杞 *L. ruthenicum* Murr. 和黃果枸杞 *L. barbarum* L. var. *auranticarpum* K.F.Ching 等植物的乾燥成熟果實

功效

滋補肝腎，益精明目

歐枸杞

來源

茄科植物歐枸杞 *L. europaeum* L. 的乾燥成熟果實

使用注意

含有阿托品，可造成不良反應

/ 寄生蟲與寄生木 /

動物體內會有寄生蟲，植物界裏也有寄生類植物，它們不勞而獲或者少勞多獲。在寄生植物中，可以入藥的有肉蓯蓉、鎖陽、桑寄生、槲寄生和菟絲子等。

寄生是一種很特殊的生物學現象。古人觀察到，寄生植物具有很強的附着能力，一旦貼到寄主的身上，就能牢牢抓住，風吹不動，雨打不落，用九牛二虎之力也拉扯不開，緊緊地與它的寄主融為一體。古人在臨床使用中發現，一些寄生類藥材有安胎的作用。

/ 桑寄生與槲寄生 /

桑寄生是一味很常用的安胎藥，最早記載於《神農本草經》。

李時珍把桑寄生列到《本草綱目》寓木類中，且記載：「此物寄寓他木而生。」「如鳥立於上，故曰寄生、寓木、蔦木。俗呼寄生草。」這些植物在別的樹上安家落戶，像小鳥立於大樹上，所以稱作寄生、寄生草。

我從小生活在北京，北方的冬天裏除了松柏以外，大部分樹木都掉光了葉子，樹杈之間的鳥窩就特別明顯了，尤其是楊樹上的喜鵲窩。

到了香港以後我發現，在冬天落葉的木棉樹上，遠看也像有大喜鵲窩一樣的「鳥窩」，但有 1 米來高，那肯定就不是鳥窩了。我用望遠鏡一看，原來木棉樹上又長出了一棵小樹，還有綠油油的葉子。那就是長在木棉樹上的桑寄生。

桑寄生，顧名思義，原本它應當寄生在桑樹上。但寄生類植物生存能力強，桑寄生不僅可以生長在桑樹上，也可以寄生於木棉樹上。此外，在桃樹、李樹、龍眼樹、荔枝、油桐、榕樹、水松、馬尾松上都能生長，落樹就能生根。

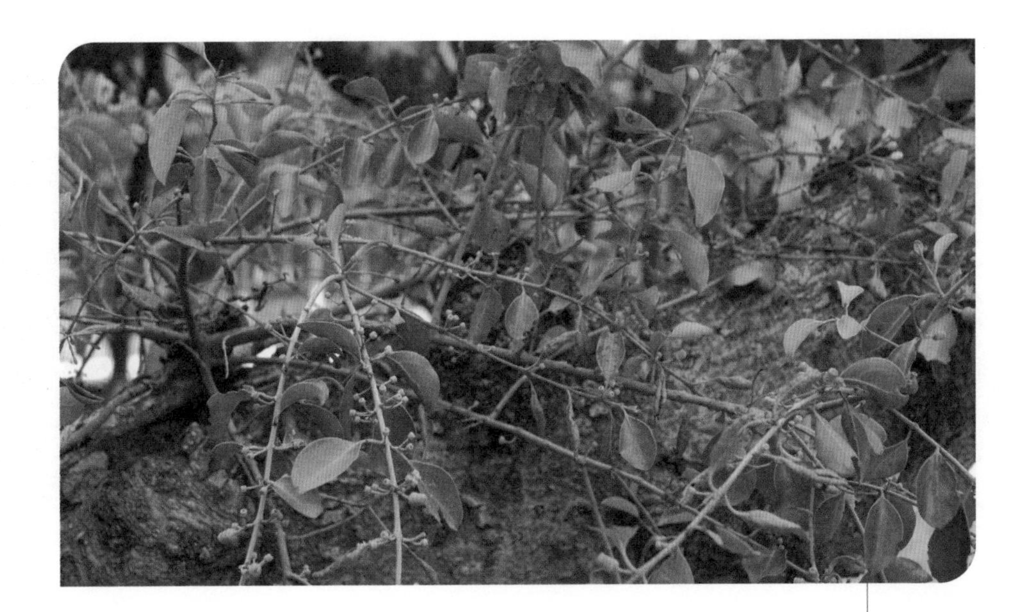

桑寄生原植物

孫思邈《備急千金要方》中有首名方——獨活寄生湯，主要用於風寒濕痹，尤其中老年人腰腿疼的時候用得比較多。方中所用的君藥就是桑寄生，入藥的部位是帶葉的莖，具有補肝腎，強筋骨，祛風濕的作用。桑寄生顯著的安胎作用也使它成為婦科常用藥。

在廣東、香港一帶流行一款糖水，桑寄生蓮子蛋茶。糖水屬於粵式甜羹。湯料用的是桑寄生、蓮子、紅棗，和煮熟的雞蛋一起煲，最後再加點紅糖就可以了。這款糖水作用平和，可調經，養血安神，強筋健骨，適合各個人群甚至包括孕婦。

桑上寄生
寄生
上寄生 出神農本經 主腰痛小兒背強
安胎充肌膚堅髮齒長鬚眉○實明
桑上寄生主

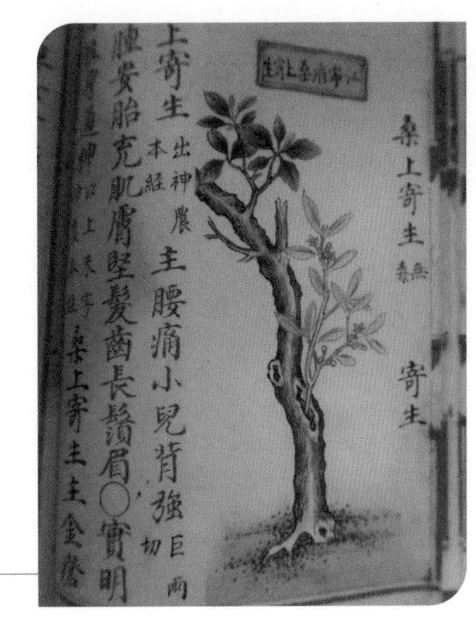

桑寄生（摘自《本草品彙精要》羅馬本）

《中國藥典》也收錄了槲寄生，並記錄桑寄生和槲寄生都來自桑寄生科，目

第7章 • 各部專論：木部

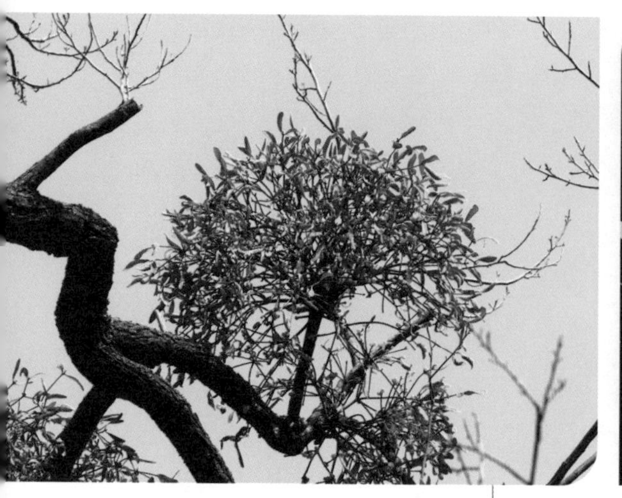

「樹上樹」

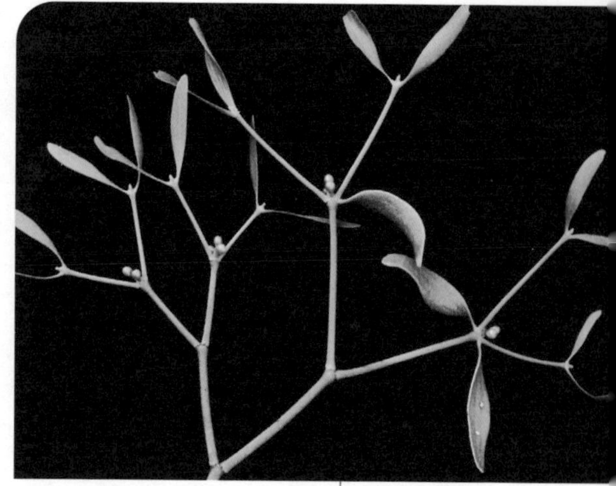

槲寄生原植物

前《中國植物誌》把它們分為兩個科：桑寄生科和槲寄生科。兩部重要參考書看上去有些矛盾，這是因為《中國藥典》目的之一是與世界藥學界保持一致性，在關於植物分類等級的處理上，相對會滯後一些。

槲寄生可寄生於柳樹、榆樹、楊樹、櫟樹、梨樹、椴樹等植物上，入藥部位也是帶葉子的莖枝。

西方過聖誕節的時候都會裝飾松樹作為聖誕樹，同時裝飾上冬青樹枝和槲寄生。傳說在槲寄生樹下親吻，戀人能夠相親相愛，槲寄生的果實也象徵多子多孫。

/「借雞下蛋」/

桑寄生、槲寄生有一個共同的本領——「借雞下蛋」，或者說「借鳥下蛋」。

在自然界，植物種子的傳播，有的借助風力，如蒲公英具有長冠毛的種子，杜仲具有「翅膀」的種子，隨風飄到天涯海角；有的植物借力於動物，如蒼耳子、牛蒡子渾身都是鈎刺，可掛在動物的皮毛上，搭順風車到達遠方。整體上看，它們被傳播的都是種子、果實和果序，但是寄生不同。

桑寄生、槲寄生長在甚麼樹上是靠小鳥幫忙的。在它們的漿果裏含有一種黏性很強的汁液。鳥兒吃了漿果之後，植物種子會隨着鳥的糞便一起排出，種子就會粘在樹上。種子萌芽後，根也就長入了樹皮。槲寄生的拉丁屬名 *Viscum* 意思就是粘住鳥的膠。古代歐洲人曾利用槲寄生黏糊糊的果實來粘鳥，可想而知，它的黏性有多強。

1963 年版《中國藥典》以「寄生」為名，一起收錄了桑寄生與槲寄生。1977 年版《中國藥典》開始將二者分成兩個條目，延用到現在的 2020 年版《中國藥典》。

槲寄生主要分佈在我國東北、華北地區，桑寄生主要分佈在南方。現在中醫臨床上，有的中醫師處方中只寫「寄生」，這在北方的藥房一般指的是槲寄生，在廣東、湖南等南方的藥房，則指的是桑寄生。各地用藥習慣不同，桑寄生與槲寄生的功效差異還有待進一步深入研究。中藥規範化任重道遠。

/「與桑寄生打交道的人」/

寄生類的中藥品種非常混亂，想分門別類整理清楚可能要花上幾年、十幾年，甚至一輩子。貴州中醫藥大學中醫學院的吳家榮教授，是一位實幹家，一輩子都在研究桑寄生。

1989 年，首屆全國中藥鑑定學會在貴陽召開，我有幸認識了吳家榮老師，並且當面向吳老師請教了桑寄生的問題。

吳老師向我介紹，冬季一到，桑樹上面的葉子基本上會掉光，這時是採收桑寄生的最佳季節。藥農們有的直接爬上大樹，用柴刀把桑寄生砍下來。有經驗的人用繩子拋上樹套住桑寄生，用力拉斷扯下來。

桑寄生能從寄主身上獲取養分，不挑寄主。它吸收的成分有些對人體有益，有些會對人體有害。桑寄生自己雖百毒不侵，但對人類來説，如果不論寄主，把寄生在有毒植物上的桑寄生也用作藥材，那就會引起大問題，還會出現中毒事件，甚至危及生命，必須辨清來源。本草古籍中明確記載，只能用桑樹上的桑寄生，別的都不可用。

有一種來自馬桑科（Coriariaceae）的樹木，體內含有毒性成分馬桑內酯，如果桑寄生長在了馬桑上，萬萬不能用。

所以《中國藥典》在桑寄生的【檢查】項目下，專門規定了一項強心苷檢查，就是為了嚴格把關，防止混淆品和偽品入藥。

1999 年，相隔 10 年，我在香港打算邀請一些內地的傑出學者來港進行訪問交流和學術指導，我首先想到的就是吳家榮教授。那時吳老師已經快 80 歲了，仍在執着地研究桑寄生。

/ 菟絲子 /

還有一種具有安胎作用的寄生植物：菟絲子，五子衍宗丸的組方裏就用到了它。

菟絲子，來自旋花科的植物南方菟絲子 *Cuscuta australis* R. Br. 或菟絲子 *C. chinensis* Lam. 的種子。現在市場上有時也可見日本菟絲子。菟絲子是寄生植物，它在生長過程中可能會傷害到其他植物，但它本身無毒，對人體也無害。

菟絲子原植物

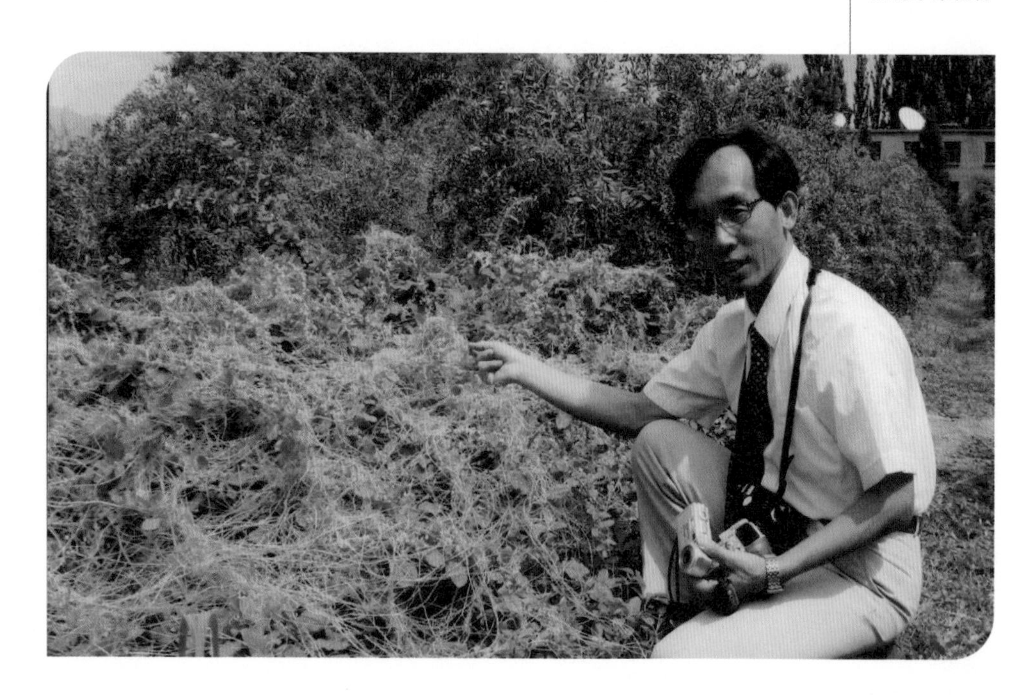

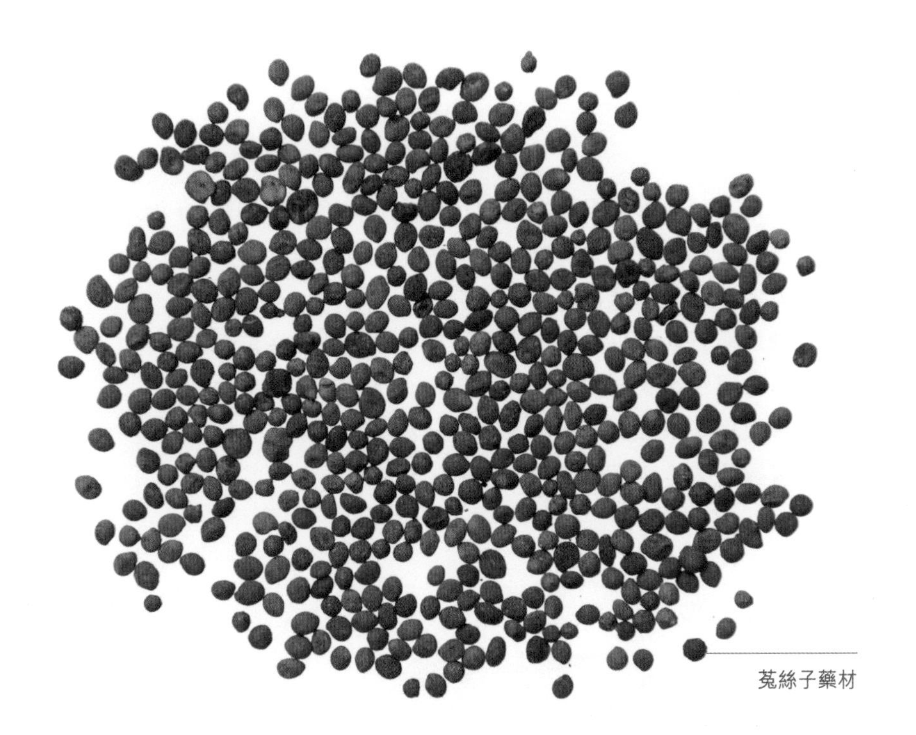
菟絲子藥材

中藥的利用有時是變害為利，將廢物利用，菟絲子的發現和利用便是如此。這是一味常用的補益藥，藥性平和，具有補腎益精，養肝明目，固胎止泄的功效。很多助孕、安胎的中成藥中都用到了菟絲子。比如，滋腎育胎丸，不僅用到了菟絲子，還用到了桑寄生。

菟絲子很常見，李時珍記載菟絲子多生於荒園古道。其實在鬧市裏也能見到菟絲子。我在工作地點附近的灌木叢中就見到了很多菟絲子。菟絲子沒有葉子，只有蜿蜒的細莖，植物體內也不含葉綠素，整體呈嫩黃色，就像一個網子籠罩在別的植物上。被菟絲子侵害的寄主植物會先枯萎發黃，之後還可能導致全株死亡。我每天上班路過時，都會看它幾眼，拍下了它從開花到結果的全過程。菟絲子開黃白色小花，結小小的黃棕色果實，像一粒粒蘿蔔籽，也像中醫埋耳針用的王不留行種子。如果把菟絲子放在開水中，種皮會迅速綻裂，露出裏面黃白色旋卷狀的胚，如同種子在吐絲一般。

古人相信，自然界萬事萬物間的道理相通，借用寄生植物的附着能力，或許可防止滑胎和胎動不安，臨床上一試，果然有效。取類比像是古人在大自然中尋找藥物、推測功效的一種思維方式，也為利用中藥帶來不少啟示，但是這種現象有局限性，有偶然性。如果千篇一律地用「取象比類」解釋每一味中藥的功效，那就過於牽強附會了。一種中藥是否有效，最終需要以臨床療效為定論。

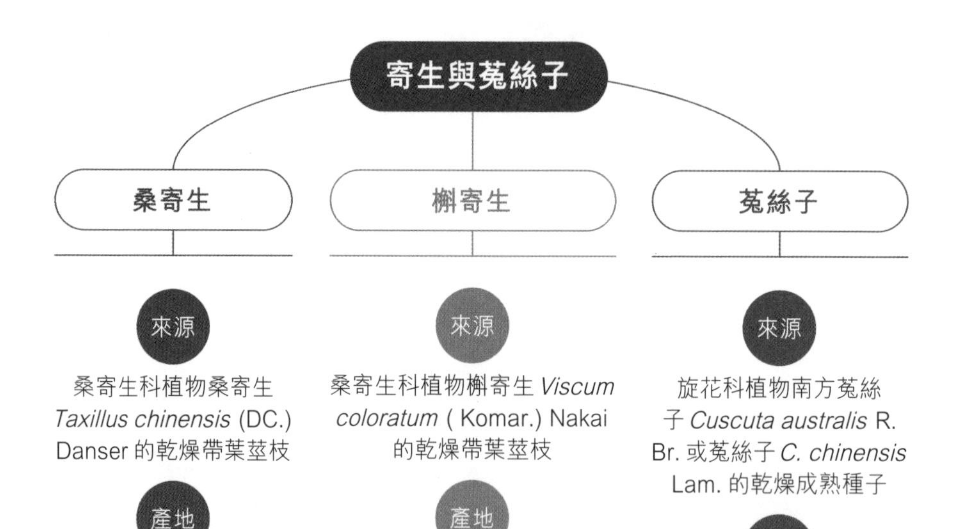

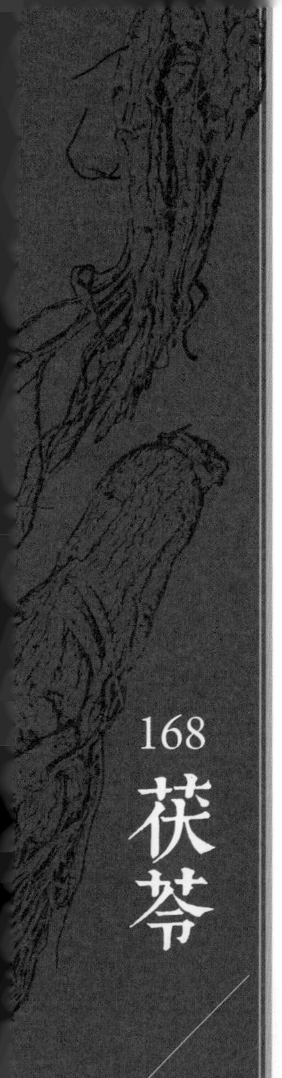

168
茯苓
碧松根下樹靈生

千年之松　下有茯苓

在野外找茯苓，就好似探尋地下埋藏的文物一樣。茯苓的形狀不固定，奇形怪狀，偶爾發現有圓球形的、長條形的，且其大小不一，小的如拳頭大小，大的甚至是一個人都抱不起來的不規則巨塊。

西漢劉安的《淮南子》中就有「千年之松，下有茯苓」之説。唐代大詩人李商隱有一句詩：「因汝華陽求藥物，碧松根下茯苓多。」大詩人清楚地指明茯苓應到哪裏找，在陝西華山的陽坡，松樹根下。

地面上觀察不到茯苓的蹤影。有經驗的藥農能在松樹根附近發現蛛絲馬跡。如果土壤表面出現龜裂，這就提示下面可能有寶，然後就像考古隊員一樣用工具向地下探察。一般是用一根帶槽的鐵簽，插入地裏，如碰到有彈性的硬塊，抽出鐵簽還能帶着濕潤鬆泡的白粉，那就證明發現茯苓了。

茯苓的藥用歷史非常悠久，始載於《神農本草經》，列為上品。在《史記》裏它的名稱為伏靈。因為古人認為，松樹是有靈氣的，松樹的靈氣聚集在根部，長出了茯苓，所以茯苓最初的名稱是「伏靈」。茯苓的菌絲在松樹根上寄生生長，趁機把松樹根當成培養基。將茯苓剖開，可見其中心部分是松樹的根木，入藥叫茯神木。

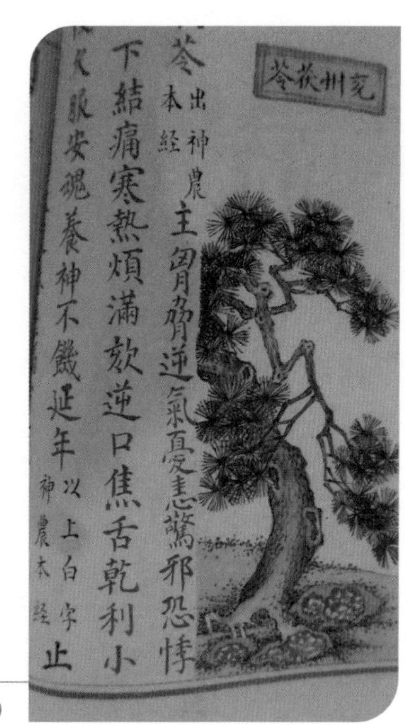
兗州茯苓

苓 出神農本經 主胷脅逆氣憂恚驚邪恐悸
下結痛寒熱煩滿欬逆口焦舌乾利小
服安魂養神不饑延年 以上白字神農本經 止

茯苓（摘自《本草品彙精要》羅馬本）

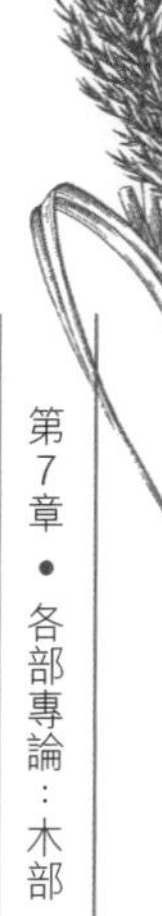

/ 九資河茯苓與雲苓 /

中醫開處方的時候，經常寫雲苓。雲苓是茯苓的別名，茯苓最早的產區在雲南，歷史上茯苓以雲南麗江地區野生者為主。

除了雲南產地外，現在大別山地區的安徽一側也有「安苓」。

大別山另一側的湖北是最大的茯苓栽培產區，以湖北羅田「九資河茯苓」為主。九資河是羅田縣的一個鎮，因出產茯苓而著名。1915 年，「九資河茯苓」曾榮獲巴拿馬萬國博覽會金獎，聲名大振。

1983 年到 1984 年間，我曾三次到九資河考察藥材來源及產地情況。那裏的山地很貧瘠，當地人形容他們的環境是「八山、一水、一分田」。當地幾乎家家都種茯苓，每到冬春之際，可以看到家家房前屋後堆滿了老松木段。等到第二年的初夏，人們挖好坑，放好木段，把菌種接上，進行茯苓原種培養和接種栽培。現在當地栽培茯苓的技術已經發展得很成熟了。

野生的茯苓可以達到幾十斤重。香港浸會大學的中藥標本中心收藏着一個特大茯苓，捐贈者就是湖北中醫藥大學的陳家春教授。

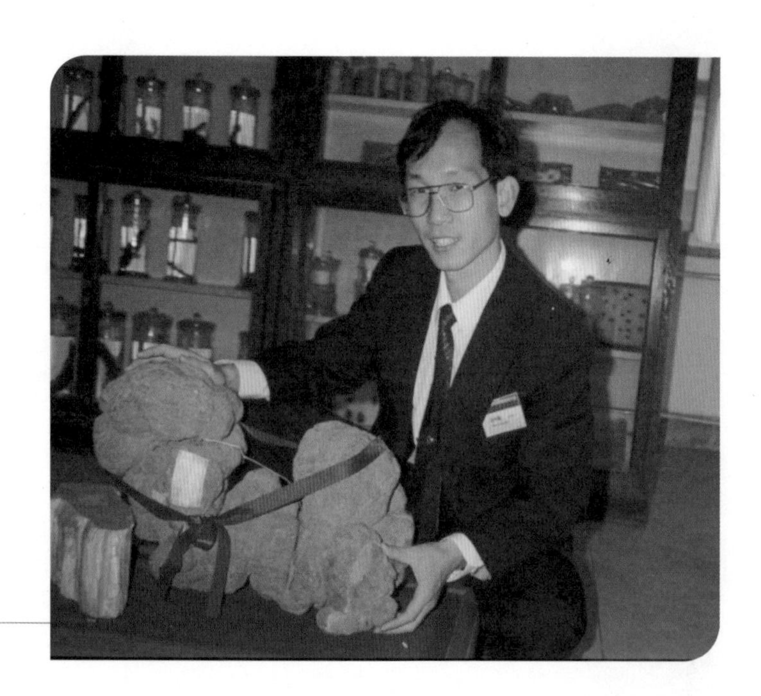

特大茯苓標本

/ 茯苓出多藥 /

茯苓為多孔菌科真菌茯苓 *Poria cocos* (Schw.) Wolf 的乾燥菌核。一個茯苓可分為不同的部位分別入藥應用，由表及裏分別為茯苓皮、赤茯苓、白茯苓、茯神和茯神木 5 個不同的藥用部位。

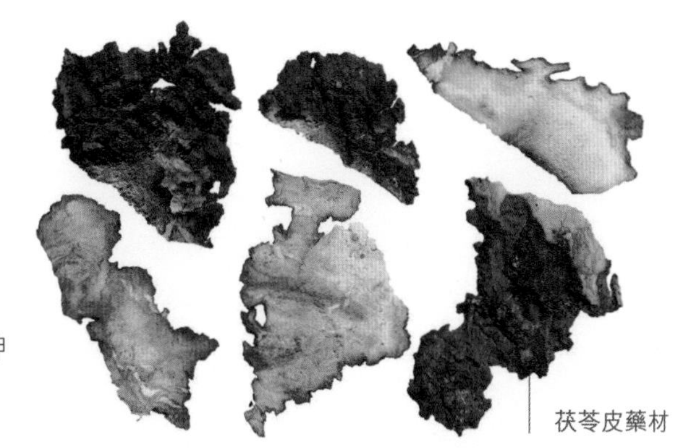
茯苓皮藥材

茯苓皮是茯苓有色菌絲纏繞在一起板結在表面的乾燥外皮。李時珍認為，茯苓皮可以「開水道，開腠理」，善於走表，長於利肌表之水腫，主治水腫膚脹。

中醫臨床有一首常用方——五皮飲，組方包括：茯苓皮、陳皮、生薑皮、桑白皮、大腹皮。主要用於行氣化濕，利水消腫。

臨床上，茯苓有赤白之分。赤茯苓是指削去外皮後的淡紅色部分；白茯苓即現在通常所稱的茯苓，它是菌核內部白色緻密的部分。

中醫理論認為，赤茯苓偏入血分；白茯苓偏入氣分，長於健脾滲濕。白茯苓通常會被切成小方塊，也叫茯苓塊。

茯神，為菌核體中間天然抱有松根的白色部分，可寧心安神。

茯神木，為茯神核心部分的細松根，飲片通常切成方形薄片狀。

上面 5 種中最常用的是茯苓皮、白茯苓、茯神。隨着入藥部位由表及裏，利水消腫的功效也逐漸減弱，相反，寧心安神的功效逐漸增強。

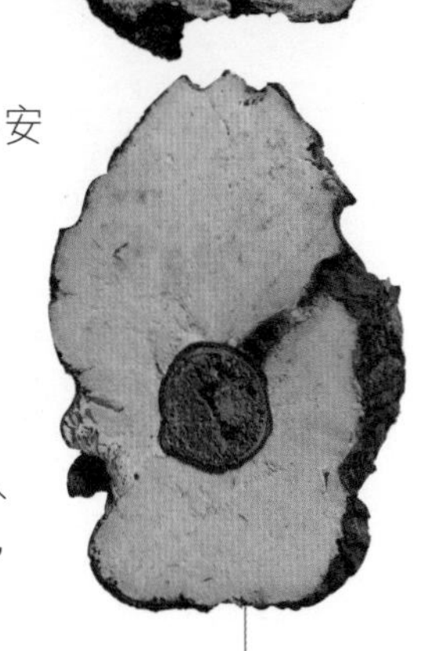
茯神藥材

商品中的茯苓被加工成了不同的飲片形狀，削去茯苓皮後，採用不同切法將白色部分製成不同規格的中藥飲片，有茯苓塊、茯苓片和茯苓卷。

我們課題組曾經對不同規格的茯苓飲片進行系統的研究，茯苓雖有多種規格，還是以傳統的薄片為好，提取利用度比較高。

/ 十 藥 九 茯 苓 /

茯苓是常用的傳統大宗藥材。因為茯苓具有扶正祛邪，攻補兼施的雙重特性，在中醫臨床中應用相當廣泛，素有「十藥九茯苓」之說。據統計，現在約有 50% 的中成藥製劑組方中含有茯苓。

複方記載可以追溯到張仲景《傷寒雜病論》，具有利水滲濕，溫陽化氣作用的經方五苓散。

《本草經集注》的作者陶弘景是南北朝時期著名的醫學家、道教學家、煉丹家。他開宗立派，也曾晉封高官，享年 81 歲。他自號華陽隱居，雖然辭官退隱，但朝廷每當遇到難題時都要向他討教，所以他有「山中宰相」之稱號。

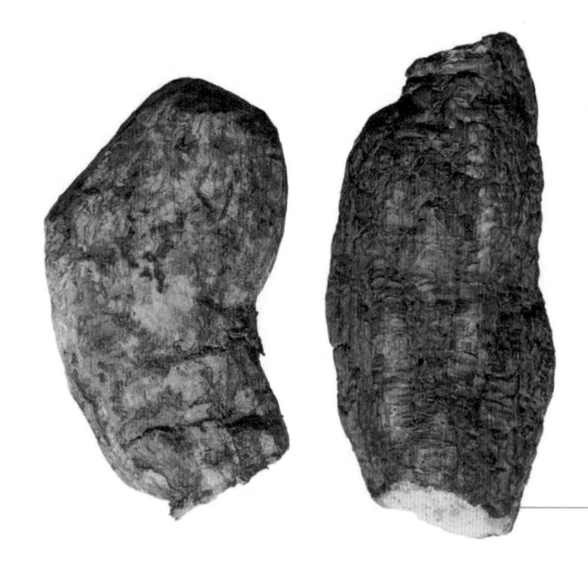

茯苓藥材

茯苓當時就已經作為延年益壽的珍品。南朝的梁武帝給陶弘景特殊的待遇，批給他「每月賜茯苓五斤，白蜜二斤」。

茯苓的功效主要體現在利水滲濕，健脾，寧心安神 3 個方面。常見的補益基礎方四君子湯和六味地黃丸，組方中茯苓必不可少。四君子湯組方裏有人參、白朮、茯苓、甘草，可以益氣健脾。六味地黃丸中也有茯苓，可以滋陰補腎。

現代化學研究表明，茯苓的主要活性成分為三萜類和多糖類化合物。臨床及藥理研究證實，茯苓具有鎮靜、抗腫瘤、調節免疫功能的活性，它可作為中成藥和保健食品的重要原料。

宋代文學家蘇軾也是個美食家，除了耳熟能詳的「東坡肘子」之外，他也鍾愛茯苓，而且製作過一種茯苓餅，專門寫下一篇《服茯苓賦》，其中記述了製作茯苓餅的方法和茯苓餅的功效。

相傳，有一次慈禧太后生了病，御醫診斷她體內有濕，但不敢輕易給太后開藥，因為給太后開的藥不能有過濃的藥味，還要達到去濕的療效。後來還是一位御膳房內兼通醫術的高手，在蘇軾茯苓餅的基礎上進行改良，做成了新的茯苓夾餅，外皮酥脆，內餡甜軟，色、香、味俱全，送到太后的御案前。不僅調理好了太后的脾胃，還順便改善了她的睡眠。慈禧很高興，賞賜了這位御廚，還將茯苓夾餅分享給近臣和宮女。

我是北京人，當別人問我，北京有甚麼土特產？我想北京烤鴨和冰糖葫蘆都是代表，茯苓夾餅也算一個，小吃熟食店舖、特產店裏都可以買得到。茯苓餅形如滿月，薄如紙，白如雪，還加了白糖、蜂蜜等輔料，清甜開胃。

茯苓餅對於調理小兒脾虛、消化不良和厭食症均有不錯的食養效果。茯苓也可以打成粉食用，不過需要適量，茯苓的利水功效比較強，吃茯苓做的點心也不能過量。

茯苓作為一種常用藥食兩用的真菌，不但在中國擁有極大的需求量，也是對外輸出的重要商品，是備受推崇的益壽珍品。

經過多少代中藥人的努力，茯苓的人工栽培突破了技術難關，實現中藥材野生變家種。資源問題解決了，茯苓的應用具有更為廣闊的市場前景。

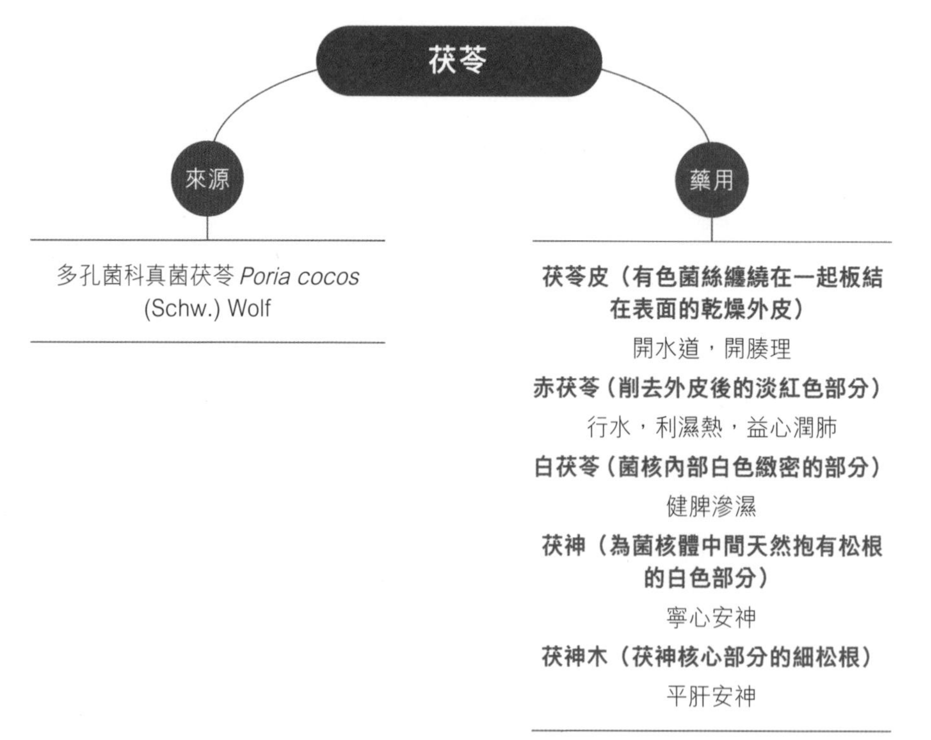

169

竹子

勁節虛心傲雪寒

/ 竹子文化 /

無論是歲寒三友松、竹、梅，還是四君子梅、蘭、竹、菊，借物喻志總少不了竹。

從古至今，文人墨客愛竹詠竹者甚多，逐漸形成了竹文化。世界上很多種竹子的原產地都在我國，竹子也成為中國的文化標誌之一。

有一首讚頌竹子的對聯我很欣賞：「未出土時先有節，及凌雲處尚虛心。」

《蘇軾文集》第73卷中有一篇《記嶺南竹》，記述了十分詳細的伴竹生活：吃竹筍、搭竹棚、乘竹筏、燒竹火、穿竹衣、踏竹鞋、用竹紙。可以說，竹子無處不在，不可一日無竹。

在西安半坡村，距今約有6,000多年歷史的仰韶文化遺址中，出土了有「竹」字符號的陶器。我們的祖先在竹簡上刻字，來記錄歷史。而竹子表面有一層竹青，含有水分，不大容易刻字。所以古人先把竹片放到火上炙烤。當時人們把這火烤的程序叫作殺青，也叫汗青，後來汗青就專指史書了。文天祥《過零丁洋》詩中有：「人生自古誰無死，留取丹心照汗青。」

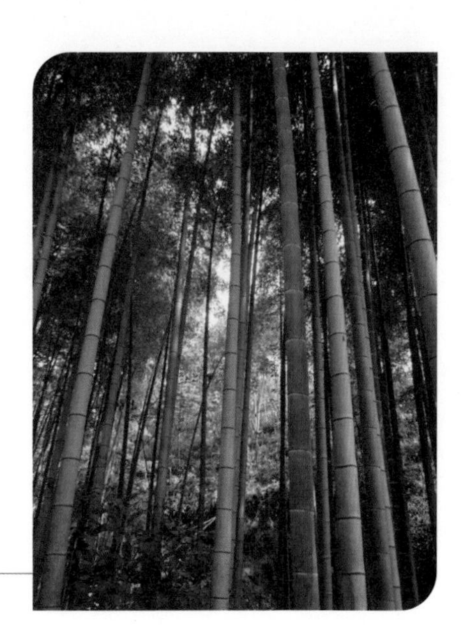

滿山翠竹青又青

兩千年前，許慎的《說文解字》中說：「竹，冬生草也。」這是古人對竹最初的認識。到了明朝李時珍的《本草綱目》，竹被收錄在木部第 37 卷。李時珍說：「竹字象形。」李時珍的分類是正確的，竹子是高度木質化的植物。

李時珍記載竹子：「六十年一花，花結實，其竹則枯。」60 年只是個虛數。竹子到底甚麼時候開花，與生長環境的變化、自身的年齡都有着密切的關係。大部分竹子一生只開一次花，但並不影響繁育。

20 世紀 80 年代初，四川等地出現了一個奇怪的現象，漫山遍野的箭竹林大面積開花。這個消息一時間轟動了全國。箭竹是國寶大熊貓的食物。箭竹要是沒了，國寶熊貓就危險了。為了讓大熊貓安全轉移到其他棲息地，全國範圍內紛紛發動了捐款拯救大熊貓的行動。天遂人願，最終大熊貓轉危為安，四川雅安等地建起了新的熊貓繁育中心。

竹子分佈在熱帶、亞熱帶及暖溫帶地區。全世界的禾本科竹亞科的植物有 1,000 多種，有的低矮似草，有的高大如樹，可達三四十米。竹子體內沒有形成層，所以在生長的過程中，只能長高，而不能加粗。因此竹筍有多粗，長成的竹子就有多粗。

雖然竹子長不粗，但竹子是世界上生長最快的植物。夜深人靜的竹林裏，常能聽到竹子拔節的聲音，有的竹子一晚上就能長高一米。一般植物的分生組織在植物的頂部，而竹子的每一節都有分生組織，每一節都可在同時生長，所以它的長勢驚人！

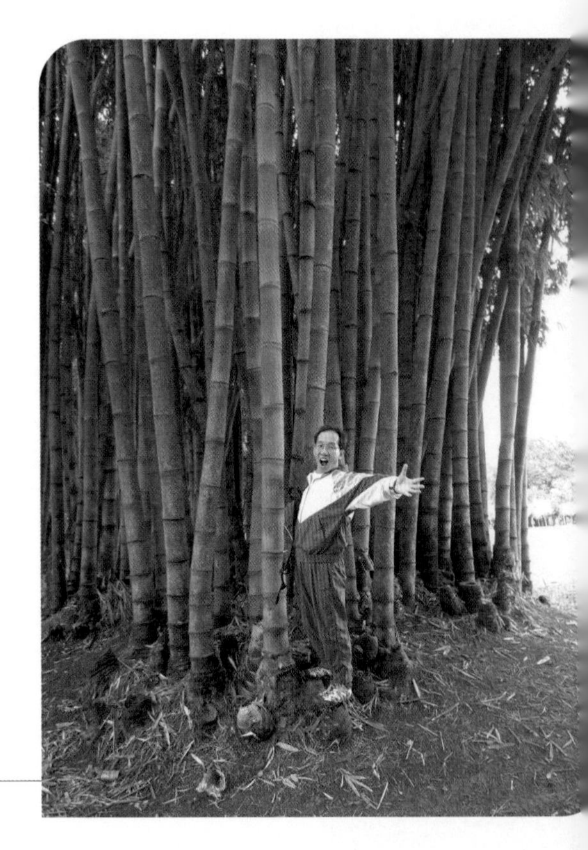

擁抱竹林，人站在粗壯茂密的竹林中顯得格外小

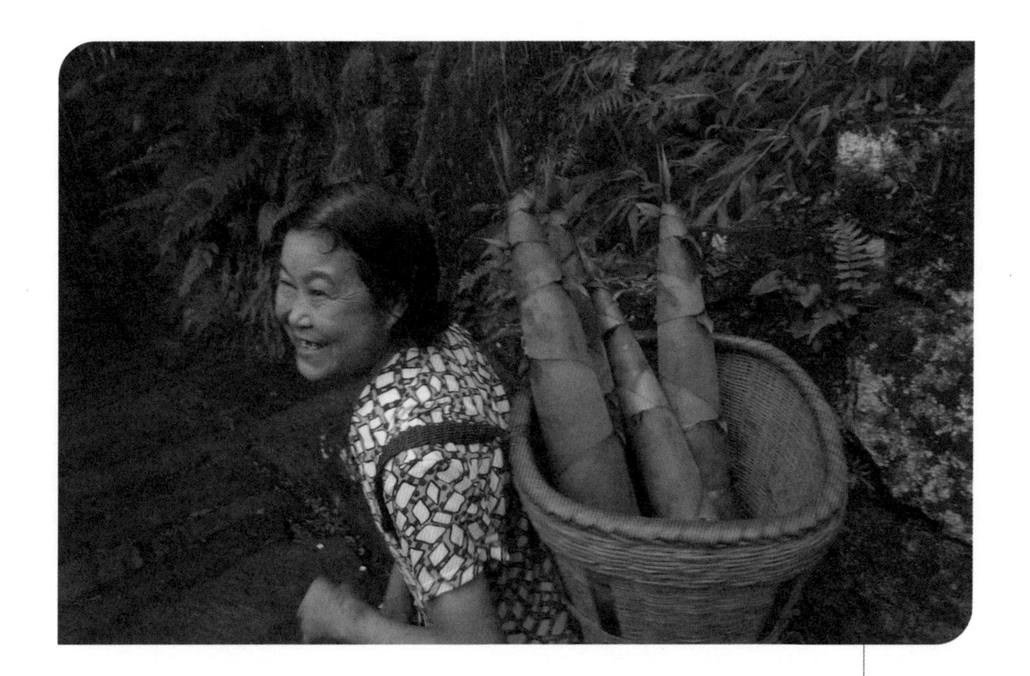

進山採筍
披晨露

竹子除了縱向生長迅速，還可向地下延伸，用盤根錯節來形容竹子的根是再確切不過了。匍匐於地下的根莖能使竹子成片地生長，根莖長到哪裏，哪裏就能冒出新的竹筍。竹子主要以營養器官竹筍繁殖，所以竹子總是一片一片地長成竹林，我國宜賓、宜興、安吉都有大規模的竹海。

/ 素食第一品 /

竹筍是常見的蔬菜，自古就被視為「菜中珍品」、「素食第一品」。李時珍除了在木部收載了竹子以外，還在菜部第 27 卷收錄了「竹筍」的條目。李時珍記載竹筍是「刮腸篦」，就像梳頭發的篦子一樣，它可以促進腸中積存廢物的排泄，能清腸。他同時記載：「筍雖甘美，而滑利大腸，無益於脾。」脾胃虛弱的人不適合吃竹筍。

20 世紀 60 年代末播出的科教片《毛竹》給我留下了非常深刻的印象。當時竹子在北方很少見，北京只有動物園和紫竹院有數得過來的幾棵竹子。《毛竹》的科教片讓我了解了竹子的特性。

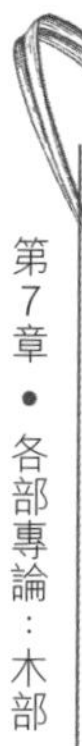

20 世紀 80 年代，我留學日本時開始自己做飯。有一次，我花 500 日元買了一棵菠蘿那麼大的竹筍，可那時我不知道炒竹筍要去澀，直接下鍋炒了，結果做出來的菜又苦又澀，難以下嚥。其實李時珍早有忠告：「煮之宜久，生必損人。」

現在的研究發現，竹筍中含有很多草酸，在烹飪前一定要用熱水浸泡或用熱水焯燙。要經過前處理才能展現出美味，換句話說，沒有炮製是不行的。

/ 竹之藥用 /

竹子有許多藥用價值。竹子有上千種，《本草綱目》中提到的木本竹子主要是箽竹、淡竹、苦竹等，葉可供藥用。

除了竹葉之外，竹子身上還有多種有用之處。

竹茹，竹莖稈的乾燥中間層。取新鮮竹子，除去外皮，將中間層刮成絲條，或削成薄片，陰乾以後使用。張仲景有一首名方橘皮竹茹湯，君藥就是竹茹。臨床上可用於治療肺熱咳嗽、痰黃質稠、心煩不安等症。

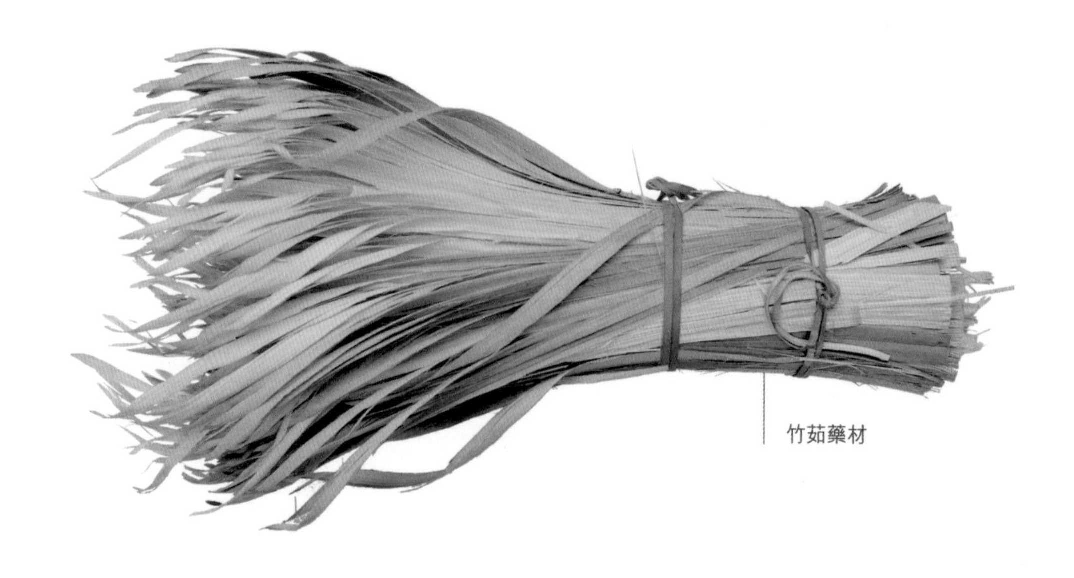

竹茹藥材

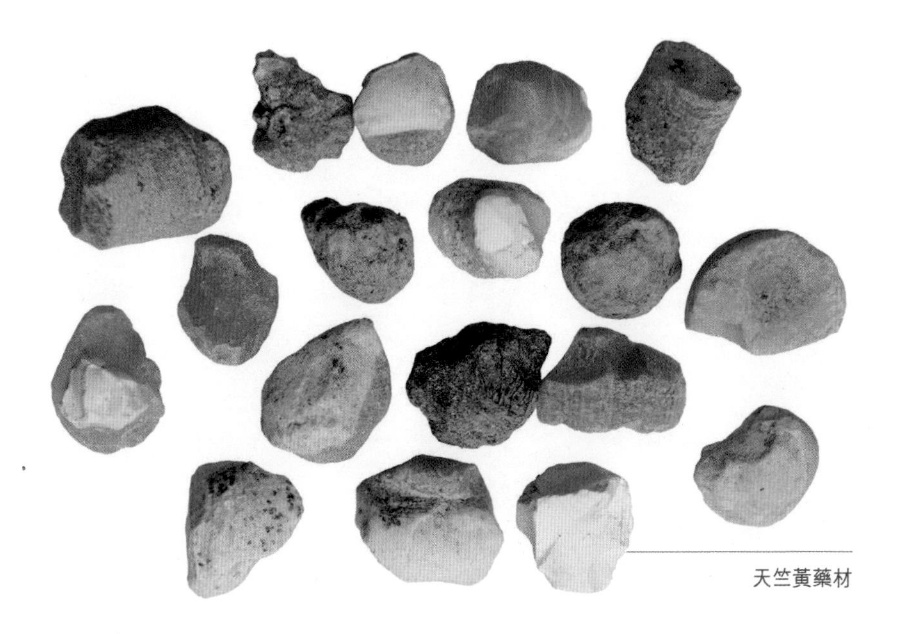
天竺黃藥材

竹瀝，竹莖稈經燒炙而瀝出的清澈透明液汁。將兩年生健壯的竹子砍下，截斷成 2 尺來長的竹段，再從中間一劈兩半，把竹子架在炭火上慢慢烤，晶瑩的竹瀝就會從竹子的兩端一滴滴流下，將其收集起來即可。竹瀝清透，色青黃或棕黃，性味甘寒，可清熱豁痰，定驚開竅。

鮮竹瀝化痰止咳效果特別好。幾年前有一次我上呼吸道感染，痰多且濃，加之課程安排也多，病程拖得很長。多虧吳孟華博士從廣州給我寄來了新鮮的竹瀝，我喝了以後很快見效，痰也祛了，症狀都消了。

天竺黃，又名竹黃、竹膏，它和牛黃有個共同點，即都是病理產物。竹黃是竹子被寄生的竹黃蜂咬傷以後，出於自我保護機制，竹子的創面上產生的分泌液乾燥後結成的塊狀物。

天竺黃最初是從海外傳來的藥材。在剛結成塊的時候，表面呈灰白色或者灰藍色相雜，觸感是鬆軟的。乾燥以後，塊狀物非常鬆脆，

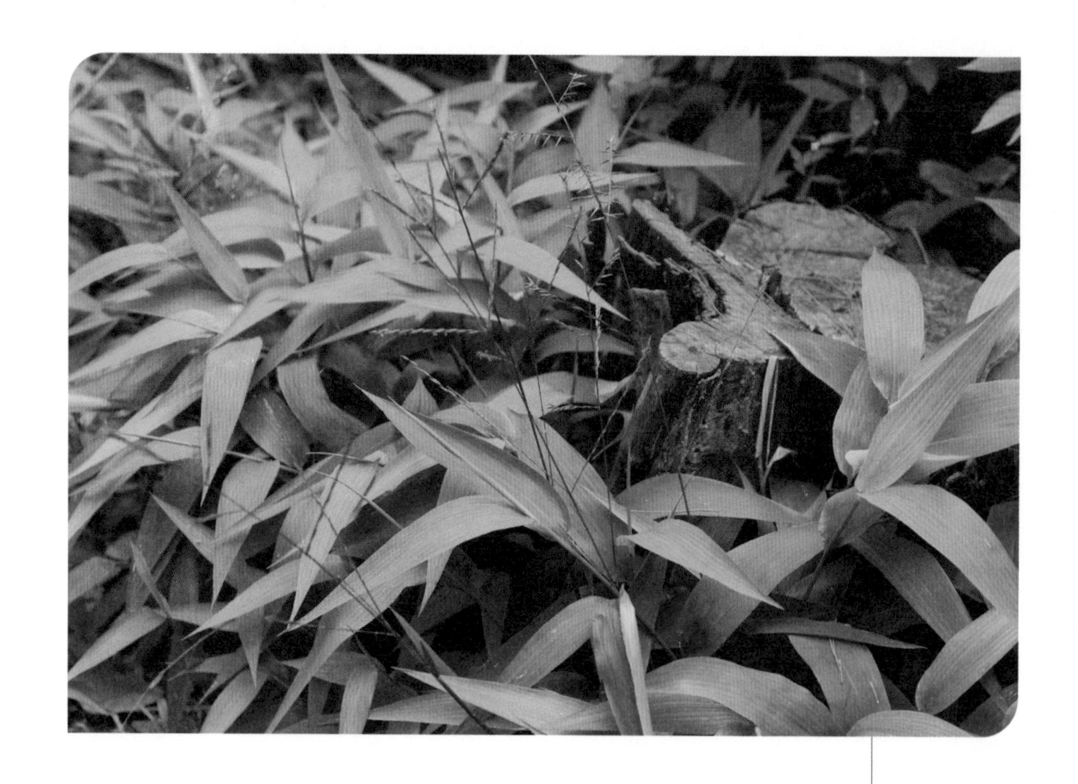

淡竹葉原植物

容易被撚成粉末，潤滑細膩。天竺黃的吸濕性很強，如用舌尖輕舔表面，會有被蜜蜂蜇了的感覺，還會緊緊地貼在舌尖上掉不下來。現代研究也證明天竺黃有清熱豁痰，清心定驚的功效。

中藥中另有一味藥材，淡竹葉，它並不是淡竹的葉，來源便與竹不同。淡竹 *Phyllostachys glauca* McClure 是高大的木本植物，而淡竹葉 *Lophatherum gracile* Brongn. 是低矮的草本植物。淡竹葉的乾燥莖葉也是臨床常用藥。李時珍記載，以淡竹葉煎濃汁漱口，可以治療牙齦出血。平常用淡竹葉煲粥，還可以治療上火、口舌生瘡、目赤腫痛等症狀。

/ 雷丸 /

在老竹子根下，會發現一種中藥，雷丸，它是一味老資格的中藥，早在《神農本草經》中就有收載。李時珍描述雷丸為「竹之餘氣所結」。「雷丸大小如栗，狀如豬苓而圓，皮黑肉白，甚堅實。」其外形與豬苓相似，所以又有竹苓之名。每年秋季，在枯黃的竹子下面，就可以發現雷丸。在幽暗茂密的竹林裏，真有可能誤以為它是動物的糞便，其實它是一種真菌。雷丸是很好的驅蟲藥，可用於治療絛蟲、鈎蟲、蛔蟲病。現在衛生環境越來越好了，患有寄生蟲病的人也越來越少了，所以一般的中醫醫生、藥劑師都不大熟悉雷丸了。

雷丸

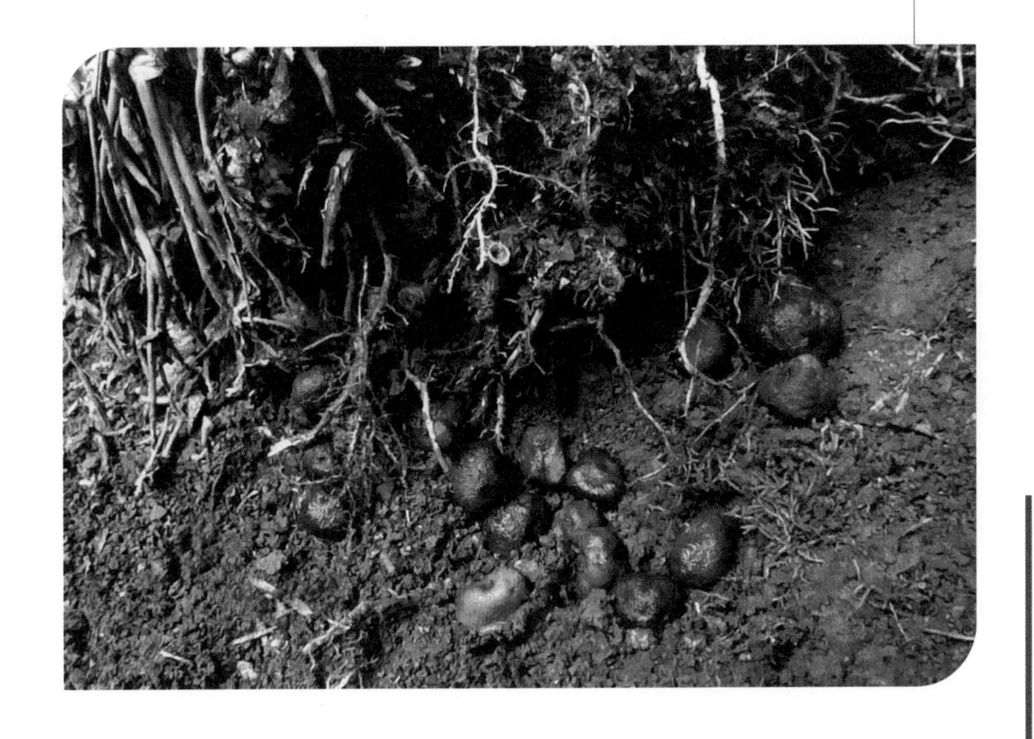

現代地球上資源越來越有限，特別是木材資源。竹子是很好的木材代用品。隨着現代科技的發展，竹子相關製品和研究成果不斷湧現，應用也越來越廣泛。竹子與每個人的日常生活息息相關，涉及衣、食、住、行的方方面面，竹子的綜合利用有極大的發展空間。

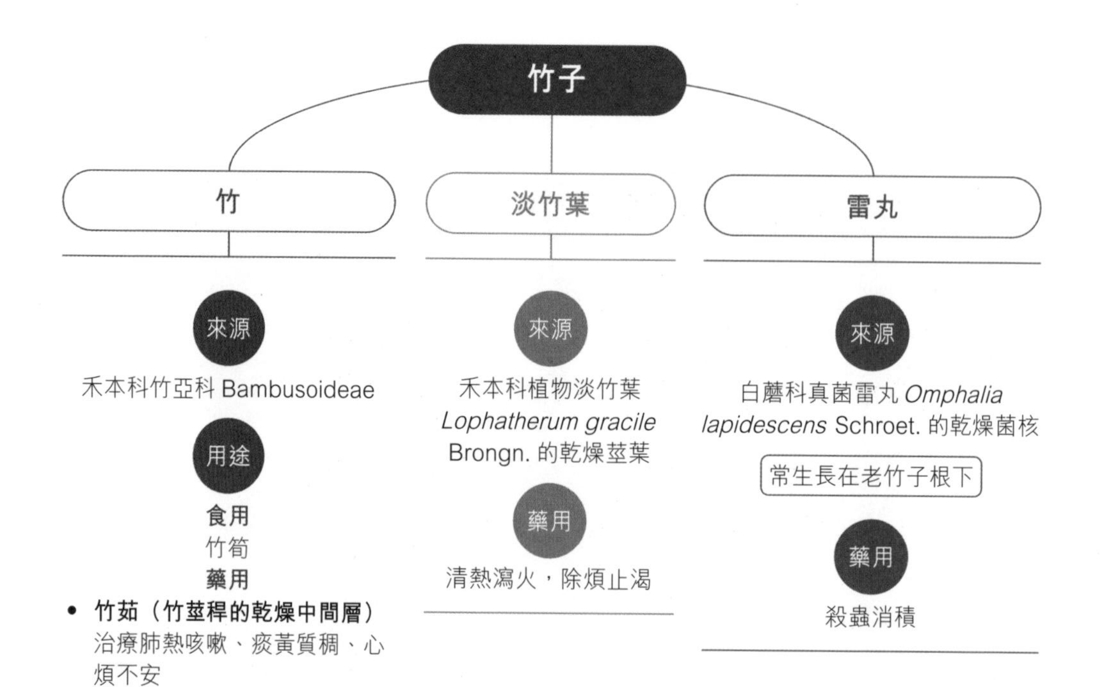

部外漫談

170

木棉與棉花

物出草木兩家棉

後起之秀

衣、食、住、行，無論是天潢貴胄還是販夫走卒，都需考慮這四件大事。首先是衣。現在製衣多用棉布、麻布、化纖等材料，棉質的衣服是穿着較為舒適的面料。但是最初，我國做衣服的面料並不是棉花。

諸葛亮在《出師表》裏曾寫道：「臣本布衣，躬耕於南陽。」布衣指平頭百姓，老百姓能穿的衣服基本是用麻布做的。

北宋時期一首詩《蠶婦》，其中提道：「遍身羅綺者，不是養蠶人。」詩人在感歎養蠶的人卻穿不起蠶絲製的綾羅綢緞。

棉花是一種進口的作物，古人得來甚是不易。

不過，棉包括的並不只有棉花，《本草綱目》中就記載了兩種棉。

陸地棉

《本草綱目》記載：「木棉有草木二種。」「木」指的是高大的木棉，「草」指的是錦葵科植株低矮的棉花，就是用作衣物面料的棉花。

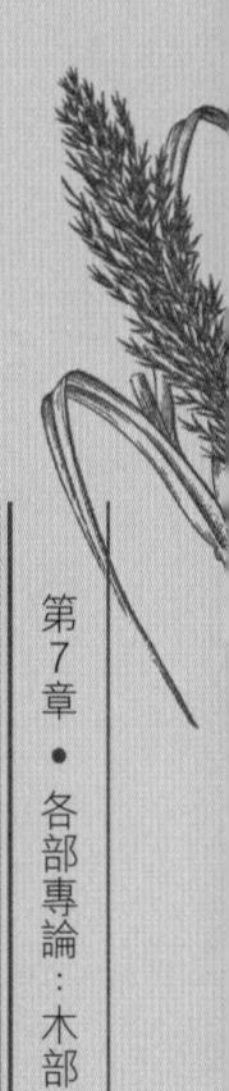

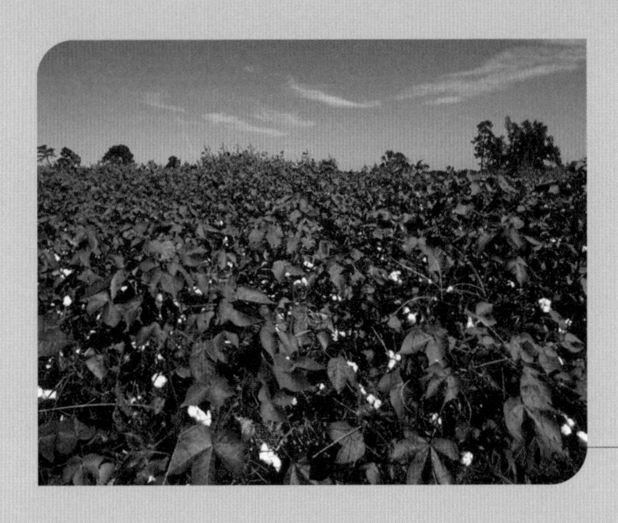

陸地棉原植物

棉紡織品與絲綢、麻布相比，屬後起之秀。將棉花以化學處理方法加工去掉脂肪製成的脱脂棉，具有極好的吸濕性，在醫藥行業十分常用。錦葵科棉花的纖維纖細又柔軟，天然適合紡布。在印度，它被稱為長在「植物上的羊毛」。

棉花主要的幾個品種中有原產於印度的亞洲棉、原產於熱帶非洲的非洲棉、原產於美洲大西洋沿岸群島的海島棉，還有原產於美洲中部的陸地棉。不同品種的棉花，皆通過不同的路徑傳到中國。

西漢時期，印度的亞洲棉經海南島傳至廣東、廣西和福建等氣候比較溫暖的地方，因為生長不適應，在中原腹地推廣的速度緩慢，直到宋代才推廣到長江流域。宋末元初的棉紡織專家、紡織改革家黃道婆，對長江流域棉紡織技術發展起到了重要作用。明朝初年，棉花種植才成為一項國家層面推動的工程。從各種棉花傳入中國的時間來看，可知《本草綱目》裏記載的草類棉大概是錦葵科的亞洲棉。

目前，中國種植面積最廣的是來自美洲中部的陸地棉，它已成為我國目前使用最主流的棉花品種。

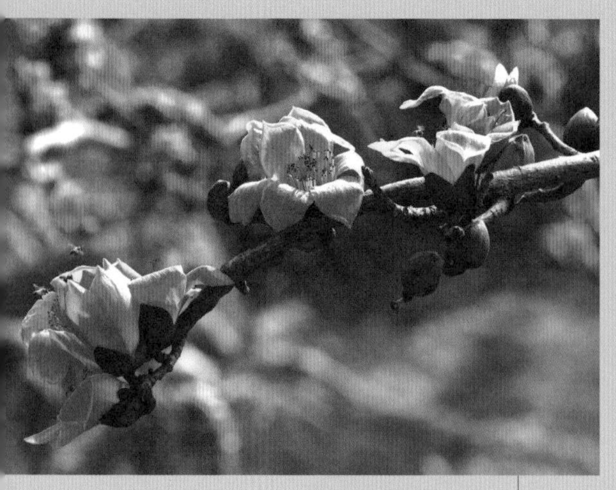

木棉花

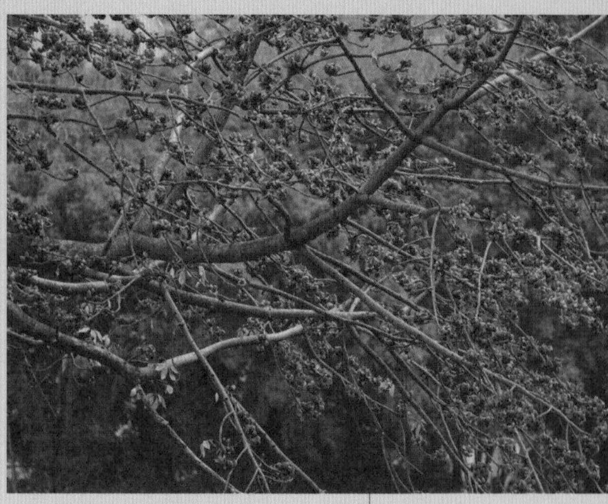

木棉原植物

/ 棉花與棉籽 /

棉花雖名為花，卻並非花朵，實際上是果實的一部分。

棉花的花朵較大，錦葵科植物的花會隨着花期、植物體內酸鹼度（pH 值）的變化而發生顏色的變化。花朵顏色，從白到黃、到粉，還有點藍。

棉花的果實沒有開裂時的樣子就像個小毛桃，俗稱棉桃。成熟時，棉桃外殼會自動開裂，綻放出裏面的棉毛，像雪一樣的花朵，棉花由此而得名。採棉花得彎着腰，可是個辛苦活，一整天下來，腰都直不起來。

摘完棉花後，剩下的枝條與莖倒是都不會浪費，可做柴火，稱為棉花柴。棉花根屬民間草藥，具有止咳，平喘，溫經止痛的功效。

棉桃裏包裹着軟白蓬鬆的棉花纖維和棉花的種子棉籽。沒有經過任何加工的棉花稱為籽棉。採下棉花後，需要把棉花裏的種子去除，方可繼續加工棉纖維。棉籽富含油脂，可以榨棉籽油。去除棉籽的棉纖維為皮棉。

李時珍記載棉籽油有小毒，適量外用可以治療惡瘡、疥癬等皮膚病，但不可做燈油，會對眼睛造成傷害。

曾經，在物資匱乏的年代，棉籽油在精煉後還被當作食用油，其實是不可行的。在我國產棉區，有這樣一個小村子，外村的女子，嫁到這個村裏來當媳婦，就生不出孩子。而這個村裏的姑娘，嫁到別的村子都可以生育。癥結很明顯了，問題出在這個村的男性身上。這個村平常吃的食用油就是棉籽油，男子因長期食用棉籽油而導致不育。進一步研究表明，棉籽油裏的棉酚可造成男性精子死亡。

從 20 世紀 50 年代後期開始，我國人口迅速增長，控制人口增長，成為我國的一項基本國策，國家還成立了計劃生育委員會。從 60 年代開始，研究計劃生育藥物成為國家的一個重大選題。根據棉酚可造成精子死亡這個特性，棉酚被開發成了計劃生育用藥。今天計劃生育已成為過去，但棉酚的發現與研究的歷史會被客觀地記錄。

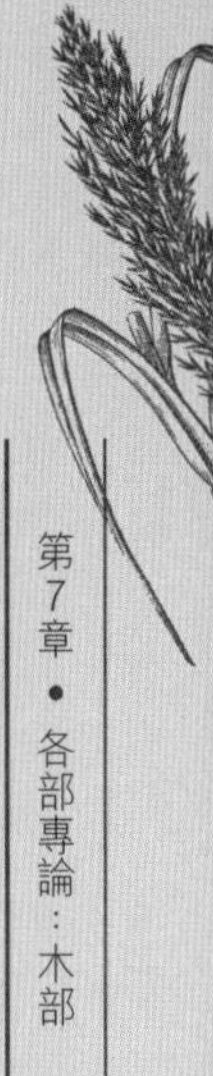

/ 木棉 /

廣東有這樣一個民謠：「木棉花開，冬天不再來。」每年春天到來的時候，廣西、廣東的街頭高高的木棉樹上開滿了紅花，綻放着艷麗的紅色花朵，英姿勃發，似血染的風采，木棉樹也被稱為英雄樹。歌曲《紅棉》中唱道：「紅棉盛放，天氣暖洋洋……英雄樹，力爭向上，志氣誰能擋。」

木棉 *Gossampinus malabarica* (DC.) Merr. 是木棉科的植物。李時珍將其記載於《本草綱目》木部：「交廣木棉，樹大如抱。」我在廣東、廣西、香港可見百歲以上的大木棉樹，樹幹粗壯，一個人抱不過來。我的好朋友張林碧教授曾經寄給我一張尼泊爾遊河上的獨木舟照片，造船的材料竟然是一整棵木棉樹。

尼泊爾木棉樹材獨木舟

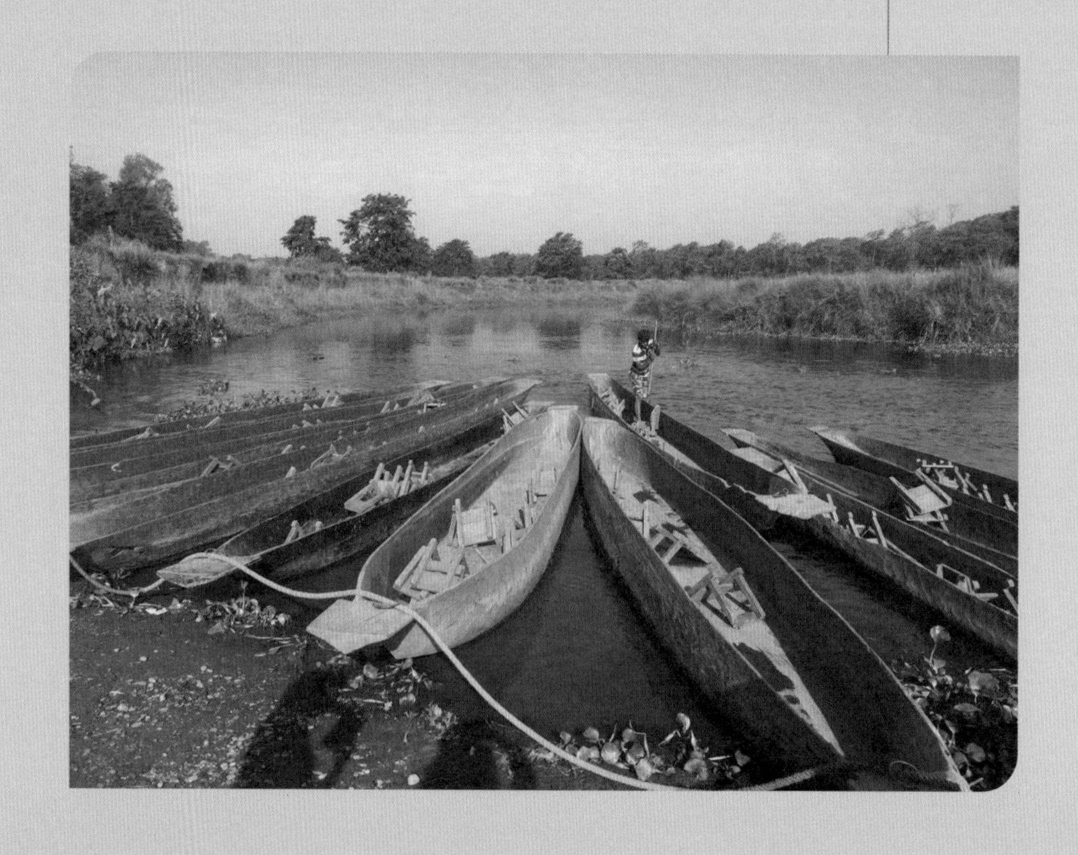

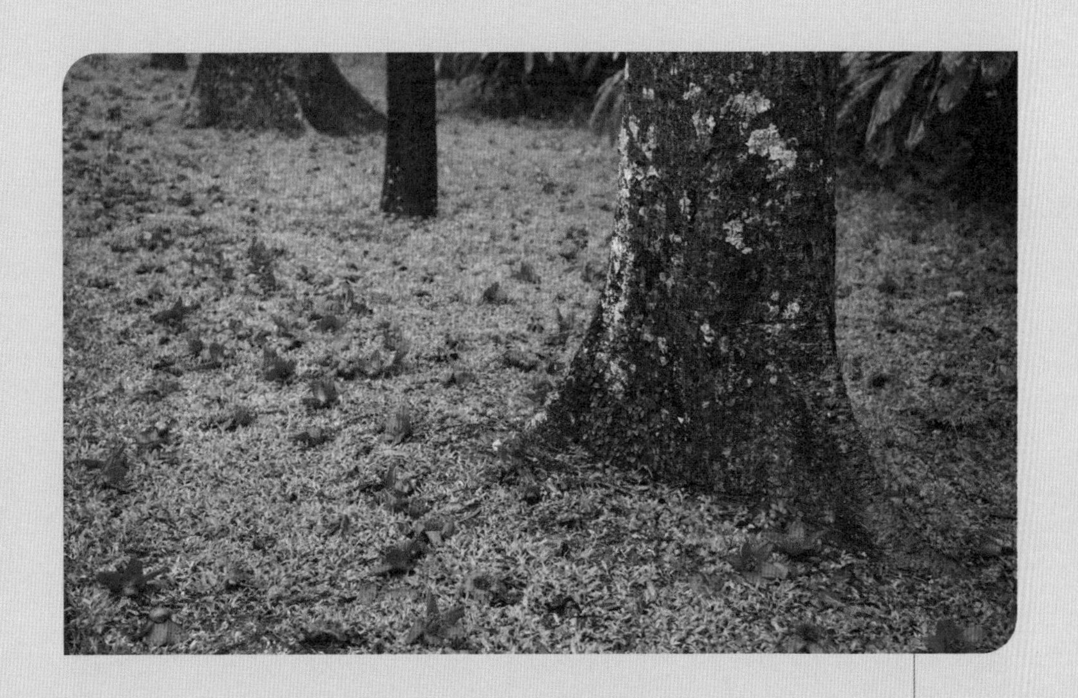

遍地紅花

木棉花開始凋落時，樹葉才長出來，植物學上，稱之為先花後葉。木棉樹的果實是一種蒴果，成熟之後會自動開裂。果實中的白色絲狀綿毛會隨風飛揚，形成嶺南地區的獨特景觀，恰似春天裏漫天飛雪。高大的木棉和低矮的陸地棉，二者的共同點就是都有白色的種子毛，可作為保暖、紡織的原料。

木棉樹的樹幹上有許多圓錐狀硬的皮刺，樹老了以後硬刺逐漸脱落，留下一塊塊斑痕，這就是俗稱的「斑枝花」，後來逐漸叫成了「攀枝花」，四川省攀枝花市就是以此為名，木棉花也是攀枝花市的市花。同時，木棉還是廣東廣州市、廣西崇左市、中國台灣高雄市的市花。

/ 木棉花與涼茶 /

嶺南人對木棉的喜愛，不僅是因為木棉花開標誌着春天的到來，更是因為木棉花能入藥、做涼茶。

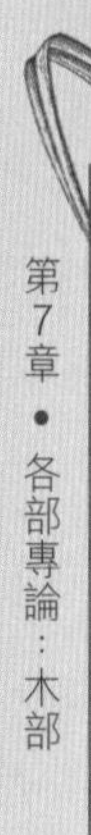

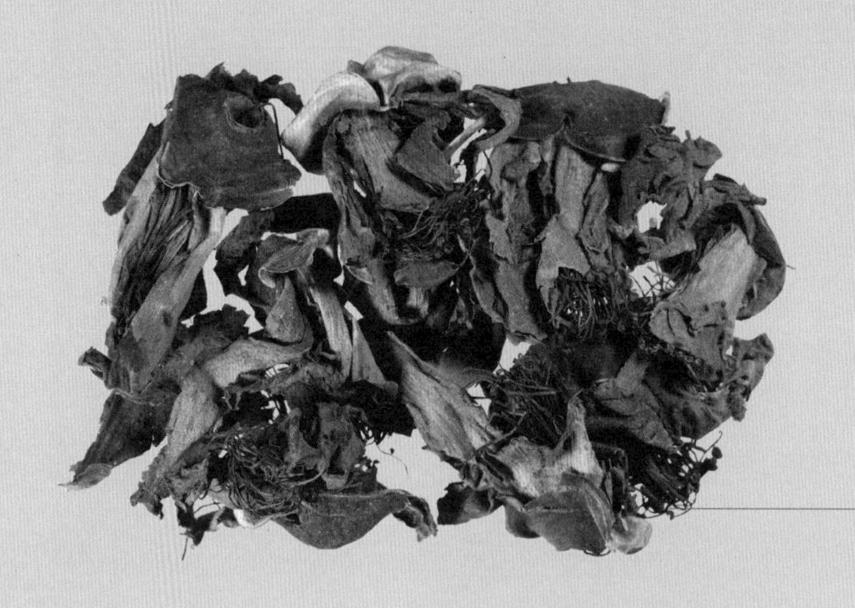

木棉花藥材

木棉花開始飄落的時候，嶺南地區開始進入潮濕的回南天，也就是梅雨季節。這時候空氣中的相對濕度可達到 90% 以上，甚至接近飽和，室內牆壁上都掛滿水珠，頂着烈日走在路面上的行人會感到氣壓很低、喘不上氣來。

我剛到香港的時候，不知道梅雨季如此誇張，後來發現衣櫃裏的衣服居然都長了霉，鞋櫃裏的皮鞋長出了一層綠毛。好不容易把長了霉的衣服洗乾淨，掛在陽台上晾着卻越晾越濕，這才領教了梅雨季的厲害。

這個時候，木棉花可以派上用場了。廣東特色涼茶「五花茶」中就有木棉花，能清熱祛濕。煮涼茶、煲瘦肉湯等膳食都是驅逐體內濕氣的良方。一方水土養一方人，也是一方草藥醫一方病。

除了花以外，木棉的樹皮也可入藥，稱為廣東海桐皮，具有祛風濕，通經絡的作用，屬於廣東的地方習用藥材。

人們曾嘗試用木棉的纖維來紡布，但是由於纖維太短，紡出的布料韌度太低，逐漸沒人再用了。經現代技術加工處理後，木棉纖維可做成被子及枕頭的填充物。

除了藥用價值外，棉花還是一種被廣泛栽培利用的經濟植物。從 18 世紀到 19 世紀初，棉花在歐洲第一次工業革命中，曾扮演過重要的角色。棉花與茶葉一樣，曾對世界變化產生過重大影響，它們的子子孫孫漂洋過海，在異國他鄉安家落戶。

棉花與木棉

棉花

來源

錦葵科植物 *Gossypium hirsutum* L.

功效

棉花
止咳，平喘，溫經止痛
棉籽油
有小毒，可少量外用，內服可導致不育

木棉

來源

木棉科植物 *Gossampinus malabarica* (DC.) Merr.

功效

木棉花
清熱祛濕
木棉樹皮（廣東海桐皮）
祛風濕，通經絡

別名象膽

蘆薈，在《本草綱目》裏的別名很有意思，叫象膽。翠綠的蘆薈，和大象的膽有什麼聯繫呢？「象膽」這個名字後面，實際上有一段蘆薈的舶來史。

中藥蘆薈是植物蘆薈葉子中汁液的濃縮乾燥物。蘆薈是一種遠道而來的進口藥材，蘆薈的葉在去除外皮後，顯得晶瑩剔透，黏液豐富，但是製成濃縮物經過氧化之後，則面目全非，變成不規則塊狀，表面呈暗紅褐色或深褐色。蘆薈的味道很苦，英文為 Aloe，這個單詞可能起源於阿拉伯文的 Alloeh 或者希伯來文的 Allal，二者的含義都是苦。

色黑味苦可能使人們想到了膽。蛇膽、雞膽、豬膽包括牛膽都算常見，如蘆薈這麼大的一個「膽」，分量卻不重。人們推測，能有這塊「膽」的，只有大象了。於是，蘆薈有了「象膽」這個別名。

在古代，肉質的鮮品藥材實在不易保存，當時沒有辦法把原生態的蘆薈帶過來。蘆薈初到中國時，已是加工好的藥材，像血竭、藤黃一樣是經過加工處理的，本草書籍在記載進口藥物基原時，往往描述得不夠準確。受歷史條件所限，人們無法進行實地考察，發生一些錯誤也可以理解。

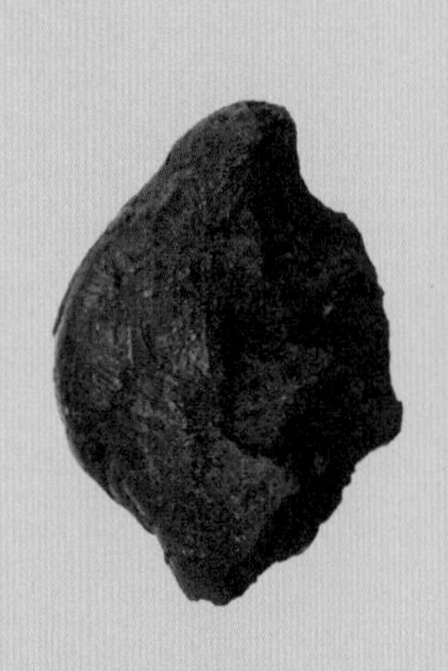

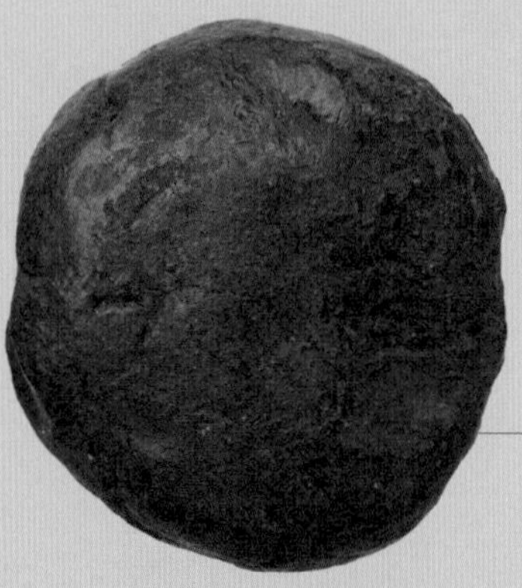

蘆薈藥材——古籍所載的「象膽」

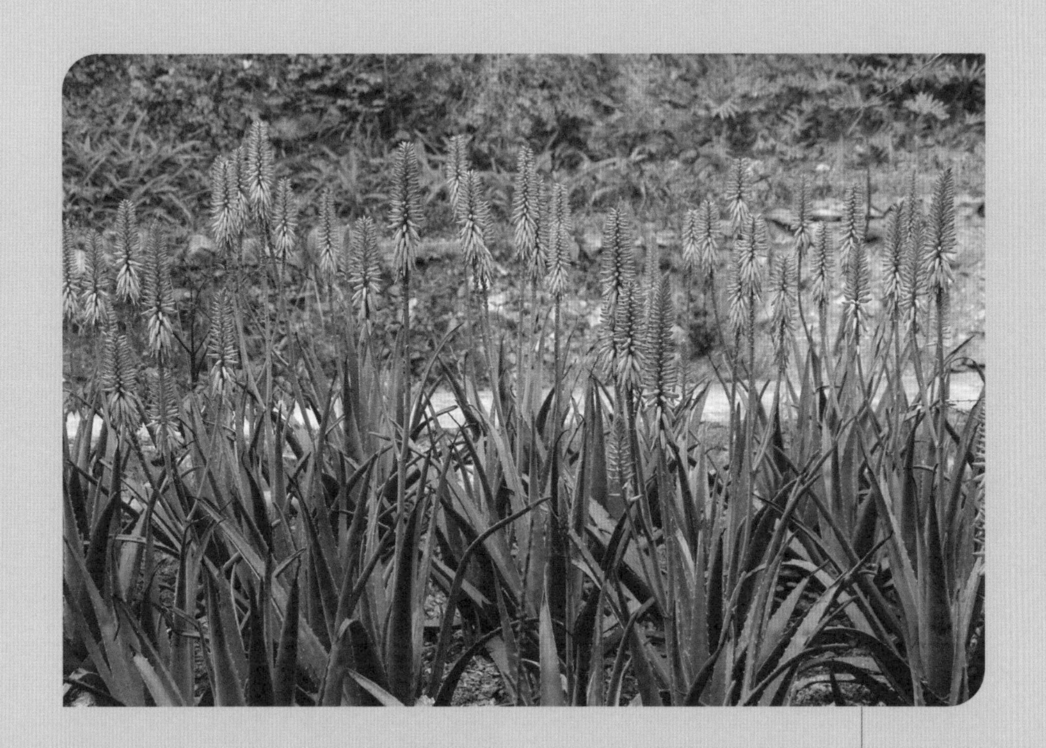

庫拉索蘆薈
原植物

《中國藥典》現收錄了蘆薈的兩個基原植物，它們都是來源於百合科的植物：庫拉索蘆薈 *Aloe barbadensis* Miller 和好望角蘆薈 *A. ferox* Miller。庫拉索蘆薈又稱「老蘆薈」，主要分佈在美洲加勒比海沿岸。好望角蘆薈又稱「新蘆薈」，主要分佈在非洲。

蘆薈主產地之一是非洲，為追根溯源，我去了南非，展開了尋找蘆薈之旅。

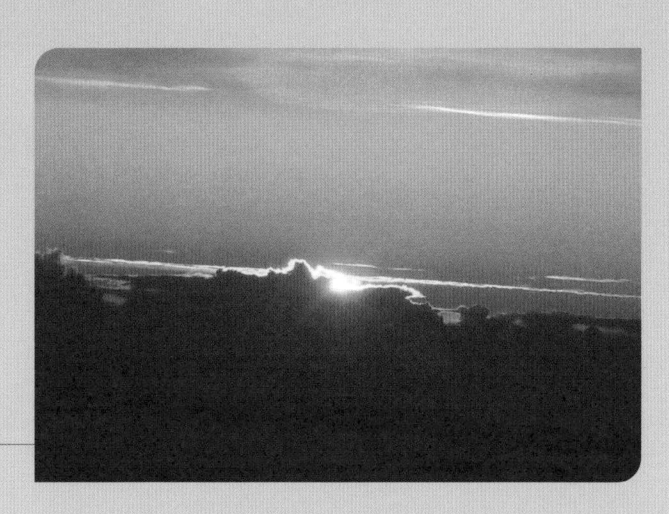

飛往南非的途中，曙光初現

/ 好望角蘆薈 /

2003 年，我和彭勇博士一起，赴南非參加第 7 屆國際傳統藥學大會。從香港飛到南非，從北半球直飛到南半球用了差不多 15 個小時。當我們到達著名的開普敦大學時，看到了盛開的蘆薈花，好像在歡迎遠客，旅途的疲勞一下子拋到了腦後。

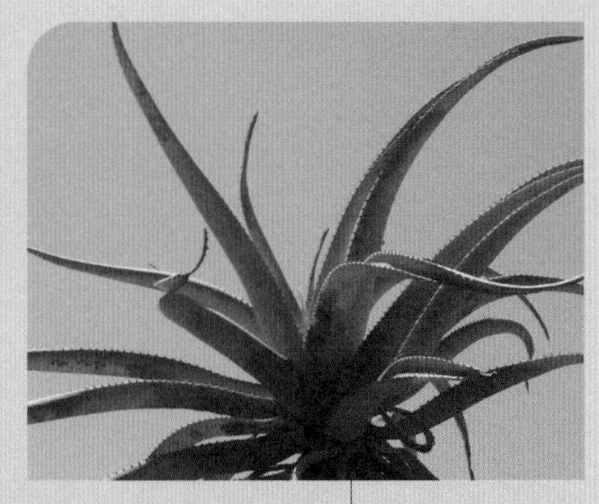

好望角蘆薈原植物

在南非的首都開普敦，我們登上了被稱作「世界七大自然奇景」之一的桌山（Table Mountain）。遠遠望去，桌山就像一個長條大桌案，海拔超過 1,086 米，長度超過 3,000 米，在上面鋪設一個飛機跑道都綽綽有餘。站在桌山上遠望，向西可以望到大西洋，向南可以望到好望角，好像站立於世界航道的路口，大航海時代的故事又浮現在我的眼前。

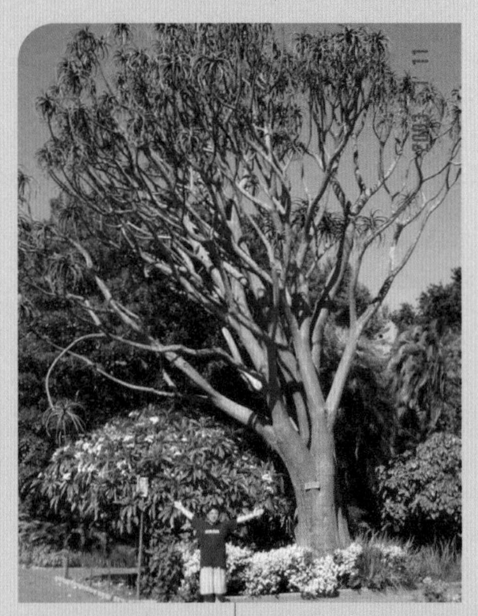

彭勇在南非蘆薈大樹下

著名航海家達．伽馬在 1497 年航行經過南非好望角進入印度洋。據當地人介紹，正是由於達．伽馬的航行才令葡萄牙國王將「風暴角」改名為「好望角」。

好望角附近有一個企鵝島，也是到了那裏我才知道，原來不僅南極有企鵝，非洲也有。我還看到了一些非洲特有的植物，有的至今沒有中文名。

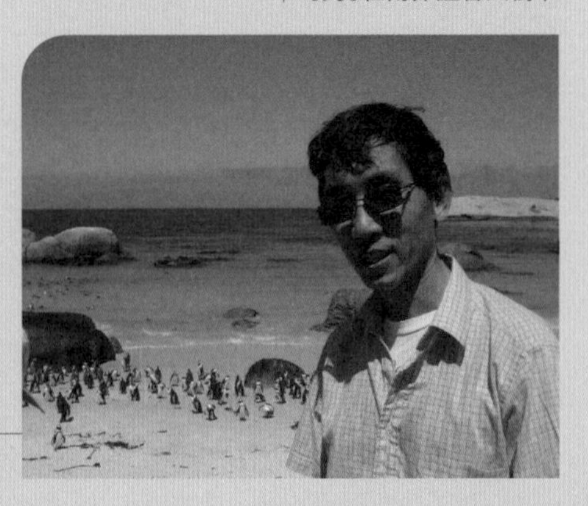

南非也有可愛的小企鵝

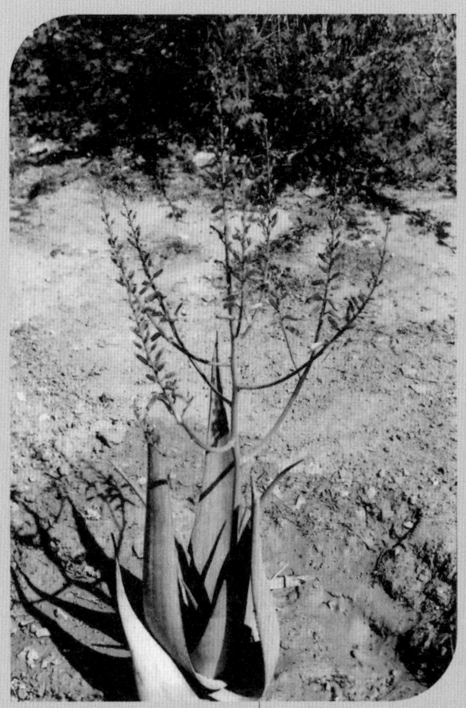

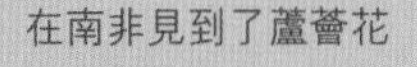

在南非見到了蘆薈花

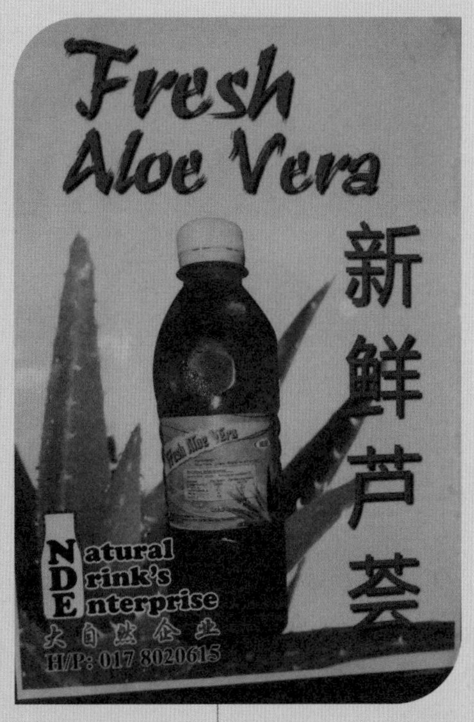

馬來西亞產的新鮮蘆薈汁

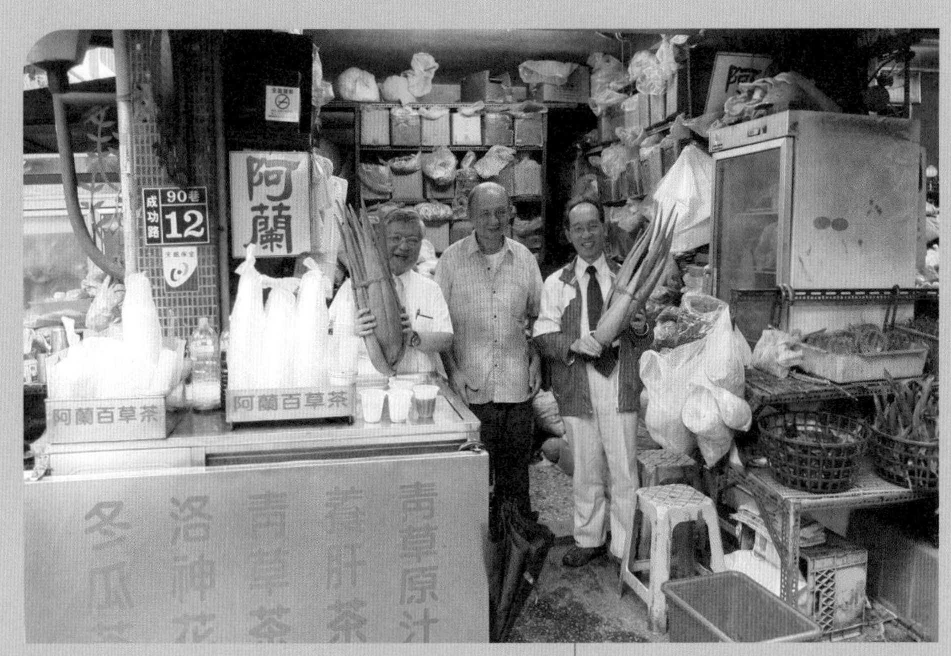

筆者與張永勳在台灣青草街尋見鮮蘆薈

作為一般觀賞花卉的蘆薈，長到半米已經算相當高了。南非的好望角蘆薈可長到5～6米高，説它是一棵樹也不誇張。在南非的植物園中，我們還見到一種木本的多枝蘆薈 *Aloe ramosissima* Pillans。見到如樹樣的蘆薈，我也理解了李時珍為何要把蘆薈放在木部。

蘆薈的葉子肥厚多汁，一般一棵蘆薈有30～40枚葉子，生機勃勃地簇生在一起。一片厚厚的肉質大葉片可有兩米長，綠中透着紅，植株中間長出一枝獨秀的花葶，淡紅色圓錐花序非常耀眼。

/ 海藥本草與蘆薈 /

唐代對外貿易很發達，除了通過陸路的絲綢之路與中亞、西亞和地中海國家發生貿易關係之外，還通過海上絲綢之路和南洋、印度、阿拉伯等地進行貿易。外來藥物在唐朝大幅增加，一部《海藥本草》在五代時期應運而生了。

李時珍引用了《海藥本草》中李珣的記載：「蘆薈生波斯國……」根據尚志鈞先生的考證，李珣是10世紀左右生活在我國唐朝的波斯人。李珣的家族以經營香藥為業，李家先祖來到中國隨了國姓。

李珣自己遊歷過嶺南，對於嶺南地區的藥物和通過海路輸入的外來藥很熟悉，又擅長文學，所以才能寫出《海藥本草》。

在古代航海技術有限的條件下，商人和傳教士不遠萬里，一路上驚濤駭浪，冒着遇上海盜，或被巨浪掀翻、被吞入魚腹的風險，衝破重重阻礙來到中國。促使他們來到中國的原因有很多，商品貿易是其中之一，蘆薈就是有高利潤的好藥、俏貨。

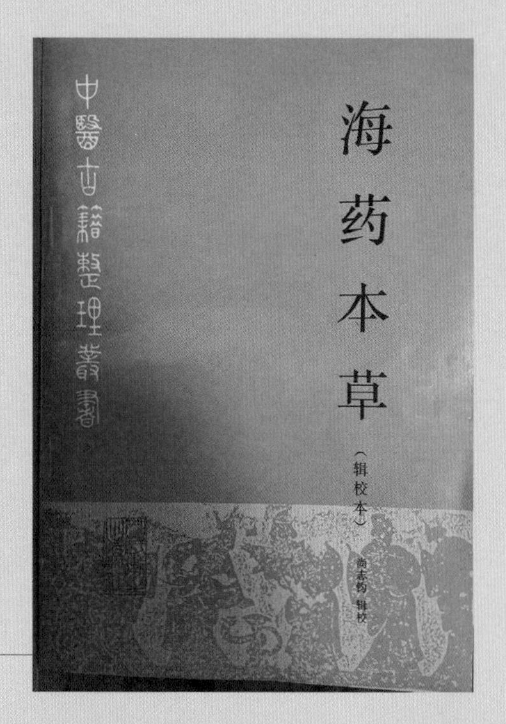

尚志鈞輯復的《海藥本草》

蘆薈在世界天然植物藥排名中，一直名列前茅，排在前五位。國外應用蘆薈的歷史要比我國早得多。公元前 4,000 多年，古埃及廟宇的壁畫上就有蘆薈了，蘆薈還被收錄在古埃及醫學著作裏。公元 6 世紀，阿拉伯商人將蘆薈帶到了亞洲。公元 16 世紀，西班牙人又把蘆薈傳播到了世界各地。

/ 蘆薈多用途 /

蘆薈的藥用功能主要有瀉下、清火、外用治療燙傷以及美容。

古人最初發現蘆薈有通便的作用，於是蘆薈一直作為瀉下藥。現在經常有人把減肥掛在嘴邊，有人選擇吃蘆薈來通便瀉下，達到減肥或清腸排毒的目的。但有一點需要注意的是，蘆薈瀉下的主要成分是蒽醌類化合物，此類成分有一定的肝、腎毒性，長期、過量服用對身體有害。

外來藥物傳入中國，在中醫的臨床應用中，有重新認識、經驗積累的過程。金元四大家之一的劉完素，在他的著作《黃帝素問宣明論方》中收錄了一首方子——當歸龍薈丸，組方用到蘆薈和龍膽，其中蘆薈能清瀉肝膽實火。後世醫家對於當歸龍薈丸非常推崇，此方能瀉肝膽實火，對肝膽實火引起的頭痛目眩、躁狂便秘有上佳效果。

南非的原住民會把蘆薈葉子中的黏液提取出，製成藥膏，專門用於治療外傷。蘆薈外用對燒燙傷的治療效果很好。割取一片新鮮的蘆薈，把有黏液的一面敷在燙傷的創面上，既能緩解疼痛，又能加速傷口的修復。這是一個實用的小方，視傷情程度不同，實際使用時仍需醫生指導。

除了燒傷、燙傷以外，鮮蘆薈對於過度日曬造成的皮膚灼傷、泛紅或脫皮也有明顯的緩解作用。

蘆薈是很受歡迎的美容護膚品，多種日用產品都添加了蘆薈成分，如面膜、面霜等。蘆薈不僅可給人美容，還可給中藥美容，用在中藥水蜜丸上。中藥廠加工水蜜丸時最後一道拋光工序，便用到了蘆薈。用它拋光過的丸劑又黑又亮，不僅美觀，還有助於加速崩解，促進藥效釋放與吸收。

今天，許多食品飲品，如果凍、果汁、酸奶中都可加入蘆薈，但食用蘆薈的時候一定要去掉外皮。蘆薈的種類很多，食用、藥用需注意蘆薈品種的選擇。一般觀賞的蘆薈品種不可食用。

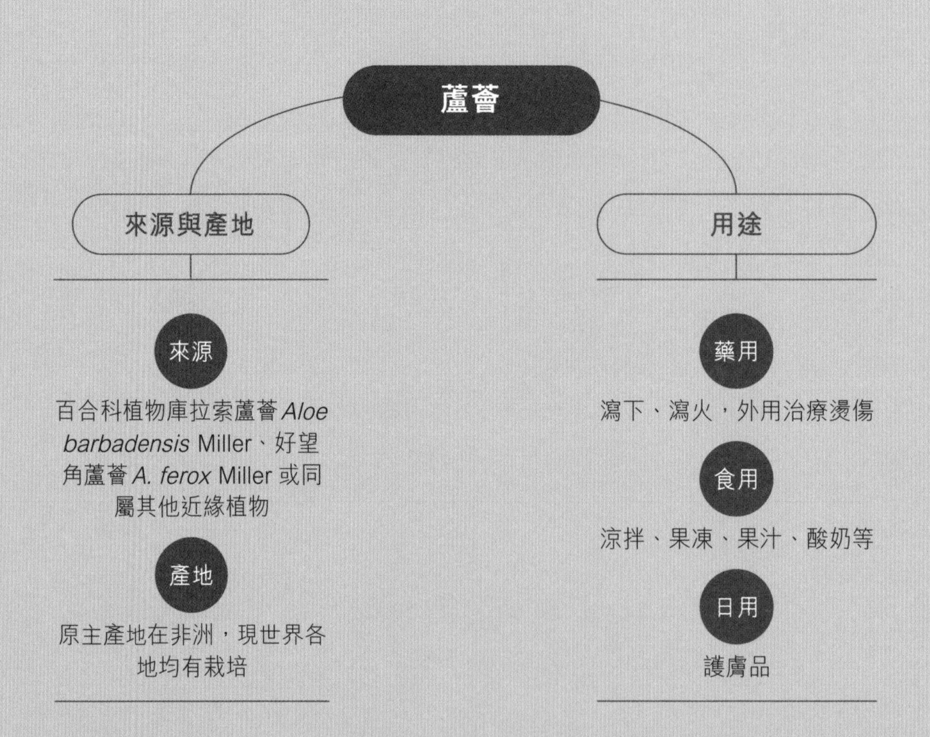

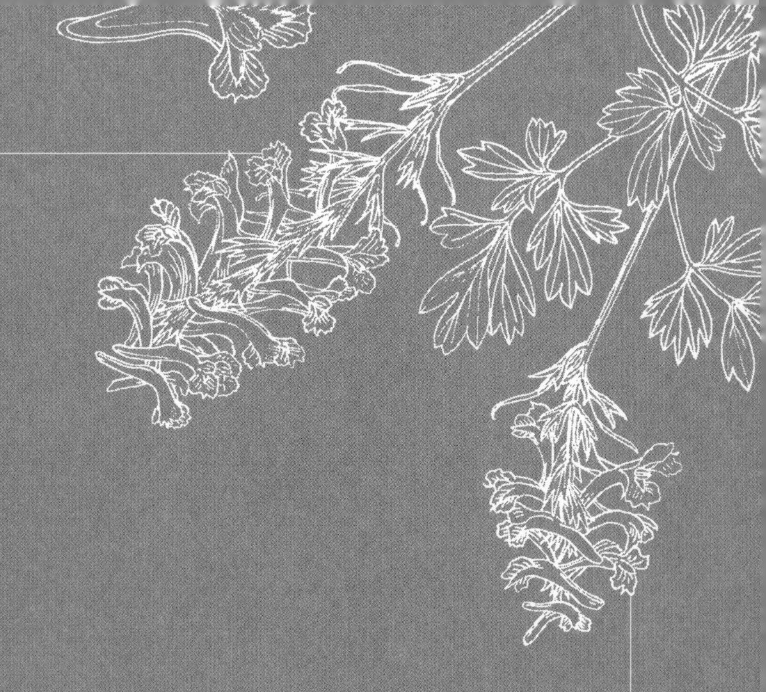

第 8 章

各部專論

服器部 / 蟲部 / 鱗部 / 介部 / 禽部 / 獸部 / 人部

服器部之服帛

錦衣玉帛青布衫

《本草綱目》全 52 卷中有一卷很特別，那就是第 38 卷服器部，收錄的是穿的、戴的和用的器物。

平常跟朋友聊天時，有人常把這部分當作笑談，或看作是《本草綱目》中的糟粕。我們在下結論之前，不妨先看看《本草綱目》服器部的主要內容和李時珍的看法。

李時珍首先提到的是服帛類，從外衣到內衣，從頭巾到草鞋，從明代民間衣料到服裝如何穿得舒服，患者的衣服如何處理，如何防病，等等，幾乎面面俱到。

中國人穿衣服講究料子和款式。衣服料子的等級，反映了人所處的社會階層和社會地位。諸葛亮在《出師表》中寫道：「臣本布衣，躬耕於南陽。」諸葛亮説自己本來是個穿布衣的平民百姓。古時候，富貴人家做衣服用絲綢，普通人做衣服用葛布、麻布，平頭百姓通常稱為布衣，這之間有階級造成的差別。

綾羅綢緞

我國是農耕大國、紡織大國，有農耕文化，還有絲綢文化。

《木蘭辭》有云：「唧唧復唧唧，木蘭當戶織。」「組織」本是來自紡織的一個術語。地理概念中的「經緯」也是源自紡織的術語，用經緯度可以表示地球上任何一點的位置。大約東經 116 度，北緯 40 度，根據這個經緯度在地圖上找，就能找到北京。

古代的紡織品種類繁多，最著名的當屬絲綢。穿絲綢的感覺是絲滑柔軟的。

明清時期在南方設江寧、蘇州、杭州三處織造，專門負責買辦御用物品，江南首屈一指的織品自然在其內。《紅樓夢》中賈府的原型，就是作者曹雪芹的家族，曹家擔任江寧織造數十年，從書中描述就能想像出當時各式華麗的絲織品的樣子。

絲綢不僅在中國受歡迎，在外國也同樣受歡迎，尤其受到貴族的追捧。全世界對絲綢的需求，開啟了人類歷史上的大規模的商貿之旅。客觀上形成了連接中亞、東亞、南亞乃至歐洲的貿易通道。

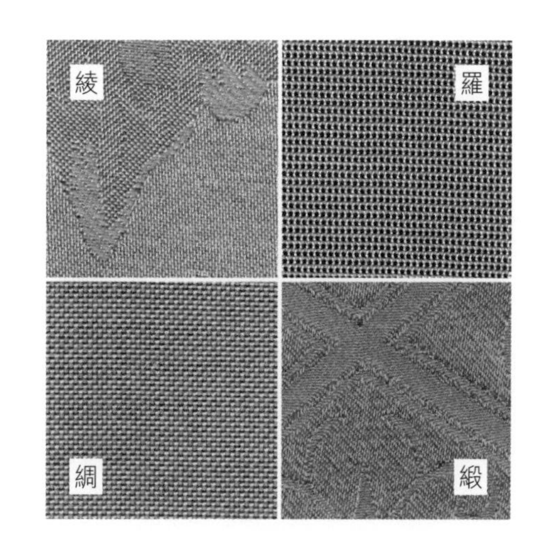

綾、羅、綢、緞的原始材料都是蠶吐出來的蠶絲。相同的絲線，通過不同組織方式，就能製成不同的絲織品。綾羅綢緞就體現了蠶絲的不同紡織形式。綾以斜紋組織為特徵，輕薄又柔軟。羅以絞經組織為特徵，經線相互絞轉形成了很多微小的孔眼，羅和網是帶有孔眼的。輕盈的羅最適合夏天穿，既透氣又利於散熱。綢以平紋組織為特徵，生產量大、用途廣泛。緞以緞紋組織為特徵，工藝稍微複雜，緞子表面通常有提花圖案。過去還講究新婚的被子要用緞面的。

錦衣

李時珍在服器部中所列第一條是錦。在常用中藥西北大黃的鑑別中，也有一個特徵術語「錦紋大黃」，形容大黃斷面的薄壁組織與紅棕色的射線組織形成的紋理似錦紋。

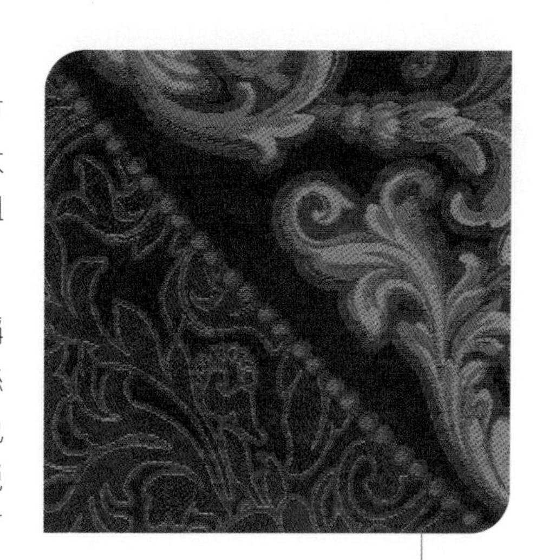
織錦緞

南京雲錦、蘇州宋錦、成都蜀錦被稱為中國三大名錦。錦是最貴重的絲織品之一，生產工藝要求高，難度也大，歷來有「一寸錦、一寸金」的說法。一些和錦有關的成語，如錦繡河山、衣錦還鄉，錦都被賦予了美好、高貴的含義。

明代開始，官員的官服胸前和背後各有一塊四方的補子，質地講究，有織錦的，還有緙絲的。並且補子顯示着官員的品級。文官用禽鳥圖案，從仙鶴、錦雞到黃鸝、鵪鶉；武官用猛獸圖案，從麒麟、獅子到海馬。明清官員身着的官服容易讓人聯想到成語衣冠禽獸。衣冠禽獸含貶義，指的是身着衣帽的禽獸動物，比喻事實上道德敗壞的人。

/ 玉帛 /

「帛」字，最初指白色的絲織品，由素絲織造而成。帛不僅是衣料，從戰國到漢代，帛都是重要的書寫載體，可製成帛書。我國現存最古老的醫方著作《五十二病方》就是從長沙馬王堆漢墓當中出土的帛書。

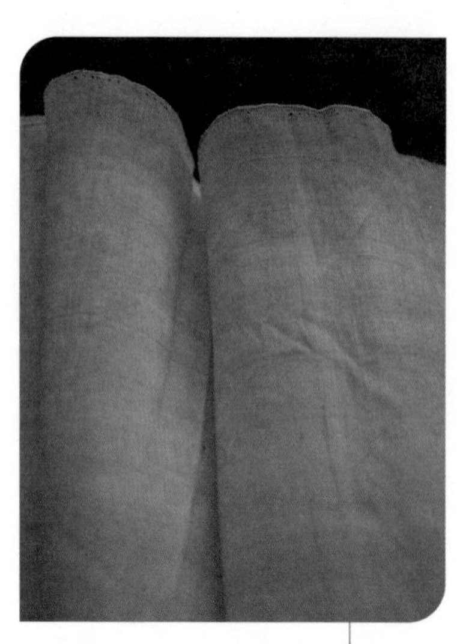

畫絹

帛在古代和玉器一樣，是被用於祭祀和饋贈的禮物，並稱玉帛。古時候國與國之間、人與人之間的往來，以互贈玉帛作為一種禮儀。玉帛也是和平的象徵。「化干戈為玉帛」，指戰爭平息，重修舊好。

絹與帛相比，質地更輕薄，織造工藝相對簡單。李時珍記載，絹又被稱為疏帛。如果不經過精煉，它的材質則比較硬挺，可用作畫絹。傳統團扇的扇面多是用絹製成的，上面可畫山水花鳥各類題材。經過精煉以後的絹，材質比較柔軟，可做手絹等。《本草綱目》記載，黃絲絹在經過燃燒、研磨加工處理之後，可用於血崩等症。

/ 青布衫 /

百姓對布最不陌生。李時珍在《本草綱目》中特別記載了青布。李時珍認為用靛藍染色的青布，具有和青黛相同的功效，可以解諸毒，療惡瘡，治療小兒的寒熱丹毒。

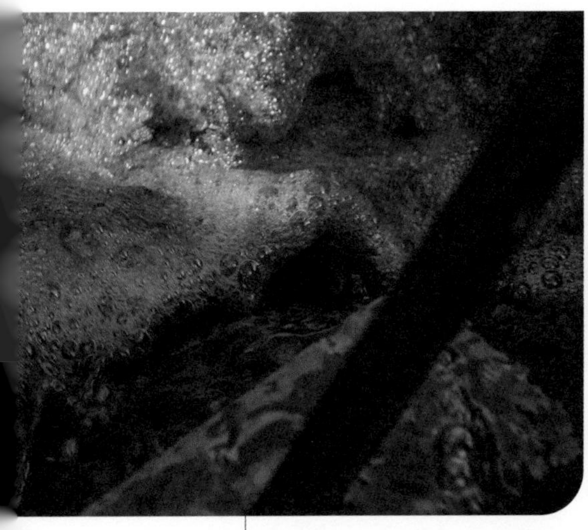

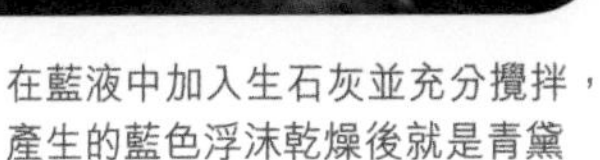

在藍液中加入生石灰並充分攪拌，
產生的藍色浮沫乾燥後就是青黛

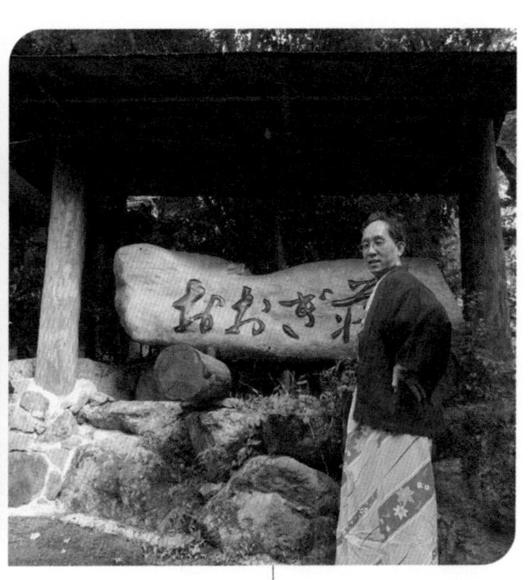

筆者身着藍染浴衣，
於日本溫泉酒店

李時珍提到，需要用青黛而身邊剛好沒有，可以用水浸泡靛藍染的青布，取這種水代替青黛來使用。古代幾乎家家都有靛藍染的青布，這在萬不得已的時候還是一種隨時都可取用的家庭保健物品。

中國染布的方法傳到了日本。現在日本的溫泉酒店提供的浴衣，基本都是麻布或棉布的，而且不乏用靛藍染的青布。

/ 消毒病人衣 /

《本草綱目》記載了一項病人衣。李時珍提到，在瘟疫盛行的時候，可以把剛發病病人的衣服，放到甑鍋裏，即蒸具上蒸，可以防止相互傳染。

從現代防疫的角度來看，對瘟疫病人的衣服進行高溫蒸煮，就是在進行消毒滅菌，這樣可以有效地防止病毒、病菌的傳播。李時珍這種防疫思想應該説是很先進的。

很早以前，中國人就有「以衣防病」的醫學思想，重視病人的衣物，並利用病人衣，在歷史上做出過一定貢獻。

天花是死亡率很高的、古代已經流行的傳染病之一。在古代，我們的祖先曾成功嘗試用「痘衣法」來預防天花。「痘衣法」就是把天花病人的衣物，給還沒得天花的小孩子穿上。因衣物上會帶有少量的天花病毒，通過這種方法可誘發小兒輕微地出痘發病，從而達到免疫的效果。「痘衣法」的進一步發展就演化成了「人痘接種術」和「牛痘接種術」，也可以說是疫苗接種的始祖。

本草學不僅是服務於中醫藥的，對其他自然科學和社會科學也可提供參考。

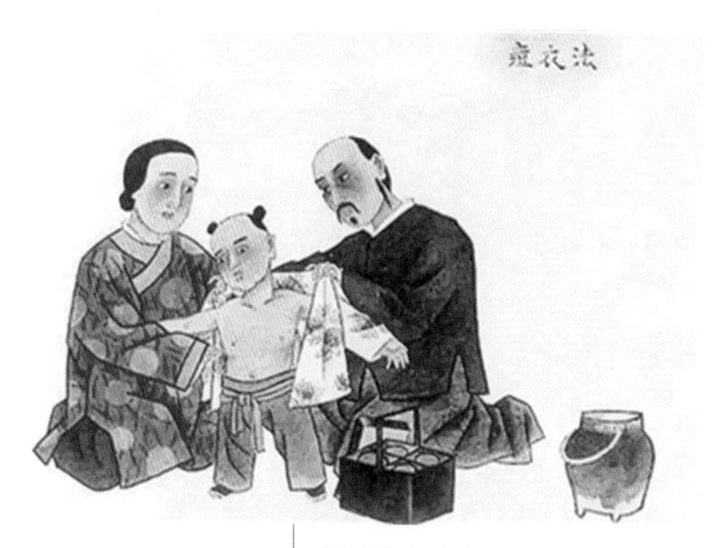

痘衣法圖（北京中醫藥大學中醫藥博物館藏）

服器部中一些穿的、用的，在現代人看來是根本不能入藥的。但是在歷史上，它們曾經發揮過作用，被收入本草書籍，是歷史的一部分。

李時珍記載道，在湍急的水流當中，一隻葫蘆也可能拯救溺水快要淹死的人，可以盡其所用。

凡是器物，只要有用，就沒有貴賤之分。這也是李時珍在編著《本草綱目》時，不厭詳細的收錄原則之一。

錦衣玉帛青布衫

- **綾羅綢緞**
  - **綾**：斜紋組織，輕薄柔軟
  - **羅**：絞經組織，透氣，便於散熱
  - **綢**：平紋組織，生產量大，用途廣泛
  - **緞**：緞紋組織，工藝稍複雜，表面有提花圖案
- **錦**
  - 最貴重的絲織品之一，生產工藝複雜
- **帛**
  - 白色的絲織品，由素絲織造而成
- **絹**
  - 工藝相對簡單，材質較硬挺，可用來畫絹
  - 藥用：在燃燒研磨之後，可用於血崩等症
- **青布**
  - 經靛藍染色，功效同青黛，解諸毒，療惡瘡
- **消毒病人衣**
  - 病人的衣服，蒸後消毒

《本草綱目》第38卷服器部分為兩部分：服帛和器物，服帛是穿的，器物則是用的。李時珍列出54個條目，包括各種紙張、鍾馗桃符、漆器和桐油傘等生活用品。李時珍首先提到的器物類項目是各類紙製品。

紙與青紙

造紙術是中國古代的四大發明之一，對世界文明有着重大貢獻。讀書看報、辦公交流、日常用的紙巾，從早到晚，生活的各個角落都離不開紙。

早在西漢，造紙術就已經出現了，由東漢時期的蔡倫改進。

我國古代以蠶絲紡織出綾羅綢緞，剩下質量次一點的蠶繭可以漂絮，製取絲綿。漂絮後再過濾，過濾的篾席上會留下一些殘絮，可以做紙用，但仍然太珍貴了。

到了東漢，蔡倫把樹皮、麻頭、破布、破漁網等都當作紙的原料，經過挫、搗、炒、烘等一道道工序，最終製成了紙。這種紙價格低廉，原料易得，被廣泛應用，人們稱之為「蔡侯紙」。蔡侯紙先傳入了鄰國朝鮮、日本，隨後又傳入了中亞、印度等地，再由阿拉伯人傳至歐洲，最後在全世界傳播開來。

李時珍在《本草綱目》裏收錄了可用於造紙的幾種原材料及幾種不同的紙，如楮紙、竹紙、草紙和青紙等。

雖然李時珍沒有記載青紙的具體製法，但青紙的製作是有青黛參與的，所以青紙也具有和青黛類似的作用。青黛具有清熱解毒，清肝瀉火的功效，李時珍認為青紙可以殺蟲解毒。

楮紙的原料是楮樹皮，楮樹是別名，原植物是桑科喬木構樹 *Broussonetia papyrifera* (L.) Vent.。這種樹的特點是樹皮富含纖維，屬常見的造紙原料之一，在我國分佈十分廣泛。

楮樹的果實楮實子也是中藥，具有清肝，明目，利尿的作用。

大部分古代造紙的原料都能做中藥。藥食同源，其實藥和紙也有同源。

用植物造紙面臨一個問題——容易生蟲。在造紙過程中加入中藥，這種紙的防蟲方法也體現着古人的智慧。中藥黃柏有殺菌的作用，將紙浸過黃柏煮的水，就不會再被蟲咬了。

/ 桐油紙傘 /

過去，老中醫在弟子學成出師的時候，會送給弟子兩件紀念品，一把桐油紙傘和一盞燈籠。目的就是讓弟子牢記：出診時要風雨無阻，晝夜不分。

我們小時候都猜過一個謎語：「一根柱子百根樑，不用磚瓦蓋成房。」謎底就是桐油紙傘。

現在桐油紙傘大多被當成工藝品。桐油紙傘的製作技術也已被列入我國的非物質文化遺產。桐油紙傘在我國傳統文化裏還是愛情的象徵，《白蛇傳》中白娘子與許仙以傘為媒，留下了千古佳話。

1967 年，劉春華曾創作一幅《毛主席去安源》的油畫，印數累計達 9 億多張，被認為是「世界上印數最多的油畫」。畫面上的青年毛澤東，身着青布長衫，左手握拳，右手握着一把紅色的桐油紙傘。當時一篇《讚革命油畫〈毛主席去安源〉》的文章還被收入了我那時的小學課本。

很多現在的年輕人或許沒用過桐油紙傘。我小的時候還是用桐油紙傘的，經常會碰到走街串巷修理破雨傘的。製作桐油紙傘時，要在傘面的紙張表面刷上一層桐油，於傘面凝固成一層保護膜，使普通的紙張具備防水、防腐蝕的效果。

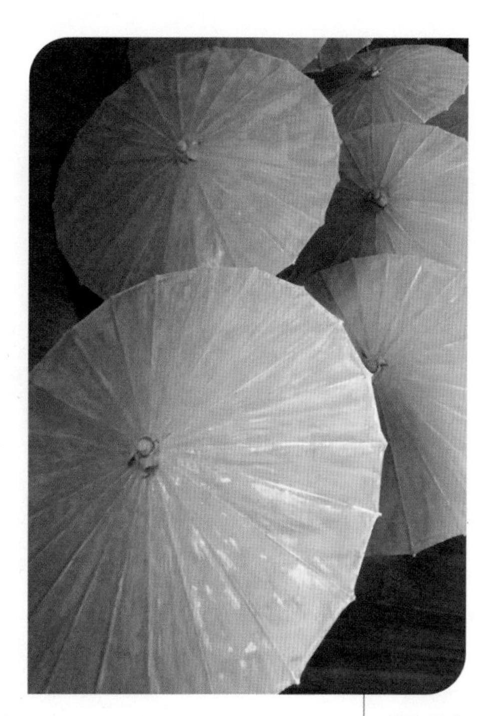

桐油紙傘

李時珍在《本草綱目》第 35 卷木部當中記載了桐。我國自古就有使用油桐樹種子榨取桐油的工藝。

油桐，學名 *Vernicia fordii* (Hemsl.) Airy Shaw，大戟科落葉喬木。大戟科中很多植物的果實有毒，讓人望而生畏的中藥巴豆就是大戟科的植物。苗族有用桐油來治療燙傷的經驗。

我到大別山地區考察多次，那裏盛產油桐和板栗。油桐的種子和板栗的外觀很像，但油桐子有毒。有時候小孩子分不清，誤食了油桐子就會中毒，非常危險。

另一方面，桐油是製造油漆、油墨的主要材料，重量輕、乾燥快，有很好的耐熱、耐酸、耐腐蝕性，工業應用也相當廣泛。

/ 桃符與鍾馗像 /

王安石在詩中寫到：「總把新桃換舊符。」新春時節，有了鍾馗的畫像來看大門，再換上新的桃符，人們的心裏就踏實多了，過年的儀式帶着人們的心靈寄託，帶來的是過年的熱鬧氣氛。

《本草綱目》服器部專門記載了一個條目：鍾馗，是桃符裱紙上畫的鍾馗。

有關鍾馗的傳説，歷史上有不同的版本，李時珍參考的是唐盧肇所撰《逸史》的版本。

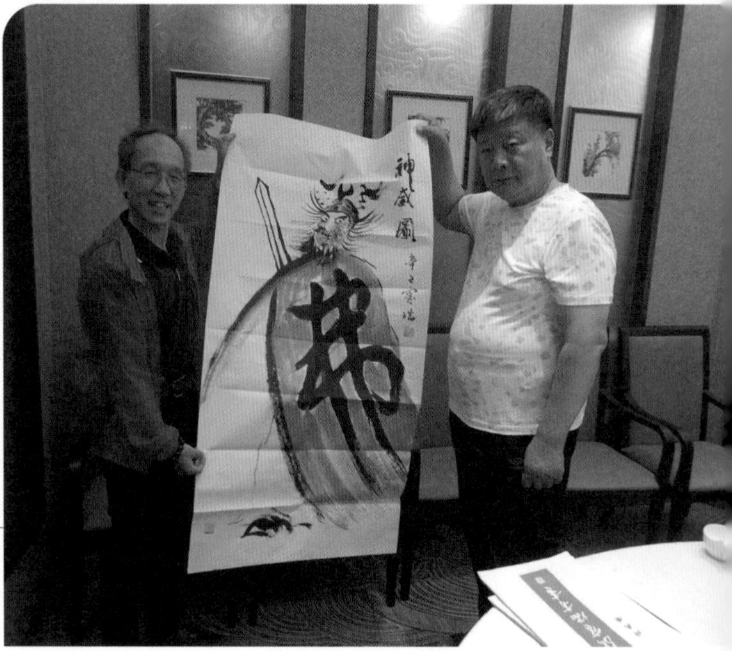

張寶瑞不僅是一位高產的文學家，還是書畫家。他筆下的鍾馗，詼諧、可愛、氣勢磅礴、很有神威，別具一格

鍾馗家住終南山，在唐高祖朝參加科舉考試，直至入京獲貢士頭名，卻未舉狀元，抗辯無果，一怒之下撞階而死。皇上見此狀，便追賜鍾馗狀元袍帶並哀榮。多年後繼皇帝位的唐明皇常做噩夢，一日夢中來了一個戴着破帽身着藍袍的大鬼，一把捉住明皇夢裏作亂的小鬼，並且生吞了。唐玄宗問大鬼是何方人士。大鬼回答説：「臣乃鐘南山的鍾馗。承蒙高祖皇帝賜袍安葬，我發誓要除盡天下虛耗之鬼。」唐玄宗一覺醒來，病痛全消，特命畫聖吳道子為鍾馗畫像，傳於天下。後世留傳的鍾馗像大多是豹頭環眼身着紅袍，手執一椎打鬼的姿態。從此以後，鍾馗捉鬼的故事也在民間廣為流傳。

宋代《東京夢華錄》記載，每年臨近春節，在東京汴梁城內（現開封），大街小巷都有賣門神、鍾馗畫像、桃板、桃符的。到後來，紙畫桃符代替了桃木板，之後又逐漸演變成了貼春聯。

成都中醫藥大學
王家葵題寫春聯

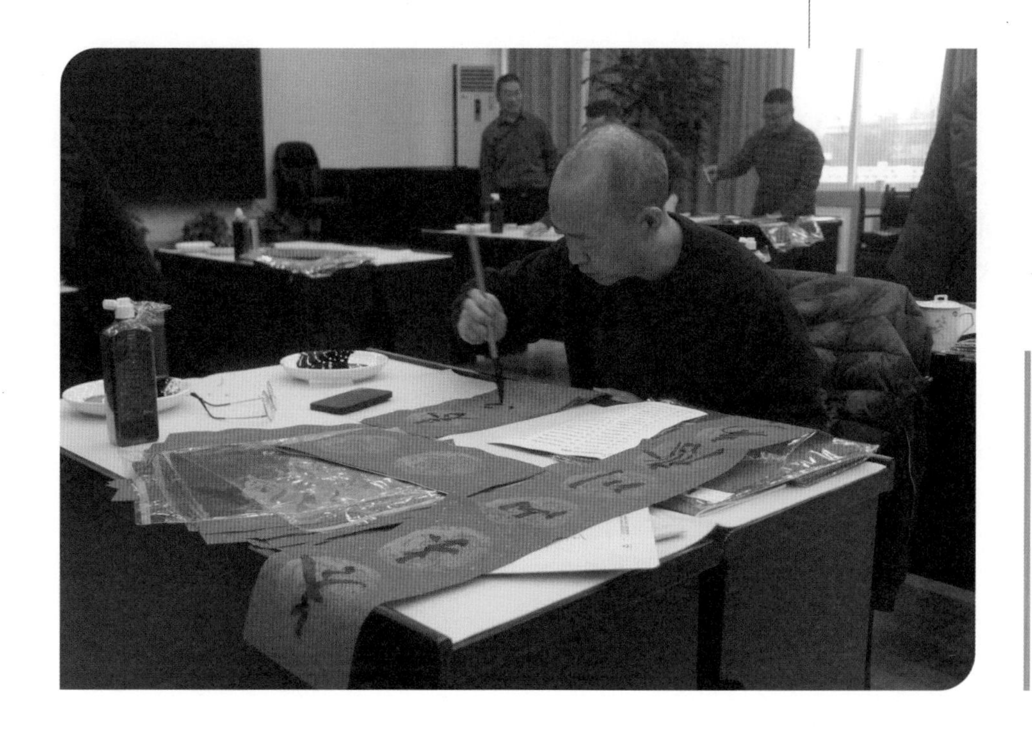

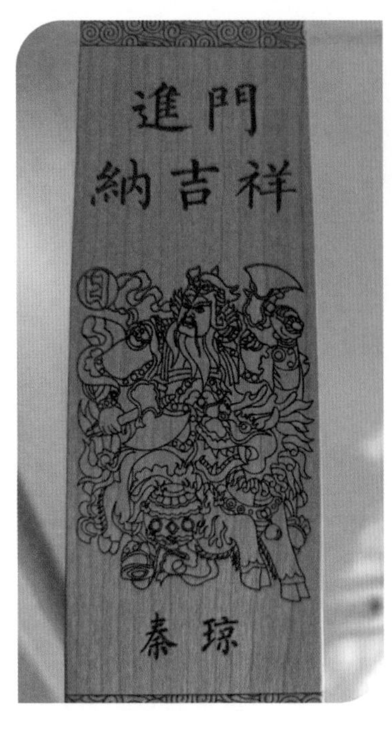

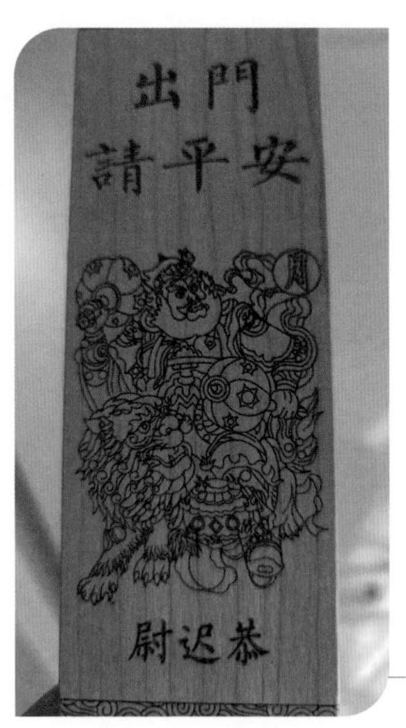

門神桃木板

李時珍在服器部中也記載了桃符，稱它具有「伏邪氣，制百鬼」的作用。當然，「鍾馗」、「桃符」的作用在現代看來都是子虛烏有了。

/ 莎草紙 /

古埃及也有一種紙——莎（suō）草紙。

中國古代造紙先製紙漿，再製成紙。我到埃及實地考察以後才知道，古代埃及的莎草紙是一種編織紙，與紙漿製法不同。

具體的做法是，採集植物紙莎草，這種植物的莖中含有大量纖維，但剛採下來的紙莎草莖很脆，必須用木槌反覆敲打，脱去水分，使纖維變得柔韌，才可以進行編織，製成紙張。紙莎草同時也可以用來製作繩索、草鞋等物品。

紙的英文是 Paper，詞源是紙莎草 Papyrus，有的書上把它翻譯為「塞浦路斯草紙」，地中海沿岸的文明中都有它的存在。

後來英文 Paper 涵蓋的範圍發展得比較廣了，包括了紙漿紙和編織紙。

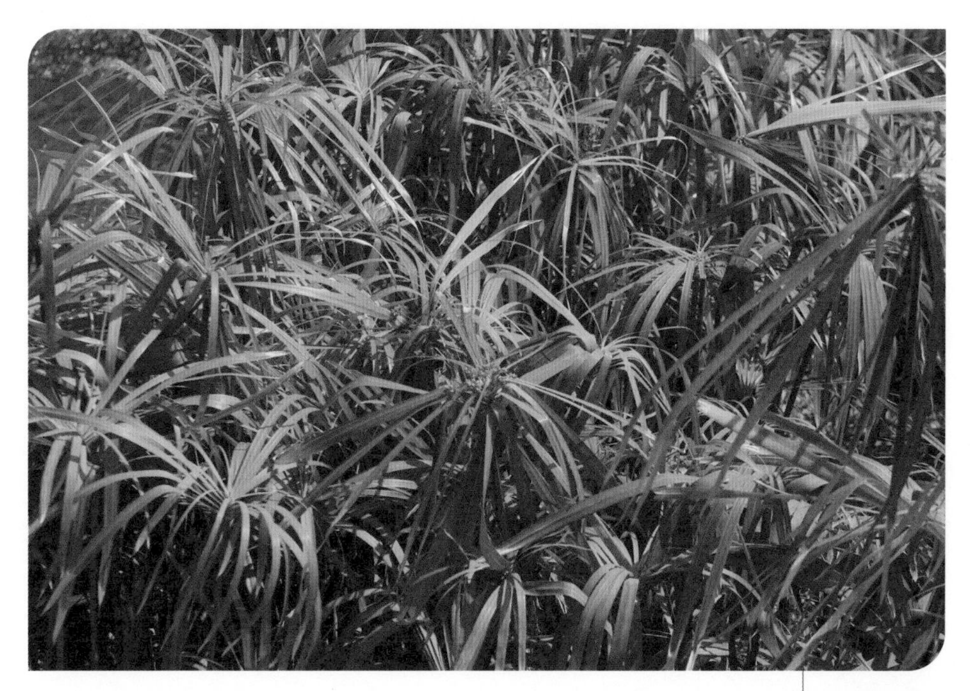
紙莎草原植物

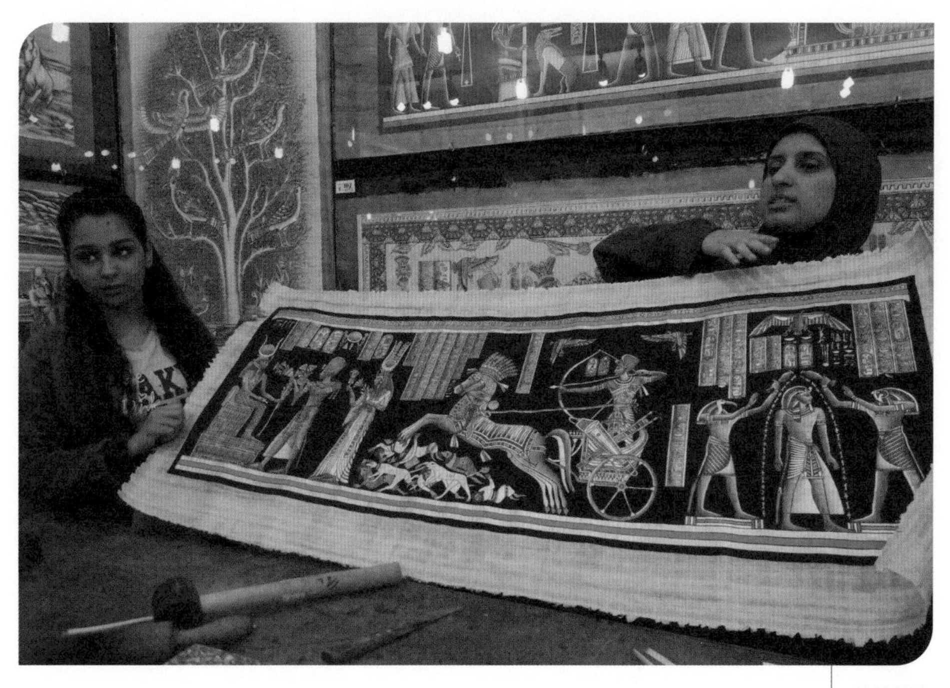
莎草紙畫

《本草綱目》內容非常廣博，不僅限於中醫藥，還涵蓋了大量民俗學與博物學的內容。打開這一章，好似穿越了一條時空的隧道，在我們眼前出現的是一座琳琅滿目的明代民俗博物館。

閱讀《本草綱目》的服器部，為我們了解古人的日常生活和製造水平打開了一扇窗，也可以為其他相關學科的研究帶來參考。

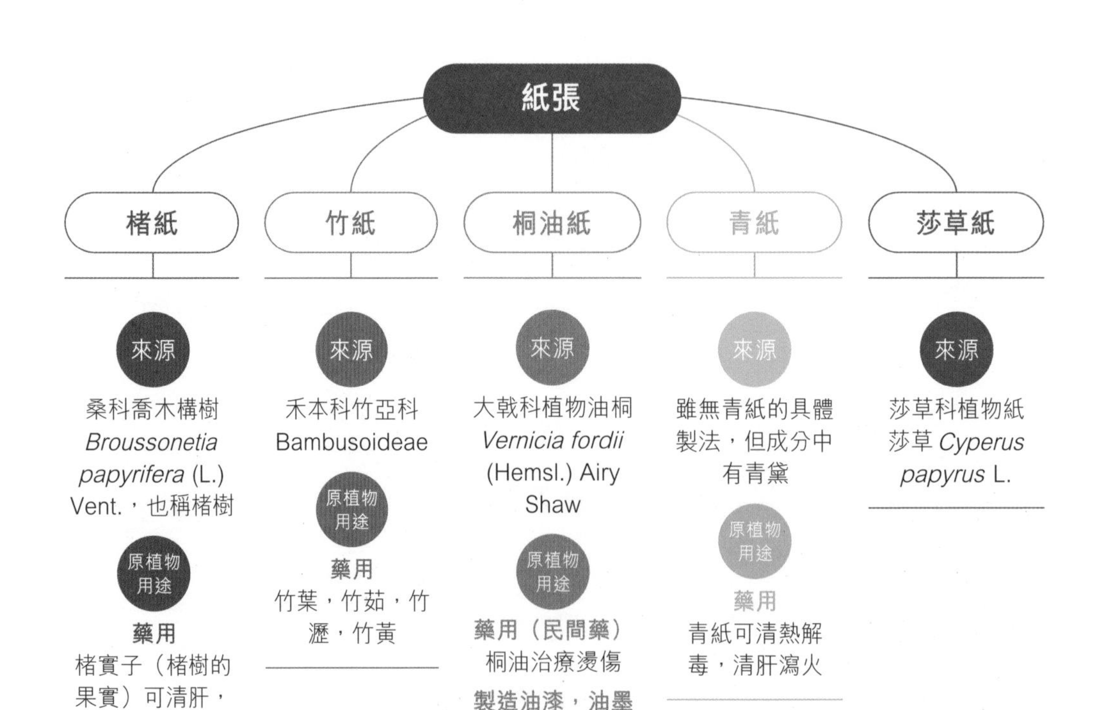

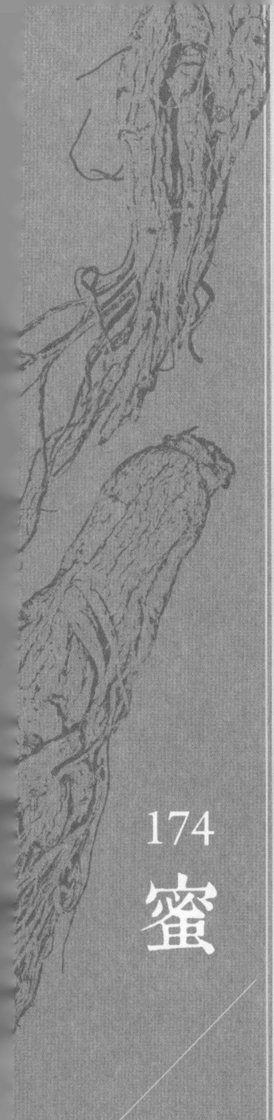

174
蜜
百煉蜂蜜功效多

楊朔的散文《荔枝蜜》，很多人都讀過、學過。記得 20 世紀 70 年代末，一部電影《甜蜜的事業》風靡全國。甜蜜的愛情，甜蜜的事業，總之美好的事情，人們都會用甜如蜜來形容。

蜜蜂與蜂蜜

蜂蜜二字倒過來就是蜜蜂，現在人們都知道蜂蜜是蜜蜂採集的。但在《神農本草經》的時代，最初蜂蜜的名字是「石蜜」，因為古代蜂蜜多數來自野峰，牠們大多生活在山崖和洞穴裏，這才以野蜂築巢地為名。

在《本草綱目》中李時珍才正式更其名為蜂蜜。李時珍認為蜜的來源是蜜蜂，而不是岩石，所以稱為蜂蜜更合適。

並不是所有的蜂都能產蜜。世界上有超過 5,000 種蜂，大部分蜂都不產蜜。野外常見的大黃蜂就不產蜜，會產蜜的蜂不超過 10 種。

現在中國產蜜的蜜蜂主要有兩種，一種是本土的，一種是外來的。

我國的原生種是中華蜜蜂 *Apis cerana* Fabricius，習稱為土蜂，本草書上最早記錄的蜜蜂就是這種。

進口的蜜蜂，為清朝末年從歐洲引進的意大利蜂 *A.mellifera* Linnaeus，來自意大利，產蜜量比較大，現在是各國釀造蜂蜜的主力。

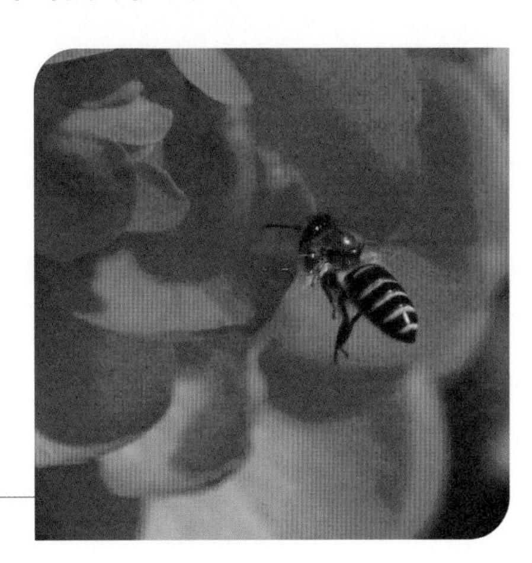

蜜蜂採蜜

採蜜的過程辛苦而有規律，蜜蜂先從花朵中採集甜甜的花蜜吸進自己的蜜囊，接着進行反覆吞吐，約需200次，在蜜蜂體內轉化酶的作用下才能成為蜂蜜。接下來，蜜蜂還要不斷高速扇動翅膀，加速蜂蜜轉化和濃縮，直至水分低於20%。最後一道工序是用蜂蠟把蜜封存在蜂房裏，這樣就可以長期保存了。都說百煉成鋼，這可以說是百煉成蜜了。

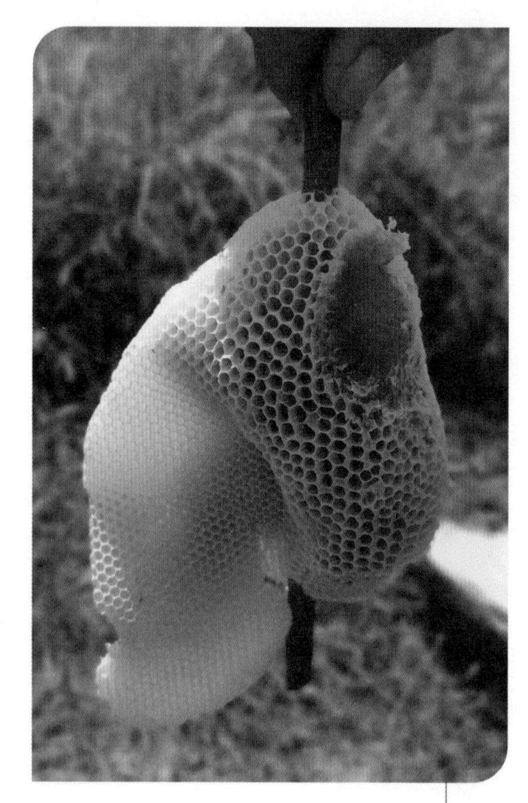

蜂房

蜂蜜是工蜂的口糧，不過工蜂用得很少。工蜂上顎腺會分泌一種乳狀漿液——蜂王漿，專供蜂王享用。蜂膠（Propolis）則是蜜蜂採集植物的汁液、花粉或花蜜，混合自己分泌的唾液與蜜蠟所形成的膠狀物，並作為修補蜂巢的原料和無法外出覓食時的備用糧食。

糧食是粒粒皆辛苦，其實每一滴蜜汁也同樣是來之不易的。

/ 蜂蜜的功效 /

李時珍在《本草綱目》中記載了蜂蜜入藥的五大功能：「清熱也，補中也，解毒也，潤燥也，止痛也。」

蜂蜜可滋陰潤燥。吃蜂蜜的方法也大有學問。

首先，服用蜂蜜有一點要注意，不可用開水沖泡，因為蜂蜜中含有酶，高溫會使酶失去活性，一般以40℃到60℃溫水沖泡即可。其次，蜂蜜可在常溫下長期保存，成熟的蜂蜜水分含量比較低，細菌和酵母菌都不能在蜂蜜中存活。因此保存蜂蜜不需要放入冰箱，冷藏反而是多此一舉。

除了內服以外，張仲景在《傷寒雜病論》中也記載了一個治療大便不通的方法——蜜煎導法，這其實是一種早期的栓劑。取適量的蜂蜜在鍋內煎煮濃縮，製作出「蜂蜜栓」。這一招不但讓李時珍感歎「誠千古神方也」，也讓現代人驚歎古人的智慧。

炮製與蜜丸

關於中藥裏出現頻次最高的藥，大部分人會覺得是「十方九草」的甘草。其實，還有可以與甘草比肩的蜂蜜。

中藥炮製時，蜜是重要的炮製輔料；臨床使用的甘草大多數需要蜜炙。傳統丸劑，如大蜜丸、水蜜丸，製作過程中都離不開黏合劑蜂蜜。

《神農本草經》多記載甘草生用。到了張仲景時代，甘草大部分都是清炒的，為炙甘草。後來，炙甘草普遍用的是蜂蜜炮製的甘草。炮製是藥用歷史的一大飛躍。有了蜜的加盟，臨床上蜜與甘草就緊密地融合在一起了。

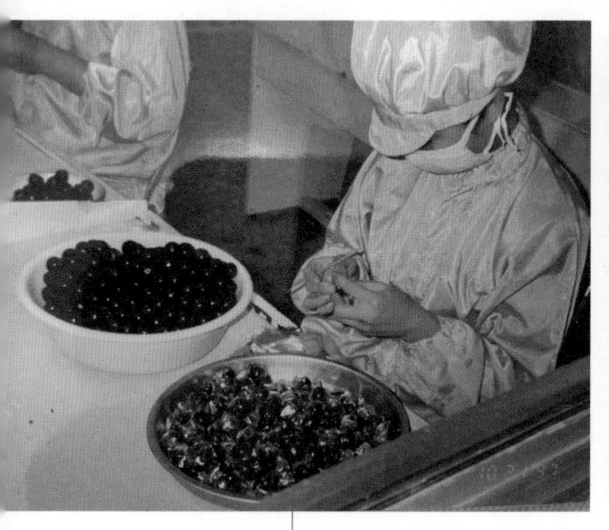

準備密封的大蜜丸

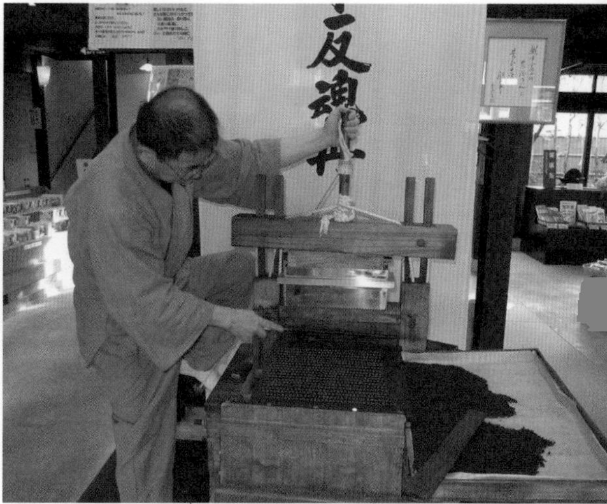

日本人也做蜜丸

蜜丸有獨特的療效，現在很多經典的中成藥都保留了蜜丸劑型。比如，安宮牛黃丸、六味地黃丸等。入藥的蜜是需要煉製的，且煉製後的蜜才能使用。有關煉蜜的方法，早在李時珍的《本草綱目》就已經有了具體的記錄。煉蜜的目的是除去其中的雜質，蒸發掉部分水分，破壞其中的酶，殺死微生物，增強黏合力。

/ 真偽優劣 /

中藥的鑑別可歸納為 4 個字：真、偽、優、劣。用在蜂蜜上，先辨真偽，辨別清楚蜂蜜的來源。1,000 年前，宋代蘇頌的《本草圖經》中就指出：「蜂採其花作之，各隨花性之溫涼也。」蜜源的不同會直接影響到蜂蜜的藥性。從不同種花上採到的蜜，它的藥性會受到基原植物的影響。

養蜂人開啟養蜂箱展示其中的蜜蜂

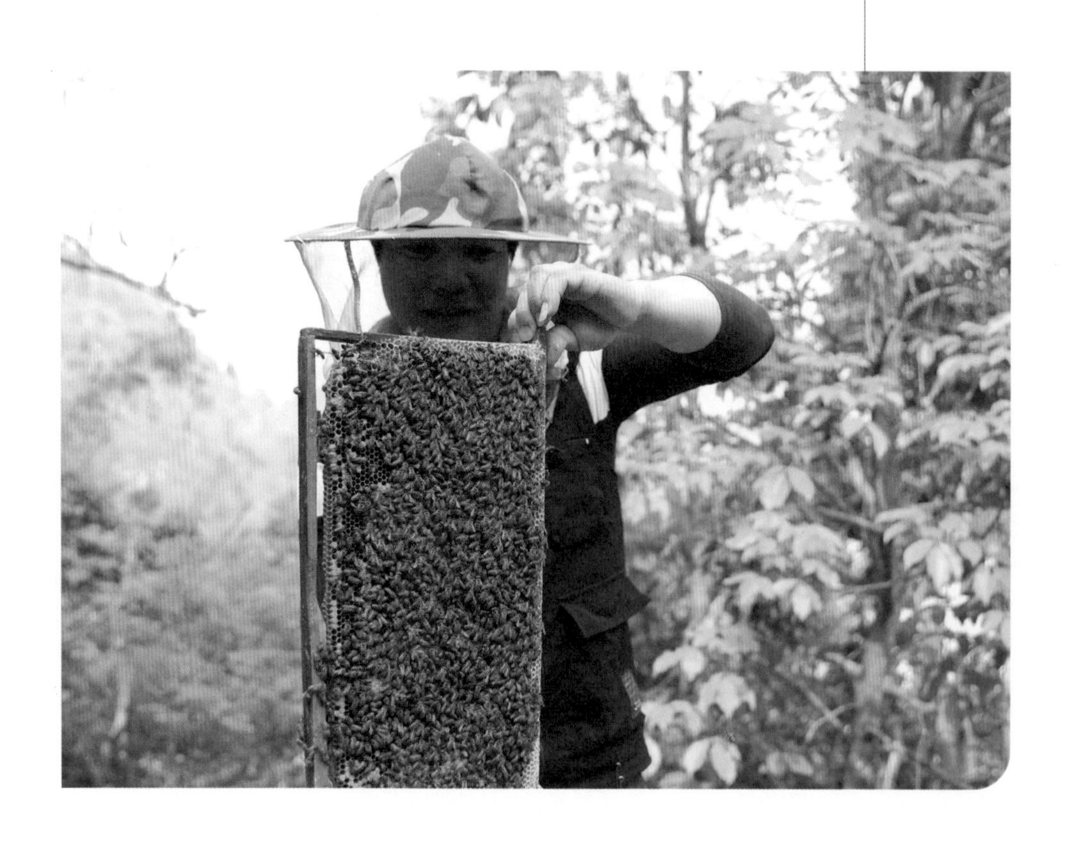

顯微鏡下可觀察到蜂蜜中不同類型的花粉粒，可知它源自哪種植物

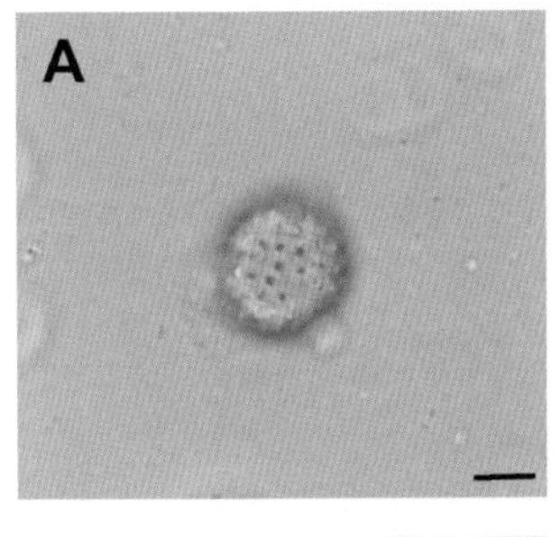

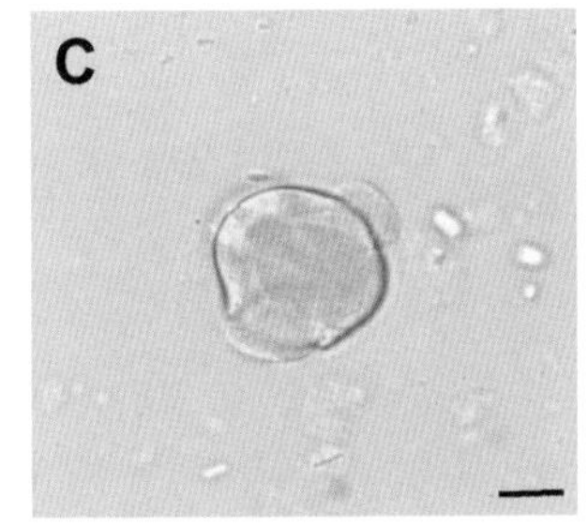

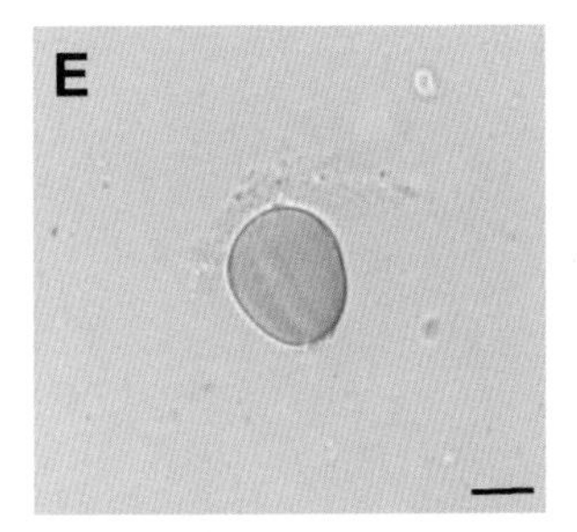

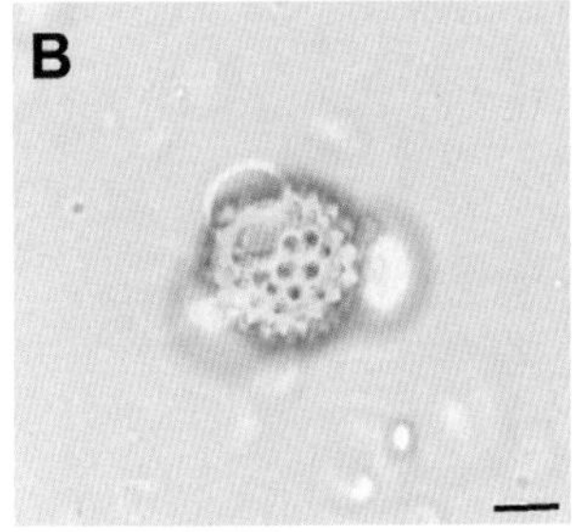

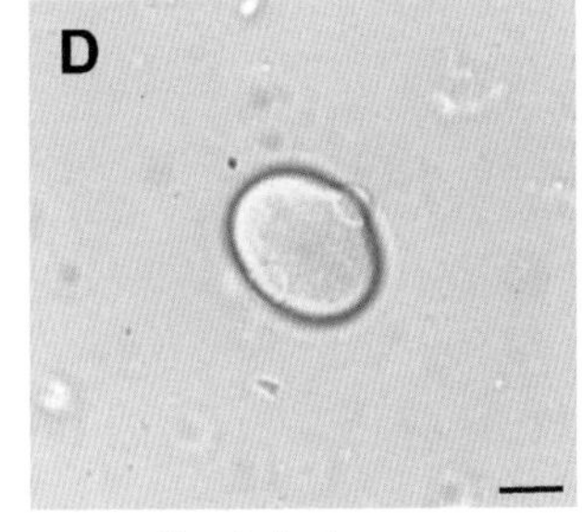

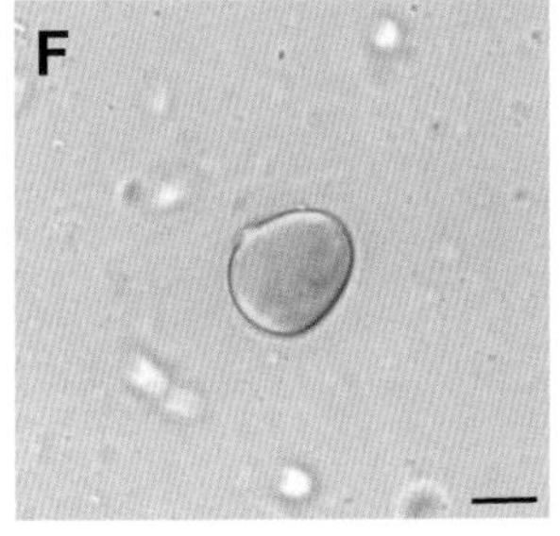

Senecio* spp.** ***Crotalaria* spp.** ***Echium plantagineum

Environmental Pollution 267 (2020) 115542

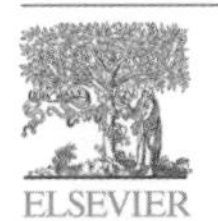

Contents lists available at ScienceDirect

Environmental Pollution

journal homepage: www.elsevier.com/locate/envpol

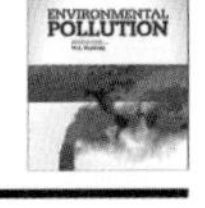

Comprehensive investigation and risk study on pyrrolizidine alkaloid contamination in Chinese retail honey☆

Yisheng He [a, b], Lin Zhu [a, b], Jiang Ma [a, b], Lailai Wong [c], Zhongzhen Zhao [c], Yang Ye [b], Peter P. Fu [d], Ge Lin [a, b, *]

[a] School of Biomedical Sciences, Faculty of Medicine, The Chinese University of Hong Kong, Hong Kong, China
[b] Joint Research Laboratory for Promoting Globalization of Traditional Chinese Medicines between the Chinese University of Hong Kong and Shanghai Institute of Materia Medica, Chinese Academy of Sciences, China
[c] School of Chinese Medicine, Hong Kong Baptist University, Hong Kong, China
[d] National Center for Toxicological Research, Jefferson, AR 72079, United States

A R T I C L E I N F O

Article history:
Received 5 July 2020
Received in revised form
20 August 2020
Accepted 24 August 2020
Available online 8 September 2020

Keywords:
Food safety
Chinese honey
Pyrrolizidine alkaloids
LC-MS analysis
Risk assessment

A B S T R A C T

Pyrrolizidine alkaloids (PAs) are common phytotoxins. We performed the first comprehensive investigation on PA contamination in Chinese honeys. LC-MS analysis revealed that 58% of 255 honey samples purchased from 17 regions across Mainland China and Taiwan contained PAs with total content ranging over 0.2−281.1 μg/kg. Monocrotaline (from *Crotalaria* spp), a PA never found in honey in other regions, together with echimidine (*Echium plantagineum*) and lycopsamine (from *Senecio* spp.), were three predominant PAs in PA-contaminated Chinese honeys. Further, PAs present in honeys were found to have geographically distinct pattern, indicating possible control of such contamination in future honey production. Moreover, we proposed a new risk estimation approach, which considered both content and toxic potency of individual PAs in honeys, and found that 12% of the PA-contaminated Chinese honeys tested might pose potential health risk. This study revealed a high prevalence and potential health risk of PA contamination in Chinese honeys.

筆者研究團隊發表的關於蜂蜜的研究論文

北方常見的有棗花蜜、槐花蜜、椴樹蜜、荊條蜜；南方出產的有荔枝蜜、龍眼蜜、油菜花蜜。

棗花蜜、龍眼蜜的藥效偏於補血安神；槐花是清熱涼血的，槐花蜜也偏清熱涼血。

辨清基原植物的主要目的是保證食用安全。用錯蜂蜜也可能引起中毒。現在世界上已知的約有 6,000 種植物中含有吡咯里西啶生物鹼（Pyrrolizidine Alkaloid），簡稱 PA，長期服用對肝臟有慢性毒性。紫草科天芥菜屬、菊科千里光屬的植物中 PA 含量比較高，如果蜜源來自這些植物，那麼這樣的蜂蜜不可食用。

合適的蜜源是釀蜜的必備條件，這也是養蜂人帶着蜂箱四處流動的原因之一，尋找合適的鮮花才能採蜜。

香港中文大學的林鴿教授對這個專題做過系統深入的研究，我們研究組的黃麗麗博士，也配合參與了部分工作，合作發表過相關的研究論文。蜜蜂採花蜜過程中身上多少都會粘上花粉粒，各種植物花粉的大小、形狀、表面紋理不同，在顯微鏡下可清晰地辨別出它來自哪種植物。這種方法簡便可靠，一目了然。

現在市場裏見到的蜂蜜便宜的十幾元一斤，貴的幾百元一斤。最差的產品是用糖漿加香精勾兑的糖水，談不上甚麼營養價值，吃了只會令人發胖。鑑定蜂蜜真偽可以加入冷水稀釋，再用力搖一搖，真蜂蜜會出現大量細小的氣泡，呈現混濁狀，放置一段時間氣泡也不會消退。像品酒、品茶一樣，鑑別蜂蜜最好親自嘗一嘗味道。真蜂蜜帶有淡淡的天然植物花香，還會有蜂蜜特有的酵素味。這種經驗要靠多嘗、多實踐來積累。

蜂蜜在放置一段時間後會凝結，可能呈現豬油狀，還有小結晶出現，這是正常現象。質稠的蜂蜜遇到低溫也會凝固並析出結晶。

在實驗室裏還可以用儀器做檢測。天然蜂蜜主要含果糖和葡萄糖這兩種還原糖，一般蔗糖含量比較低。

我在讀楊朔的《荔枝蜜》時，印象最深的是楊朔與養蜂工人老梁的那段對話。老梁介紹説一隻蜜蜂能存活的時間很短，蜂王可以活3年，工蜂最多能活6個月。活到限數，自己就悄悄地死在外邊，再也不回來了。

接着楊朔抒情感慨：「我的心不禁一顫：多可愛的小生靈啊！對人無所求，給人的卻是極好的東西。蜜蜂既是在釀蜜，又是在釀造生活；不僅是為自己，而且是在為人類釀造最甜的生活。蜜蜂是渺小的，卻又多麼高尚啊！」

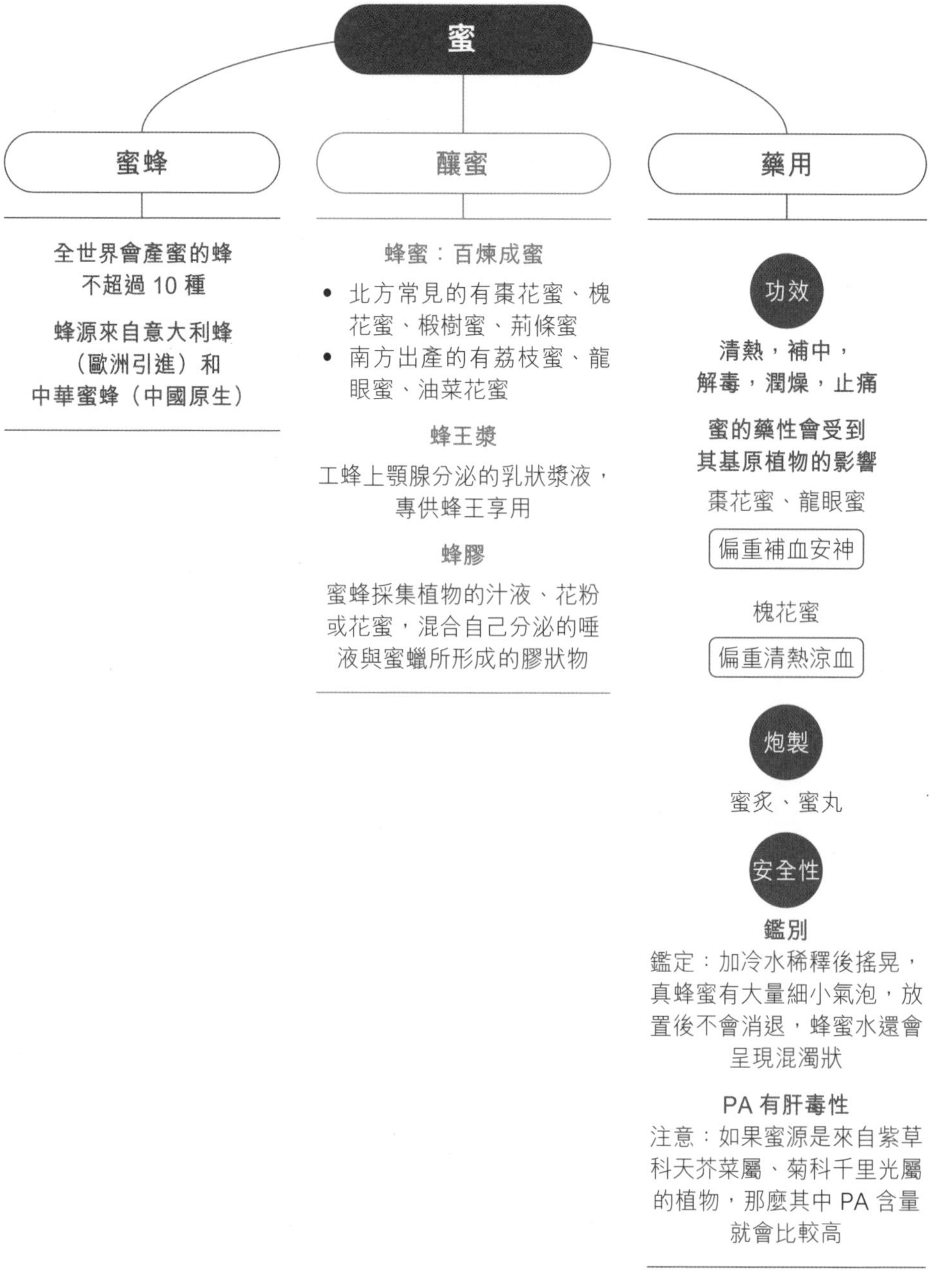

蜜

蜜蜂

全世界會產蜜的蜂不超過 10 種

蜂源來自意大利蜂（歐洲引進）和中華蜜蜂（中國原生）

釀蜜

蜂蜜：百煉成蜜

- 北方常見的有棗花蜜、槐花蜜、椴樹蜜、荊條蜜
- 南方出產的有荔枝蜜、龍眼蜜、油菜花蜜

蜂王漿

工蜂上顎腺分泌的乳狀漿液，專供蜂王享用

蜂膠

蜜蜂採集植物的汁液、花粉或花蜜，混合自己分泌的唾液與蜜蠟所形成的膠狀物

藥用

功效

清熱，補中，解毒，潤燥，止痛

蜜的藥性會受到其基原植物的影響

棗花蜜、龍眼蜜

偏重補血安神

槐花蜜

偏重清熱涼血

炮製

蜜炙、蜜丸

安全性

鑑別

鑑定：加冷水稀釋後搖晃，真蜂蜜有大量細小氣泡，放置後不會消退，蜂蜜水還會呈現混濁狀

PA 有肝毒性

注意：如果蜜源是來自紫草科天芥菜屬、菊科千里光屬的植物，那麼其中 PA 含量就會比較高

蠟可以簡單地分為 3 種。

第一種是蜂蠟，現在《中國藥典》收錄的正名是蜂蠟，歷代本草書籍中多記載為蜜蠟。第二種是蟲白蠟，也叫木蠟。第三種是化工蠟，也就是石蠟，因為是由外國人發明的，所以又叫洋蠟。李時珍在《本草綱目》當中收載了前兩種，蜜蠟和蟲白蠟。

嚼蠟事件

中藥的丸劑有時稱為蜜丸，有時稱為蠟丸，傳統蜜丸外層包着一層蠟的包裝——蠟皮。中國的大蜜丸遠銷日本，安宮牛黃丸、牛黃清心丸、至寶三鞭丸、杞菊地黃丸都是暢銷藥品。

日本人吃丸藥的習慣與中國人有點不同。中國人一般把藥丸整個吞嚥，或者掰開分成小丸用水送服。日本人吃丸藥是嚼服，再大的蜜丸也是一樣，都會放在嘴裏細嚼慢嚥。

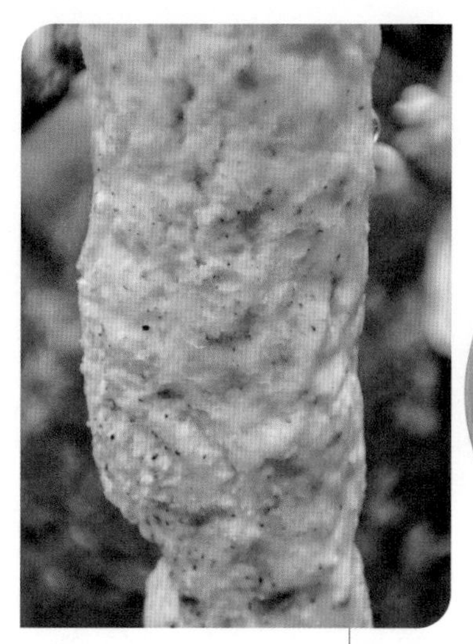
蟲白蠟

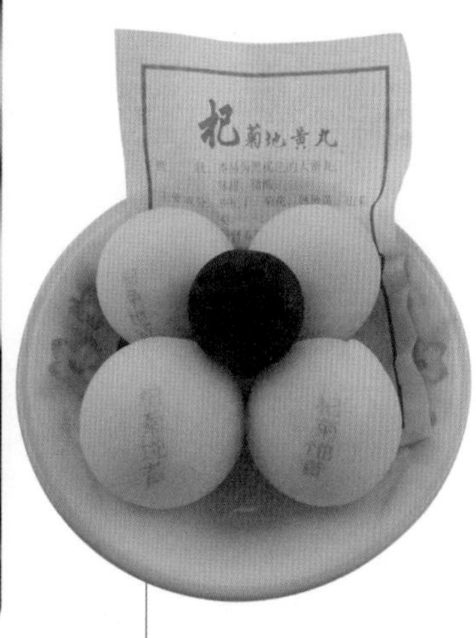
丸劑（摘自《百寶藥箱》）

我曾和一位日本朋友聊起中國的丸藥，他臉上的表情特別複雜。我詳細詢問他才知道，有一次他生了病，一個中國朋友推薦給他一種中成藥大蜜丸。吃了藥是藥到病除，不過他又説，這個藥雖好，就是太難吃了，很難吞嚥。原來這位日本朋友連着外面的蠟皮也一起嚼着吃了。這也不怪外國人不了解中藥，以前很多中成藥的説明書的確寫得不夠細緻，其實很多老外第一次接觸中藥蠟丸時都不知道怎麼下嘴。不過現在好多了，凡是出口的大蜜丸，説明書都寫得很清楚，還會附上一張圖，告訴患者先把蠟皮剝開，再取出裏面的大蜜丸服用。

在丸劑外層包裹蠟皮的做法是我國丸劑防腐加工的一大進步。早期一些貴重成藥的蠟皮是用蜂蠟與蟲白蠟混合製作的。蠟封後的蜜丸與外界空氣隔絕，像密閉的小罐頭一樣，有的放上幾年、幾十年都不會變質。蜂蠟與蟲白蠟做的丸藥的蠟皮，雖口感不好，但吃下去也不會造成醫療事故。

野生的自然蜂蠟

現在的蠟丸可不一樣了，基本上用的是石蠟，大部分還在裏面加了一層硬塑料，看着美觀，但不可食用。

/ 蜂蠟 /

蜂蠟是人類最早使用的蠟。蜂蠟除了用作照明材料外，還可入藥，用於蠟染、拋光木料等，用途非常廣泛。

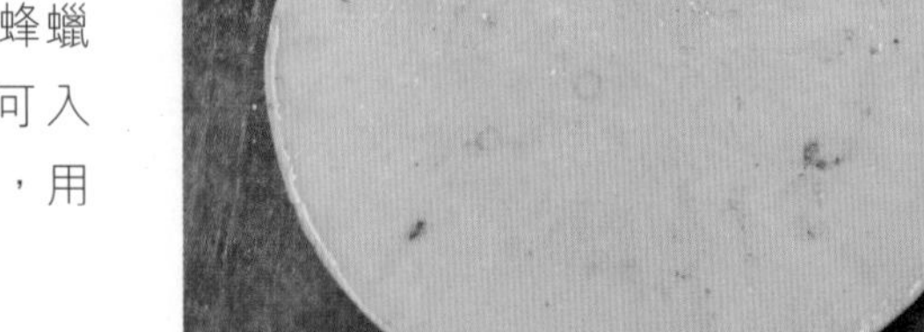

養蜂人家裏煉成圓餅的蜂蠟

蜂蠟入藥最早記載於《神農本草經》中，當時稱為蜜蠟，列為上品。雖然蜂蜜與蜂蠟都來自蜜蜂，但味道卻是一個甜，一個淡。李時珍曾經發出這樣的感慨：「蜜成於蠟。莫甘於蜜，莫淡於蠟。」味甘如飲蜜，味淡如嚼蠟。

蜂蠟是蜂的分泌物，在蜂群當中，只有工蜂才有分泌蠟的能力。工蜂最初分泌的是不透明的白色蜂蠟，主要用於築造巢房，儲存蜂蜜。

來自東方的魔術師

有別於蜂蠟來自蜜蜂，蟲白蠟則來自另外一種小蟲子——白蠟蟲，蠟蚧科的昆蟲白蠟蚧 *Ericerus pela* (Chavannes) Guerin。這種神秘的小蟲子是一種群居的昆蟲，主要棲生在木犀科植物白蠟樹 *Fraxinus chinensis* Roxb. 的樹枝上，也有的生於女貞 *Ligustrum lucidum* Ait. 等幾種女貞屬的植物上。

蟲白蠟藥材

白蠟蟲體形非常小，比小螞蟻還小，身長不過 1.5 毫米，頭上有一個細細的「針頭」，不用放大鏡根本看不到，這根「針」可插入植物的枝幹裏吸收營養。白蠟其實是這種蟲子的代謝物，人類是在「廢物」利用。

雄性白蠟蟲能分泌蠟絲，雌蟲只能分泌微量蠟粉。蠟絲的初始形態像春蠶吐絲一樣。隨着蠟絲不斷增加，會形成蠟花鋪滿枝條。蠟採集下來後，需經過熔化、過濾、冷凝等加工，最後得到呈白色固體的蟲白蠟。

蟲白蠟主要分佈在我國華南和西南地區，四川是主產區之一，別名川白蠟。

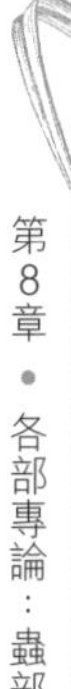

我第一次見到白蠟樹就是在四川的峨眉山，樹枝表面佈滿了白蠟絲。我眼前的景象是「疑是樹上霜」，好似冬天到東北看到滿樹的霧凇一樣。

白蠟樹的樹皮可入藥，就是常用中藥秦皮。

白蠟樹剝去樹皮以後的白蠟木可做成木桿，稱為白蠟桿。紅纓槍的槍桿、齊眉棍都可用白蠟杆為原料，使用時非常順手，韌性也特別強。

李時珍在《本草綱目》中記載，唐宋之前用的蠟都是蜂蠟。從元代開始，人們發現了蟲白蠟。明代時蟲白蠟已經成為日常用品了，並且作為中國特產，出口到了歐洲。

李時珍詳細記載了蟲白蠟的產區，白蠟樹的形態，白蠟蟲的生活史、人工養殖方法，白蠟的採製法，同時還附了一張圖描繪白蠟蟲的養殖情況。

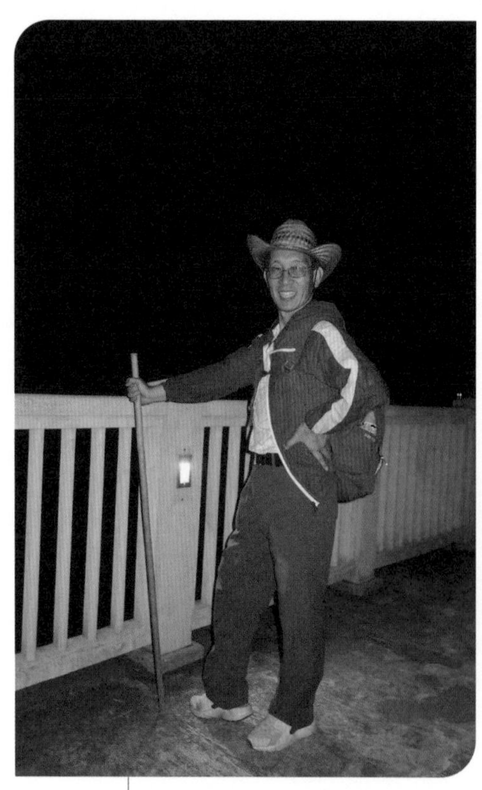

筆者手中的這根登山杖就是「白蠟杆」

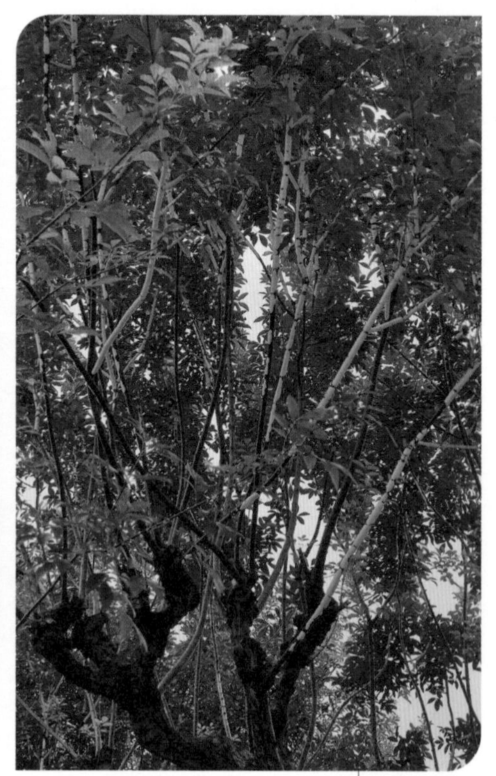

蠟絲滿枝頭

起初西方沒有蟲白蠟，他們有自己的黃蠟（Yellow Wax）和白蠟（White Wax），歐洲人剛見到從中國進口的這種蠟時，還以為就是精煉的蜂蠟。第一次認識到中國白蠟蟲和蟲白蠟的西方人是一位來自法國的傳教士、漢學家金尼閣（Nicolas Trigault）。他在 1651 年記錄下了中國東南各省取白蠟的情況。

這種來自於昆蟲的神秘的蠟讓西方人大為讚歎。這種微小的蟲子竟然能分泌出蠟，簡直像是來自東方的魔術師。

1848 年，法國漢學家愛德華・埃瑪紐埃爾・沙瓦訥 Édouard Émmannuel Chavannes，漢名沙畹，正式給白蠟蟲命名了拉丁名，白蠟蟲 *Ericerus pela* (Chavannes) Guerin。牠的種加詞 *pela* 就是從「白蠟」的湖南方言音譯而來的。而蟲白蠟英文直接為 Chinese Wax（中國蠟）。

蠟的分類與應用

蜂蠟、蟲白蠟在功效上也有很大區別。蜂蠟主要用於內服，蟲白蠟主要用於外用。

李時珍認為蜂蠟內服有養胃，止泄痢的功效。在其【附方】項下，李時珍記載了一個治療赤白痢、腹痛的仲景調氣飲，以及一個治療熱痢及婦人產後下痢的千金膠蠟湯。這兩個方都以蜂蠟為主要藥味。

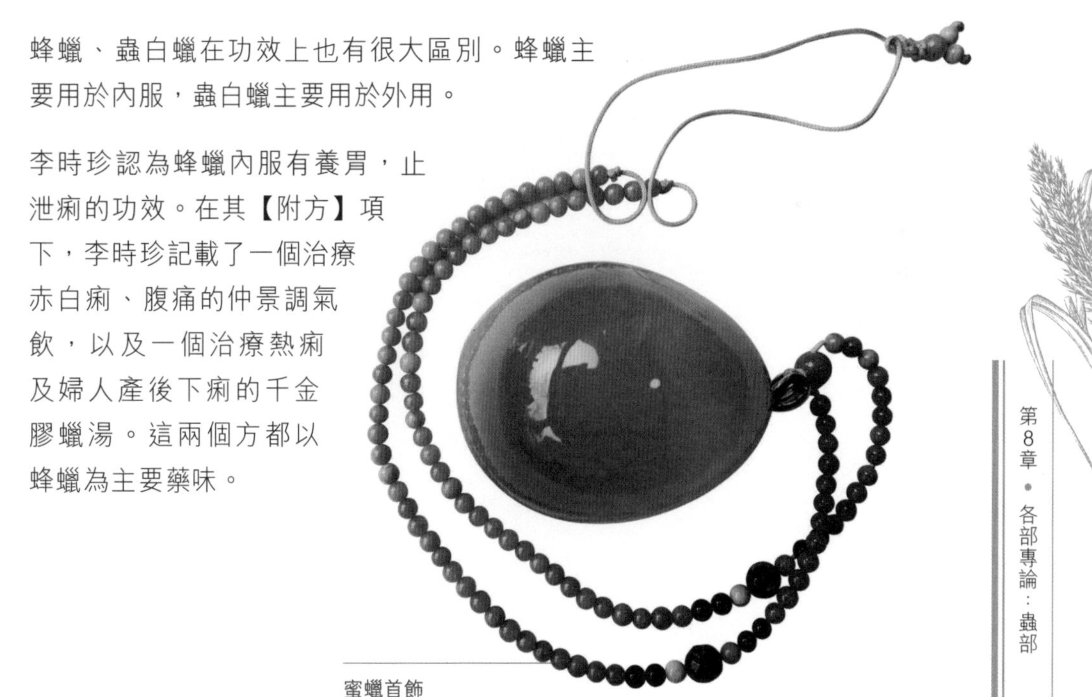

蜜蠟首飾

蟲白蠟外用，可以止血，生肌，斂瘡，用於凍瘡、燙傷、創傷出血等症。

從質感上區分蜂蠟與蟲白蠟較為簡單。蜂蠟較軟，熔點比較低，把蜂蠟放在手裏一捏立馬就變軟了。蟲白蠟較硬，熔點高，用手捏容易碎裂。

做中藥鑑定時，可以淺嘗一下兩種蠟，入口一嚼能立刻分辨。蜂蠟細膩而黏，韌性比較強，畢竟是裝載蜂蜜的「小膠囊」，會殘留一些蜂蜜的香氣。而蟲白蠟，咀嚼起來有細顆粒感。

現代最常見的還是石蠟，也叫礦蠟、洋蠟。它是石油或礦物油提取時的副產品，價格比較便宜。石蠟質地較硬，斷面也很堅實。

生物化石中有一種蜜蠟。它的名字和本草書籍記載蜂蠟的曾用名相同。但蜜蠟屬松樹樹脂形成的化石，和蜂蠟、蟲白蠟完全不同。

蜂蠟與蟲白蠟源自昆蟲，取之於自然，用之於生活。中華民族不僅栽培藥用植物，還飼養動物、昆蟲，養蠶，養蜂，也養殖白蠟蟲。這個曾被西方人讚譽為「東方魔術師」的白蠟蟲，如今又在幫助山村農民脫貧致富方面發揮了作用。

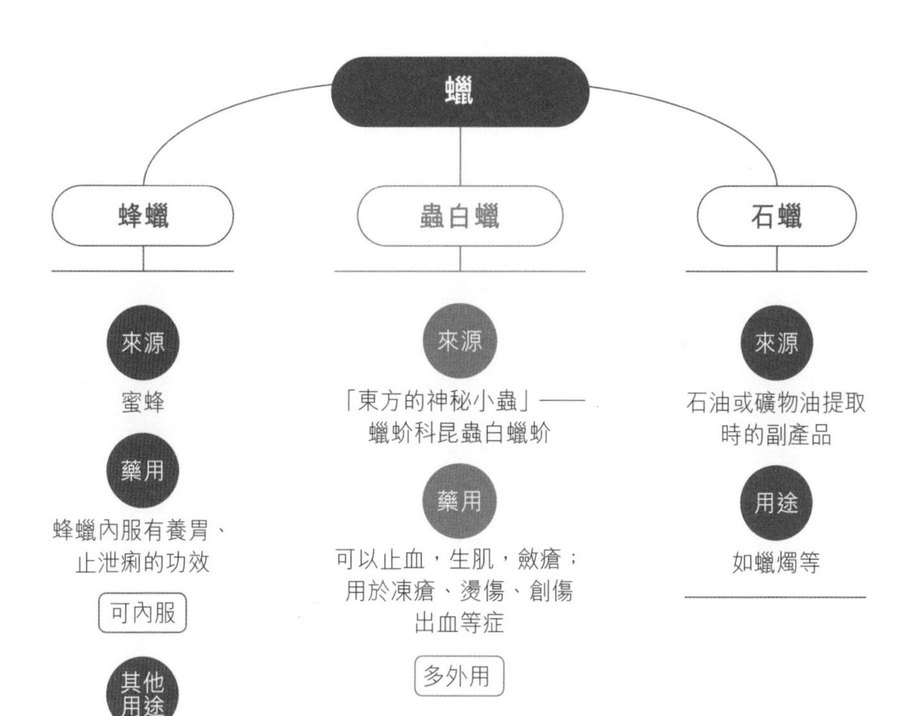

「除四害」在不同的時期有不同的版本。20 世紀 50 年代，我國提出除四害，一開始指的是麻雀、蒼蠅、蚊子和老鼠。全民出動，到 20 世紀 60 年代，麻雀幾乎被打光了，卻造成其他的病蟲害。時過境遷，當年的「老家賊」成了可愛的小鳥。後來臭蟲又多了出來。現在衞生條件好了，臭蟲也很少見了，但是蟑螂一直都在。很多人討厭蟑螂，但就是滅不盡。這便需要因勢利導，變害為寶。蟑螂還有藥用價值。

「打不死的小強」

蟑螂，在粵港地區叫作甲由。甲由兩個字在常用漢字詞典裏都沒有，人們把一些令人厭惡的東西、社會的渣滓都稱為甲由，由於人們討厭蟑螂，所以蟑螂也被稱為甲由。

受流行文化的影響，人們贈與蟑螂綽號「小強」，並廣為流傳。由於蟑螂的生命力特別頑強，很難被消滅，「打不死的小強」實至名歸。

早在 3 億年前，蟑螂就生存在地球上了。牠比人類的出現要早得多，科學界普遍認為，人類始祖的出現距今有 50 萬年。蟑螂和恐龍先後出現在地球上。雖然龐然大物恐龍早已滅絕，但是小小的蟑螂卻繁衍至今。

蟑螂的生命力和繁殖力很強，哪怕沒有食物，只靠喝水，牠也能存活 3 個月。蟑螂從卵裏孵化出來後，到成為成蟲再到能夠繁衍後代，整個過程只需要 7 個月。有資料統計，一隻雌蟑螂一年可繁殖後代近萬隻。

蟑螂原本只生活在濕熱的南方地區，可現在交通便利，人來人往，物流暢通，蟑螂已無處不在。

記得 20 世紀 80 年代初，我在中國中醫科學院讀碩士研究生的時候，有一位來自南方的同學，當時從他的行李中爬出了幾隻小蟑螂，沒過兩年，宿舍樓裏的蟑螂就成群結隊了。

北方的冬天特別冷，蟑螂通常會躲藏在暖氣片附近，如果把開水澆到暖氣片上，許多蟑螂被燙死後會劈裏啪啦地掉下來。

後來我去了日本，日本以好乾淨、講衛生著稱，但到了那裏我才發現，東京也有蟑螂，而且體形很大。

1999 年，我來到了香港，剛開始我一個人住在大學的宿舍裏，生活條件很好，就是「好客」的蟑螂特別多。我想，看來這輩子都要與蟑螂為伴了。小型的蟑螂如螞蟻大，大型一點的如人的拇指大，有的還能扇動翅膀飛起來，突然從角落裏鑽出來，嚇人一跳。現在隨便一個藥店都有滅蟑螂的藥品出售，有藥餌、有膠貼、有煙熏，國產的、進口的不同牌子的蟑螂藥。各種招數，我幾乎試了個遍，卻收效甚微。最後我選擇了放棄，與蟑螂和平共處。可是沒想到，過了半年，我屋裏的蟑螂不知不覺自然地消失了。原來，因為我從不在家裏做飯，冰箱裏空空如也，廚房裏既沒有糧食也沒有糖，蟑螂全被餓跑了。

/ 蟲類藥物知多少 /

本草，以草為本，植物藥是藥材的主體，但本草著作也記載礦物藥和動物藥。動物藥中包括看似不起眼的昆蟲。追根溯源，早在《神農本草經》中就已經記載了不少蟲類藥物。

清代名醫葉天士，還有當代的國醫大師朱良春，他們都是使用蟲類藥物的高手。葉天士認為：「初病在經，久病入絡。」尤其是慢性病和疑難病，在常規治療方案的基礎上加上蟲類藥物，往往能撥動氣血，通絡祛瘀。國醫大師朱良春把蟲類藥物運用得出神入化，他用全蠍和地龍治療偏頭痛，用地龍和水蛭治療高血壓，用蟬蛻治療過敏，用蜈蚣治療面癱等。

蟑螂以蜚蠊之名，被李時珍收載在《本草綱目》第 41 卷的蟲部，主瘀血，利血脈。

《神農本草經》中已有蜚蠊的記載，牠的用途是「主血瘀，癥堅，寒熱，破積聚，咽喉痹，內寒，無子」。《神農本草經》開蟲類用藥之先河，後世的本草書當中，蜚蠊的應用一直被記載傳承。

除了漢家典籍外，彝族、哈尼族等少數民族藥中，蜚蠊也被納入，並且積累了豐富的臨床經驗。

變害為寶

蟑螂不僅有強大的生命力與繁殖力，牠的自我修復功能也是一流的。

蟑螂幼蟲即使斷了一條腿，當牠脱殼之後，失去的肢體也會像壁虎的尾巴一樣，奇蹟般地長出來。人類由此得到啟發，以蟑螂為原料，研發出了一種藥物——康復新液。康復新液內服，可用於治療瘀血阻滯、胃痛出血，包括胃和十二指腸潰瘍等；外用於口腔潰瘍、外傷、燒燙傷、褥瘡等創面的修復。

我國還有以蟑螂為原料開發出的二類新藥心脈隆注射液，為治療慢性心衰的輔助用藥。

蟑螂也可應用於日用產品中，目前已有以蟑螂為原料的面膜、牙膏等產品。

不僅中國人應用蟑螂，外國人也用蟑螂製成蟑螂精粉，以補充動物蛋白，有護肝、保肝的作用。

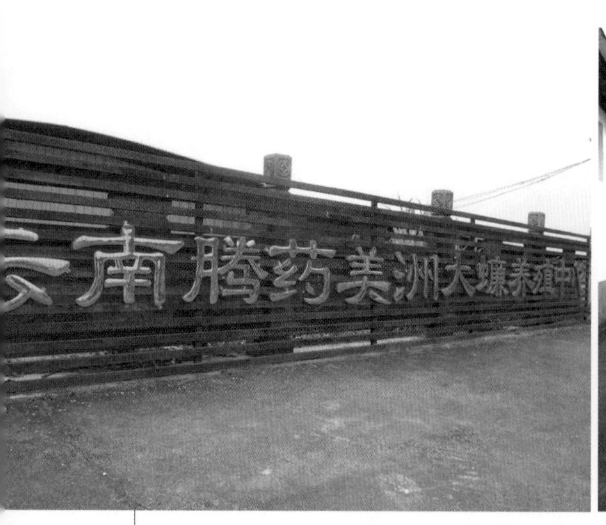

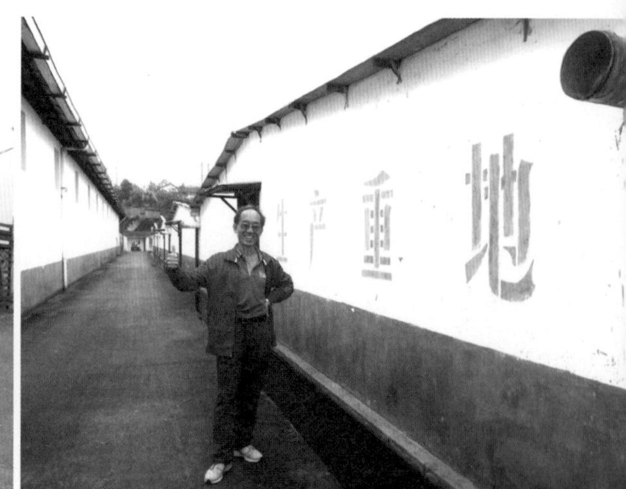

筆者在雲南美洲大蠊養殖中心，生產重地防止外界污染

目前全世界的蟑螂已接近 5,000 種了，我國大概有 300 種。經研究發現，美洲家蠊 *Periplaneta americana* (L.)（又稱美洲大蠊），在所有蟑螂品種中蟲體最大，有效成分含量最高。

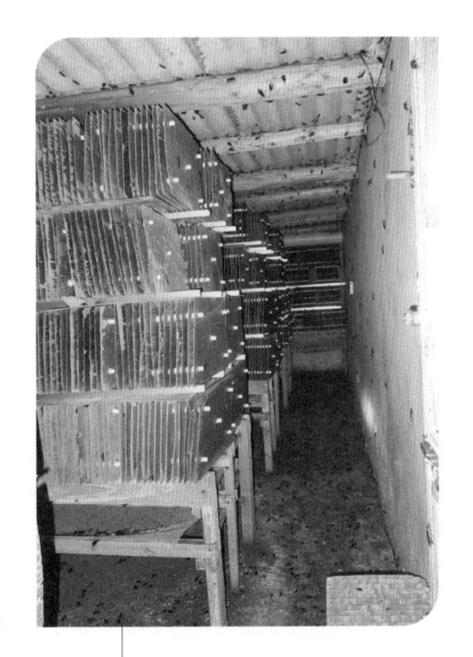

獨特的養殖房，為蜚蠊提供了適宜的溫濕度

現在入藥的蟑螂已經有了專門的養殖基地，保證來源的安全和品質。

我帶着一份好奇，在 2019 年 7 月專門去了雲南騰沖美洲大蠊的養殖基地。

雲貴高原即使到了夏季，也是涼爽宜人的好地方。但一進入蜚蠊養殖房裏，我彷彿回到了夏日的香港。養殖房裏需保持一定溫度和濕度，當時的溫度比室外高出 20 多攝氏度，空氣都是濕乎乎的，還充滿了難聞的味道。

基地人員向我介紹，養蟑螂要為蟑螂考慮。這裏的溫度和濕度的設定需要模擬嶺南地區的氣候，因為蟑螂喜歡這樣的環境。

看着這麼多健康活躍的蟑螂，有人欣喜，有人恐懼

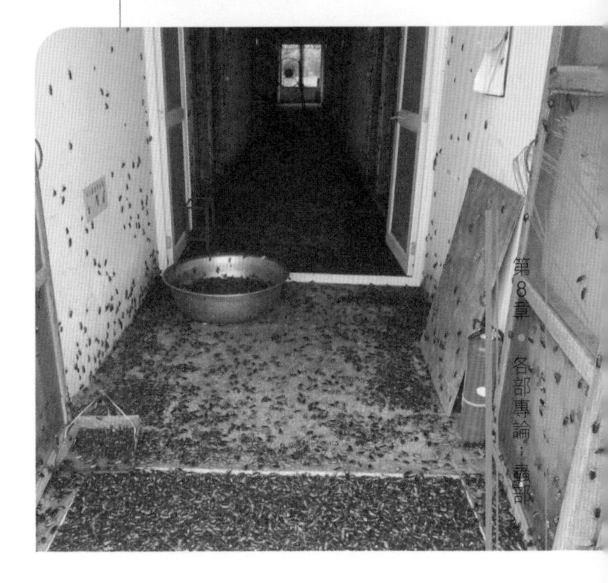

在養殖房裏入藥用的蟑螂，生存環境清潔，吃的飼料是非常健康的天然食物，有薏苡仁和穀糠等。

養殖基地的安全衞生是第一位的。老鼠、蒼蠅、蚊子都是病菌的載體，蚊蟲並不是叮了人就使人致病，只有攜帶病原體的蚊蟲碰到人才會傳染疾病。蟑螂也一樣，如果牠不沾髒的東西，也不會成為污染源。養殖基地有非常規範化的管理，保障了蟑螂本身的健康。

養殖房的四周圍繞着一條用水泥建造的水溝，像護城河一樣，蟑螂飛不出去也遊不出去。水溝裏還養着魚，魚有如水下的巡邏兵，哪隻蟑螂偶有機會跑出來，掉進水溝裏，也會落入魚腹。

體驗食蟑螂

一說到蟑螂食用，有的朋友直呼不可思議。

中藥鑑定是我主攻的學科，我見到中藥，除了劇毒藥，一般都要自己嘗一嘗。那次在養殖基地，我品嘗了一道油炸蟑螂。工作人員介紹他們捕捉蛻皮羽化後的蟑螂，先將蟑螂餓上幾天，讓蟑螂的內臟騰空排淨，這時可見蟲體乾淨得透明，然後再烹飪。油炸蟑螂色澤金黃，口感也算外焦裏嫩，就像油炸蠍子等昆蟲一樣，味道也差不多。

北方生活着一個蟑螂的遠房兄弟，土鱉蟲。牠的外形肚飽溜圓，似乎與蟑螂不同，一個是圓臉，一個是長臉。但是如果把土鱉蟲翻過來，便可發現牠和蟑螂的身體構造多有相似。土鱉蟲同樣也可以變害為益，變廢為寶。土鱉蟲是破血逐瘀，續筋接骨的常用中藥。

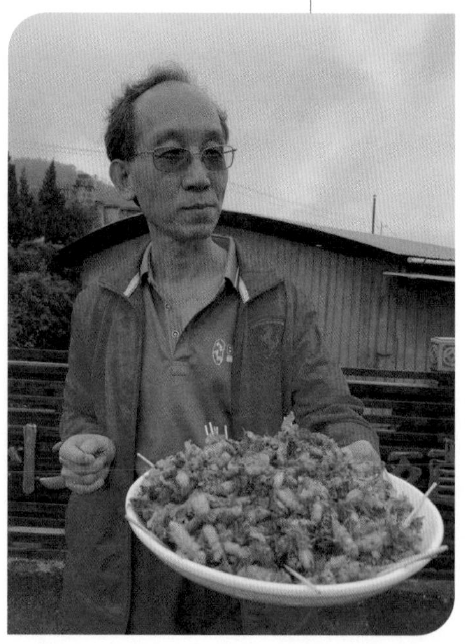

油炸蟑螂可食

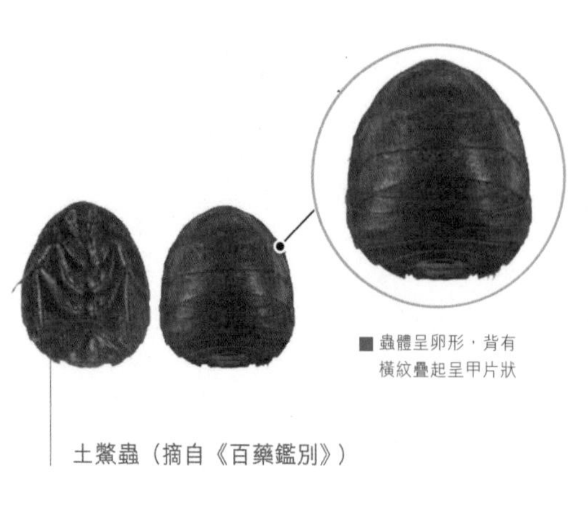

■ 蟲體呈卵形，背有橫紋疊起呈甲片狀

土鱉蟲（摘自《百藥鑑別》）

蟲類藥物自古是中醫藥王國的重要組成部分。「君若識草草為寶」，我想這句話放在昆蟲身上也同樣適用。

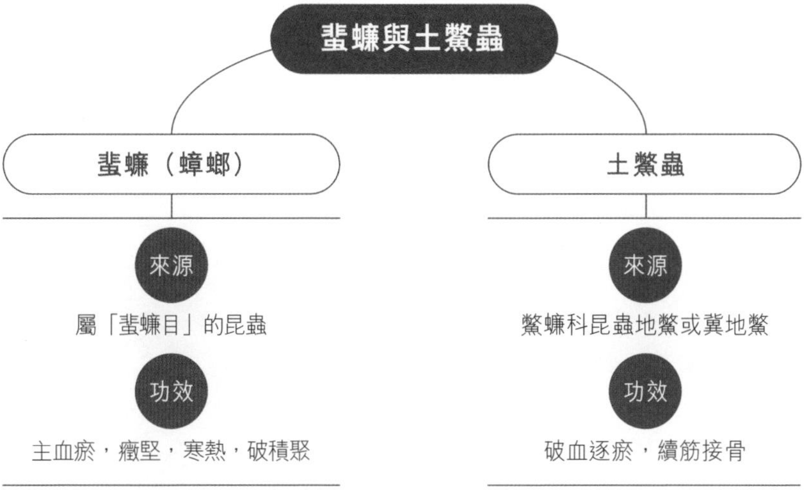

蜚蠊與土鱉蟲

蜚蠊（蟑螂）	土鱉蟲
來源	來源
屬「蜚蠊目」的昆蟲	鱉蠊科昆蟲地鱉或冀地鱉
功效	功效
主血瘀，癥堅，寒熱，破積聚	破血逐瘀，續筋接骨

金蟬脱殼

蟬，也稱知了，北方又叫唧鳥。南北朝詩人王籍有兩句詩：「蟬噪林逾靜，鳥鳴山更幽。」詩中表達出的禪意，令人心境淡泊。

蟬的腹部有一對鳴器，由鏡膜和鼓膜組成，有了鳴器，蟬才能鳴叫，鳴器只有雄性才有。蟬夜伏晝鳴，夜裏睡覺，白天歌唱，而且天越熱，叫得越歡，堪為精力旺盛的「暑期合唱團」。每當盛夏，我聽到蟬聲就覺得特別歡快。特別是在睡午覺時，蟬鳴就像美妙的催眠曲。到了秋天，天氣一涼，蟬就不叫了，因此有了成語「噤若寒蟬」。

20 世紀 80 年代之前，北京中藥店裏還有收購蟬蜕和土鱉蟲的業務。對於當時很多人來説，蟬蜕和土鱉蟲可都是天降的財富，要是能撿上半書包，到藥店能換上幾分錢回來，那是一筆不小的收入。

夏日的蟬鳴常勾起我兒時的回憶。蟬一般在夏天會從大樹根下鑽出來，出於生物的本能會沿着樹幹往上爬，爬到離地面約 2 米的地方，開始蜕殼。每到夏天，一陣大雨過後，大樹周圍的地面上就能看到一個個小洞，順着痕跡往樹上看，運氣好的話能找到幾個蟬蜕下來的殼，也就是蟬蜕。

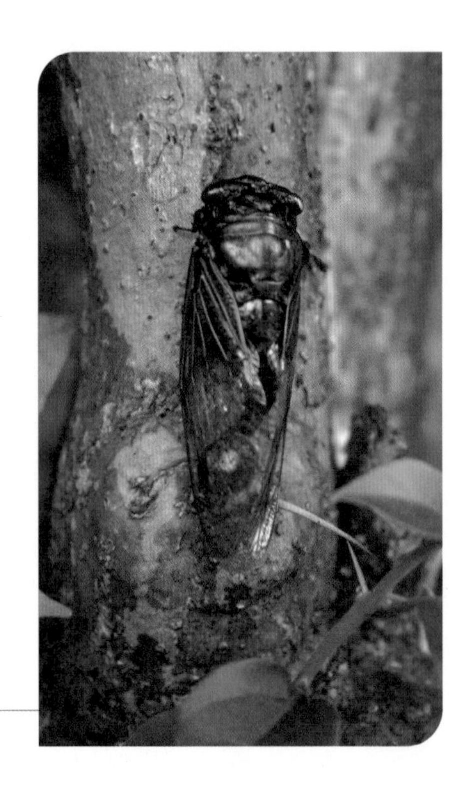

蟬：一朝羽化自在鳴

在天氣晴朗的時候，男孩子們一般都會去粘蟬。找來廢棄的舊自行車內胎，把它剪碎，或者乾脆找幾根橡皮筋，加熱化成黏糊糊的膠。然後再找來一根長竹竿或木棍，把膠塗在一頭，聽着哪有蟬叫就去那個地方找，然後用竹竿把蟬粘下來。

有一次，我大半夜打着手電筒，在柳樹的樹幹上，觀察到了蟬蜕殼的全過程。

蟬蜕殼從背部開始，好似有個拉鍊拉開一道口一樣，蟬慢慢地從舊殼裏面掙扎出來。

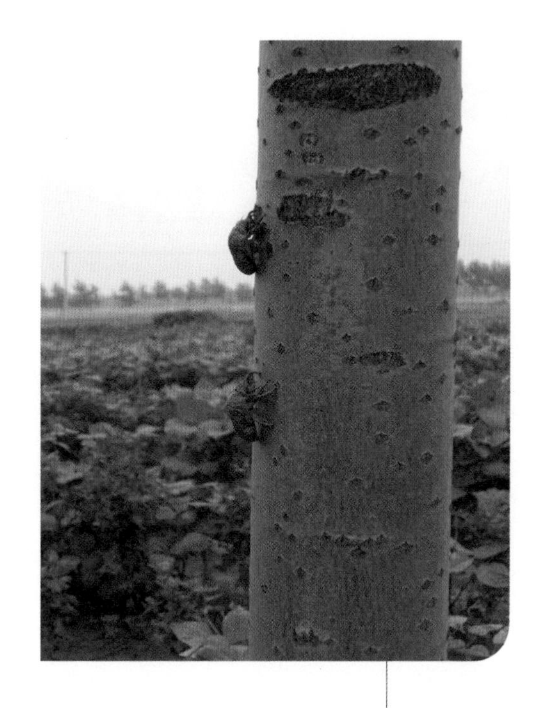

白楊樹上的蟬蜕

剛蜕殼出來的蟬成蟲是嫩黃色的，蟬會展一展翅膀，小試身手，新翅膀一開始是藍綠色的，薄且透明，還有像葉脈一樣的紋理。過不了多一會兒，蟬就會慢慢變成黑色。這時，蜕下來的蟬蜕也會由軟變硬。

蟬文化

《西遊記》的文化背景由佛、道、儒的元素結合構成。唐僧原本是如來佛祖的二徒弟金蟬子轉世。每次遇到危險，唐僧都能夠化險為夷，最終他取到了真經，又成功地回到了靈山。蟬有重生和長生的含義，這也符合傳播在各路妖精之間吃唐僧肉可以長生不老的傳聞。

「金蟬脱殼」在道教裏還是一個煉丹術語，通過鉛汞煉丹產生的「聖胎」，歷經 300 天脱胎而出。這和《西遊記》裏唐僧取到真經、修成正果以後成佛的結局相合。

在古人的眼中，蟬的幼蟲破土而出，具有一種脱胎換骨的高潔氣質，象徵着「復活」與「重生」。

蟬是中華文化中的一個小段落。《莊子》裏記載了「承蜩」，蜩（tiáo）和知了是同一物，「知了」急讀為蜩。根據考古發現，早在新石器時代我國便有了玉蟬等物品。商周時期的青銅器上有蟬的紋飾。

古代的玉蟬有三大功能。第一是掛在腰間作為裝飾品，稱為佩蟬。在北方的紅山文化遺址、南方的良渚文化遺址出土的文物中，都有玉蟬的配飾。第二是鑲嵌在帽子中間，用來正衣冠，名為冠蟬。第三是作為玉琀類陪葬玉器，放在死者口中，以求精神復生。從先秦時期到漢代的出土物中有許多玉琀蟬。

/ 蟬的藥用 /

在《本草綱目》中，蟬被收錄在第 41 卷蟲部。上溯到《神農本草經》，蟬已有記載了。

蟬入藥部位有蟬身和蟬蜕之分，李時珍記載古人多用蟬身，主要治療臟腑經絡疾病，而現在用的主要是蟬蜕。

蟬蜕是常用藥，主要有三大功效，第一是利咽喉，第二是息風止痙，第三是退翳明目；主要用於治療皮膚瘡瘍、風熱表邪的疾病。在臨床上最常用於開嗓音、利咽喉。中成藥黃氏響聲丸、金嗓開音丸等，功效中都有蟬蜕的貢獻。

我的一位好朋友——《全國中醫耳鼻喉科教材》的主編王永欽教授，特別擅長運用蟬蜕。我平時講課用嗓子比較多，一有不舒服就去找王老師求救。近 20 年來，他開給我的處方都保留着。其中有一味藥，幾乎每個處方中都會見到，那就是蟬蜕。王老師根據經驗談到，凡是外感風熱引起的咽喉腫痛、聲音沙啞，都可以用蟬蜕。同時，根據不同病情，他也會配伍薄荷、牛蒡子、連翹、桔梗、甘草等藥材。

除了入藥的蟬身和蟬蜕以外，蟬蛹含有豐富的蛋白質，也可做成一道美味佳餚。我國南方有些地區已經開始人工養殖蟬蛹了，在很多餐桌上可以看到金燦燦的炸蟬蛹。兩廣地區、西南地區、東北地區都有蟲子做的菜。

我在遼寧本溪水洞見過當地做的炸蟬蛹。那家店老闆説，這些材料都是他們在雨過天晴的傍晚，趁着天氣涼爽，到野外去抓的，當地叫「知了猴」。我又請教了遼寧中醫藥大學的康廷國教授，他告訴我，在東北吃野生的蟬蛹，以遼南為主，特別是大連、葫蘆島一帶。

後來我才知道，知了猴不僅東北人吃，它在山東更受歡迎。現在炸知了猴已經成了山東的一道特產。

蟬蜕與金蟬蜕

《本草綱目》中，李時珍記載了多種蟬的品種。現在從動物分類學來看，全世界蟬科的昆蟲有 1,500 多種。市場上的蟬蜕有好幾種，最常見的一種混淆品是金蟬蜕。它是來自於同科同屬不同種的另一種蟬。雖然《中國藥典》沒有收載金蟬蜕，但是在南方它一直被作為地方習用品種。

金蟬脱殼

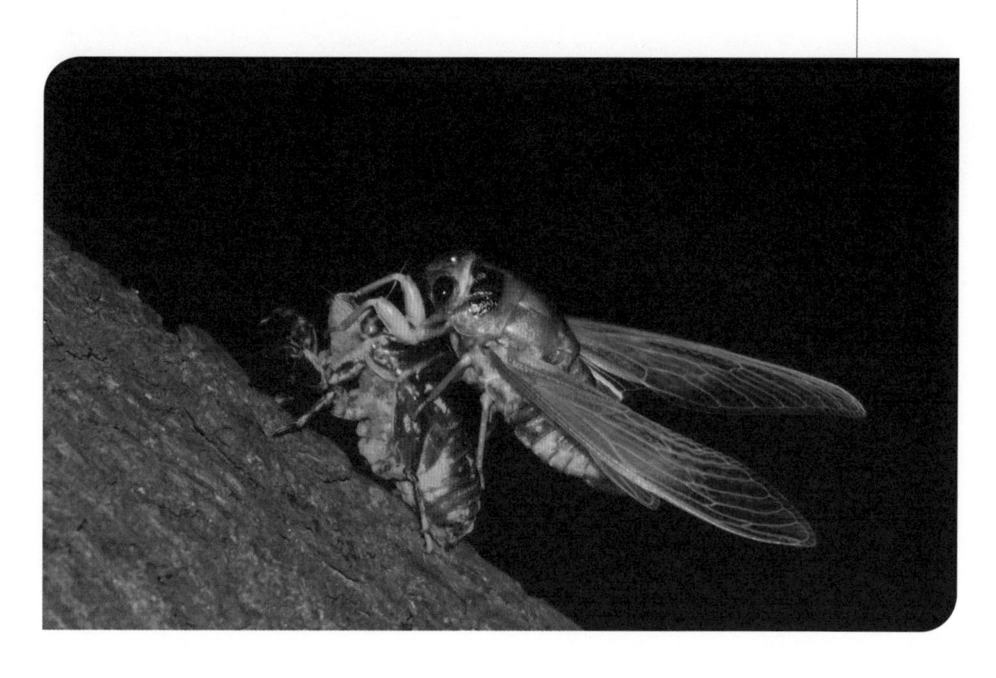

蟬蛻與金蟬蛻的鑑別（摘自《百藥鑑別》）

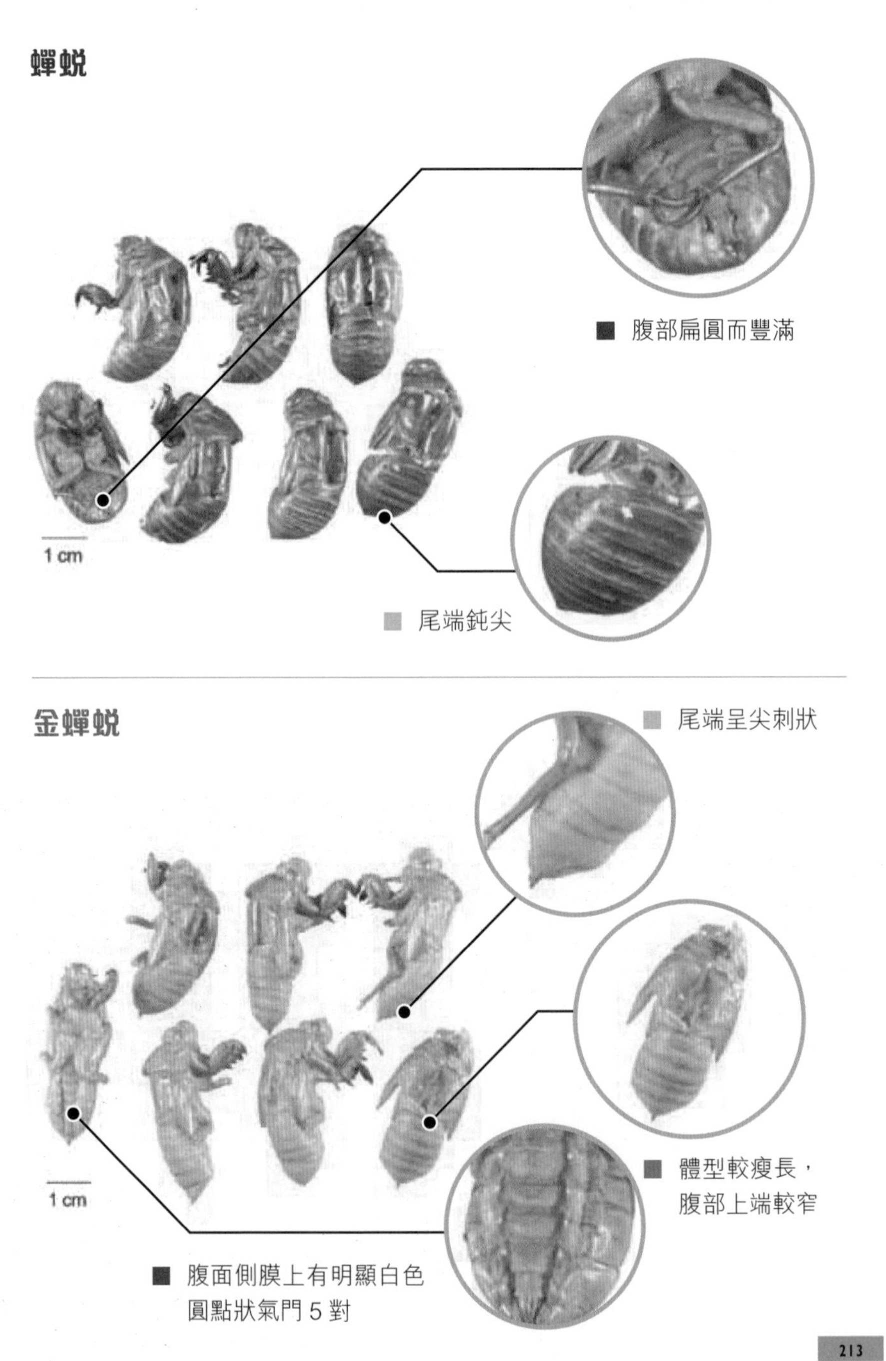

我與康廷國教授共同指導的博士生胡雅妮做蟬蜕研究，還發表了論文。該項研究報告被收入《香港容易混淆中藥》之中，出版了中文版和英文版，為鑑別蟬蜕與金蟬蜕提供了參考。蟬蜕呈黃棕色，尾部比較鈍；金蟬蜕呈金黃色，尾部呈尖刺狀。

蟬花

經過卵和幼蟲階段後，蟬蜕殼羽化成為成蟲，一隻蟬成蟲的壽命最長只有兩個月。一旦牠拱出地面，爬上樹，蜕化成蟬，就意味着牠的生命已經接近了尾聲。

夏天是蟬的繁殖季節，雌蟬在產卵以後，一般會在 1 週內死去。卵經過 1 個月左右孵化，幼蟲會掉落地面，再鑽入土中，靠吸取樹根上的營養來維持生命。幼蟲在地下的時間十分漫長，無論是冬天還是夏天，牠都蟄伏於地下。有的蟬能在地下度過三五年甚至更長時間。在地下時，假如幼蟲遭遇不測，便永無出頭之日了。

在土壤中蟄伏時期的蟬幼蟲，如果被麥角菌科的真菌感染，也會通過類似冬蟲夏草成長的方式變成一種「蟬蟲草」，入藥為蟬花。

早在宋代《本草圖經》中便有蟬花的記載了，並配有生動的繪圖。蜀中有一種蟬，其蜕殼頭上有一角，如花冠狀，謂之蟬花。蟬的頭上長出了像一朵花一樣的菌。《本草綱目》記載蟬花：甘、寒，無毒；功效和蟬蜕類似，主治嬰幼兒高熱、抽搐、驚風。

這些年，隨着冬蟲夏草各種代用品的開發，人們對蟬花的關注度也越來越高了，相關的研究也在日益深入。

蟬是昆蟲中的壽星，可以活十幾年，生命各階段的產物都是能被人類利用的好藥，從蟬身到蟬蛻，還有中途夭折形成的蟬花，皆有施展拳腳之地。

這裏分享好友張鐵軍教授的一首詩詠蟬：

伏蛹地下越三冬，
積珍涵瑞隱其形。
一朝羽化衝破土，
攀上高樹作清聲。

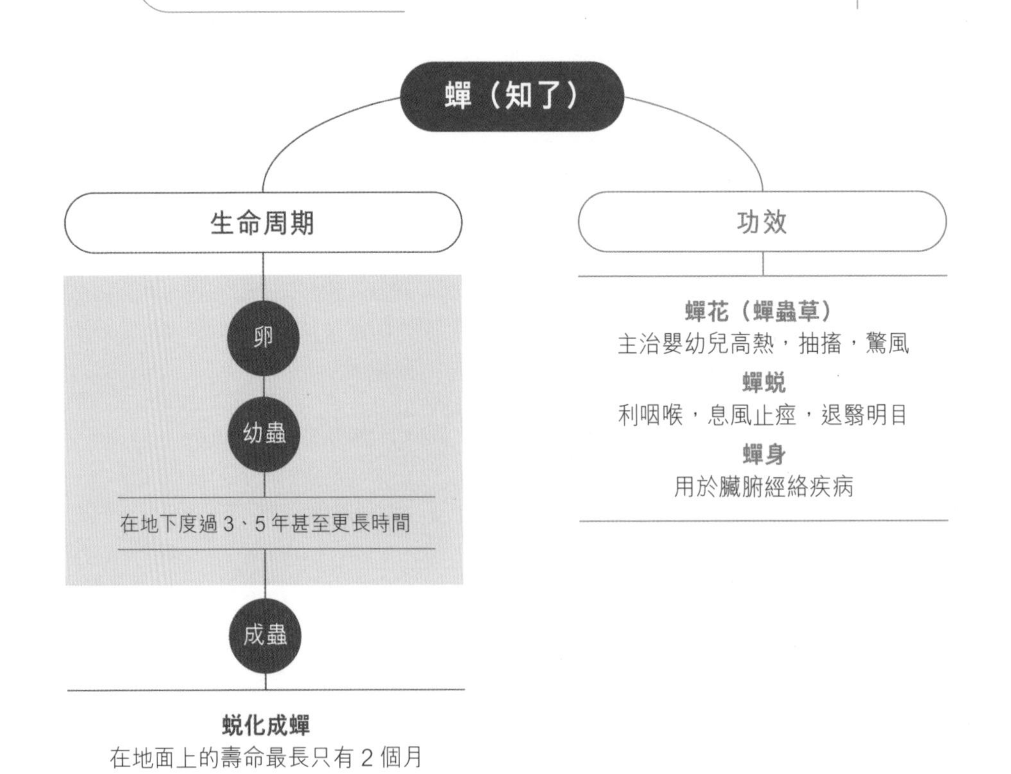

178
蟾蜍與蟾酥

六神丸中顯功勞

小蝌蚪找媽媽

《小蝌蚪找媽媽》的故事老少皆知。其實不只是小蝌蚪不認識自己的媽媽，一路迷茫懵懂。反過來，一隻小蝌蚪，放在眼前，分辨出牠是青蛙還是蟾蜍的寶寶都有難度。

記得小時候有一年春遊，我從動物園的小河溝裏撈回來幾隻小蝌蚪，養在小魚缸裏。每天看着小蝌蚪游來遊去，我滿心歡喜地盼着牠們長大。慢慢地，小蝌蚪就出現了兩條後腿，尾巴慢慢變短。再後來又長出兩條前腿，直到最後尾巴完全消失。終於等到牠們長大的那一天，我才發現精心呵護的幾隻小蝌蚪原來是癩蛤蟆。

人們一般統稱蛙類為蛤蟆。癩蛤蟆是蟾蜍的俗名，雖是兩棲動物，但多在陸地生活，皮膚一般比較粗糙。傳統習俗中，蟾蜍是端午節要避開的五毒之一。相較之下，人們大多偏愛青蛙一些。青蛙的叫聲招人喜歡，南宋辛棄疾的《西江月》中有一句：「稻花香裏説豐年，聽取蛙聲一片。」青蛙背是青綠色的，體形比較苗條，善於游泳，後腿非常強健，一發力能跳出 1～2 米遠。

戲金蟾

蟾蜍因為體態臃腫，行動遲緩，一身的癩包，讓人覺得瘮得慌，見了都會繞着走。癩蛤蟆一詞總帶着引申出來的貶義。癩蛤蟆雖然外形有些令人畏懼，但也有讓人喜歡的有益一面。

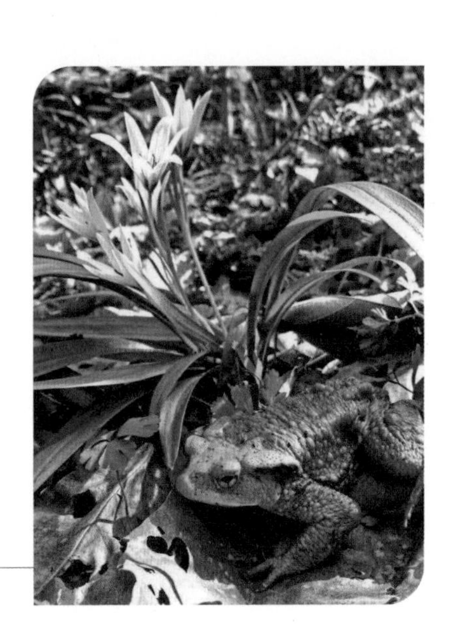

蟾蜍

蟾蜍不僅附有豐富的文化含義，還可以入藥。

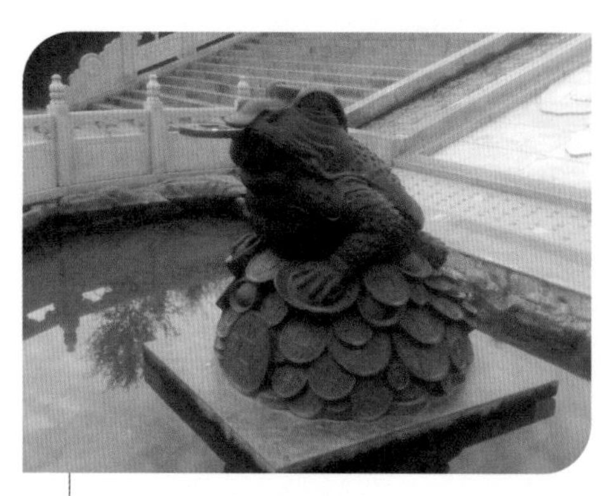
王屋山下口吐金錢的寶蟾

農曆八月十五中秋節，皓月當空，人們可以坐在桂花樹下，喝着清茶，吃着月餅，遙望蒼穹，給孩子們講有關月亮的故事。傳説月宮中有一隻三足蟾蜍，月宮也被稱為蟾宮，所以科舉得中稱「蟾宮折桂」。嫦娥身邊有一隻玉兔，在桂樹下搗藥，也有傳説玉兔在搗的藥就是蟾酥丸。

月食在傳説中是「天狗食月」。其實在史書和古代詩詞裏邊更多稱為「蟾蜍食月」。

李白的《古朗月行》裏有這樣的詩句：「蟾蜍蝕圓影，大明夜已殘。」描寫的就是蟾蜍在吃月亮。

在民間，人們有時會把蟾蜍叫成金蟾。俗話説：「家有金蟾，財源綿綿。」這源於劉海戲金蟾的民間傳説。道教的劉海仙師一生樂善好施，他借助三足蟾蜍而登仙。劉海被奉為財神，三足蟾蜍也被認為是招財的寶物。金蟾能口吐金錢，是旺財之物，特別在一些商舖門口擺放着口銜錢幣的金蟾，寓意財源滾滾。

/ 蟾酥與六神丸 /

蟾的生命力特別強，繁殖率極高，全世界有超過 200 種，亞洲超過 70 種。

臨床上應用比較廣的是蟾酥和蟾皮。藥用蟾酥來源於蟾蜍科動物中華大蟾蜍 *Bufo bufo gargarizans* Cantor 或黑眶蟾蜍 *B. melanostictus* Schneider 的耳後腺或皮膚腺的乾燥分泌物。蟾酥拉丁學名的發音「bufo」像是蟾蜍悶聲悶氣叫聲的擬聲詞。

蟾蜍滿是疙瘩的背部皮膚下面暗藏玄機。外來攻擊一碰到蟾蜍，牠

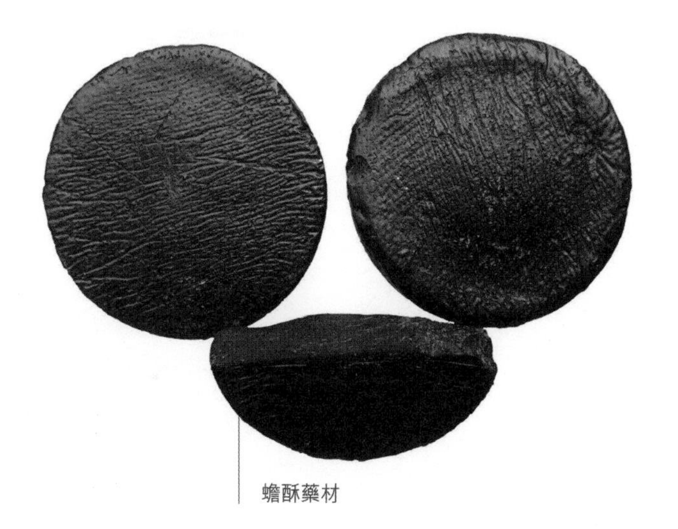

蟾酥藥材

的背部就會噴射出一種白色的有毒液體，保護自己不被外界傷害。將分泌液收集起來乾燥後就是中藥蟾酥。

在國家級非物質文化遺產中有一個中成藥六神丸，比小米粒還小的丸劑，共由 6 味藥組成，其中包括蟾酥，另外 5 味是珍珠粉、牛黃、麝香、雄黃和冰片。六神丸可以清熱解毒，消炎止痛，多用於治療咽喉腫痛、口舌糜爛。現代研究也表明，蟾酥有強心、抗癌等功效。隨着研究的深入，相信今後還會有更多新的應用被發現。

/ 巧手取蟾酥 /

2004 年，我們課題組承擔了《香港中藥材標準》蟾酥項目的研究，我自己到野外抓了幾隻癩蛤蟆回來。蟾酥最集中的部位是蟾蜍的耳後腺，但如何取蟾酥真是難住了我。

《本草綱目》記載，用手捏住癩蛤蟆的眉棱骨，把分泌腺裏的分泌液擠在油紙或桑葉上，放在陰涼的地方，使其自行乾燥，然後集中收納在竹筒內。

明代徐春甫的《古今醫統大全》中記載了另一種用貝殼取蟾酥的方法，用相連的兩片貝殼把蟾蜍耳後腺一夾，蟾蜍的分泌液就會流到貝殼裏。貝殼的邊緣比較光滑，對蟾蜍傷害也比較小，取完分泌液後還可以把蟾蜍放生。關鍵技術點在於不能用鐵器。

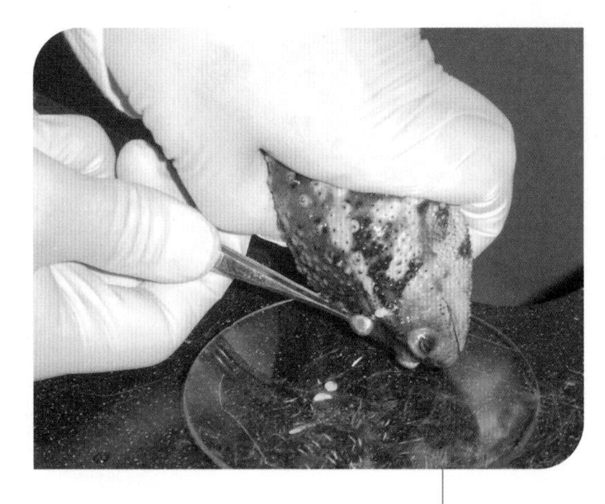

楊智鈞給蟾蜍「做手術」

最需要注意的是，蟾蜍分泌液有毒性，如果沾到皮膚上，應該立刻用清水沖洗，切記不可用沾有蟾蜍分泌液的手揉眼睛。李時珍在《本草綱目》裏特別強調：「其汁不可入人目，令人赤、腫、盲。」蟾蜍的分泌液輕者能使人眼睛紅腫，嚴重的還可能導致失明。同時李時珍給出了一個解藥，如果毒汁濺進眼睛裏，可用中藥紫草泡水清洗眼睛。

在香港，我曾承擔過劇毒中藥蟾酥的研究，取蟾酥的過程中遇到了困難。雖然古書對取蟾酥記載得清楚，但真正自己動手時，一時仍不知如何下手。

天無絕人之路，就在我犯難的時候，我的好朋友楊智鈞教授來幫忙了。他是江蘇人，江蘇是蟾酥的主產地之一。老楊說他從小就抓蟾蜍，而且取過蟾酥，這事他包了。老楊一手抓住蟾蜍，另一手用鑷子刺激蟾蜍耳後的腺體，他的動作非常嫻熟。沒過幾秒鐘，他手中的蟾蜍就已氣鼓鼓的了，這時只見蟾蜍耳後腺裏的白汁好像從針管裏射出來一樣，足足噴出 1 米多遠。幸虧我們事先戴了護目鏡，要不然被這股毒液濺到眼睛裏，後果不堪設想。

要採集 1 千克的蟾酥，得用兩萬多隻蟾蜍，而且全靠手工操作，所以蟾酥價格非常貴，優質的蟾酥每千克價格可高達數萬元。蟾酥用量很小，《中國藥典》規定每人每日用量僅 0.015～0.03 克，多入丸散用。因為蟾酥毒性強，所以用量必須嚴格控制，否則很容易造成安全事故。

/ 蟾酥與蟾皮 /

在香港，蟾酥已經被列入了《香港中醫藥條例》嚴格管控的 31 種毒劇藥物的名單裏，需要有註冊中醫師的處方才可以買到。

我曾協助香港政府處理過一宗由蟾酥用藥錯誤引起的中藥中毒事件。一家藥房裏新上崗的一位藥師，由於沒有經驗，抓藥的時候，誤把蟾酥當成蟾皮抓給患者，造成了非常嚴重的事故，這是人命關天的教訓！

蟾蜍的皮入藥叫蟾皮，也有毒，不過毒性沒有蟾酥那麼強。蟾皮和蟾酥所含成分差不多，都屬強心苷類的物質。蟾皮一般用量比蟾酥可稍多一些，每日每人的用量為 3～9 克，算來也是蟾酥的幾百倍。蟾酥和蟾皮僅一字之差，是完全不同的兩個藥，絕對不能混淆。

/ 青蛙與牛蛙 /

《本草綱目》記載了蝌蚪的民間用法，可生吞下肚，解毒瘡。我記得小時候還見到過這種土方法。人們都說把小蝌蚪喝下去可以降火明目。但考慮到衞生條件、寄生蟲感染和環境污染等問題，現在這種方法已經不用了。

《本草綱目》記載了青蛙的別名叫田雞，有補虛損的功效，適合產婦吃。可能是因為青蛙的口感和雞差不多，青蛙在南方也叫水雞。

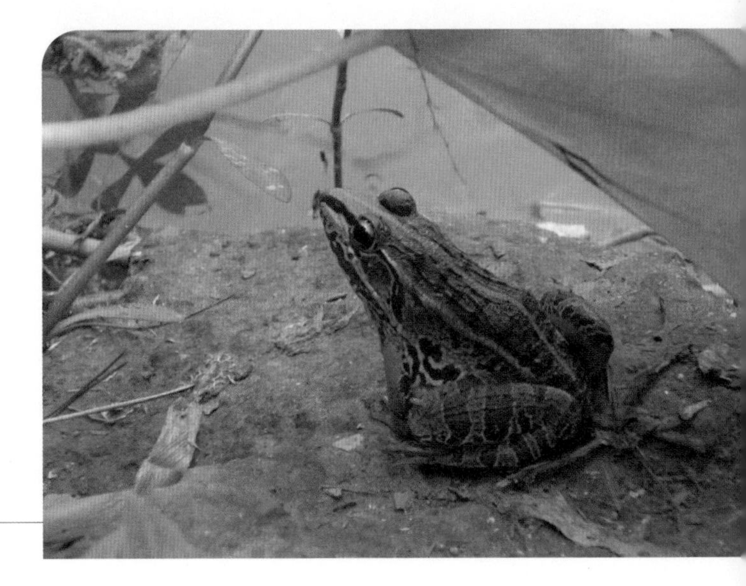

青蛙

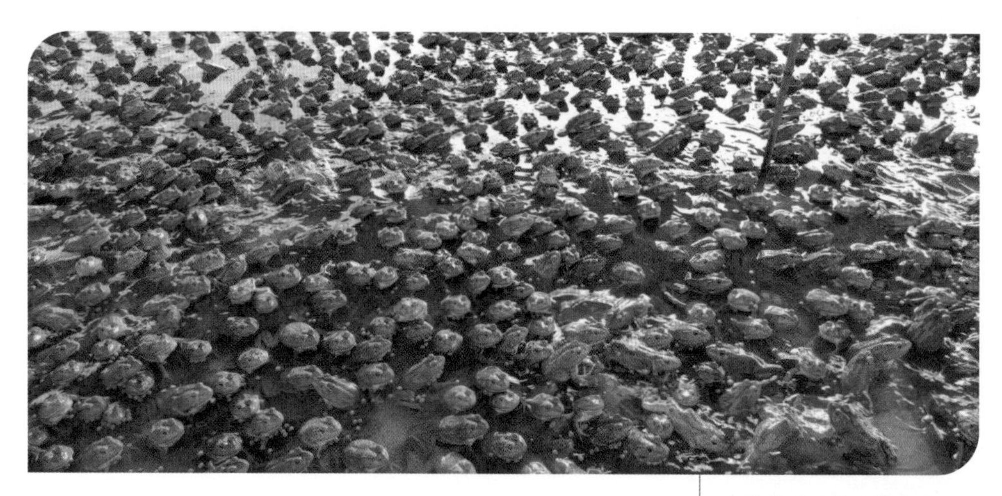

牛蛙養殖場的牛蛙遠遠望去
好似一個「牛蛙軍團」

我年輕的時候也抓過青蛙。1976 年，我插隊到了農場，晚上和同伴一起尋着青蛙的叫聲去抓青蛙。有人帶着布口袋，我圖省事，拎上一把燒水用的大鐵壺就去了。因為水壺嘴能透氣，這樣可以保證抓到的青蛙放在裏邊不會被悶死。在漆黑的夜晚，只要拿着手電對着青蛙一照，青蛙就會一動不動乖乖地僵在原地，手到擒來，一抓一個準，一掀壺蓋放進去，不一會兒就能裝滿一大鐵壺。當年物質匱乏，一頓煮田雞能讓我們好好地改善一下生活。

但青蛙是對人類有益的動物，夏天能幫助消滅蚊子。時過境遷，青蛙現在已是受保護的動物，國家明令禁止捕殺野生青蛙。

這些年餐館裏新興一種外來的牛蛙，原產於北美洲，20 世紀 60 年代前後被引入我國。牛蛙生長快，體形較大，一隻可有半斤重，肉質鮮美。牛蛙養殖業蓬勃發展，牛蛙肉的價格和豬肉、雞肉不相上下，已經逐漸取代青蛙，成為常見的美食之一。

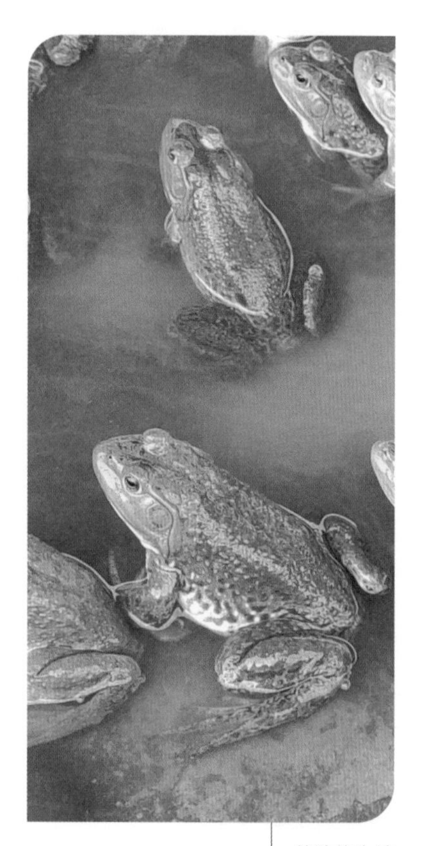

養殖的牛蛙

蟾蜍又叫癩蛤蟆，因為體態臃腫，行動遲緩，再加上一身的癩包，有些令人厭惡與畏懼。平常我們說不能以貌取人，對動物也是如此。蟾蜍是有益動物，他們捕食害蟲，自身亦可作為藥材來源。

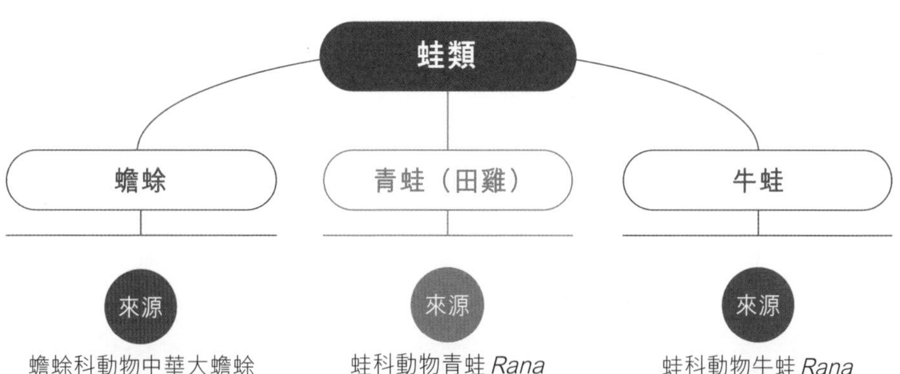

蟾蜍

來源：蟾蜍科動物中華大蟾蜍 *Bufo bufo gargarizans* Cantor 或黑眶蟾蜍 *B. melanostictus* Schneider

藥用：

蟾酥（蟾蜍耳後腺或皮膚腺的乾燥分泌物）
解毒止痛
毒劇中藥

蟾皮（蟾蜍的皮）
解毒止痛，強心
有毒，毒性相對弱

青蛙（田雞）

來源：蛙科動物青蛙 *Rana nigromaculata* Hallowell

藥用：補虛損

牛蛙

來源：蛙科動物牛蛙 *Rana catesbeiana* Shaw

食用：肉質細嫩，味道鮮美

179 蠍子、蜈蚣與壁虎

斷尾再生可救傷

蠍子擺尾

「五毒」中的蠍子、蜈蚣、壁虎體形稍小。蠍子諧音「攜子」，寓意招子、多子。蜈蚣多足，具有富足的寓意。蠍子晝伏夜出，喜潮怕濕。北京胡同裏的老房子特別多，過去在修房子、拆房子的時候，偶爾能見到蠍子從犄角旮旯兒、磚縫、地縫裏嗖地竄出來、又鑽進去。我記得小時候見過一次，牆根裏突然出現一隻蠍子，嚇得我趕緊跑開，生怕被蠍子蜇了。

蠍子最明顯的特徵是牠前面的一對大鉗子和帶鈎狀毒刺的尾部，毒刺裏充滿毒液。有個足球射門動作叫蠍子擺尾，腿向後踢，身體姿態像個準備蜇人的蠍子。偶爾有足球運動員在射門的時候能使出這個高難度的動作。

《中國藥典》收錄蠍子來源為鉗蠍科動物東亞鉗蠍 *Buthus martensii* Karsch 的乾燥體。

蠍子味辛，性平，有毒，具有息風鎮痙、通絡止痛的功效。

李時珍認為，蠍子是治風的要藥，所以在很多治療風證的方子中都會加入蠍子，主要用於治療中風引起的半身不遂等疾病。入藥時可用蠍子的整體，稱為全蠍，也可稱為全蟲。僅用蠍子尾部，則稱為蠍梢，蠍毒主要集中在尾部，蠍梢的藥力更強。

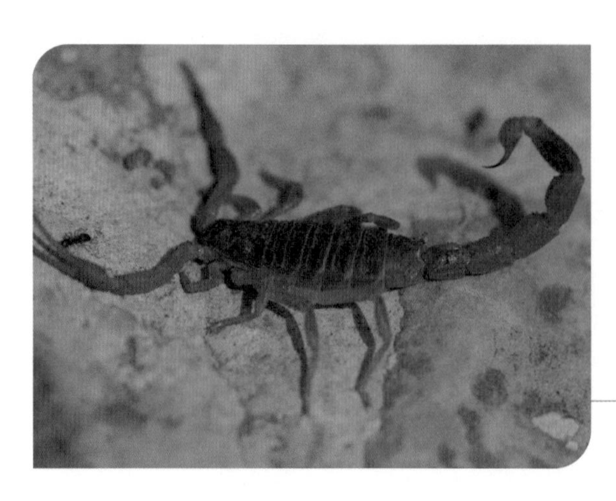

蠍子的鈎狀毒刺
令人生畏

現代研究也表明，蠍毒對神經系統疾病、腦血管系統疾病、癌症等一些疑難雜症都有不錯的療效，蠍毒逐漸成了一項研究熱點。

蠍子除了藥用之外，油炸蠍子還進入了菜品的行列。由於市場對蠍子的需求日益增長，蠍子價格水漲船高。這些年有不少藥農走上了養蠍致富之路。

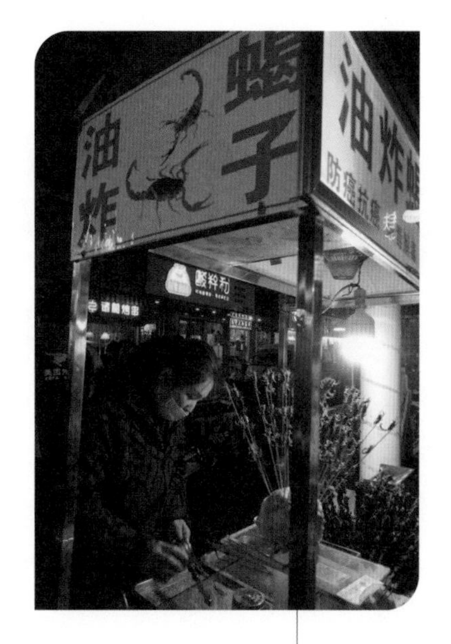

油炸蠍子小吃

百足之蟲蜈蚣

蜈蚣又被稱為百足之蟲，其身體由 22 個環節組成，共有 42 隻腳，雖不至百，亦足夠多。乾燥後，蜈蚣頭部是紅色的，通體烏黑發亮，像上過油漆一樣。

蛇在中國的形象又毒又兇猛，常被賦予出神入化的能力。但是一物降一物，傳説中蛇最怕蜈蚣。李時珍在《本草綱目》當中記載了一段故事。蛤蟆怕蛇、蛇怕蜈蚣、蜈蚣又怕蛤蟆，把牠們 3 個放在一處，會互相盯着不動，相互制約。

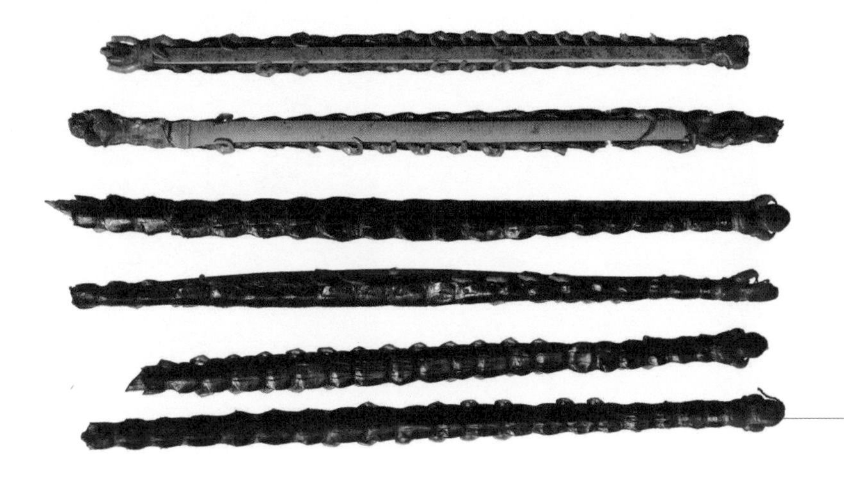
蜈蚣藥材

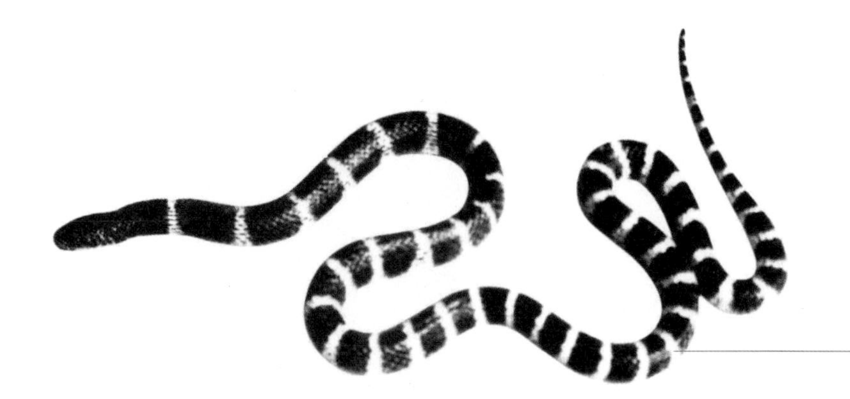

金錢白花蛇

現在《中國藥典》規定中藥蜈蚣來源為蜈蚣科動物少棘巨蜈蚣 *Scolopendra subspinipes mutilans* L. Koch 的乾燥體，主產於湖北、江蘇、安徽、浙江等地。

安徽中醫藥大學王德群教授的家鄉在安徽全椒縣，位於江淮之間的丘陵地區，盛產蜈蚣。他向我介紹，每到春天，男女老少齊上陣，上山抓蜈蚣。春天是蜈蚣交配的季節，只要將山石扒開就能找到。抓住以後，去除頭部的毒鉗，放進袋子裏，帶回家用開水燙過後，用竹片將蜈蚣身體撐起來陰乾。

我國著名的民間蛇醫季德勝，早年在研究研製蛇藥的過程中，曾經以身試毒，測試過一種小花蛇的毒性。

他讓小花蛇在自己手臂上咬了一口，毒素迅速擴散，頓時整條胳膊變得紅腫發紫。他原本準備的蛇藥都沒能奏效，將要進入昏迷狀態，當時在場的人都束手無策。危急關頭，還是季德勝強撐着讓周圍的人趕快抓來幾條蜈蚣。他當即生吞了 5 條大蜈蚣，一時還不見效，於是繼續加量，當他

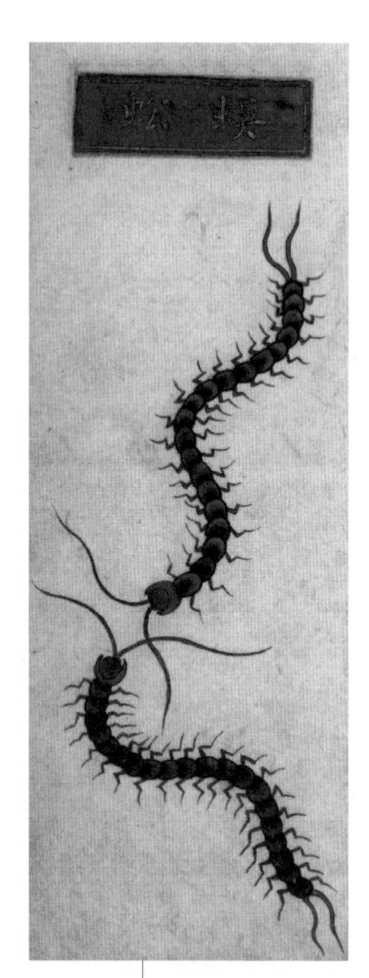

蜈蚣（摘自《補遺雷公炮製便覽》）

吃到第 15 條生蜈蚣的時候，奇蹟發生了，他傷口附近的黑顏色開始慢慢消退，神志也漸漸清醒了過來，緩了一陣兒，恢復了正常。現在季德勝蛇藥享譽中外，組方中就有蜈蚣。

蜈蚣在《神農本草經》中被列為下品，味辛，性溫，有毒。蜈蚣的功效和全蠍類似。蜈蚣可治療毒蛇咬傷，是典型的以毒攻毒。蜈蚣和全蠍在中醫臨床上是一組藥對，經常配合使用。中醫名方牽正散，主要治療由於風痰阻滯頭面部經絡導致的口眼喎斜、面癱等證。方中用到了蜈蚣和全蠍。

還有一種爬蟲與蜈蚣十分相似，那就是馬陸。馬陸身體外層有堅硬的表皮包裹，每節有兩對附足，而蜈蚣每節只有一對附足，馬陸共有將近百對足。「百足之蟲死而不僵」，就是從馬陸引申而來的。「僵」是指仰面倒下。馬陸足多「扶之者眾」，即使死了也依然趴着，不會傾覆。

攀岩能手壁虎

五毒當中毒性最小的，可能就是壁虎了。

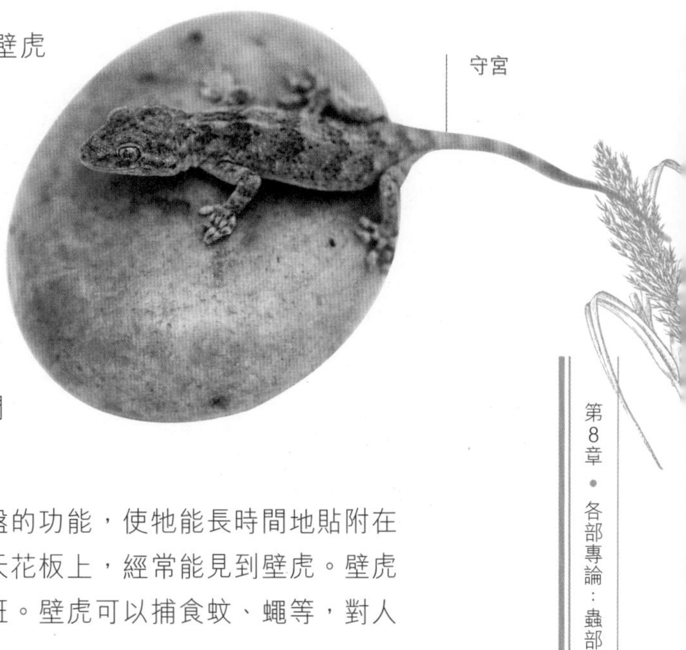
守宮

壁虎是俗稱，中藥正名為守宮。

由於壁虎一直貼在牆壁上，以牆壁為家，守着家，所以稱為守宮。在中國北方的一些地區也俗稱牠為歇咧虎子，並得到一個屬於牠的歇後語：歇咧虎子掀門簾——露一小手。

壁虎的爪子形態特殊，有類似吸盤的功能，使牠能長時間地貼附在牆壁上。到了夏天，窗戶上或者天花板上，經常能見到壁虎。壁虎是晝伏夜出的小動物，專門上夜班。壁虎可以捕食蚊、蠅等，對人類來説是有益的。

壁虎還有一手絕活，「斷尾求生」。當壁虎遭遇敵人、困於危境時，牠會自斷尾巴，留下斷尾吸引敵人的注意力，自己乘機逃跑。過兩三個月，斷掉的尾巴還會再長出來。

記得在我小的時候，有時見到一些男孩子過於淘氣，抓到壁虎後，故意把牠的尾巴弄斷，看看牠是不是還能繼續生存。

守宮的種類也不少，一些習性比較溫和的守宮可以作為寵物，如豹紋守宮，飼養時要注意安排合適的環境。

/ 金龍膠囊 /

李時珍在《本草綱目》當中第一次將壁虎以守宮的名稱正式記載，同時也收載了含有守宮的 14 首新的處方，多用於小兒臍風、癱瘓等疾病。

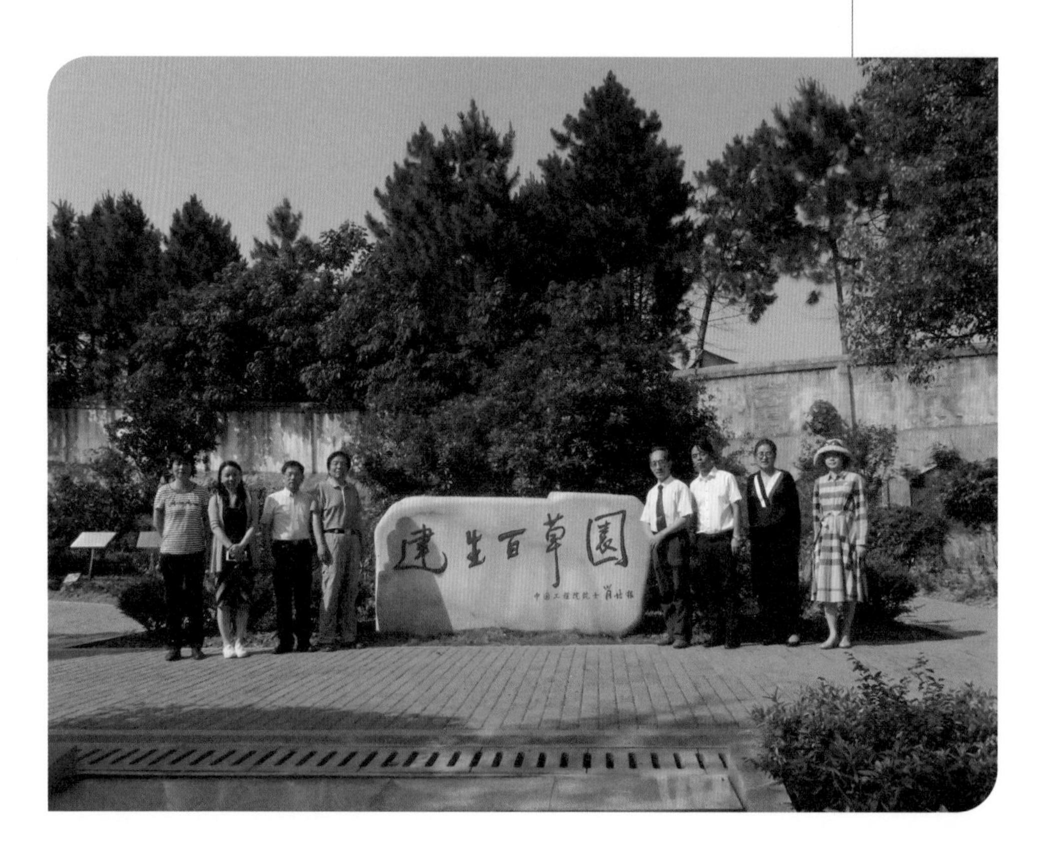

筆者（右四）與李建生（左四）在「建生百草園」

講到藥用壁虎，必須提及一位研究壁虎的專家，他是一位將鮮動物藥、鮮壁虎用活了的高手，來自北藥都河北安國的李建生大夫。

我早就聽說過李大夫的傳奇故事，但與他相識，促膝交談，還是在 2019 年端午節前夕的一次高鐵列車上。我們一起去汨羅江畔參加一個活動慶典。

當時李大夫已經 80 歲了，但精神矍鑠。他聽說我剛從馬來西亞和泰國回來，馬上就和我聊起了東南亞飲食風俗。泰國菜裏有海鮮、蛇、生的爬蟲，還有蛤蚧，口味生猛。我跟李大夫聊着聊着就聊到了爬蟲類的藥用，他還向我講述了當年研發金龍膠囊的經歷。

李大夫原本是一名退伍的軍醫，在 1978 年進入中醫研究院和北京中醫學院聯合舉辦的首屆研究生班學習。有一次，指導老師謝海洲教授給了他一份馬來西亞的報紙，報紙上用一整個版面介紹了一位當地的老年癌症患者通過吃生壁虎轉危為安的事件，還配了彩色照片。

李大夫主攻癌症研究，看了報紙後他開始從民間經驗當中尋找線索。他發現了一冊由香港謝永光先生寫的小書《抗癌中草藥》。書中提到了一位 18 歲的泰國橡膠園女工，患了乳腺癌，遍尋名醫，經過兩次手術治療，病情還是再度復發並擴散了。就在患者絕望之際，她遇到了一位老漁翁，老漁翁教給她生吃壁虎的辦法。患者靠吃生壁虎轉危為安，不但活了下來，而且重返了工作崗位，恢復了健康的生活。

這些見聞激發了李大夫的靈感，給他提供了研究思路。他從「壁虎再生能力」中得到啟發，走上了探索鮮動物藥之路。

壁虎也有很多種，哪些能吃，哪些不能吃，能否直接吃，還是要去除哪些部位，保留哪些部位，是否有危險，如何保鮮，治病的機理如何，一大堆難題擺在面前。

李大夫多次深入產地，親自試藥，並將現代的新技術、新工藝應用到鮮動物藥的研究開發當中。從零起步，他在研究中遇到過一次又一次的失敗，但憑着百折不撓的軍人精神，經過多年的潛心鑽研，最終成功研發出了一種中藥三類新藥——金龍膠囊，並且獲得了國家新藥證書。金龍膠囊的主要成分來自新鮮壁虎等爬行動物，為一種新型的廣譜抗癌中成藥。金龍膠囊問世 20 多年以來，已在全國廣泛使用，為數十萬的腫瘤患者帶來了福音和生機。李大夫很謙虛地説，他能夠有這項發明成果，仰賴謝海洲、朱良春等幾位擅長使用鮮藥、蟲類藥物的大專家的指導。

事業上成功的李大夫，不忘回饋社會，多年以來他積極支持中醫藥的教育事業。汨羅江之行期間，李大夫出資在當地的春雷學校興建了一座藥用植物園。很榮幸我創繪的中醫藥文化樹被選中裝置在校園內，與大家共享。共同的中醫藥事業，讓我與李大夫有緣相識，並當面得教。

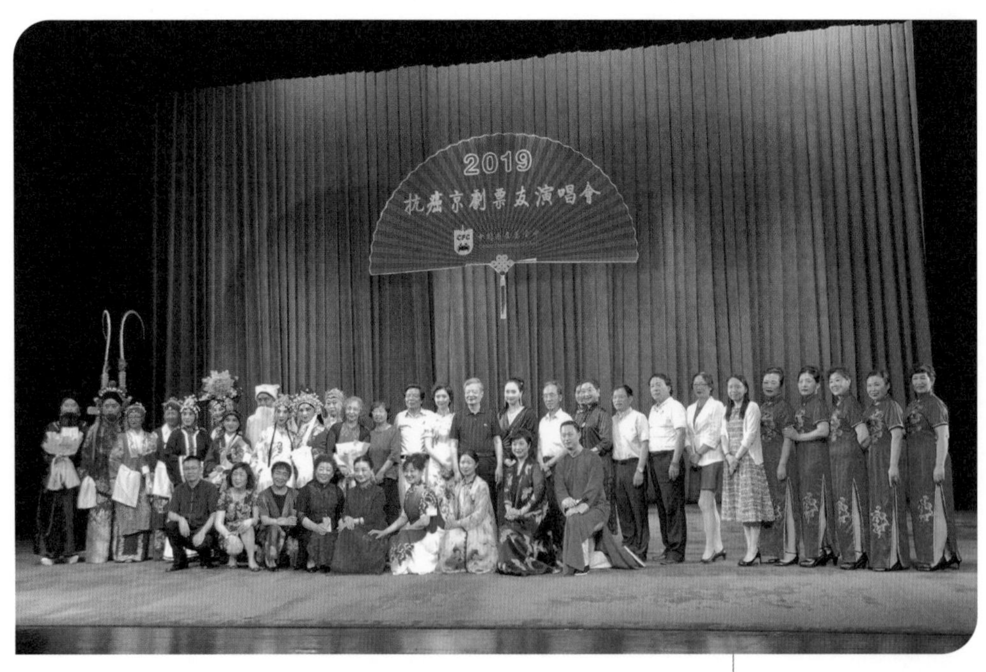

欣賞抗癌京劇票友演唱會

回到北京以後，李建生大夫邀請我觀看了一場由中國癌症基金贊助舉辦的京劇演唱會，國醫大師王琦院士等人也前來觀看。那次登台的演員不但舞台技藝精湛，而且大多數的演員曾是癌症患者。他們以頑強的毅力、樂觀的心態，在中醫藥的幫助下，戰勝了病魔，重登舞台。抒豪情，寄壯志，他們親身證明了癌症並不是不可戰勝的。

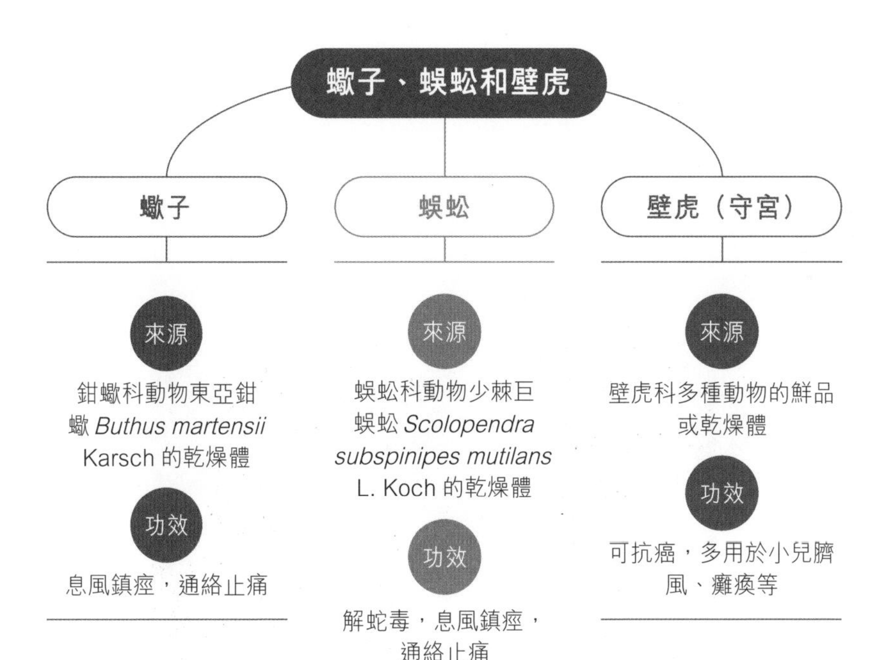

螳螂與桑螵蛸

《本草綱目》裏的兩種螵蛸：桑螵蛸和海螵蛸，一個來自陸地的樹上，一個來自海洋裏。螵是蟲字旁，蛸也是蟲字旁，看似都和蟲子有關，確實這種蟲就是螳螂。

有一個關於螳螂的謎語：「穿綠衣，戴綠帽，手舉兩把大砍刀。」螳螂身體天然的顏色可偽裝成樹葉，一動不動靜待捕獵的時機。有獵物靠近，螳螂會高舉兩隻鐮刀形的前足，迅速出擊，一舉將獵物拿下。中國武術有螳螂拳，是模仿螳螂的動作演變而來的拳法，以出手快為特點。

20 世紀 80 年代系列動畫片《黑貓警長》曾風靡一時，其中有一集就叫《吃丈夫的螳螂》。故事講的是螳螂姑娘和螳螂小夥兒一見鍾情，動物王國的小動物們為牠們舉行了盛大的婚禮。新婚的第二天早晨，不幸的事發生了，新郎失蹤了。黑貓警長前來破案，查明了真相，原來在新婚之夜交配後，新郎被新娘吃掉了。這是螳螂的一種生物本能，牠們為了生存、為了繁育下一代要補充營養，新郎獻身完成了自己的使命。吃掉雄性螳螂後沒過多久，雌性螳螂會落在桑樹枝或樹皮上，分泌出一種泡沫狀的黏液，然後將受精卵產在裏面，一粒一粒的螳螂卵規律地分行排列，乾燥後形成一種卵鞘，長 2～5 厘米。這就是中藥

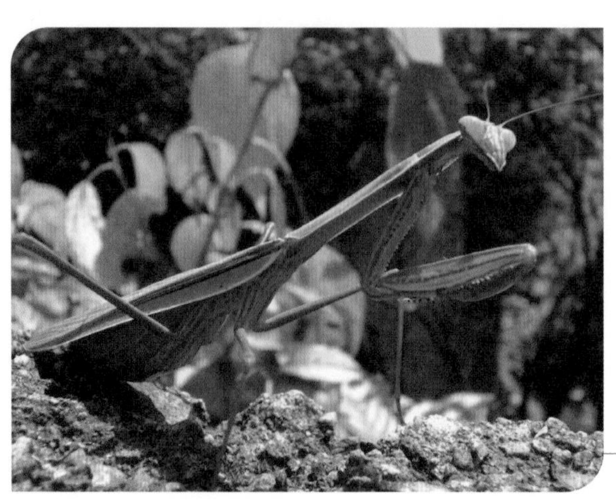

螳螂：蓄勢待發

桑螵蛸，即螳螂產卵的子房。

李時珍記載：「螵蛸，其狀輕飄，如綃也。」綃是輕而薄的生絲織品，桑螵蛸藥材質地很輕。螳螂是節肢動物門的昆蟲，在世界範圍內有 2,400 多種。中藥桑螵蛸的來源為大刀螂 *Tenodera sinensis* Saussure、小刀螂 *Statilia maculata* (Thunberg) 或巨斧螳螂 *Hierodula patellifera* (Serville) 的乾燥卵鞘，藥材行分別稱三者為「團螵蛸」、「長螵蛸」和「黑螵蛸」。

/ 止遺之王 /

《本草綱目》引用了古本草的記錄：「螳螂……逢樹便產，以桑上者為好，是兼得桑皮之津氣也。」藥用桑螵蛸以產在桑樹上的為佳，此種記載也強調了道地產區，植物有產區，動物也一樣有產區。

桑螵蛸又被稱為「止遺之王」。桑螵蛸主治腎虛不固之遺精、滑精、遺尿，也包括尿頻、婦人白帶。李時珍引用了宋代寇宗奭《本草衍義》中的一首方子——桑螵蛸散，君藥就是桑螵蛸。此方能安神魂，定心志，治健忘，補心氣，止小便頻數。

桑螵蛸採收後，需要蒸製處理，殺死其中的蟲卵才可以入藥。1999 年我來到香港，開始籌辦中藥課程。我們白手起家，必須想辦法節約每一個銅板。很多藥材標本都是我們自己採回來的，一件件逐個積攢，自己能上山採到的，就不去外邊購買。

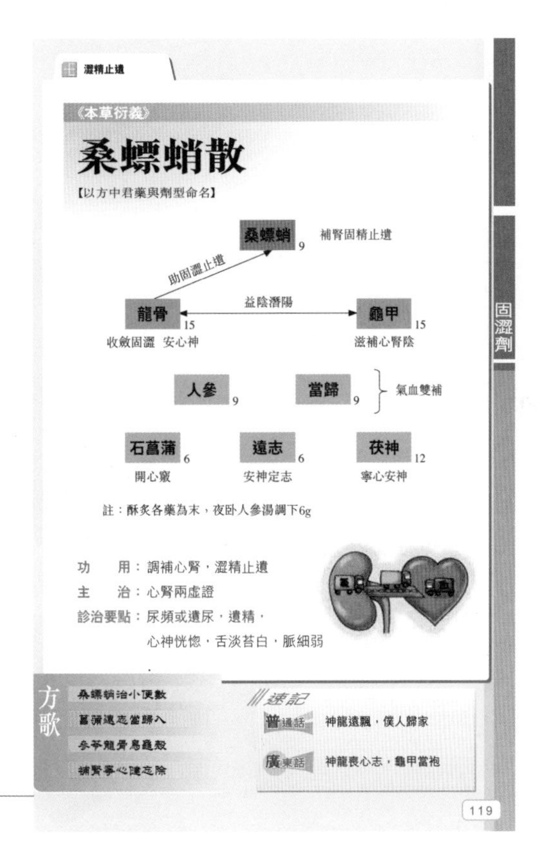

澀精止遺

《本草衍義》

桑螵蛸散

【以方中君藥與劑型命名】

桑螵蛸 9 補腎固精止遺

龍骨 15 收斂固澀 安心神（助固澀止遺）

龜甲 15 滋補心腎陰

龍骨、龜甲：益陰潛陽

人參 9、當歸 9：氣血雙補

石菖蒲 6 開心竅

遠志 6 安神定志

茯神 12 寧心安神

註：酥炙各藥為末，夜臥人參湯調下6g

功　　用：調補心腎，澀精止遺

主　　治：心腎兩虛證

診治要點：尿頻或遺尿，遺精，心神恍惚，舌淡苔白，脈細弱

方歌

桑螵蛸治小便數
菖蒲遠志當歸入
參苓龍骨烏龜殼
補腎寧心健忘除

速記

普通話　神龍遠飄，僕人歸家

廣東話　神龍喪心志，龜甲當袍

固澀劑

119

桑螵蛸散（摘自《百方圖解》）

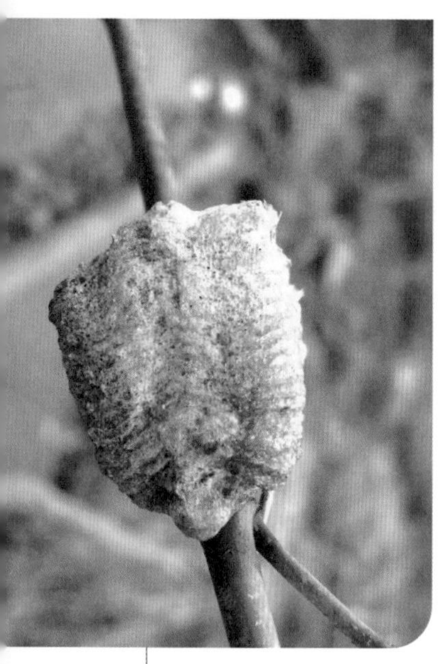
桑螵蛸藥材

我告訴一個實驗員，桑螵蛸在桑樹枝上就能見得到。實驗員從山上採回來幾個，存放在實驗室收納的抽屜裏。過了沒幾天，我在實驗室講課的時候，只見一個個小螳螂，從實驗室抽屜裏慢慢爬了出來。那時我才想起，是我忘記要先把桑螵蛸蒸一下滅活，結果讓實驗室變成昆蟲館了。

烏賊與海螵蛸

海螵蛸是烏賊科動物無針烏賊 *Sepiella maindroni* de Rochebrune 或金烏賊 *Sepia esculenta* Hoyle 的乾燥內殼。之所以稱為海螵蛸，李時珍在《本草綱目》烏賊魚項下解釋道：「骨名海螵蛸，象形也。」是因為海螵蛸像桑螵蛸。烏賊魚的骨狀內殼，腹面有細密的波狀橫層紋，就像放大的桑螵蛸，烏賊生長在海裏，所以稱為海螵蛸，也俗稱烏賊骨。

《本草綱目》中同時列出了烏賊魚、鱿魚、章魚 3 個可入藥的動物，都是頭足類軟體動物。區分三者有一個較直觀簡單的方法。

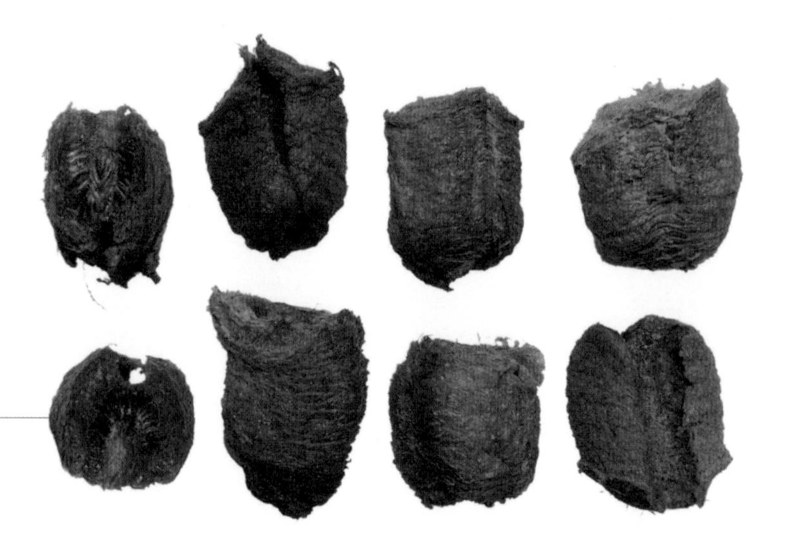
桑螵蛸

烏賊，體內有一個墨囊，當牠遇到天敵時會以「噴墨」作為逃生的手段，在海水中施放墨汁煙霧彈，趁機逃跑。烏賊也稱纜魚，其前部有兩條粗長的觸手。遇到風浪時，烏賊的觸手如同大船在海水中拋下的錨一樣，能緊緊地粘在石頭上，好似固定用的纜繩。

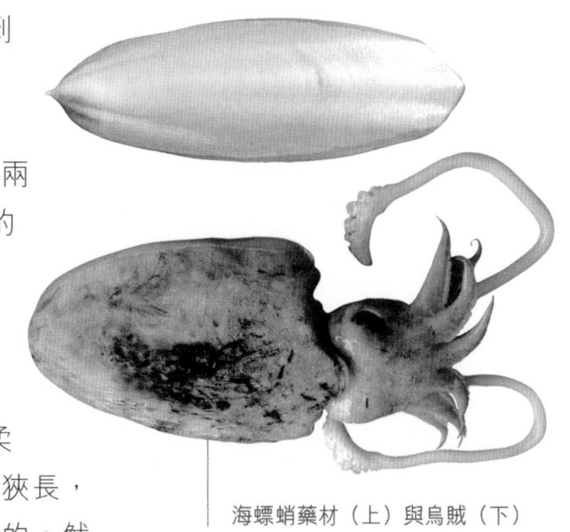

海螵蛸藥材（上）與烏賊（下）

魷魚，在《本草綱目》中的名稱為柔魚。魷魚雖形似烏賊，但身體比較狹長，體內沒有墨囊，且內殼背骨是透明的。魷魚一加熱就會卷起來，好似打起了鋪蓋卷。員工被老闆開除叫炒魷魚，就是讓人捲鋪蓋走人。

章魚，又叫八爪魚，身體呈囊狀，也具有墨囊，有 8 條腕，較粗長，每條腕有兩排吸盤。

魷魚

簡而言之，烏賊和魷魚有 10 條觸手，章魚有 8 條腿。烏賊和章魚有墨囊。李時珍記載這 3 種魚都是藥食同源的。「烏鰂無鱗有鬚，黑皮白肉，大者如蒲扇。炸熟以薑、醋食之。」魷魚與烏賊的食用類似，也能以生切成魚片的方法生食。章魚由《本草綱目》首次收載，李時珍認為章魚具有養血益氣的功效，「閩、粵人多採鮮者，薑、醋食之，味如水母」。

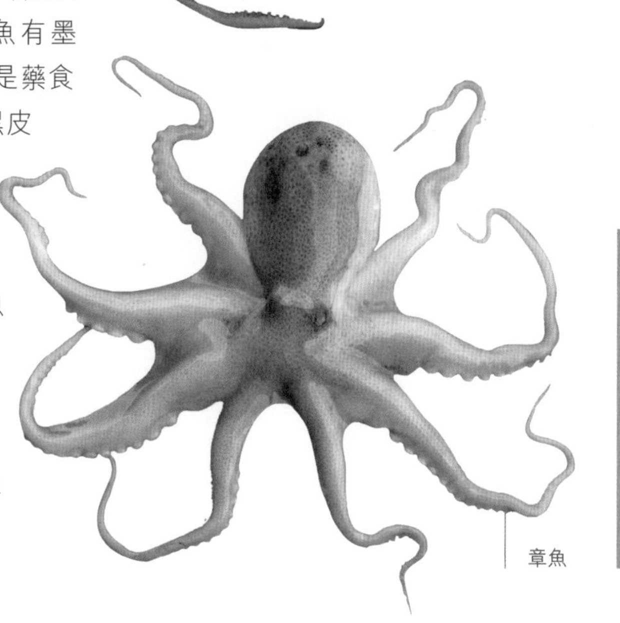

章魚

/ 制酸之王 /

海螵蛸能收澀，收濕，斂瘡，擅長抑制胃酸過多，又被稱為「制酸之王」。其中所含碳酸鈣高達 80% 以上，以此制酸止痛。現代藥理研究也證實，海螵蛸具有抗胃潰瘍的作用。

我在日本學習工作了 10 年，出於職業習慣，對日本人經常生甚麼病、吃甚麼藥多有留意。胃病是日本人的多發病，與當地的飲食習慣和生活習慣有關，胃病也是普遍的現代都市病之一。

日本市場上有一個特別受歡迎的胃藥——在中國生產並直接進口的中成藥快胃片，當年我也參與了向日本厚生省申報這個藥的工作。這個中成藥的組成很簡單，只有延胡索和海螵蛸兩味藥，一個止痛，一個收斂，患者服用後普遍表示療效好、起效快。

中醫有一首名方左金丸，由黃連和吳茱萸兩味藥組成，治療肝火犯胃，嘈雜吞酸。我遇到過一位有經驗的老中醫，在用左金丸治療胃酸過多引起的胃部不適時，就將海螵蛸加入此方裏。

海螵蛸還擅長治療血證，臨床上內服可用於吐血、衄血、崩漏、便血。海螵蛸還能斂瘡生肌，治療濕疹、濕瘡。海螵蛸細粉可用於外傷出血的情況，在傷處撒上一點很快就能止血。臨床上用來收斂止血的烏及散，即由烏賊骨和白及組成。

桑螵蛸、海螵蛸，來源、功效各不相同的兩味動物藥，二者只是名稱相近，一個生在樹上，一個潛入海裏，一個是「止遺之王」，一個是「制酸之王」。它們也是用藥簡、便、驗、廉的代表。

桑螵蛸與海螵蛸

桑螵蛸

來源

大刀螂 *Tenodera sinensis* Saussure
習稱「團螵蛸」

小刀螂 *Statilia maculata* (Thunberg)
習稱「長螵蛸」

巨斧螳螂 *Hierodula patellifera* (Serville)
習稱「黑螵蛸」

乾燥卵鞘

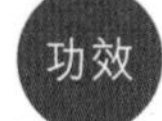

固精縮尿，補腎助陽

「止遺之王」

海螵蛸

來源

無針烏賊 *Sepiella maindroni* de Rochebrune 或金烏賊 *Sepia esculenta* Hoyle

乾燥內殼

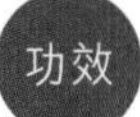

內服

收澀，收濕，斂瘡，可治療血證

「制酸之王」

外用

止血

不可以貌取石

中國古代四大香，龍、檀、沉、麝，龍涎香一直保持着一些神秘感。關於龍涎香，幾年前有一條新聞。2014 年 6 月 1 日，有位陳先生和家人一起到廈門的觀音山海濱去遊玩。他在海灘上看見了一塊拳頭大的「石頭」，他撿起來一摸是軟的，分量也不重，看上去又有些像被海水浸泡過的樹樁，但是氣味難聞，於是他趕緊扔掉了。陳先生走出去沒多遠，忍不住好奇又轉回來了，再撿起來又聞了聞，又丟在海灘上了。第三次，他已經走出去很遠了，但又折回去撿了回來。就這樣，一日三回頭，最後還是把這塊「臭石頭」帶回了家。他去找專家鑑定，得到令他喜出望外的結論，這塊「石頭」居然是傳説中的龍涎香。經過化學分析後，其中龍涎香醇的含量高達 25%，屬龍涎香中的上品。

這條新聞播出後，那片海灘一下成了尋寶聖地。原本在海邊遊玩的人，也不撿貝殼了，注意力轉移到了海岸邊的石頭上。可是貝殼易尋，龍涎香可遇而不可求。

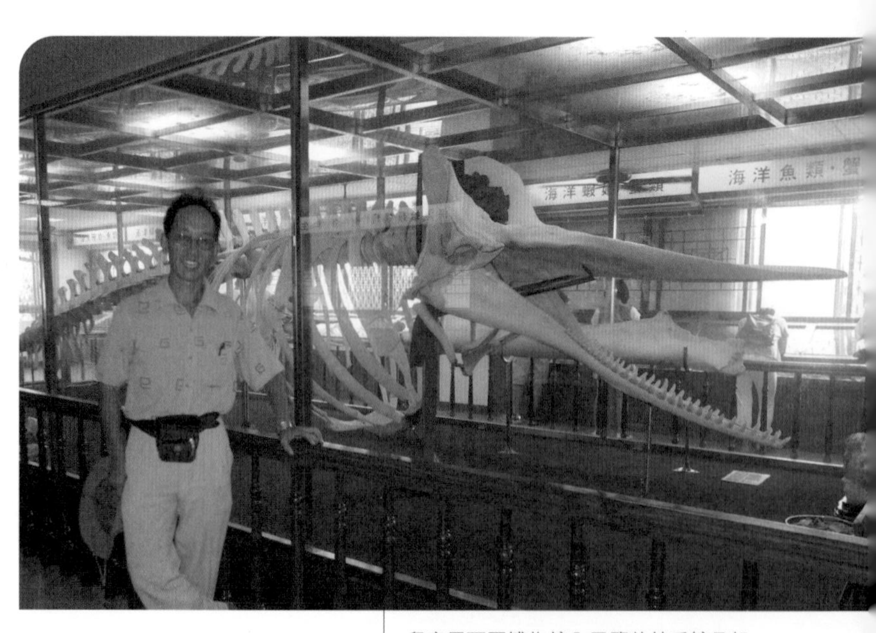

印度尼西亞博物館內展覽的抹香鯨骨架

昔年圖畫為
中振先生抄
文補白今赴
港相見題簽
小子煦
癸卯年三月

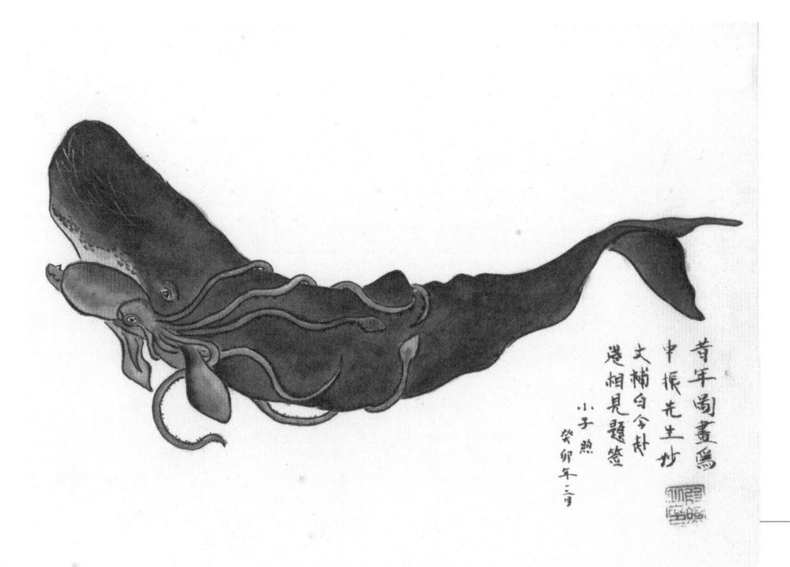

抹香鯨捕食大王
烏賊（段煦創繪）

灰色琥珀之謎

在各種香料之中，龍涎香價位最高，也最為神秘。

龍是傳説中的動物，常出沒於大海，而龍涎香來自海上，古人把它和龍掛上了鈎，這給龍涎香更增添了一層神秘的色彩。

古時候，不僅中國人不清楚龍涎香的來源，外國人也不清楚。龍涎香是個外來香藥，最初在阿拉伯海及非洲海岸被發現。

晚唐時期，段成式的筆記小説集《酉陽雜俎》中有關於龍涎香的描寫，在拔拔力國有象牙及阿末香。阿拉伯語中龍涎香的讀音為Ambar，所以在中國古代將其音譯為俺八兒香或阿末香。龍涎香的英文名字Ambergris，字面意思翻譯成中文是灰色的琥珀。

龍涎香被收錄於《本草綱目》鱗部第43卷。李時珍記載，龍涎香，出西南海洋中。關於龍涎香是何物，李時珍沒能溯清來源，只按前人記載作出推斷。古有記載它是龍的涎沫，又説可能是大魚腹中的產物。究竟是哪一種，李時珍沒有下定論。

到了現代，科學家們終於釐清了龍涎香的基原。

龍涎香是抹香鯨消化道中的異常分泌物，但不是每隻抹香鯨體內都能產生龍涎香。抹香鯨 *Physeter macrocephalus* Linnaeus 是世界上最大的齒鯨。我在印度尼西亞的一家博物館內曾見過抹香鯨骨架標本，體長約 20 米，這個海中的龐然大物實在令人難忘。

抹香鯨特別喜歡吃烏賊、章魚、魷魚等軟體動物，甚至包括深海裏體形巨大的大王烏賊。

軟體動物雖然身體柔軟，但牠們體內有一對特別堅硬的角質齶。抹香鯨將軟體動物吃進體內後，軟體動物的硬質器官如同一把插入抹香鯨腸胃的利刃，不但不會被消化，還容易刺激到抹香鯨的消化道。出於生物的自我保護機制，抹香鯨的腸道內會分泌出黏稠而質密的油狀或蠟狀分泌物，將不消化的物體包裹住形成一種「塊狀結石」，長期留在抹香鯨的體內。

等到抹香鯨死亡之後，隨着屍體的腐爛，這些「塊狀結石」被排放到大海之中。由於富含蠟質的緣故，「塊狀結石」如同「漂流瓶」一樣，隨波逐流，長期漂在海面上。經過大自然長期持續的氧化與轉化，最終成為珍貴的龍涎香。一塊龍涎香需要在海上浮沉幾十年，甚至上百年。一般來説，在海上漂浮時間越久的龍涎香，雜質越少，顏色越淺，品質越好。

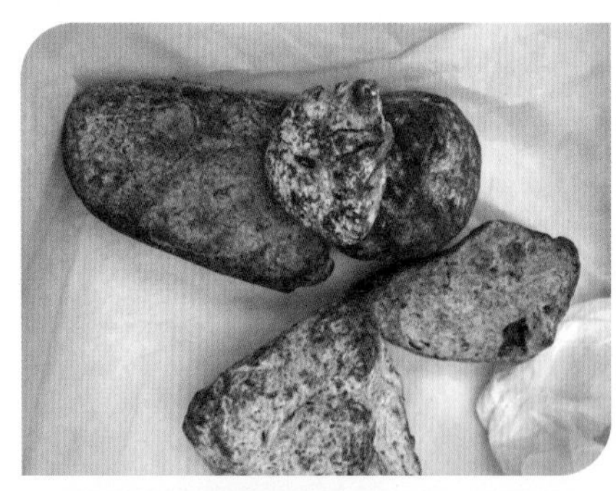

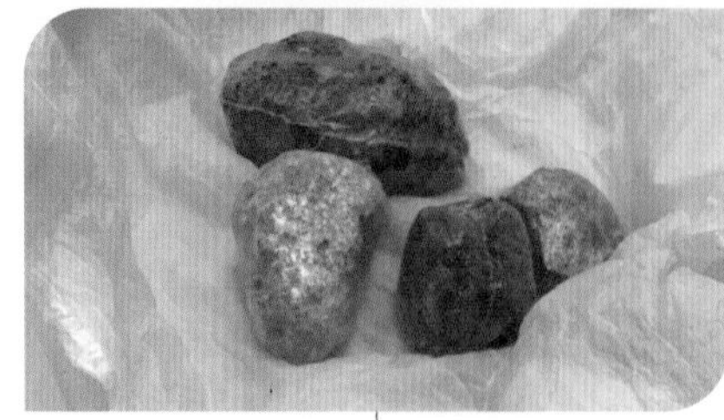

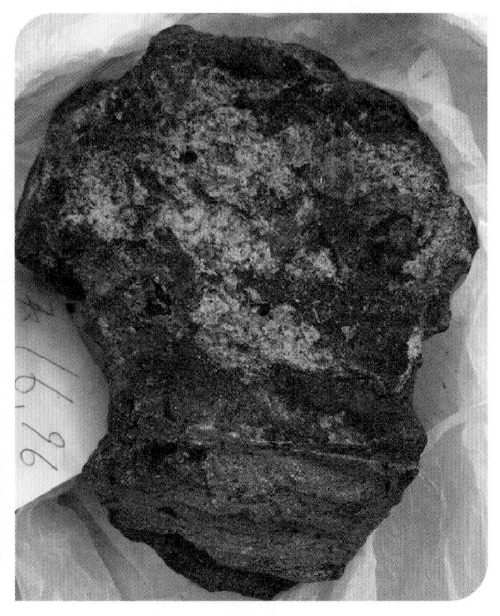

龍涎香藥材貌不驚人，可價格不菲，如果在海灘上見到，是否能夠認識它

人無分貴賤
客不欺叟童
藥王神之助
詩贈藥界聖人
李震熊老先生

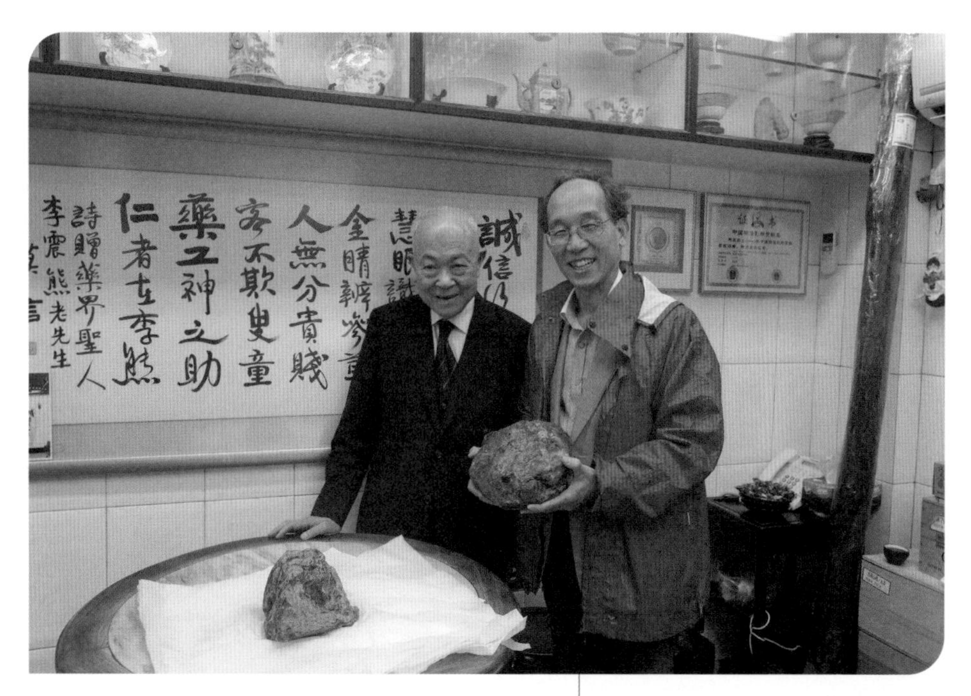

筆者與李震熊先生一同鑑賞珍品龍涎香

/ 初識龍涎香 /

我本人也是在從事中藥工作30多年後才見到龍涎香的真容，那是在香港一個中藥老前輩李震熊先生的店舖裏。李老先生是專門經營名貴中藥材行業的前輩，龍涎香是他店中的珍藏之一。

當李老先生打開存放龍涎香的櫃子時，我聞到一種特殊的氣味。那種氣味難以用「幽香」、「濃香」、「淡香」、「清香」等詞匯形容，它是一種異香。以往文獻記載龍涎香有異香，但甚麼是「異香」，聞過龍涎香以後我才知道，它的異香就是一種腥臭。物極必反，龍涎香和麝香都是這樣，香過了頭，反而不覺得是香的。

李老先生把一大塊龍涎香擺在我的面前。只見這塊龍涎香形狀不太規則，外表偏灰白色，斷面有些偏黑褐色的物質，手感較軟，質地也比較輕。仔細觀察還能看見裏面的殘留物，有消化不了的白色墨魚骨小塊，或細碎的骨頭渣的痕跡。我取了一小點嘗了嘗，味道有些酸澀，粘牙。

古人的詩句中經常能看到龍涎香，其中也帶出了一些龍涎香的鑑別要點。北宋文學家秦觀曾寫詩稱讚：「惱人香爇（ruò）是龍涎。」

鑑定龍涎香可以用火試。龍涎香點燃後冒白煙，有香氣。如果遇到用琥珀冒充的偽品，點燃後冒出的是黑煙且為松香味。

/ 龍涎香的妙用 /

龍涎香主要功效為化痰平喘，行氣散結，利水通淋。

宋代的《太平惠民和劑局方》共收載 788 種方劑，其中 257 種含有香藥，約佔方劑數量的 30%。雖有不少古今的醫藥著作記載了龍涎香，但落實到具體應用的記載卻不算多。

20 世紀 50 年代出版的《全國中藥成藥處方集》中保留了鷺鷥咳丸。這是一種金箔包衣的蜜丸，組方中就用到了龍涎香，主要用於小兒百日咳等疾病。

我小時候得過百日咳，記得當時久咳不止，痛苦不堪，試過不少偏方，還吞過豬苦膽。雖然最後治好了，但是經過漫長的病程，身體實在難受。現在回想起來，要是那時候能有鷺鷥咳丸，也許就不會遭那麼多罪了。

香藥多數應用在中成藥中，單用的較少。古代的香也是由單一香藥製成的單品香很少，主要還是以合香為主。製香則有香方，如同中藥有複方。

李時珍記載，龍涎香能聚香，有合群之妙，恰如中藥處方裏常用甘草調和諸藥一樣。李時珍寫道：「龍涎，方藥鮮用，惟入諸香，云能收腦（龍腦香）、麝（麝香）數十年不散。」他對龍涎香的應用記載，類似現在所說的定香劑的作用。

現在評價香水等級的其中一條要求就是留香時間。市售香水所用的香料裏，最珍貴的定香劑依然是龍涎香。龍涎香可令香氣更富有層次，並讓香的效果發揮到極致。

2018 年我曾在《中國中醫藥報》發表過一篇科普文章《上古味極今何在，散作龍涎幾陣香》，文中簡單介紹了龍涎香的特性和來源。

龍涎香與牛黃、猴棗一樣，是一種病理產物。與眾不同的是，抹香鯨體內的這種「塊狀結石」需要在海上漂浮至少數十載，經過時間的打磨、歲月的洗禮，才能變成真正的龍涎香。

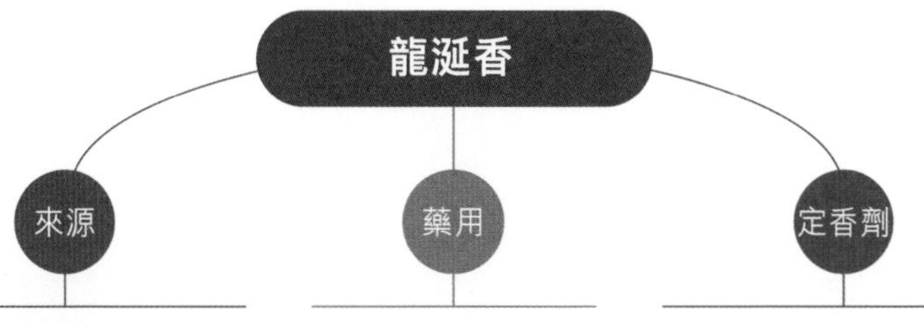

來源

- 龍涎香是抹香鯨消化道中的異常分泌物，由於食物中「利刃」，刺激抹香鯨的消化道分泌出粘稠而質密的油狀或蠟狀的分泌物
- 龍涎香常常在海上浮沉幾十年、甚至上百年

「漂流瓶」

- 龍涎香漂浮時間越久，品質越好，雜質越少，顏色越淺

藥用

- 功效：化痰平喘，行氣散結，利水通淋
- 鷺鷥咳丸，組方中有龍涎香，用於小兒百日咳等

定香劑

- 「異香」，用火試，點燃後冒白煙，散發出迷人的香氣
- **聚香，有合群之妙**
  珍貴的定香劑

捕蛇者説

目前世界上約有 3,000 種蛇，其中毒蛇約有 600 種。李時珍的故鄉在湖北蘄春，蘄春有四寶：蘄艾、蘄竹、蘄龜和蘄蛇。

我跑野外的時間也不算少了，上山尋藥不以為苦，但最怕進山遇到蛇。我的恐懼大概來自一本小書和一篇文章。一本小書是 1961 年中國少年兒童出版社出版的《蛇島的秘密》，講的是科考隊在大連附近的海上孤島探險一個蛇的王國的故事，刻在我的腦海中。一篇文章是唐代文學家柳宗元的《捕蛇者説》。捕蛇者蔣氏一家，祖輩和父輩都死於捕蛇，鄉鄰生計難以維繫，文章的深層意義揭示苛政之毒甚於毒蛇，同時也令我記住了毒蛇的厲害。

《捕蛇者説》裏永州之野的異蛇，大概就是蘄蛇，也就是各路小説裏出現過的五步蛇。傳説被這種蛇咬後，五步之內傷者就會倒地身亡。養蛇人還有一種説法，這種蛇很懶，一天到晚就盤在野外陰涼潮濕的石頭下，一動不動，別説五步，半步都懶得挪動。

我在 1983 年第一次到湖北的大別山考察時，驚蟄剛過，正是蛇蟲出洞的季節，山中的動物活動頻繁程度更勝村鎮。那次出差，我還隨身帶了季德勝蛇藥，以防萬一。

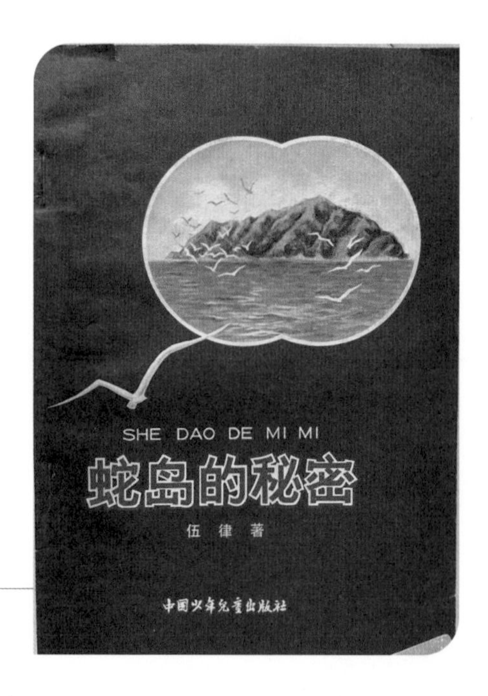

兒時的啟蒙科普讀物《蛇島的秘密》

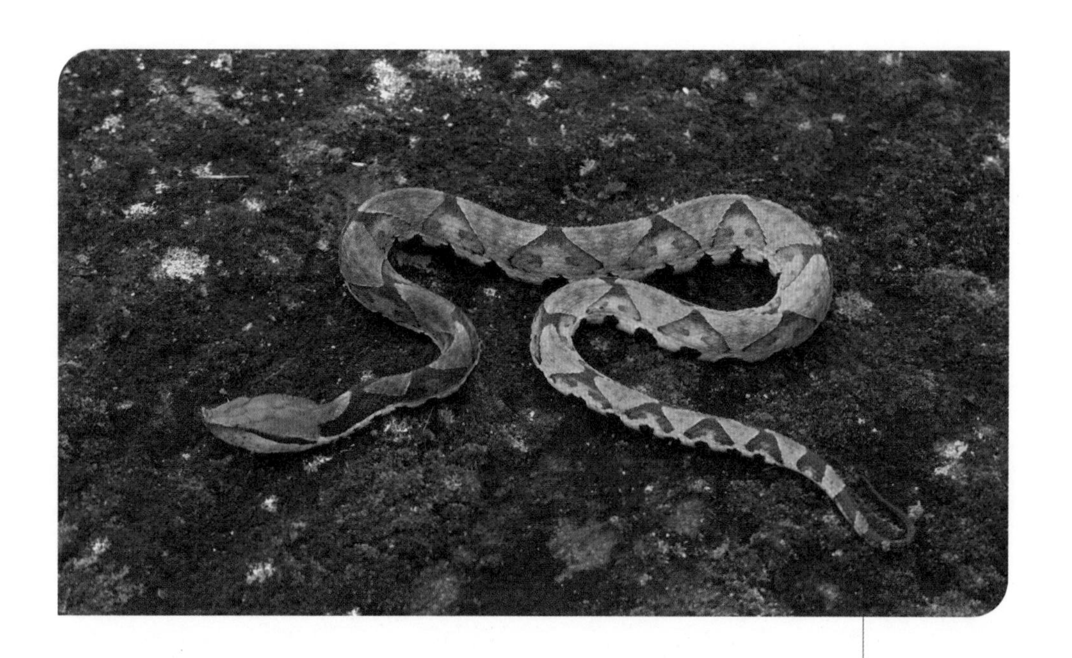

蘄蛇（尖吻蝮）：全體

帶我一起進山的嚮導王大哥，曾參加過對越自衛反擊戰，是一位一往無前的勇士。王大哥見我怕蛇，拍着胸脯對我說，別怕，跟着他保管沒事，他自小玩蛇，有經驗。説着他還給我展示了一個小木棍，前端有個分叉。他説只要用小木棍叉住蛇頭，就可以抓住蛇的尾巴，鉚足了勁掄圓了甩出去，蛇就散架了。再用他抽煙的煙袋，弄一點煙袋油抹到蛇嘴上，蛇會立刻暈過去，任憑擺佈。在王大哥眼裏，蛇是最好的東西，抓到蛇後可以先取蛇膽，蛇膽可以明目，再剝蛇皮，蛇皮能賣錢，剩下的蛇肉又可以美餐一頓。

大別山裏的毒蛇不少，説來也怪，那天我跟在王大哥後邊走，有意四下找蛇，竟然連一條蛇的影子都沒見到。後來他只好帶我去了養蛇基地。

王大哥説，其實蘄蛇在蘄春並不多見，反而在相鄰的安徽、江西比較多。現在，蘄蛇的主產地在安徽、浙江、江西、福建等地，和古代記載相差無幾。蘄春位於大別山南麓，在歷史上既是水陸要塞，也是藥材的集散地，使得很多人誤以為蘄春是蘄蛇的主產地。那時，蘄春已經開始養殖蠍子和蛇了。

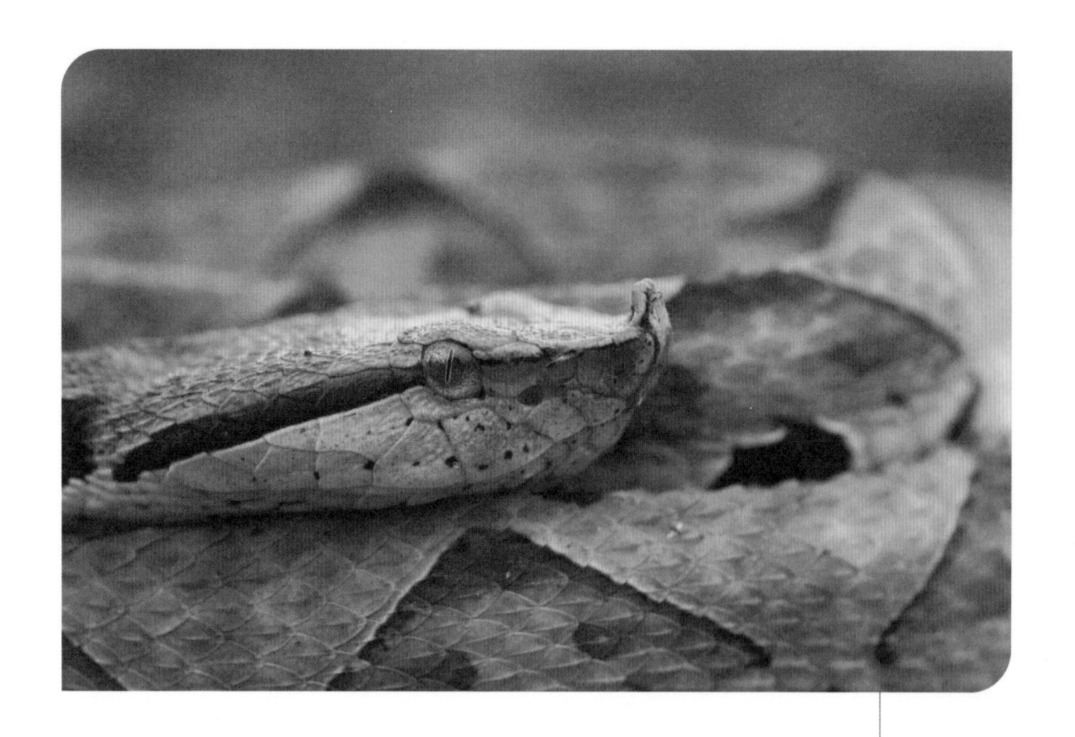

蘄蛇（尖吻蝮）特徵：翹鼻頭

反鼻之蛇

1987 年，我留學去了日本，曾到日本養命酒廠參觀。養命酒的處方上寫着「反鼻」二字，讓我對「反鼻」究竟是甚麼藥產生了好奇。起初我還以為那是個日文的漢字，後查找《本草綱目》，才解開這個疑惑，原來反鼻就是蘄蛇。

《本草綱目》中這樣記載：「諸蛇鼻向下，獨此鼻向上。」蘄蛇的鼻子是向上翹的，所以日文中才用反鼻作為名字。翹鼻頭這個特徵也是鑑定蘄蛇必需的關鍵點之一。

2017 年，香港亞洲電視台拍攝 100 集系列節目《世説本草》，我擔當專家解説。那次解説也給了我再次仔細觀察蘄蛇的機會。我可以從標本瓶中把整條蘄蛇拿出來，從頭到尾、從裏到外逐項仔細觀察再講解。

蘄蛇的頭部呈扁平的三角形，翹鼻頭，鼻尖朝上，嘴部寬大，這項特徵稱為「龍頭虎口」。牠的口腔內上齶有兩個管狀毒牙。背部兩側分佈着 17～24 個黑褐色 V 字形方勝紋。方勝紋是一種傳統的紋樣，由兩個菱形壓角相疊組成的圖案。原是古代漢族神話中「西王母」所戴的發飾，明清以來作為吉祥圖案多出現在生活用品上，多有書生戴方勝帽。蘄蛇尾部極細，末端有 1 枚呈長三角形的角質鱗片，稱為「佛指甲」。

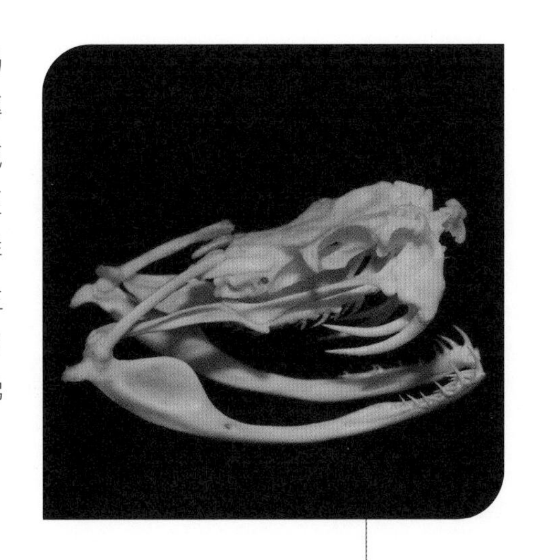

蘄蛇（尖吻蝮）之頭骨及毒牙

蘄蛇藥酒

中醫理論認為動物藥是「血肉有情之品」，動物藥的許多功效往往是不可被植物藥替代的。《本草綱目》中記載了很多藥酒的製作方法。李時珍説：「蘄蛇能治風，得酒良。」蘄蛇借助酒力，可直達病所，能更好地發揮藥力。

蛇雖有毒，但用蛇泡的酒一般情況下可以放心飲用。蛇酒大多浸泡半年以上，酒精早就讓蛇毒失去了毒性，並且泡酒前應拔去蛇的毒牙。

蘄蛇（尖吻蝮）特徵：念珠斑

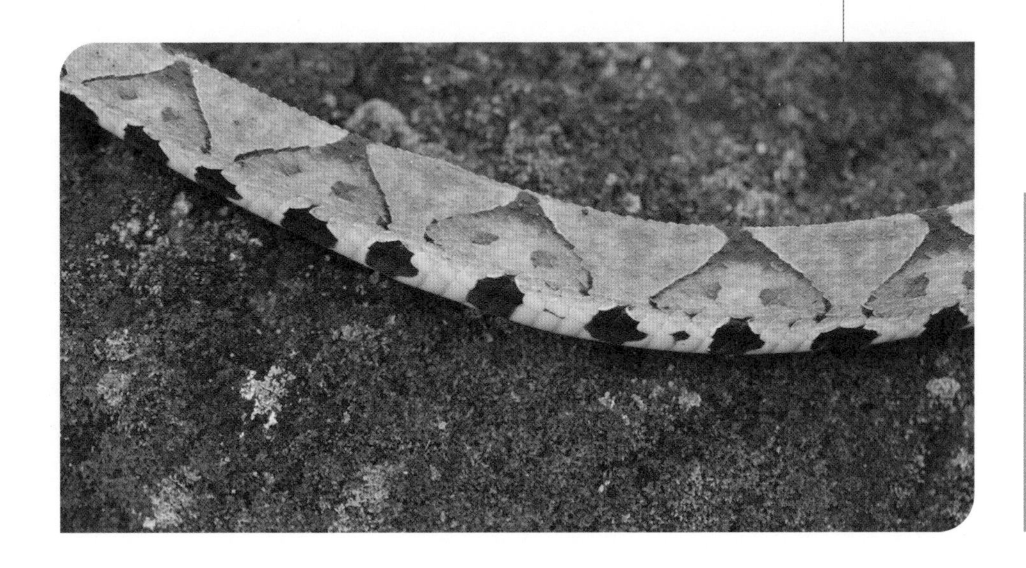

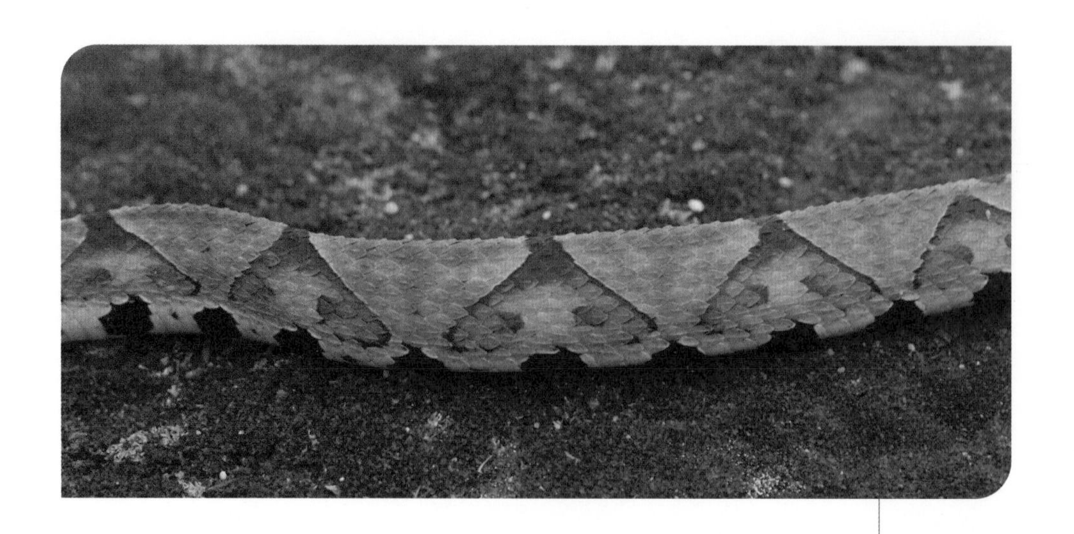

蘄蛇（尖吻蝮）特徵：方勝紋

《本草綱目》記載了李時珍獨創的一種蘄蛇藥酒，瀕湖白花蛇酒，以蘄蛇肉加羌活、當歸等藥材製成。瀕湖是李時珍的號，這酒是他的獨家秘方，可以舒筋活血，治療中風濕痹、半身不遂。

蘄蛇蛇膽可用於祛痰止咳，疏肝明目。蛇脱下的皮——蛇蜕，又稱龍衣，可以祛風止癢，用於治療皮膚病。

蛇毒既能傷人，也能救人。我幾次到黃山採藥，曾見到那裏有一些截肢的殘障人士。熟悉當地情況的安徽中醫藥大學王德群教授告訴我，很多當地人被蘄蛇咬傷後沒有條件及時救治，才迫不得已截肢保命。

蘄蛇（尖吻蝮）特徵：佛指甲

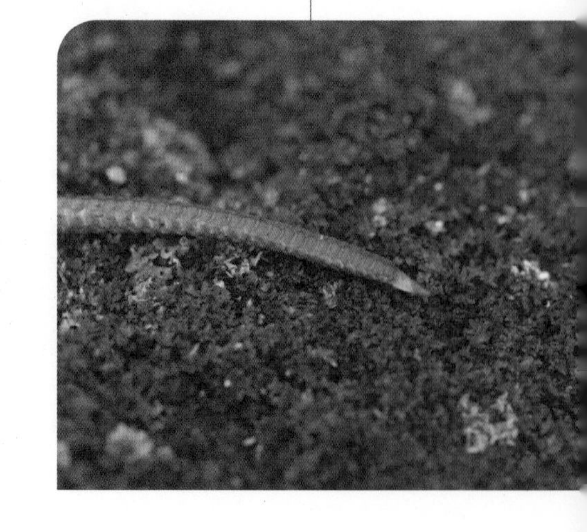

現代臨床研究表明，蛇毒血清就是治療毒蛇咬傷的有效藥物。蘄蛇的蛇毒量很少，價格十分昂貴，堪比黃金，功效亦十分獨特。痲風病曾經是令世人毛骨悚然的一種疾病，蘄蛇毒就是痲風病有效的治療藥物之一，也是以毒攻毒的成功範例。蛇毒還有止血與抗凝血的功效，研究學者們對蛇毒抗癌的功效進行了有益的嘗試。現在，在海內外有不少專門研究蛇毒的機構，蛇毒在醫藥領域有着廣闊的開發應用前景。

養蛇致富

目前《中國藥典》記載的蛇類藥材共有 3 種，蘄蛇、烏梢蛇和金錢白花蛇。蘄蛇的養殖技術最為成熟，這也和蘄蛇「懶」的習性有關。烏梢蛇無毒，俗名「草上飛」，行進速度飛快，倏地就不見了，大規模的養殖有一定的難度。金錢白花蛇有劇毒，對環境敏感，通常圈地造蛇池養殖，很難形成大規模的養殖場。

蘄蛇的養殖相對容易，養殖技術已經比較成熟。養殖基地的防護設施也比較齊全。養蛇人再也不用擔心因此而喪命。現在的飼養基地多採用多層重疊的木質小隔間，大蘄蛇一蛇一間，小蛇幾條一間，平時特別安靜，正如飼養員所講，蘄蛇的習性就是懶得動彈，連進食都懶，一般一到兩週才進食一次。

野生的蘄蛇已被列為國家二級保護動物，不能隨意捕捉，更不能入藥或作他用。現在供藥用的蘄蛇都來自養殖場。人工養殖的產業不僅滿足了藥用需求，同時也幫助了當地農戶致富，做到了資源可持續利用，這是一舉多得的舉措，應當大力提倡。

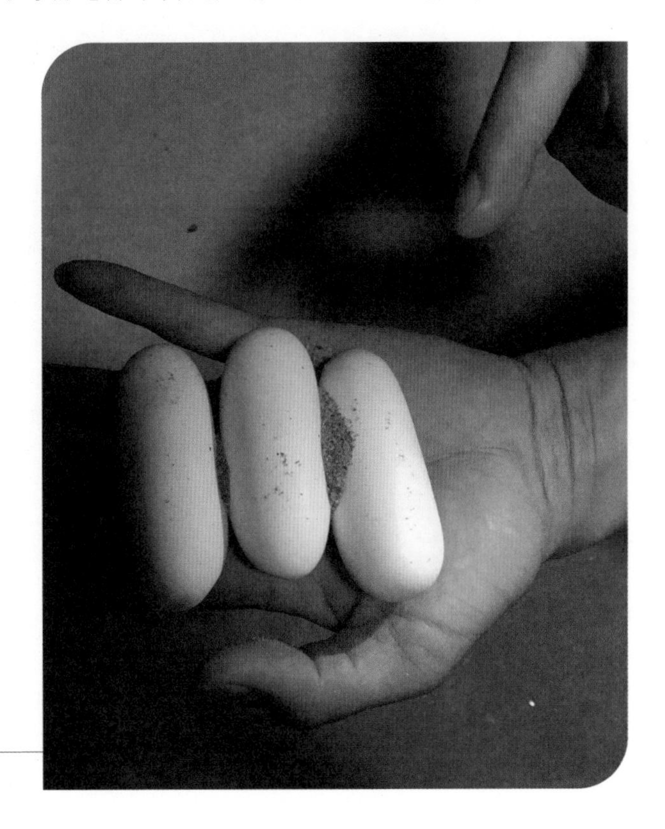

長橢圓形蘄蛇蛋

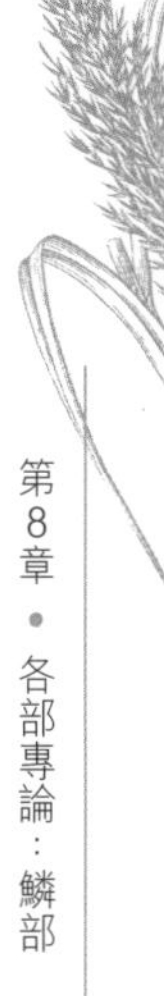

蘄蛇真偽

藥用蘄蛇的加工方法比較特別，剖開蛇腹，除去內臟，洗淨，用竹片撐開腹部，盤成圓盤狀，乾燥後再拆除竹片。

曾經有位朋友參與制定蘄蛇鑑定標準的時候，托我在市場上看看蘄蛇的情況。不看不知道，一看嚇一跳，蘄蛇造假的情況還真是五花八門。

市場上的偽品，有用同科的圓斑蝰來冒充的。圓斑蝰與蘄蛇明顯的不同點在於身上沒有方勝紋，而有圓形的斑紋。還有一種偽品更具有欺騙性，各種特徵都符合，方勝紋、翹鼻頭和佛指甲一個也不少，但肉卻特別厚。這種偽品是不法商人把別的蛇肉粘在蘄蛇的皮和肉之間，人工貼「膘」，也屬劣質偽品。

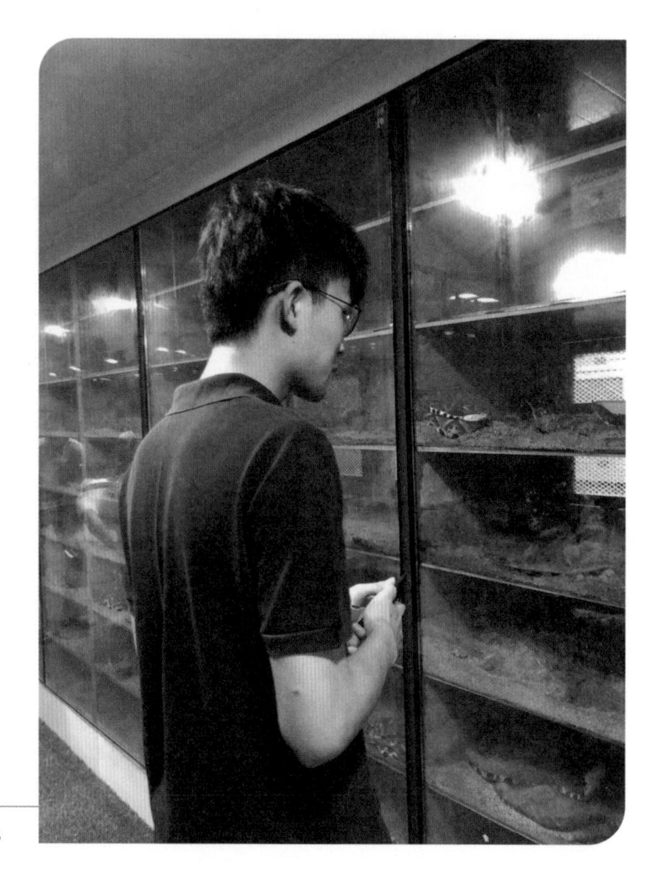

蘄蛇養殖基地

如橘井、杏林的傳説一樣，西方文化中也有很多與醫藥相關的傳説。世界衞生組織的標誌中間是一根蛇杖，這是希臘神話中的醫學之神阿斯克勒庇俄斯的蛇杖。

傳説中，一條毒蛇悄悄地盤在了阿斯克勒庇俄斯的手杖上，醫神遂將蛇殺死。這時又冒出了另一條毒蛇，口銜藥草，居然把前一條蛇救活了。後來阿斯克勒庇俄斯手中一直拿着這根蛇杖，雲遊四方，治病救人。

蛇杖的標誌已成為國際通行的醫藥衞生標誌，象徵着智慧和生命力。

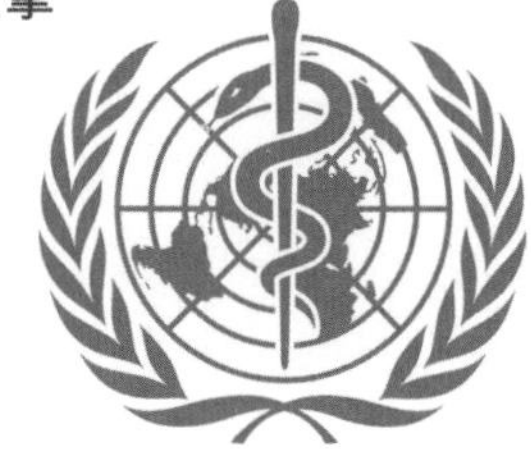
世界衞生組織標誌

蘄蛇

來源

蝰科動物五步蛇 *Agkistrodon acutus* (Guenther) 的乾燥體

鑑別要點

龍頭虎口
頭部扁平的三角形，嘴部寬大

翹鼻頭
鼻尖朝上

方勝紋
背部兩側分佈着17-24個黑褐色V字形大斑紋

佛指甲
蘄蛇尾部驟細，末端長三角形的角質鱗片形似老佛爺的指甲

藥用功效

蛇肉
祛風，通絡，止痙

蛇膽
祛痰止咳，疏肝明目

蛇蜕
祛風止癢

蛇毒
解蛇毒，止血，抗凝血

養殖

- 蘄蛇的養殖技術已比較成熟
- 主產地在華東、華南的安徽、浙江、江西、福建等地
- 野生蘄蛇是二級瀕危保護動物，不能捕捉入藥；供藥用的蘄蛇都來自養殖場

捨命吃河豚

《本草綱目》雖然涉及了海洋藥，但並未把海洋藥單獨列出，而是分散在石、蟲、鱗、介、獸、水草部之中，淡水產品與海水產品也沒有截然的區分。

河豚被收錄在《本草綱目》鱗部第 44 卷。河豚主要生活在暖溫帶及熱帶近海底層，只有少數種類能夠進入淡水江河中。河豚有洄游的習性，在淡水區域產卵，秋季水溫下降後再游回大海。在食客眼裏，河豚是難得的美味；在醫家眼裏，河豚可作為一味藥材。

蘇軾有詩讚河豚，《惠崇春江晚景（其一）》：

竹外桃花三兩枝，
春江水暖鴨先知。
蔞蒿滿地蘆芽短，
正是河豚欲上時。

河豚的美味與劇毒並存，讓人又愛又怕。

人們通常泛稱的河豚是指硬骨魚綱魨科多種魚類的統稱，通常不單指一種。河豚的豚字右邊是豕，原為豬的意思，河豚就像是河裏香嫩的豬肉，單看字面也能想到牠的美味。

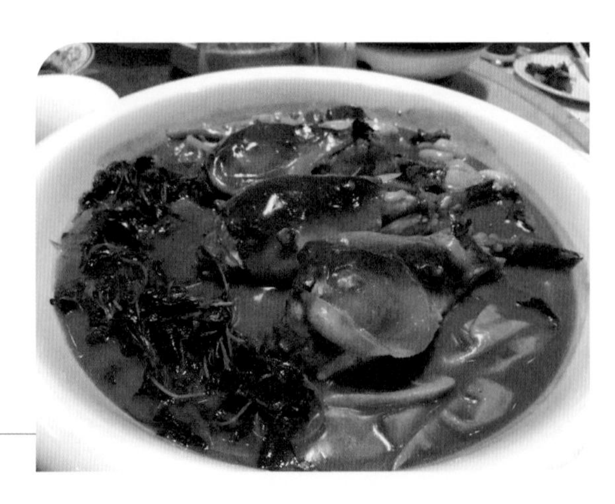

燉河豚

李時珍在《本草綱目》裏解釋之所以叫作豚，是因為牠味道鮮美，然而外形其貌不揚，「觸物即嗔怒，腹脹如氣球浮起」。在遇到外來危險時，河豚會吸入水和空氣，胸腹部膨脹起來，鼓脹如球，浮在水面上，同時豎起皮膚外的小刺來自衛，因此有些地區也叫它氣鼓魚、氣泡魚。河豚雖然個頭小，但河裏、海裏的水獺和大魚，都不敢侵犯牠或捕食。

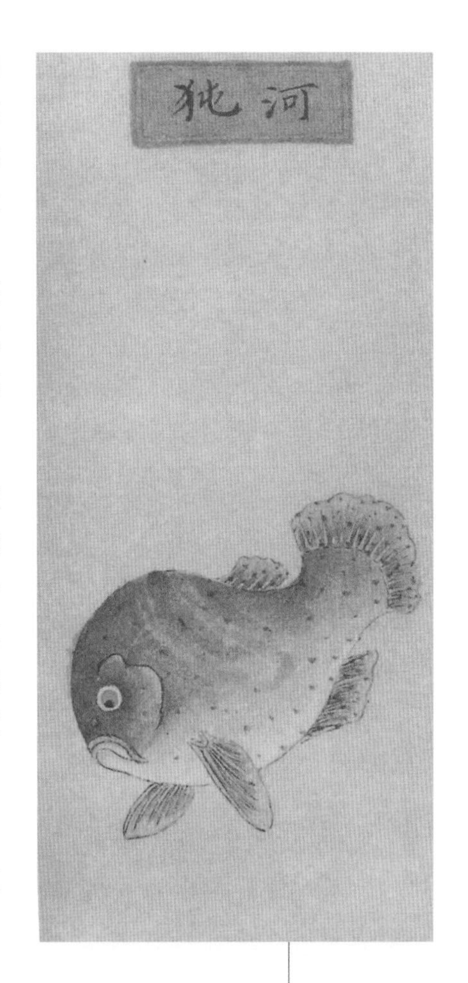

河狆（河豚）圖（摘自《本草品彙精要》弘治本）

古時候，處理並食用河豚需要極高的技巧。中國歷史上有兩位從廚房入仕的丞相，一位是商朝的伊尹，「治大國如烹小鮮」的名言便是出自他之口。另外一位就是明代朱元璋的一任丞相胡惟庸，他有一手烹調河豚的絕技，朱元璋也欣賞他的廚藝。

早在唐代《本草拾遺》中已記載：「其肝、子有毒。」《本草綱目》中也見記載，河豚的肉是無毒的，可以補虛，去濕氣，利腰足，去痔疾，殺蟲。

河豚的毒素之劇，大約是砒霜的 100 倍。河豚的毒素主要存在於其卵巢和肝臟內，其次是血液、眼睛、魚鰓和皮膚。但魚死後，其內臟毒素很快會溶入體液中並進入魚肉內，這樣整條魚就都有毒了，是不可食用的！

即使是這樣，還是有人用鹽和酒把河豚醃製後埋起來過一段時間再吃，李時珍也不免感歎，真是「捨命吃河豚」。

從古至今，吃河豚除了選在特定的時間、特定的地點，還要請有經驗的廚師來料理，嘗河豚的人也要有點不怕死的勇氣。

河豚料理

江陰徐霞客雕像

在亞洲，中國人、日本人、韓國人都喜歡吃河豚。

中國吃河豚，最出名的地方在江陰（今江蘇無錫），那也是我的偶像徐霞客的故鄉。李時珍記載過，他在江陰見到一名讀書人，吃河豚中了毒，丟了性命。我去過江陰兩次，當地朋友告訴了我一句話：「河豚不毒江陰人。」我學了這麼多年中藥，一般的中藥或食品都要口嘗試味，但一直對河豚望而卻步。直到 60 歲了，抱着豁出去的心態，我才第一次品嘗了河豚。

那是一次我到日本下關市考察的經歷。下關市是日本山口縣最大的城市，在本州島最西端。下關市曾經叫馬關，也就是甲午戰爭失敗後，李鴻章簽訂《馬關條約》的地方。

當地出產河豚，那裏有一個專門出售河豚的唐戶市場，從早到晚人群總是熙熙攘攘。在日本，處理河豚的廚師必須持有專門的執照。據説要想拿到這一執照，要經過 5 年系統的訓練。這樣的訓練同訓練一名外科醫生差不多，而且同樣是人命關天。

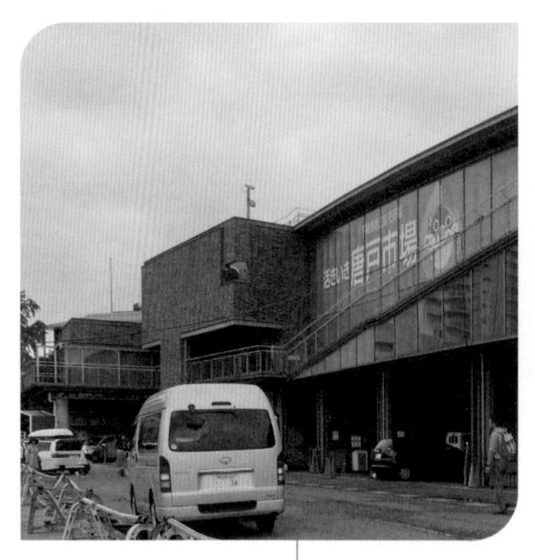

日本下關的唐戶市場

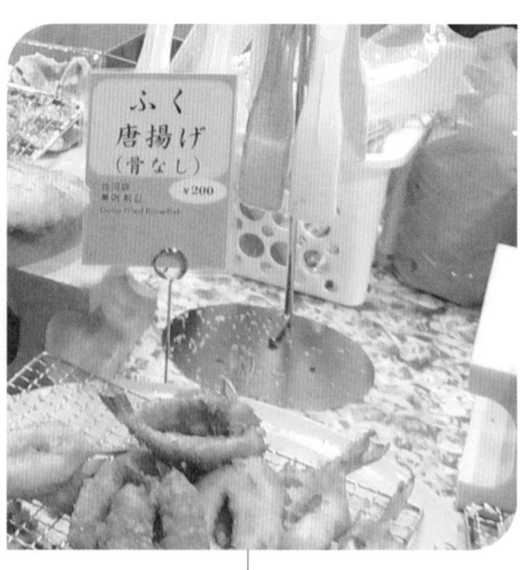

唐戶市場裏售賣的炸河豚

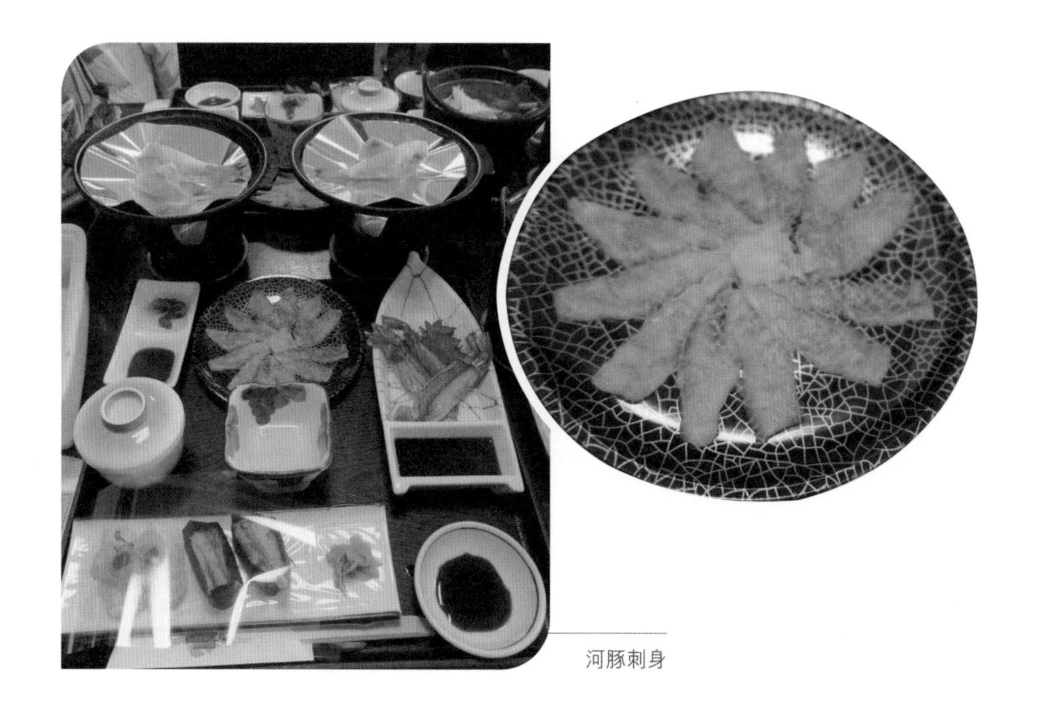

河豚刺身

在下關吃河豚，按照老規矩，每次做好的河豚廚師要先嘗一嘗，不出問題才能拿給客人吃，在這裏吃可完全放心。很多人專程來到此地一飽口福。河豚不但可以做熟了吃，也可以生着吃刺身。河豚刺身薄如紙，幾乎透明。品嘗着生河豚、熟河豚，再配上一口日本清酒，那種鮮美是其他魚類無法與之相比的。

海洋中藥

有很多名字中帶有海的中藥是來自海洋的，比如，海馬、海龍、海螵蛸、海藻、海狗腎等。海洋藥的功效以補益和清熱為多，也可化痰、止咳、平喘、利水滲濕。臨床應用廣泛，涉及內、外、婦、兒各科，在眼科方面用得也比較多。

《神農本草經》已經收載了 12 種海洋中藥，有牡蠣、龜甲、烏賊魚骨等。

到了唐代，對外交流比較頻繁，與南海諸國、印度、阿拉伯國家多有往來。在《新修本草》當中收載海洋藥物 25 種，增加了珊瑚、石燕等。

到了宋代的《開寶本草》和《證類本草》，又增加了海帶、石蟹、鱸魚、玳瑁、珍珠、海狗腎等多種海洋中藥。

《本草綱目》收載的海洋中藥有 190 種，涉及 116 個物種，與明以前本草著作相比，新增了 12 種；所收載海洋中藥的附方多達 275 首，數量之多，為宋代以前的 3 倍。

在李時珍所處的明代，航海技術有了很大的發展，鄭和七次下西洋，促進了中國與東南亞各國的交流。

正因為如此，《本草綱目》中除了收錄明以前歷代本草中所有的海洋中藥品種，還新增了龍涎香、章魚等深海、遠海的藥物。

《本草綱目》除了增加了一些新品種，還對原有的老品種增加了藥用部位。比如，蟹、鱟（hòu）等。李時珍在蟹的原有藥用部位上增加了蟹殼和鹽蟹汁。鱟的條目下增加了鱟殼和鱟膽。

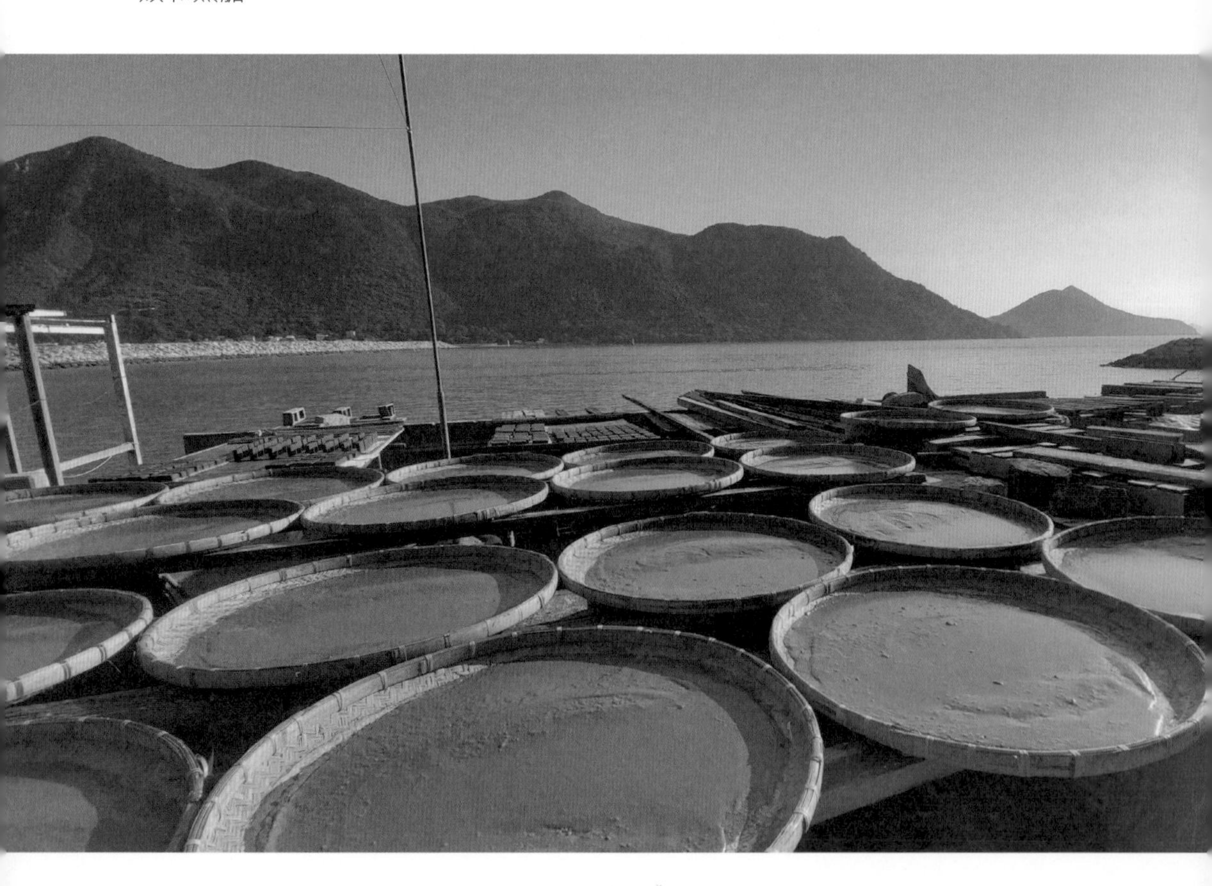

鱟是世界上現存最古老的生物，牠在地球上已經生存了 3 億年以上，是真正的「活化石」。鱟的頭胸部很大，呈馬蹄形，外表看上去像一個大蓋子加一條長刺樣的尾部，好似獨角獸一樣。鱟的血液是藍色的，並且可從其提取物中研製疫苗或新藥試劑，具有獨一無二的醫用價值。

我自己對海洋中藥研究不多，不過我曾多次到廣西求教於鄧家剛、侯小濤教授，與他們一起進行實地考察，從他們那裏學到了很多經驗。我在北海的海灘上撿到過一個特別大的鱟的外殼，我把它帶回學校用作教學標本了。

海產食品

海產品是健康食品，對人類的健康大有好處。我小時候物資供應極為貧乏。曾經有一部科教片《對蝦》，反覆播放過多年，20 世紀五六十年代出生的中國人可能都看過，通過它幾乎人人都知道對蝦，但真正品嘗過對蝦的人寥寥無幾。

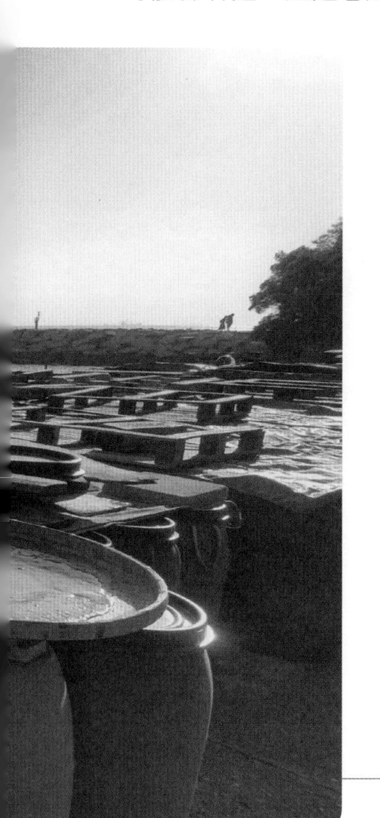

香港漁村大澳，靠海吃海，當地漁家曬蝦醬，蝦醬蝦膏乃大澳名產

改革開放 40 多年來，我覺得中國人飲食結構最大的變化之一，就是海產品的數量增加了。以前連帶魚、蝦皮都不常見，現在可以一日三餐有魚蝦。海參、鮑魚也不稀罕了，海鮮麵、海鮮火鍋，老百姓們都能想吃就吃了。

中國有 960 萬平方公里的土地，內海和邊海的水域面積超過了 470 萬平方公里。我國的海洋藥物資源十分豐富。2020 年版《中國藥典》共收錄中藥成方製劑超過 1,500 個，其中海洋中藥製劑有 145 個品種，涉及的海洋中藥共有 14 種，尚有巨大的開發潛力與價值。

海洋藥物的研究方興未艾，海洋抗癌藥、海洋心腦血管藥、海洋生物毒素的研究方面都十分值得深入探索。面向大海、面向世界、着眼未來，汲取本草智慧，也可促進我國海洋中藥產業的發展。

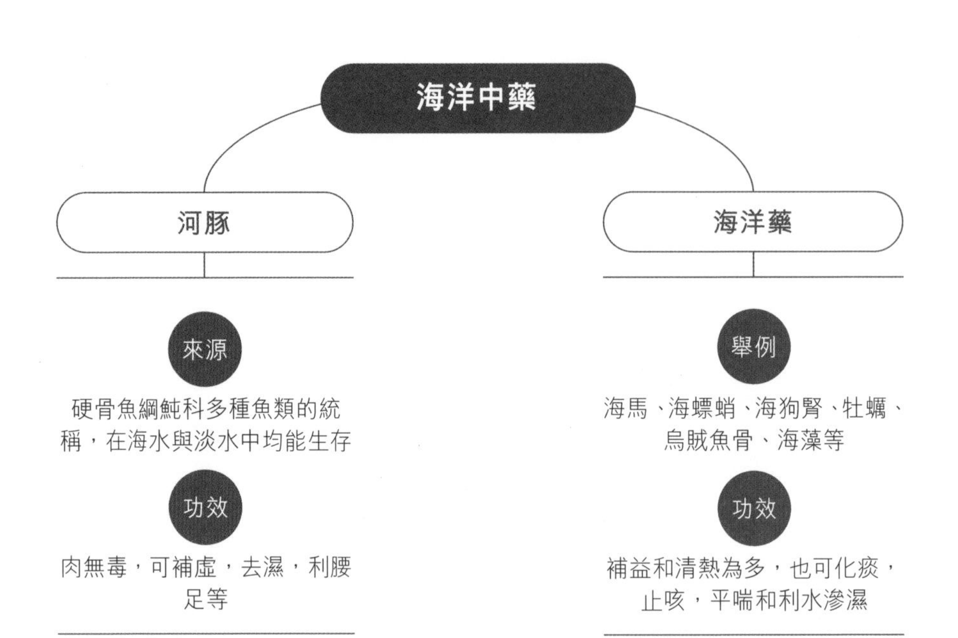

在中國人的傳統認知中，「麟、鳳、龍、龜」為四靈，都是祥瑞的象徵，其中只有龜是真實存在的動物。在殷商時代，人們篤信鬼神，流行占卜。由於古人相信龜可以通神靈，便用牠的甲殼做占卜的工具，龜甲還得了一個別號——漏天機。在占卜之前，占卜者要先將欲問之事刻在龜板上，然後在龜板上鑽鑿一些小孔，用木枝燒灼龜板，向鬼神禱告。最後，占卜者根據龜板上展現出的裂紋來推斷未來、吉凶、疾病、健康等方面的趨勢。

真假甲骨文

2003 年，我正在籌建香港浸會大學中藥標本中心時，有一位熱心的朋友捐贈了一個大龜甲，長 70 多厘米，上邊刻有很多字，並説上面刻的可能是甲骨文。

我才疏學淺，不認識甲骨文，幸虧找到了研究古文字的陳致教授，詢問他那些文字的來龍去脈。他看了以後笑着告訴我：這塊大龜板也許很不錯，不過上邊的字，有的認識，有的不認識，此乃假的甲骨文。這塊甲骨文贋品讓我長見識了，造假手法有高有低，造假之人無所不用其極。

説來，甲骨文與中藥淵源頗深，甲骨文的發現就是從中藥舖裏開始的。

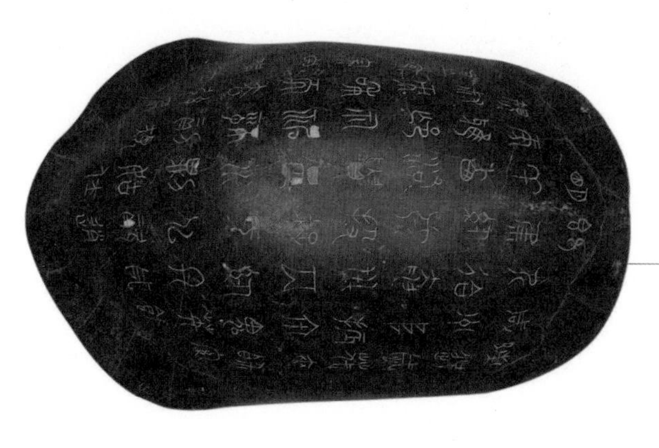

真龜甲假銘文（香港浸會大學中藥標本中心藏）

藥舖發現甲骨文

甲和骨牽涉到兩個中藥，龜甲與龍骨，二者常被混為一談。龜甲指的是烏龜的甲殼。龍骨是古獸化石，來自遠古時代大型哺乳動物，如猛獁象、犀牛、黃牛、鹿等動物的骨骼化石。

帶卜辭甲骨

我國傳統的中藥店舖一般有兩個功能，一是賣藥，二是收購中藥材。

清朝末年，1880 年前後，在河南安陽的小屯村，當地農民在翻地耕田時，經常會刨出一些龜板與獸骨，他們把這些東西當作藥材賣給了藥材舖。與其他地方收來的龍骨不同，這裏出土的龍骨上面常帶着一些誰也看不懂的「符號」。看到藥材表面有符號，當地人怕賣不到好價錢，有時就把字刮去了。一批貨出手了，中間商人又轉過頭來再向村民購買，當地的貨源很充足，這項營生就倒騰了十來年。

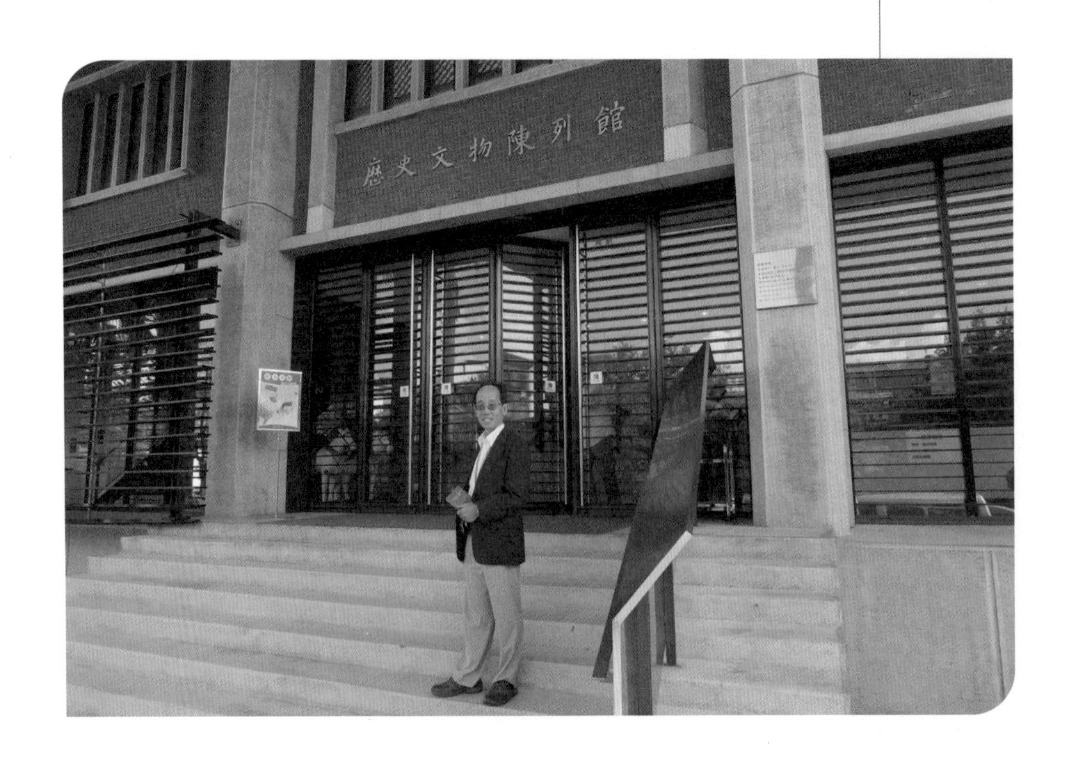

筆者於台北歷史文物陳列館

直到 1899 年，終於有一位明眼人破解了這些天書。這個人就是當時官居國子監祭酒的王懿榮。他是位大學問家、金石學家、收藏家和書法家。一次他生了病，從北京的一家藥舖買來一些藥材，他在擺弄藥材時，無意間看到了藥材上奇特的符號。這些符號與他以往見到的金文、小篆、隸書、行書、楷書都不一樣。最後王懿榮斷定：這很可能是有價值的一批古代文物。於是他順藤摸瓜，追蹤到了這批甲片的出產地河南安陽，正是殷商故都。接着王懿榮便開始大量收購骨片進行甲骨文的研究。

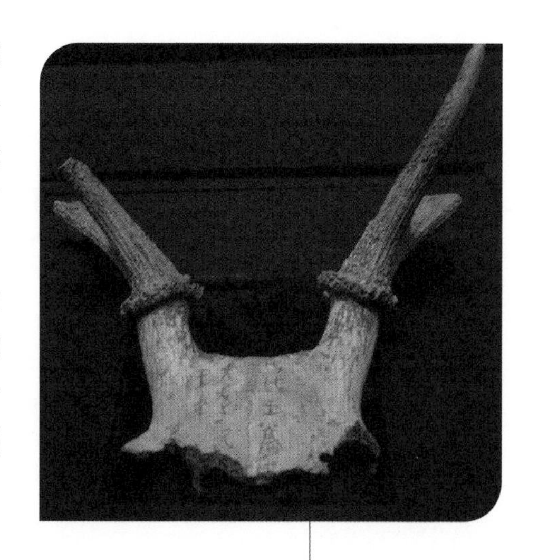

帶刻辭鹿頭骨

第二年，1900 年，在八國聯軍侵入北京的時候，王懿榮以身殉國。他的好友，《老殘遊記》的作者劉鶚，接過了甲骨文研究的接力棒。此後，更多學者陸陸續續地加入了甲骨文研究的行列。

20 世紀 30 年代初，歷史語言研究所的所長傅斯年和董作賓等人有計劃地組織了 15 次搶救性發掘，又發掘出了 25,000 餘片珍貴甲片，原件收藏在中國台北。據統計，現存的甲骨片約有 15 萬件，散在各地。

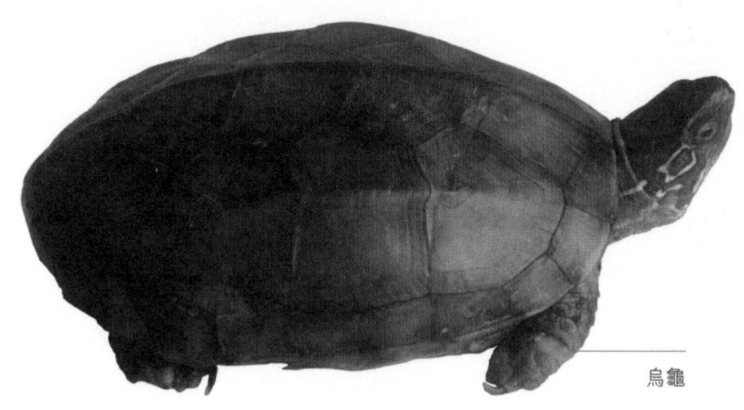

烏龜

/ 龜甲上下板 /

目前《中國藥典》收載的龜甲原動物僅是龜科動物烏龜 *Chinemys reevesii* (Gray) 的一種。烏龜的俗名很多，名叫金龜、草龜、泥龜、山龜、墨龜的，一般指的都是這種動物。

關於龜甲的藥材，目前最大的問題不是品種，而是藥用部位的問題。

追溯歷史，早在《神農本草經》中就開始有龜甲的藥用記載了，但在歷史的演變過程中出現了變化。到了明代，許多醫家只用烏龜平坦的下半部分腹甲。很多人認為這個部位屬陰中之陰。而有隆起花紋的背部甲殼卻被扔掉了。這樣一來，龜殼藥用的資源相當於浪費了一半。

李時珍已經注意到了這個情況，並且明確表達了他的觀點：「古之上下甲皆用之。」但是李時珍的結論並沒有引起當朝臨床方面足夠的重視。一直到《中華人民共和國藥典》開始編纂時，內容也僅收載了龜甲的腹甲。

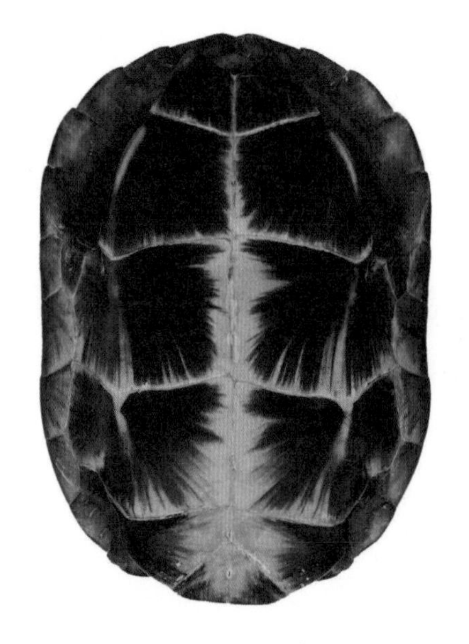

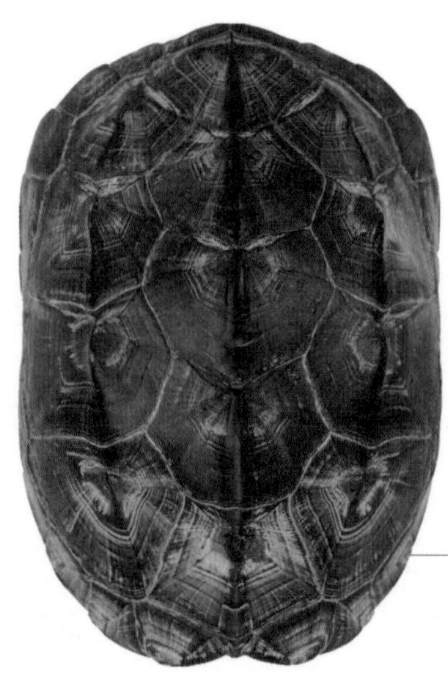

龜甲藥材（左：下板，右：上板）

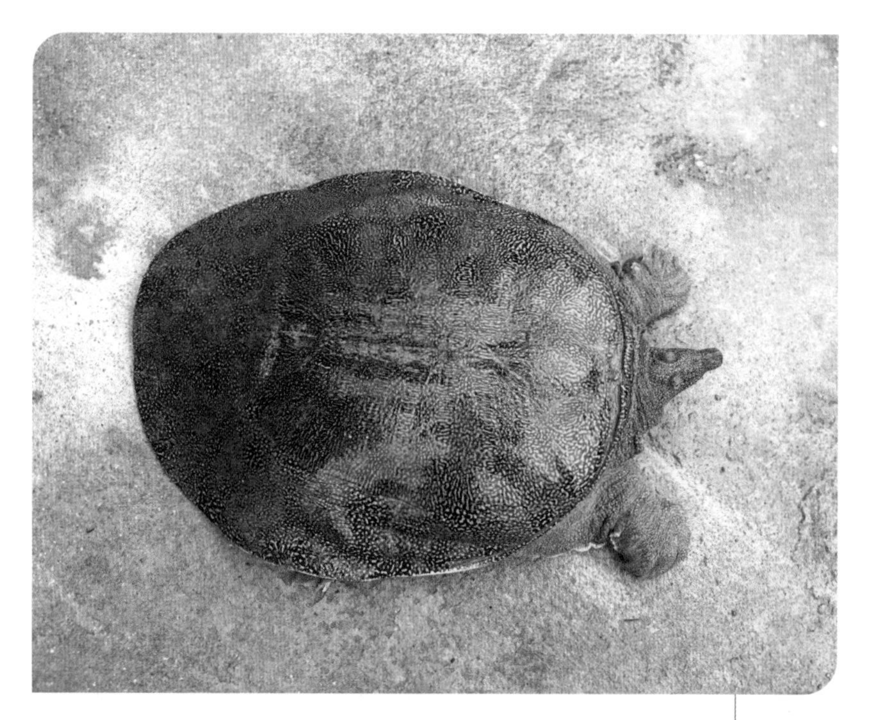

鱉原動物

鄭金生教授是我學習路上對我影響至深的一位良師益友。1982 年時我便有幸結識了他。那一年他剛碩士畢業，並在《中醫雜誌》上發表了一篇有關龜甲藥用歷史的研究論文《龜甲、敗龜、龜板考辨——論龜甲當用上下板》。

鄭金生教授經過深入考察，旁徵博引，發表了他的研究結果。更難能可貴的是，他並沒有把自己的論文束之高閣。鄭教授的夫人楊梅香教授是一位出色的中藥藥理學家。她在鄭教授考證的基礎上，進一步對龜甲的上板與下板進行了現代藥理學的對比實驗研究，用翔實的科學數據證實了龜甲上板和下板可以等同入藥。這個結論後來被 1990 年版《中國藥典》正式採用，從此結束了千百年來廢棄烏龜背甲的錯誤，有效地利用了中藥的資源。

/ 龜甲與鱉甲 /

龜甲具有滋陰潛陽，益腎強骨，養血補心的功效。

金元四大家之一的朱丹溪是滋陰派的領軍人物，大補陰丸是其學説思想的代表方。處方以龜甲、熟地黃為君，可以滋陰潛陽，常用於更年期綜合症、甲亢等疾病屬陰虛內熱證者。清代著名醫家陳修園曾稱讚：「大補陰丸多奇效。」陳修園還有一個比喻，人的生命好似一盞燃燒的油燈，大補陰丸是在給生命之燈添燈油。人的內在平衡，扶陽固然重要，養陰也同樣重要。

古方龜鹿二仙膠，方中的君藥是龜甲和鹿角，熬膠後成為龜甲膠和鹿角膠，龜甲膠能滋陰填精，鹿角膠能補腎壯陽，兩者相輔相成，是常用藥對。

在食養方面，龜甲的應用更為人們熟悉，龜苓膏是以龜板為主料的一款健康食品，也是廣東、廣西一帶傳統藥用食品的代表之一。龜苓膏裏的「龜」原用的是一種金錢龜，苓為土茯苓，兩種藥材也都是嶺南地區的道地藥材。金錢龜現在是我國二級保護動物，已經嚴格規定不可再用，所以現在的龜苓膏用的是烏龜的龜甲。

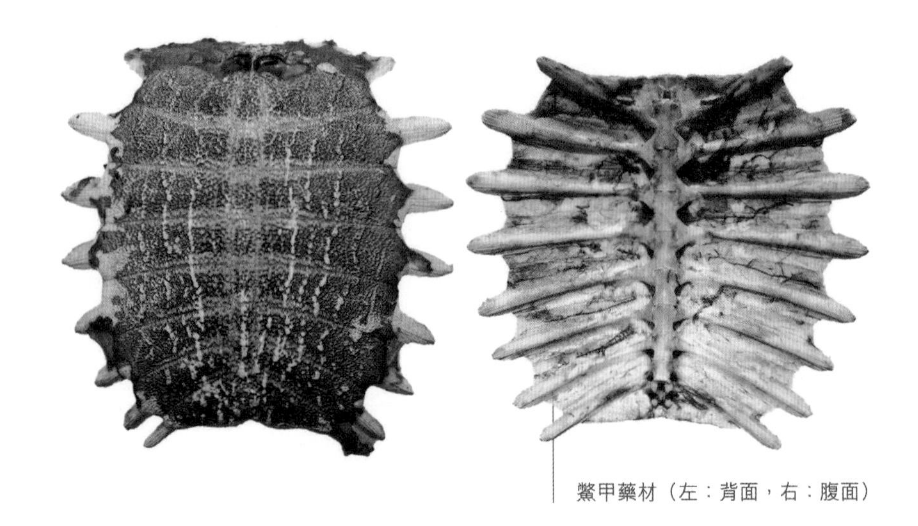

鱉甲藥材（左：背面，右：腹面）

在中藥中除了龜甲，還有一個和它相似的中藥，鱉甲，鱉科動物鱉 *Trionyx sinensis* Wiegmann 的背甲。

王八、甲魚都是鱉的別稱，嶺南一帶還把鱉叫作水魚，四川一帶稱鱉為團魚。烏龜和鱉外觀有些相像，若要區分也不難。龜是「甲裹包着肉」，鱉是「肉裹包着甲」。鱉甲上覆蓋着一層硬皮，邊緣是又厚又軟的結締組織，也稱為「裙邊」。這使鱉煮出來的湯黏稠得像肉皮凍一樣。但是鱉下甲卻很薄，一觸碰就容易散架。市場上有龜上甲與龜下甲，但是鱉只有上甲，沒有下甲，鱉甲也就不存在藥用部位的問題了。

鱉甲功效與龜甲類似，區別在於龜甲滋陰力強，鱉甲退熱力勝。著名的方劑青蒿鱉甲湯是養陰退虛熱的代表方，組方有青蒿、鱉甲、知母、生地、丹皮。

中華文字承載着中華文明。一個偶然的機會，中藥舖裏發現了甲骨文。有人說，吃中藥不知吃掉了多少中國的文字。但是不吃中藥，沒有遇到慧眼識珠之人，這些在地下沉睡了 3,000 年的古文字也可能還在繼續沉睡。

龜甲與鱉甲

龜甲

來源

龜科動物烏龜 *Chinemys reevesii* (Gray) 的背甲及腹甲

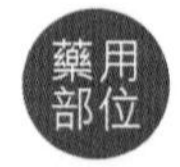

上下板皆用

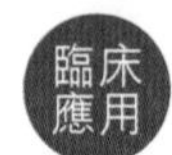

滋陰潛陽，益腎強骨，養血補心

滋陰力強

鱉甲

鱉科動物鱉 *Trionyx sinensis* Wiegmann 的背甲

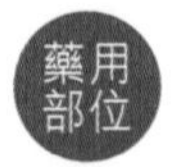

只用上甲

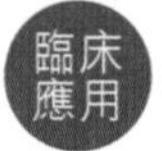

滋陰潛陽，退熱除蒸，軟堅散結

退熱力勝

龜是「甲裹包着肉」；
鱉是「肉裹包着甲」

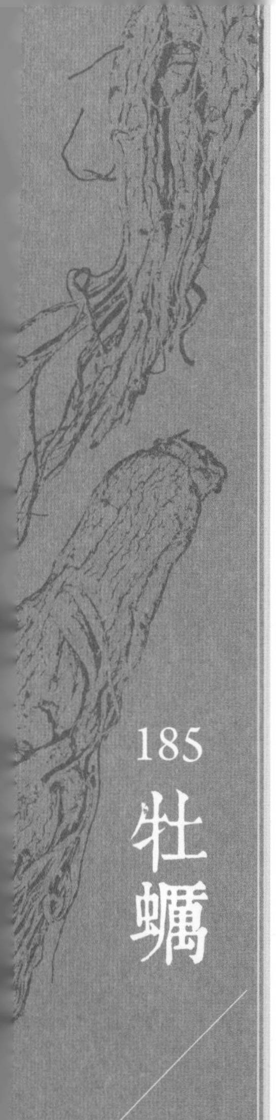

185
牡蠣

洛陽橋下固基牢

牡蠣與生蠔

牡蠣，被收錄在《本草綱目》介部第 46 卷。

牡蠣的「牡」字，原義為雄性。《本草綱目》裏面這樣記載：「蛤蚌之屬，皆有胎生、卵生。獨此化生，純雄無雌，故得牡名。曰蠣曰蠔，言其粗大也。」李時珍認為，牡蠣只有雄性的，沒有雌性的，所以才叫這個名字。實際上，大部分牡蠣品種有雌的也有雄的，也有少數雌雄同體的。雌雄異體的牡蠣還經常發生性別轉換，也許正是因為這樣，古人才誤認為牡蠣只有雄性。

牡蠣，俗稱海蠣子，有個更大眾化的名字——生蠔。其實，生蠔一般指比較肥大的，海蠣子是個頭比較小的。

作為食材用的是牡蠣殼裏的肉，作為藥材用的是牡蠣的外殼。《中國藥典》現在收載了 3 種動物來源，即牡蠣科動物長牡蠣 *Ostrea gigas* Thunberg、大連灣牡蠣 *O. talienwhanensis* Crosse 或近江牡蠣 *O. rivularis* Gould 的殼，全年均可採收。

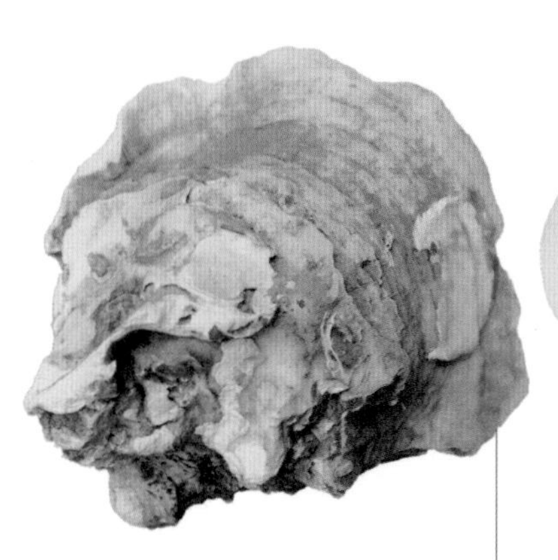

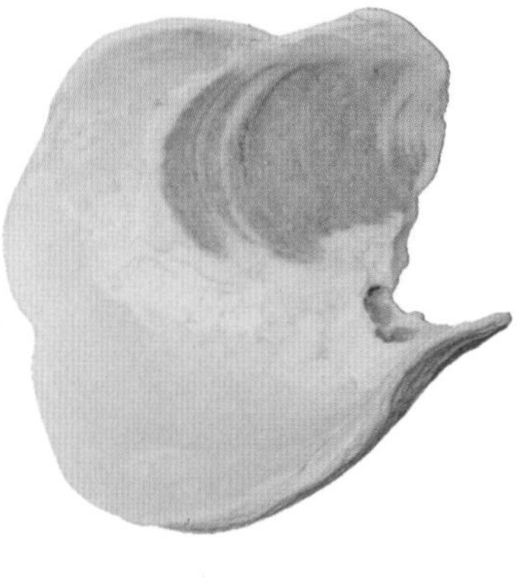

牡蠣藥材（左：外表面，右：內表面）

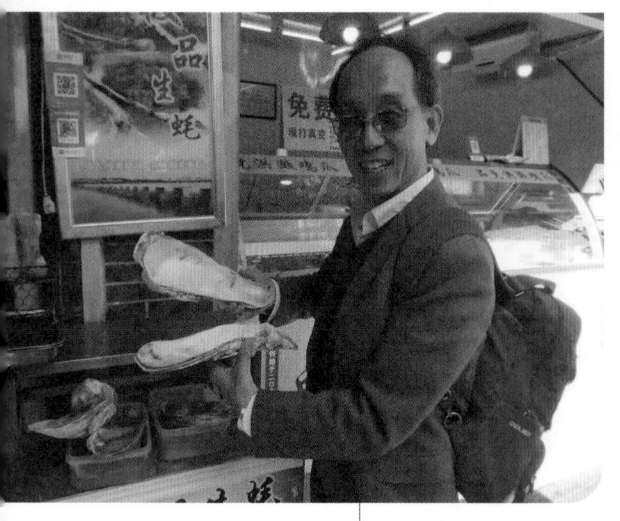

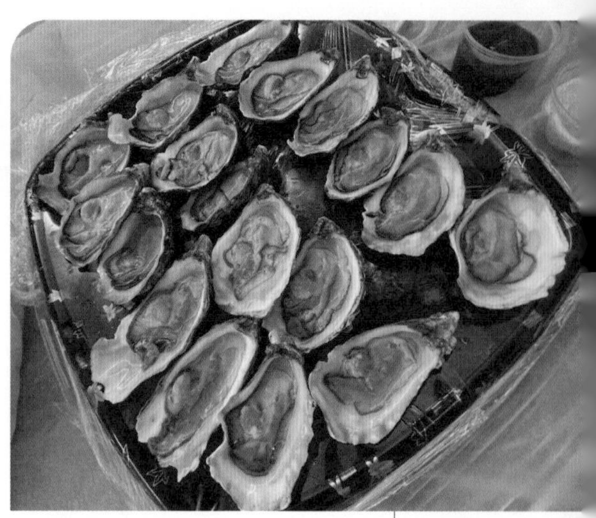

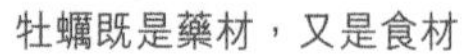
牡蠣既是藥材，又是食材

生蠔餐

蠔豉「好吃」

蠔肉細嫩，味道鮮美，可以生食，可以燒烤，可以炒菜，可以熬粥、汆湯、打滷，特別是在潮汕、閩南地區，有許多用新鮮蠔肉製作的小吃聞名遐邇，如蚵仔煎、蠔仔烙等。中國台灣夜市裏到處都可聽到「蚵仔煎」的叫賣聲。

在海外，生食鮮蠔加檸檬汁或黑胡椒也是一道名菜。有朋友跟我提過，生蠔在海外較貴，有人要請你吃生蠔，算一種特殊的禮遇。聽罷此言，我忽然醒悟：我曾在波士頓吃過一次生蠔，是哈佛大學的一位教授做東，原來我也曾經「被尊貴」了一次。

但吃生蠔如吃生魚片一樣，一定要新鮮，要選擇衛生條件好、沒有受到污染的海裏的產品，否則生食還是有一定風險的。

蠔，除了味道鮮美，還有生猛、豪情之意。但並不只有男性才適合吃蠔，就像阿膠並不是女士的專利一樣。《本草綱目》引用了前人的記載：「煮食，治虛損，調中，解丹毒，婦人血氣。以薑、醋生食，治丹毒，酒後煩熱，止渴。」牡蠣肉是有藥食兩用功能的，對女性也有補益作用。同時強調了煮食和生食的功效主治是不同的，而且生吃要配上薑和醋。

《本草綱目》中還引述了唐代陳藏器的觀點：「炙食甚美，令人細肌膚，美顏色。」食用烤生蠔，可以美顏色，使肌膚細膩。因生蠔性寒，炙烤時加蒜茸不僅能增味，還能中和寒性，也是傳統「炮製」的智慧。

蠔肉煮熟曬乾後就是蠔豉，與「好吃」讀音相近。廣東人過年的餐桌上一定有蠔豉這道菜，因為它的廣東話發音與「好市」的同音。曬蠔豉前煮蠔肉湯的濃縮汁，就是調味佐料——蠔油。

/ 牡蠣與龍骨 /

牡蠣還出現在很多中藥複方當中。包括栝蔞牡蠣散，用於治療百合病；桂枝加龍骨牡蠣湯，用於治療虛勞病；桂枝去芍藥加蜀漆牡蠣龍骨救逆湯，用於治療驚悸、心神不安。

生牡蠣能平肝潛陽，常與石決明、珍珠母一起使用，治療肝陽上亢導致的眩暈耳鳴、驚悸失眠等。炮製以後的煅牡蠣增添了收斂固澀的功效，用於治療自汗盜汗、遺精崩漏等證。牡蠣煅製以後可用於制酸止痛。因其為動物貝殼，含有碳酸鈣，一部分碳酸鈣受熱分解變成氧化鈣，從而增強收斂及制酸止痛作用，煅製以後容易研磨成粉，也有利於有效成分的煎出。

牡蠣粉末局部外用，還有收斂生肌的作用。《本草綱目》記載，刀槍損傷或金瘡出血，可敷上牡蠣粉，斂瘡生肌。牡蠣粉的吸濕性很強，若有消化性潰瘍、胃酸過多的症狀，研細末吞服可緩解，作用相當於局部的斂瘡生肌。

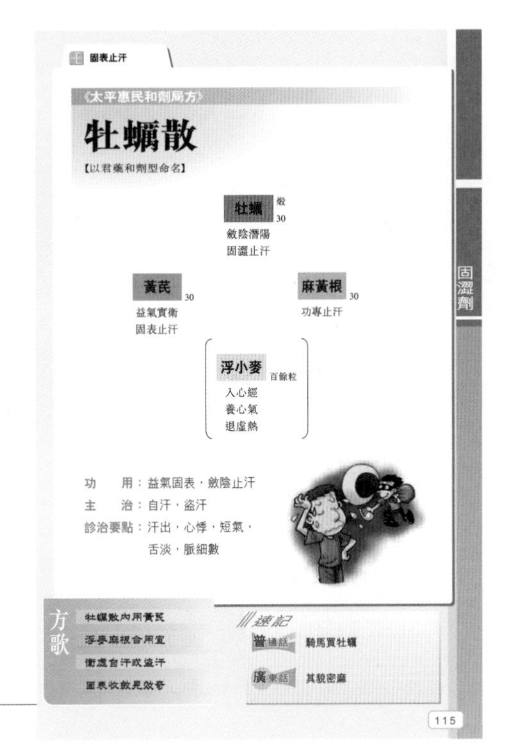
固表止汗

《太平惠民和劑局方》

牡蠣散

【以君藥和劑型命名】

牡蠣 煅 30
斂陰潛陽
固澀止汗

黃芪 30
益氣實衛
固表止汗

麻黃根 30
功專止汗

浮小麥 百餘粒
入心經
養心氣
退虛熱

功　　用：益氣固表，斂陰止汗
主　　治：自汗，盜汗
診治要點：汗出，心悸，短氣，舌淡，脈細數

方歌
牡蠣散內用黃芪
浮麥麻根合用宜
衛虛自汗或盜汗
固表收斂見效奇

速記
普通話　騎馬買牡蠣
廣東話　其貌密麻

固澀劑

115

牡蠣散（摘自《百方圖解》）

臨床應用中，牡蠣與龍骨是一對很好的搭檔，一起用可斂汗，常治療多汗、尿頻、遺尿、遺精、婦女白帶過多。

中成藥龍牡壯骨顆粒是治療小兒多汗和軟骨病的常用藥，其中的龍牡，分別指的是龍骨和牡蠣。在《本草綱目》中牡蠣的主治項下有記載：「久服，強骨節。」我想這也是龍牡壯骨顆粒中，煅牡蠣補鈣強筋骨的古代文獻依據吧！

/ 養蠣固基 /

我國牡蠣主產於福建、山東、遼寧、廣東等沿海地區。廣西的欽州是中國的「蠔鄉」，那裏培育出的「牡蠣苗」可移到廣西北海去飼養，有點類似植物水稻育苗移栽。

我曾到廣西合浦考察，親眼見着海岸邊一眾小夥子將一擔擔的牡蠣從船上挑上岸，那些牡蠣苗都來自牡蠣之鄉欽州。

據漁船的船老大説，牡蠣苗離開海水只能存活 2 天。只見海岸邊，漁家女子一排排，爭分奪秒地將一塊塊佈滿幼苗的牡蠣塊捆綁在桉樹樁上，然後再放回大海，這樣養殖兩年就可以收穫了。她們的操作緊張、有序，一派繁忙歡快的景象。

牡蠣除了肉可作食物，殼可入藥，還是資源綜合利用的一個範例。《本草綱目》是一部博物學著作，不僅藥食功能在書中有記載，李時珍同時記載了「養蠣固基」的技術應用。

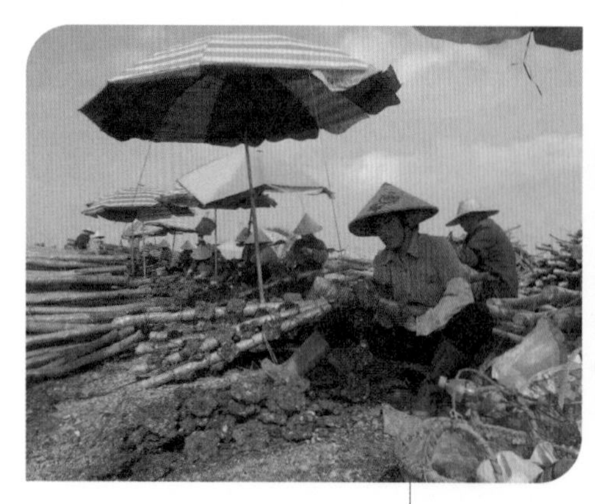

漁家女綁牡蠣

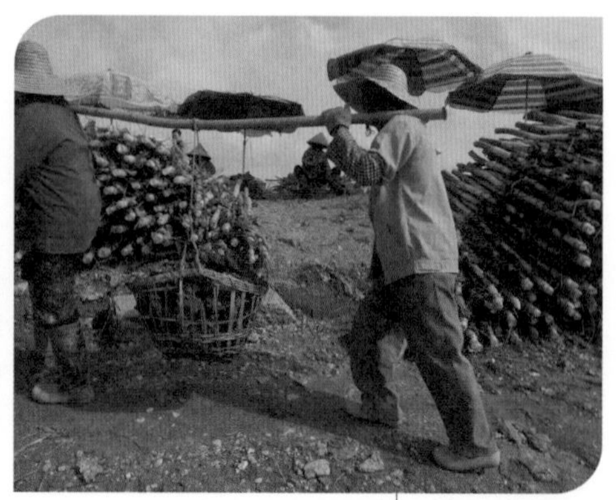

漁家小夥擔牡蠣

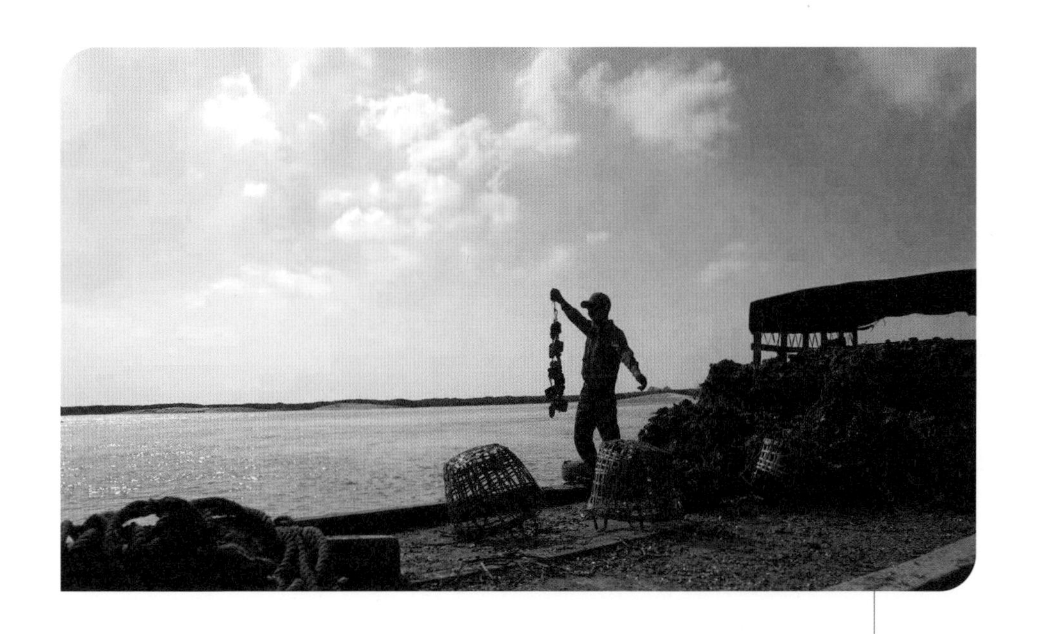

收穫牡蠣

我國有四大名橋，趙州橋、盧溝橋、洛陽橋、廣濟橋。趙州橋在河北趙縣，盧溝橋在北京，洛陽橋在福建泉州，廣濟橋在廣東潮州。洛陽橋是我國現存最早的跨海石橋，它的傑出貢獻不僅在於其造橋技術，「養蠣固基」也是一大特色。

「養蠣固基」指的是在橋墩的石縫間培育牡蠣，利用牡蠣，就好似膠漆水泥一樣，把橋墩牢牢包裹固定起來，成為橋墩的天然保護層，使得千年橋墩堅如磐石。

直到現在，廣州的沙灣古鎮還可以見到一種叫作蠔殼屋的建築，用牡蠣殼砌牆，體現着嶺南人智慧的結晶。

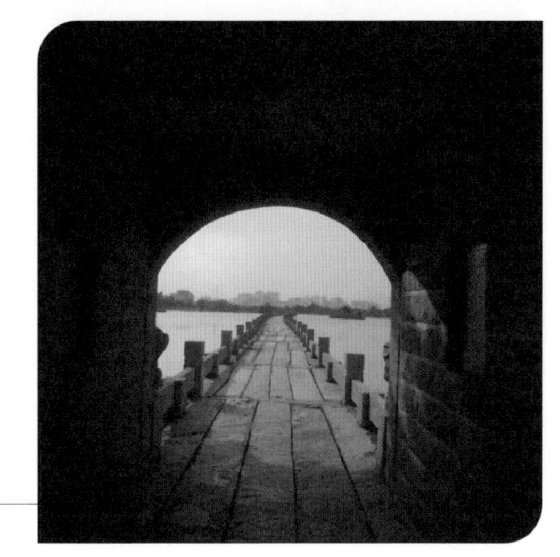

養蠣固基，洛陽橋千年永固

牡蠣作為一種常用的海洋藥物，早在《神農本草經》和《傷寒雜病論》中就有記載了。

李時珍不僅在《本草綱目》中記載了牡蠣的醫藥應用，也記載了直接用蠔殼來砌牆的方法。南海人經常用牡蠣燒成灰粉刷牆壁，建出來的房子冬暖夏涼。

雖然世界上不少沿海國家出產生蠔，但在綜合利用方面，我國走在了前列。

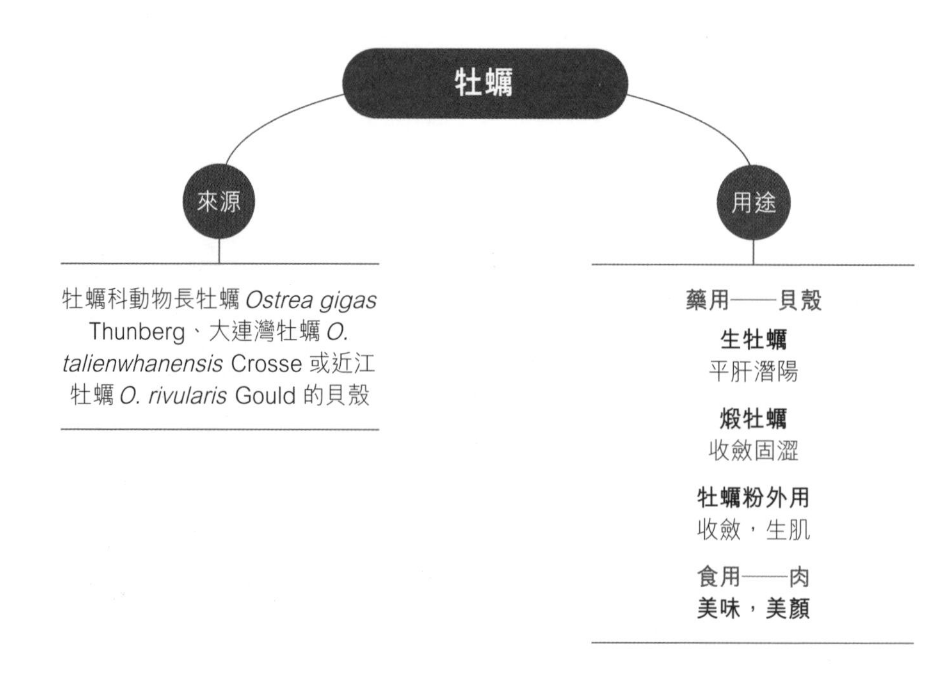

珍珠與真珠

珍珠入藥對人們來説並不陌生。珍珠有兩大用途，第一是藥用，第二是配飾。自古富者，以珠為榮，將珍珠裝飾在冠冕、首飾上，以張揚其身份顯赫。珍珠在古代陪葬品中也不鮮見，清東陵慈禧太后墓中，發現陪葬的珍珠有2萬多顆。

物以稀為貴，珍珠的產生帶着神奇色彩。當小小沙粒等異物侵入珍珠貝體內時，出於生物自我保護的本能，珍珠貝會分泌一些有機物質把異物包住，然後逐漸形成層層包裹的珍珠。珍珠也有由於內因生病而形成的。這一過程既是漫長的，也是痛苦的。其發生過程，有些類似牛黃與猴棗的形成，都屬動物的病理產物，自然出現的概率並不高。

市場中可見多種多樣的珍珠產品，海水珍珠、淡水珍珠、天然的珍珠、人工養殖的珍珠，顏色有白的、粉的、黑的，有國產的，也有進口的。珍珠對於人類來説早已經不再神秘陌生了。

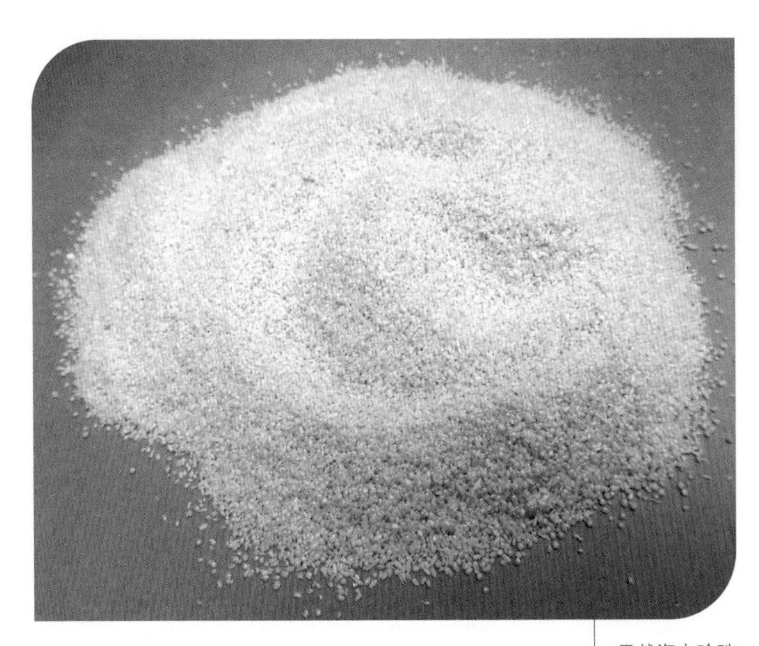

天然海水珍珠

鑑定珍珠一般從其大小、形狀、光澤、顏色來判斷。好的珍珠，光澤是從內部透出的，自然、圓潤，而不是鋥光瓦亮的「賊光」。將兩顆珍珠相互摩擦，會感覺到有沙粒感。鑑定珍珠需要經驗積累，要經過實戰演練才能體會。

/ 合浦南珠 /

古時候，中國稱最適宜珍珠生長的海域為珠池。中國古代有七大珠池，其中 6 個位於廣西的合浦郡。時至今日，合浦還是孕育海水珍珠的馬氏珍珠貝最為集中的地區。

我追根溯源，去到了廣西的合浦一探究竟。廣西合浦不僅出產珍珠，還是歷史上海上絲綢之路重要的連接點。分佈在世界各地的珍珠貝品種是不同的，我國合浦地區特產的馬氏珍珠貝是一種優質的珠貝，所產的珍珠一般較淡水珍珠大，稱為南珠。

廣西之行由廣西中醫藥大學的鄧家剛教授帶領，鄧教授精確計算好了潮水漲退的時間，才通知我趕來。讓我體驗了真實的趕海，也體會到趕海一詞的含義。記

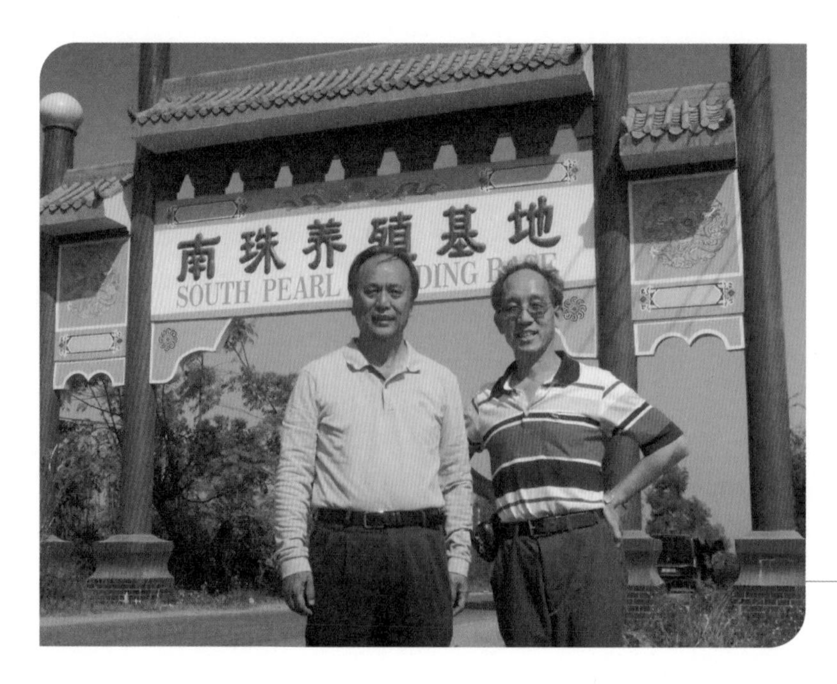

筆者與鄧家剛在南珠養殖基地

得山海關孟姜女廟門前，有這樣一副有趣的對聯：「海水朝、朝朝朝、朝朝朝落，浮雲長、長長長、長長長消。」潮漲、潮落與月亮密切相關，除了每日有潮漲潮落，每個月內還有兩次高潮。如果算不準抵達時間，不但看不到珍珠，還很有可能被大海吞沒。

大海變幻莫測，我們中午到達珍珠養殖基地時，眼前還是一片茫茫大海，潮水一退，竟然退出了四五公里的灘塗。下海前，因為怕被貝殼割傷了腳，所以我們全副武裝，穿上厚底的膠鞋，準備長途跋涉去趕海。宋建強場長再三告誡我們一定要在日落前趕回來，不然大家可能再也見不到面了。中途，他還是不放心，特意安排水上摩托送了我們一程。我在海水中攀上了十幾米高的瞭望塔，放眼望去，海灘上有挖沙蟲的、有拾貝殼的，還有收牡蠣的。在夕陽的映照下，我第一次見到了人工養殖珍珠的全景，那是一幅十分生動、壯觀的畫卷。

現在人們可能會覺得養珍珠、採珍珠很浪漫，但是在古代，那是極為艱辛和危險的，常常以生命作為代價。

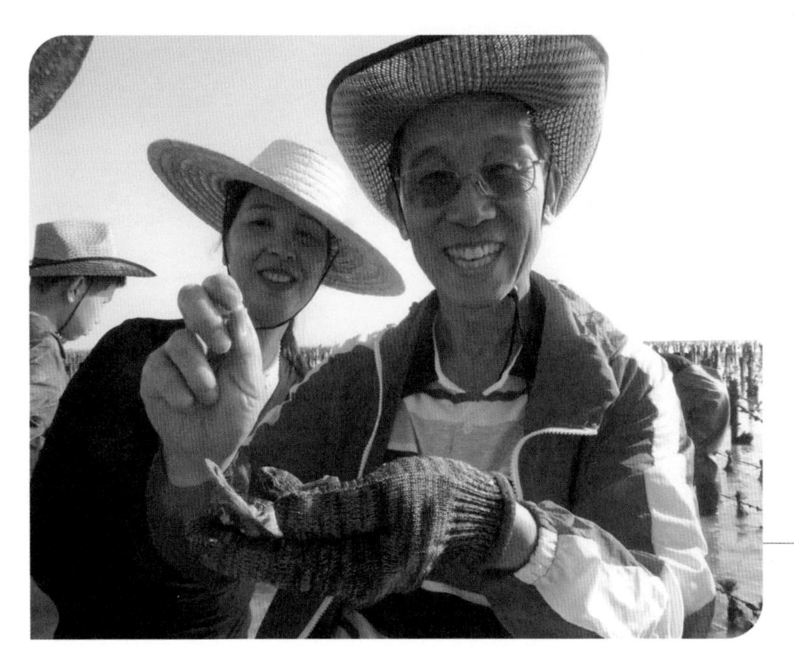

打開一個珠貝，發現一顆晶瑩的珍珠

《本草綱目》詳細記述了古代原始的潛水採撈珍珠貝的方法。「蜑（dàn）人每以長繩系腰，攜籃入水，拾蚌入籃即振繩，令舟人急取之。若一線之血浮水，則葬魚腹矣。」被稱作蜑人的海上漁民，攜帶着竹籃，下到二三十米甚至更深的海底，將長長的繩子系在腰部，這是一條救命繩。為了深潛到海底，腳上還要綁上大石頭。用這種方式來採珠極為危險，海水冰冷刺骨，深水區域水壓更大，使本已無法正常呼吸的採珠人更加艱難，同時還要冒着可能被鯊魚襲擊的危險。

採珠圖（摘自《天工開物》）

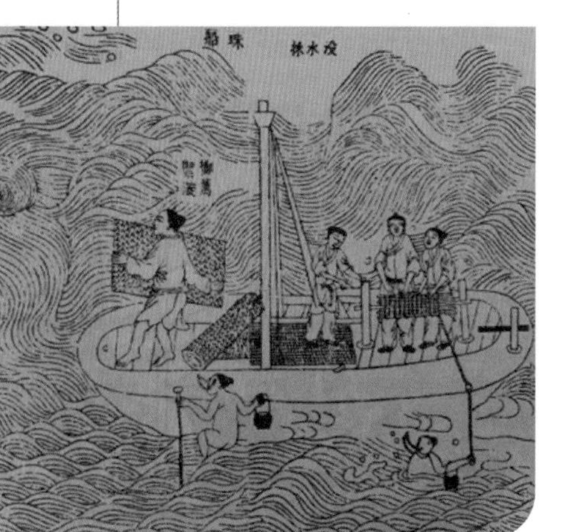

採珠人找到珍珠貝後，要趕快放到竹籃裏，搖動繩子，發出信號，留在船上的人要迅速拉起繩子把採珠人拉出水面。假如船上的人看到有血水出現，説明不幸的事情發生了，採珠人可能碰到了鯊魚，生還的機會就很渺茫了。

當我站立在合浦珍珠集散地白龍城前，看到那裏堆積如山的白色貝殼，眼前浮現的卻是曾經採珠人的纍纍白骨。

可以説，在海水珍珠養殖技術誕生之前，每一粒珍珠都是採珠人冒着危險，用汗水和生命換來的，粒粒珍珠都浸透着採珠人的血與淚。

取珠

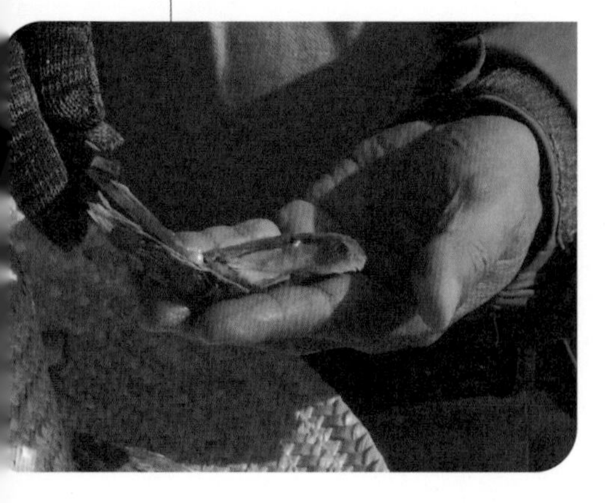

現在合浦南珠大多數採用了籠子平養的方式，把珍珠貝放到一個個小網兜裏，拴在木樁上，平時浸泡在 1～2 米深的海水之下，讓珍珠貝穩定安全地生長。

人工插核術

在合浦珍珠養殖場，我們觀看了現代「珍珠插核」的全過程，這項技術就是一台小型外科手術。

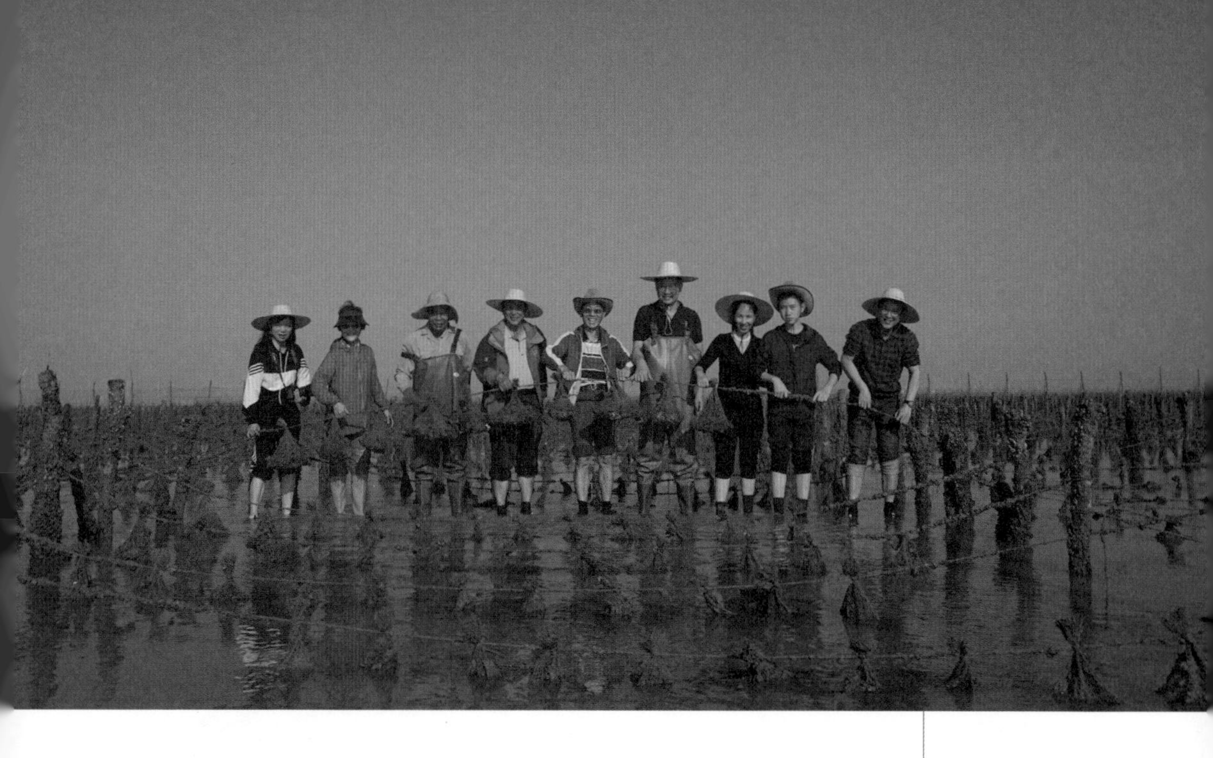

趕海尋珠，
豐收的期盼

只見姑娘們將珍珠貝放在操作台上，非常熟練地用鐵鉗把貝殼撐開，然後用小鑷子將事先準備好的硨磲小珠子作為母核，迅速地插入珠貝體當中，這一過程被稱作「插核」。手術既要快又要準，要把母核安放到珠貝的卵巢和肝臟旁切開的部位，一絲一毫也不能差，否則不僅形不成珍珠，還會導致珠貝死亡。

一般來説，一個珠貝體內可插入 2～3 個母核，這一切要在 1 分鐘之內完成。

成功插核僅僅是第一步。人工插核後，便要把珠貝再放回到珠池裏，等牠們的傷口完全癒合後，才能放回到大海中。即使回到了大海中，如果遇到颱風、寒潮、病害等情況，珍珠貝仍有可能會死亡。所以最後倖存下來的，不過只有原來數量的 50% 左右。

宋場長為我們當場撥開一個珠貝，一顆晶瑩的珍珠就好似從中跳出來一樣，餘下的貝肉還可以吃。那天晚上，我們就品嘗了一頓珍珠貝的火鍋，味道很是鮮美，這也為我們趕海尋珠增加了一段美妙的插曲。

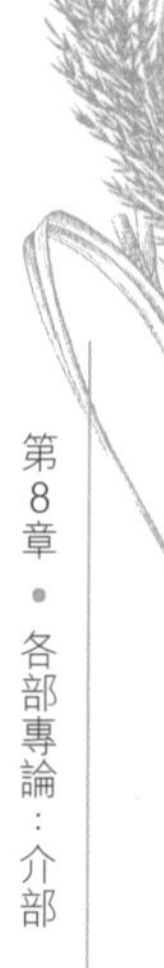

功效主治

在國外，珍珠主要用來作裝飾品和護膚品。中藥臨床方面主要將珍珠用於治療眼科相關疾病以及小兒驚風。藥用珍珠以天然的海水珠為主。《本草綱目》明確記載，珍珠可以鎮心，除小兒驚熱，安魂魄。外用點目，可以去翳障膜。塗面，可令人皮膚潤澤好顏色。塗手足，去皮膚逆臚。在廣東，有經驗的老人家會常備一些珍珠末，以防剛出生的小嬰兒受驚或驚風抽搐。現在市場上有珍珠滴眼液，這種藥劑在一定程度上是對《本草綱目》中所載用法的發揮。

香港的高陞街藥材商舖如林，我經常去那裏考察市售藥材，也常拜訪中藥業界老前輩。一次我在拜訪中藥業界前輩李震熊先生的時候，見到他辦公室的牆上新添了一幅詩作。我仔細一看，原來是諾貝爾文學獎獲得者作家莫言親自題寫的一首詩。當我問起李老先生這首詩的來歷，他就給我講了這背後的故事。

珍珠母藥材（上：殼面，下：內面）

莫言因長期寫作，勞累過度，患有眼病。他曾 3 次來這家店舖購買海水珍珠用於治療眼病，後來他的視力恢復了，就寫下這首詩表達感謝。店主李老先生這時才知道那位顧客是大名鼎鼎的莫言。詩中寫道：「誠信行天下，美譽遍寰中。慧眼識珠寶，金睛辨參茸。人無分貴賤，客不欺叟童。藥工神之助，仁者在李熊」。

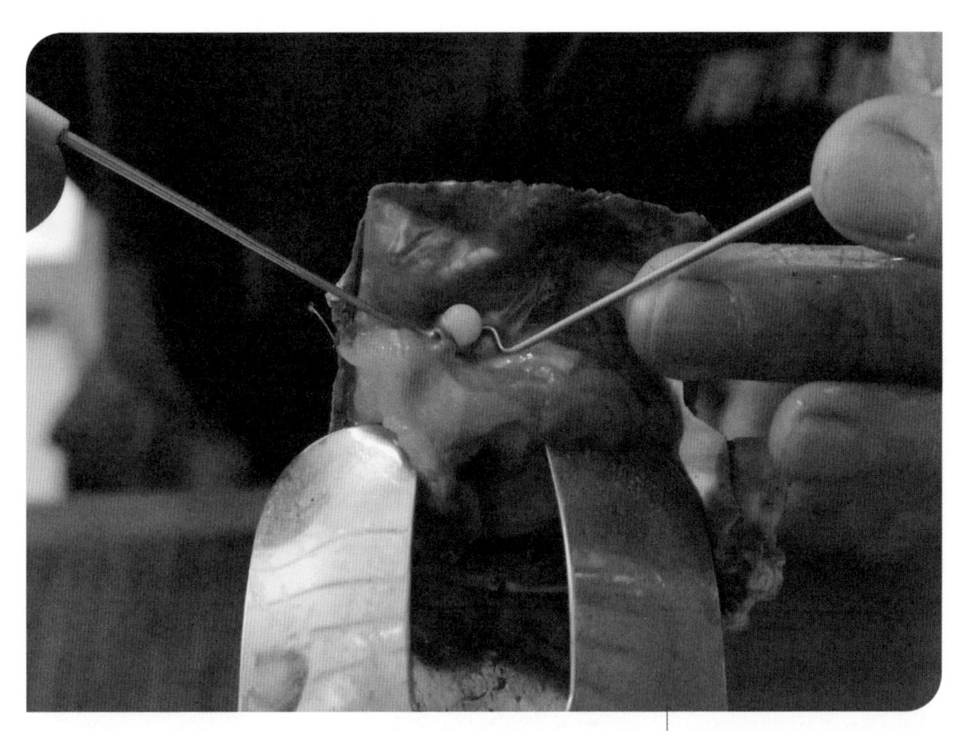

「珍珠插核」如同一台小手術

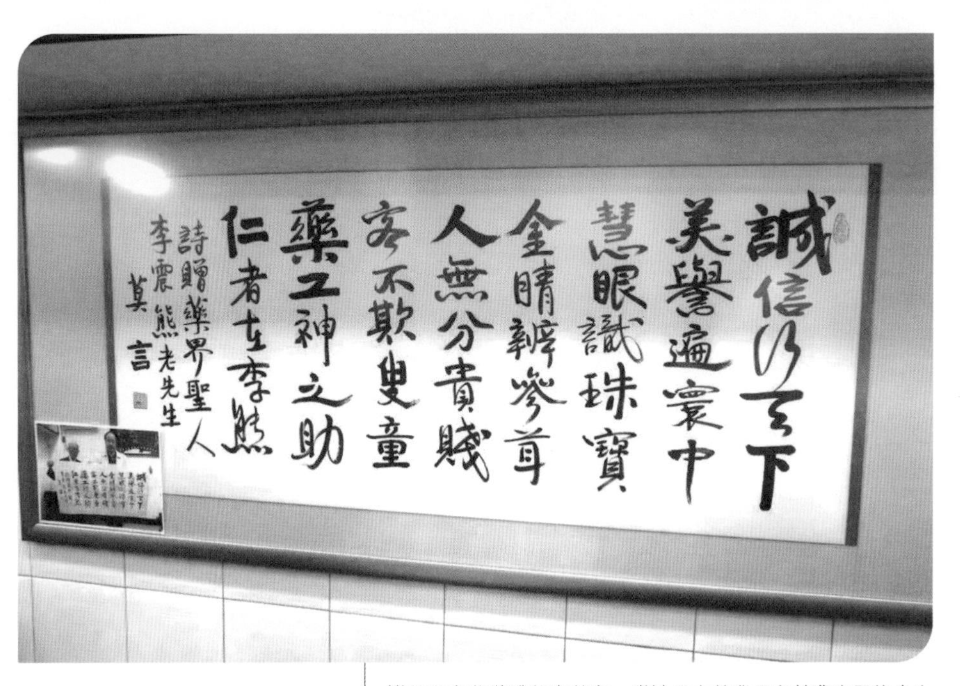

諾貝爾文學獎獲得者莫言，贈詩予中藥業界老前輩李震熊先生

珍珠在《本草綱目》中記載的名稱仍是「真珠」二字，這個名字可以追溯到唐代或更早，也説明珍珠在古代就有出現過造假的。

對中藥來説，開創品牌不容易，維護品牌更不容易，藥材質量至關重要，做生意重在誠信。這也正如莫言先生那首詩中所提到的：「誠信行天下，客不欺叟童。」

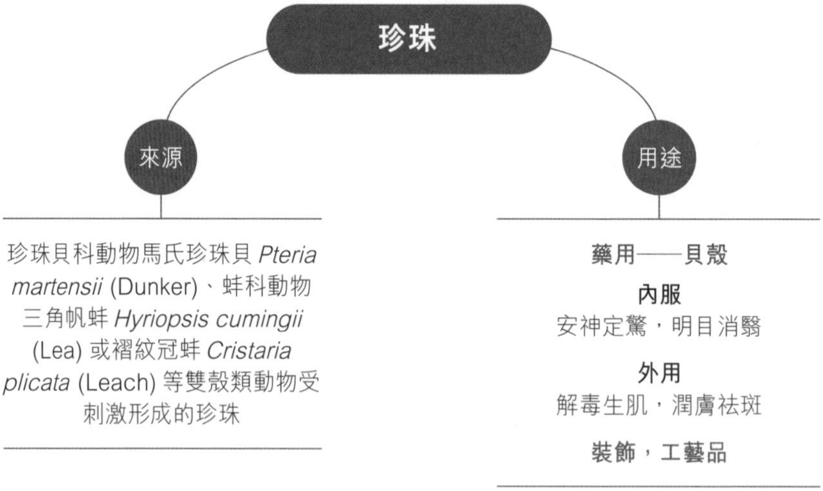

珍珠

來源

珍珠貝科動物馬氏珍珠貝 *Pteria martensii* (Dunker)、蚌科動物三角帆蚌 *Hyriopsis cumingii* (Lea) 或褶紋冠蚌 *Cristaria plicata* (Leach) 等雙殼類動物受刺激形成的珍珠

用途

藥用——貝殼

內服

安神定驚，明目消翳

外用

解毒生肌，潤膚祛斑

裝飾，工藝品

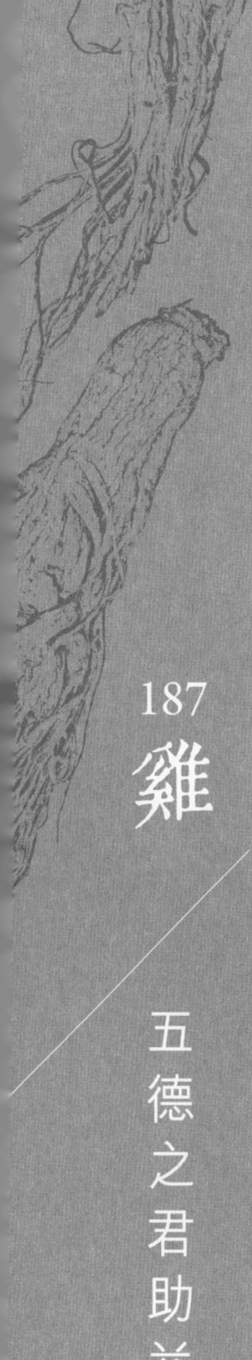

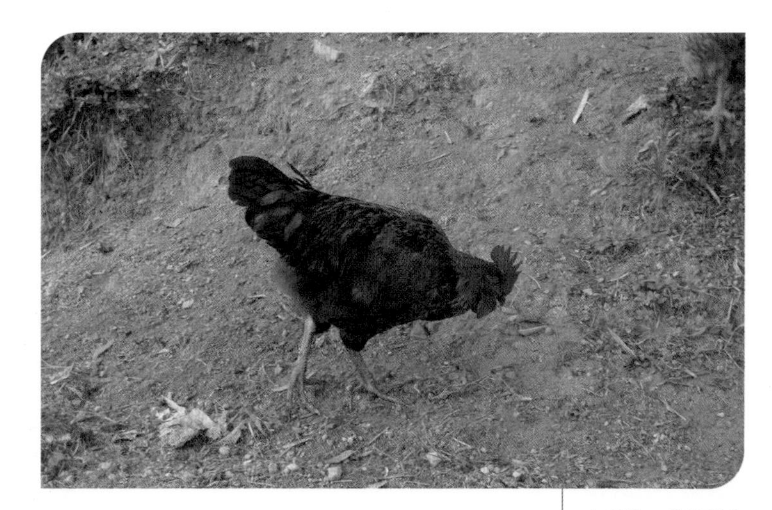

大公雞，悠哉覓食

禽部知多少

《本草綱目》禽部記載的是飛禽類藥物，李時珍在此部首先給出了一個簡明扼要的禽類定義：「二足而羽曰禽。」有兩條腿、有羽毛的是禽類。

根據統計，現在全世界共有鳥類 9,000 多種，在我國發現了 1,400 多種。在《本草綱目》禽部中，一共列有 76 個鳥類的條目，涉及現代鳥類 157 種。

李時珍按照鳥類的生活習性，分為 4 類：水禽、原禽、林禽、山禽，即生活在水裏的、平原的、林中的和山中的。

在《本草綱目》記載的禽類當中，我認為人類最熟悉的應該是雞。雞既是食材，也是良藥。

李時珍對雞的各部位入藥的情況都做了詳盡的記錄，雞條目下一共用了 15,500 多字來記述，為李時珍描述最詳細的藥用禽類，可見其重要性。

民以食為天。全國各地美食裏，以雞為原料的菜品層出不窮。東北的小雞燉蘑菇、新疆的大盤雞、四川的口水雞、重慶的辣子雞、江西的三杯雞、海南的椰子雞、雲南的汽鍋雞、山東的黃燜雞，還有廣東的白切雞、水晶雞、豉油雞、脆皮雞……

/ 五德之雞 /

我屬雞，凡是和雞相關的內容，我都會多看幾眼，喜歡收集雞的圖案、雞的故事。

聞雞起舞、金雞報曉、雞飛蛋打、雞犬不寧，這些成語無論是褒還是貶，背後都有一段典故。

三星堆出土青銅雞（複製品）

十二生肖中，禽類動物只有雞這一種。六畜，馬、牛、羊、雞、狗、豬當中，雞也是唯一的家禽。古人歸納雞有五德：文、武、勇、仁、信。每日清晨，伴隨着公雞一聲啼，太陽躍出了地平線。古人觀察到這一現象，將對雞的崇拜變成了對太陽崇拜的一部分。

1986 年，在三星堆遺址出土文物當中有一件青銅雞。青銅雞的雞冠、雞眼、雞爪、羽毛都刻畫得非常細膩而生動，雞胸前有一個火紋。博物館的專家解說，這就是古代傳說中的「神雞」。

「雞」融入了中國人的日常生活。在中國內地，《半夜雞叫》的故事幾乎無人不知，還被拍成了動畫片。記得當年我的中學英文課本裏邊還有這篇課文 *The Cock Crows at Midnight*（《半夜雞叫》）。

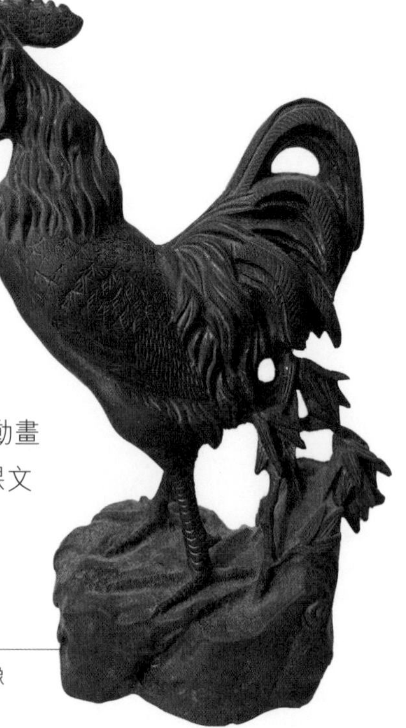

雄雞報曉銅像

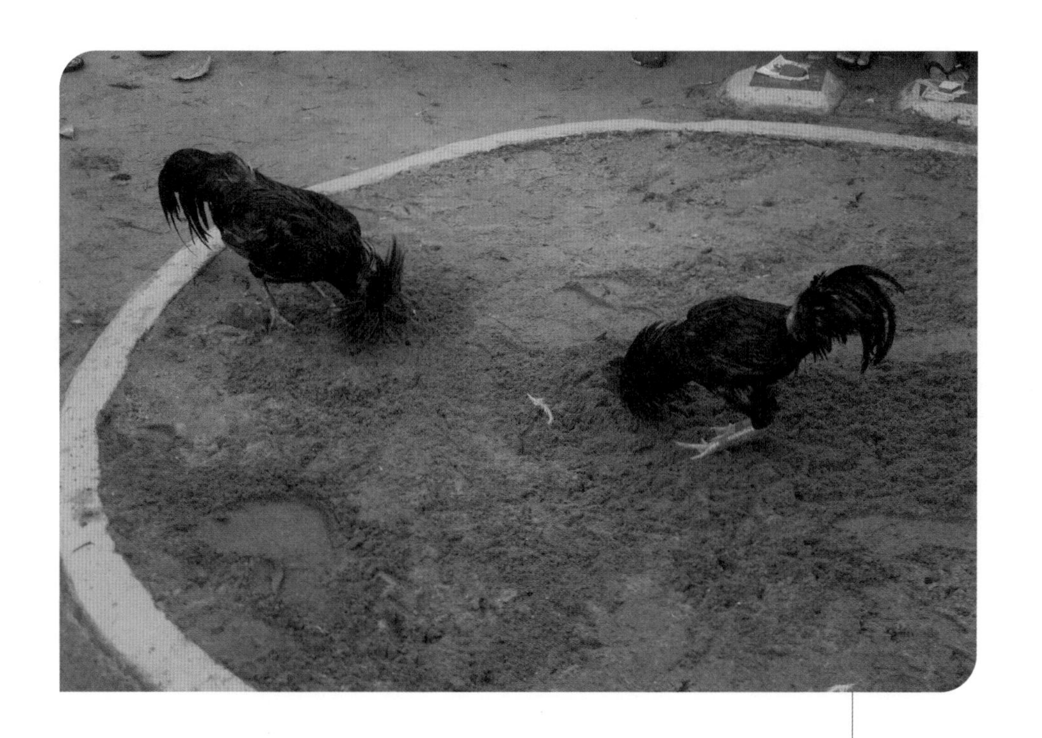

印度尼西亞
鬥雞

鬥雞是民間一項娛樂競技活動，歷史十分悠久。唐玄宗好鬥雞，他曾於宮中設立雞坊，專門飼養和訓練鬥雞。鬥雞現在已經少見了，僅存在於少數幾個地區。我卻在印度尼西亞看過鬥雞，地上畫一個直徑大約兩米的圓圈，兩隻公雞進入鬥雞場後，互相示威，怒目圓睜，怒髮衝冠，雞頭後面的一圈雞毛都豎了起來。兩隻雞上躥下跳，你來我往，猶如戰場上視死如歸的戰士。

/ 雞之藥用 /

《本草綱目》中，李時珍把雞分為 6 種，也是雞在人工飼養過程中演化出的不同品種，有丹雄雞、白雄雞、烏雄雞、黑雌雞、黃雌雞以及烏骨雞。李時珍將雞的藥用部位細分開，並且記述了各個部位的不同功效，有雞肉、雞頭、雞腦、雞冠血、雞心、雞腎、雞肝、雞膽、雞腸、雞皮、雞嗉囊、雞骨、雞腳、雞內金、雞蛋、雞蛋殼、雞翅毛、雞尾毛等。

我國馴養雞的歷史非常悠久，至少有四千多年，並且在各地形成了不同的品種。按照現代動物學的分類學觀點，雞的來源都是同一種動物，即雉科原雞屬的動物家雞 *Gallus gallus domesticus* Brisson。

/ 雞內金 /

我在上大學的時候，還對照着《本草綱目》解剖過一隻雞。雞除了雞嗉囊，還有兩個胃，腺胃和肌胃。肌胃會存留沒有消化的小石子，肌胃內壁有一層金黃色的角質膜，這就是雞內金。雞內金表面有細密的條棱狀皺紋。雞沒有牙齒，不能咀嚼食物，只能把食物和小石子一起囫圇吞下去，在肌胃裏面不停地摩擦，但雞的胃不會受到損傷，全靠雞內金的保護。雞內金剝下來乾燥以後呈褶皺狀的脆片，很容易研磨成粉，口嘗有一點苦味。

雞內金具有健胃消食，澀精止遺的功效。它所含成分中有蛋白質，包含一些胃蛋白酶、澱粉酶和胃激素等。現代研究也發現，雞內金具有通淋化石的功效，可用於治療膽結石和尿路結石。

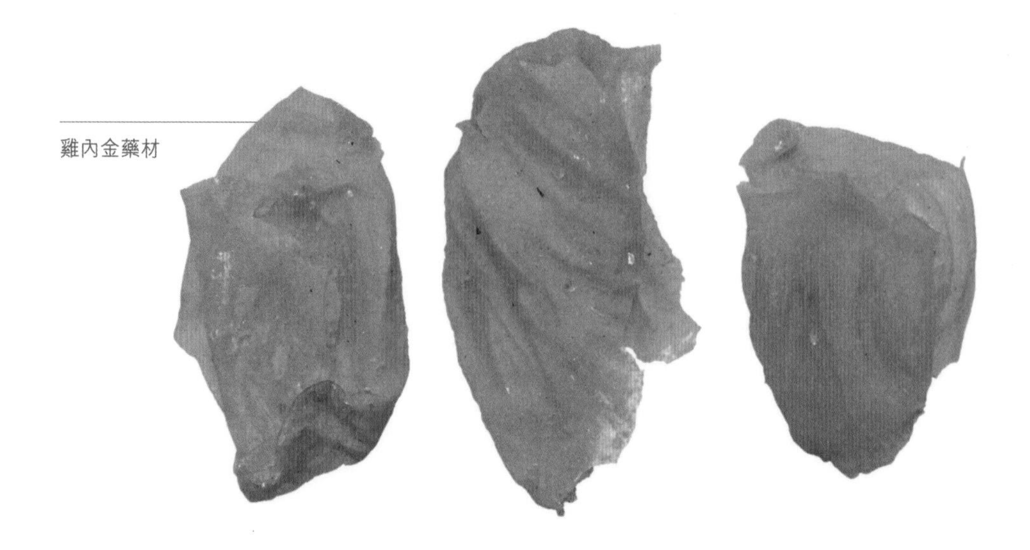

雞內金藥材

雞子黃與鳳凰衣

人類養雞主要還是為了食用雞肉、雞蛋。《神農本草經》將雞列為上品，説明我們的祖先早就認識到雞肉的食補價值。

美味的燉雞湯有很多益處。例如，產婦產後身體處於血虛的狀態，在坐月子期間，喝老母雞燉的湯，可以補血。

現在，雞蛋的供應足夠豐富了。一個雞蛋的營養對現代人來説早就不算甚麼了，但在物資匱乏的年代，古人視雞蛋為與人參差不多珍貴的補品。平民百姓只有生病時，才有可能吃上雞蛋。

雞蛋黃入藥，叫作雞子黃。我在北京中醫藥大學讀書的時候曾見過研究《傷寒論》的大家劉渡舟教授，他給我們班一個失眠的同學開了一個藥方，阿膠雞子黃湯。沒想到就是這麼簡單的藥方，同學吃了沒幾副就已經見效了。阿膠和雞子黃是方劑裏常見的一個藥對，合用可增強滋陰和養血安神之功，對治療血虛內熱導致的心悸、心煩、失眠有良好的效果。

雞蛋的內皮，也就是敲開蛋殼後，裏邊那層薄薄的白膜，其實也是一味藥，名為鳳凰衣。鳳凰衣有利咽喉的作用，名古方鐵笛丸中利用鳳凰衣補肺止咳，用於治療陰虛咽痛造成的聲音嘶啞或失音，沿用至今。

烏雞與白鳳丸

全身毛白如雪的烏骨雞，也叫絲絨烏骨雞。其實烏骨雞有白毛的，也有黑毛的，無論甚麼毛色，骨頭一定是黑的，頭上的雞冠也烏黑發亮。

烏骨雞與其他家養雞的不同還在於藥性，一般的雞藥性偏溫，烏骨雞藥性偏涼，有滋陰退虛熱的功效。嶺南地區氣候炎熱多濕，嶺南人常因出汗太多而導致陰津不足，體質會有些陰虛易上火的特點，以烏骨雞做的藥膳就特別適用。

李時珍專門記載了一種泰和老雞，因產自江西省泰和縣而得名。泰和雞的典型特點是身披羽毛白如雪，耳朵似綠松石。

人們給烏骨雞封了一個雅號——白鳳。烏雞白鳳丸是著名的中成藥，也被譽為「婦科聖藥」。明代的醫書《壽世保元》中已記載了白鳳丹和烏雞丸，二者都用到了烏雞，也都可治療女性的月經不調。將兩個方子融合到一起就成為後來的烏雞白鳳丸，擅長調理月經紊亂，滋補孕前、產後的身體。鳳，指的是烏雞，也代表着治療女性病症。其實，男士如果想滋陰補虛，一樣可以服用烏雞白鳳丸。

烏雞白鳳丸不僅在中國受歡迎，在海外也是熱銷藥品。我在馬來西亞的藥店裏見到過中國生產出口的烏雞白鳳丸。因當地很多人信奉伊斯蘭教，所以在商品旁邊一定要擺放一個證明，由清真寺的阿訇簽署，證明這個藥是清真的，才可以出售。

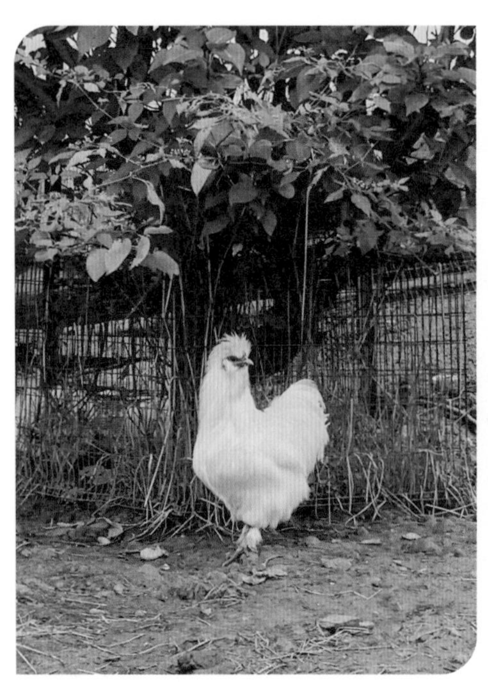

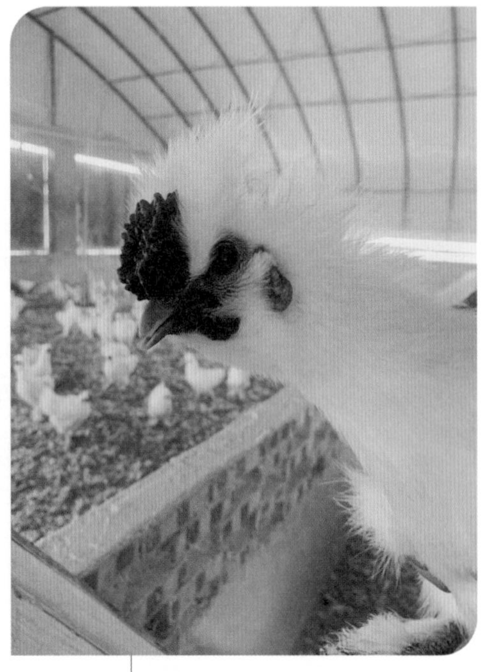

泰和烏骨雞，白羽如雪，耳似綠松石

中藥大多源自天然的植物、動物和礦物。隨着野生動物資源的減少，現在很多動物藥已經被禁止使用了，如虎骨、犀角等。雞是人類馴化家禽的代表，牠滿足了人類相當一部分的動物蛋白需求。全球每年存欄的肉雞已超過了 700 億隻，平均每個人 10 隻。人工馴養是動物資源保護和可持續利用發展最好的途徑。

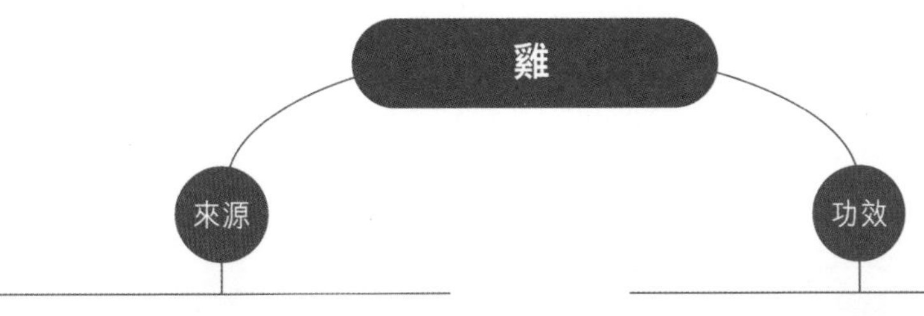

雉科原雞屬的動物家雞 *Gallus gallus domesticus* Brisson

雞內金（肌胃內壁金黃色的角質膜）
健胃消食，澀精止遺

雞子黃（雞蛋黃）
滋陰，養血安神

鳳凰衣（雞蛋的內皮）
利咽喉

烏骨雞（黑色骨頭的雞）
滋陰，退虛熱

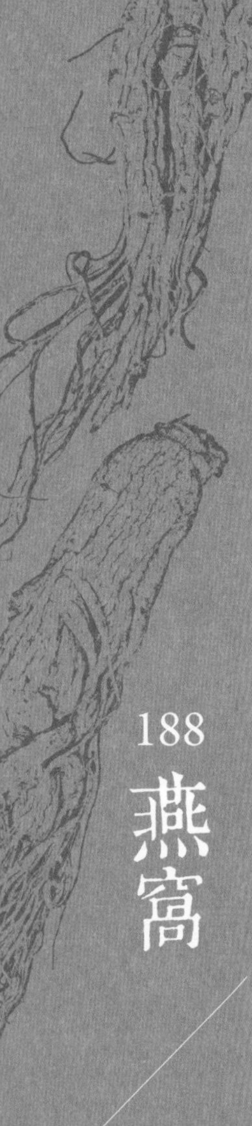

鄭和與燕窩

燕窩是被華人社會所推崇的藥食兩用之品，在名貴藥材當中名列前茅。在高檔膳食的菜譜裏，燕窩常被用作上等的滋補食材。

燕窩是如何進入中國藥食領域的？這要從鄭和七次下西洋講起。

據説鄭和在第一次下西洋時，他的遠洋船隊在海上遇到了大風暴，被迫停靠在一個無名小島上。食物飲水緊缺，船員四處尋找食物，石頭縫裏的小螃蟹、船底的牡蠣，飢不擇食，能吃的都吃了。他們在懸崖峭壁岩洞裏發現了燕子窩，於是，取下燕窩充飢。吃了幾天燕窩的船員們變得神清氣爽、中氣十足，原來燕窩是個好東西。

於是鄭和的船隊回朝時帶回了燕窩，獻給明成祖朱棣，燕窩得到了皇家的青睞。鄭和後來的六次下西洋，每次都會採集燕窩回來進貢。燕窩因此成了皇權貴族的珍貴補品。

明代李時珍所著的《本草綱目》中並沒有記錄燕窩。關於燕窩最早的記載在清代，與其他的許多中藥相比，燕窩入藥的歷史並不算長。1694 年的《本草備要》和 1695 年的《本經逢原》先後記述了燕窩。書中提到，燕窩味甘，性平，無毒，可養陰清肺，益氣補中，化痰止咳。

洞燕採集

新加坡是華人聚集的地方，那裏保留了中國的傳統與文化，也有很多中藥店及一家燕窩博物館。

新加坡雖然不產燕窩，卻是燕窩的主要消費市場之一，透過新加坡也可以了解到出產燕窩的馬來西亞。新加坡在 1965 年獨立之前是馬來西亞的一部分，從古到今，新加坡和馬來西亞之間的關係都十分緊密。

在新加坡的燕窩博物館裏，燕窩的生態模型製作得十分逼真，展示有很多燕窩採集過程的影音記錄，再加上博物館裏多媒體立體展示的配合，使我感覺身臨其境，好像野外燕子的洞穴就在身邊一樣。

為了更直接地了解燕窩現在的生產和供應情況，我隨後又去了馬來西亞燕窩主產地之一的新山，實地去看燕窩生產的現狀。

燕窩實際是金絲燕 *Collocalia esculenta*（Linnaeus）的巢穴，它是由金絲燕的唾液和細細的茸毛等物混合凝結而築成的鳥巢。

金絲燕多見於熱帶的南洋群島地區，因為金絲燕飛翔能力特別強，在險峻的岩洞裏就可以築巢。

金絲燕喉部有唾液腺，在產卵前非常發達。金絲燕所築的巢如果是色白潔淨的，就被稱為「白燕」；如果夾雜一些茸毛、色澤稍暗的，就被稱為「毛燕」；野生的金絲燕在山洞內築的巢穴，被稱為「洞燕」。

爬上懸崖峭壁採燕窩非常危險。現在，人們基本不再採集洞燕了。因為有了更好的方式，那就是「引燕入室」，在人造的燕屋之內採集燕窩。

引燕入室

燕屋最早是由定居印度尼西亞的華人創建的，如今，在印度尼西亞、馬來西亞和泰國都可以看到燕屋，並已形成了成熟產業鏈，可以滿足市場的需求。

在馬來西亞，燕屋一般由個體經營者自己管理。從外面看，一般的燕屋有兩三層樓高，方方正正的像個大大的集裝箱。燕屋的主人通常不會讓外人進入燕屋打擾。在當地朋友的特別安排下，我和張永勳教授進入了一戶人家的燕屋。

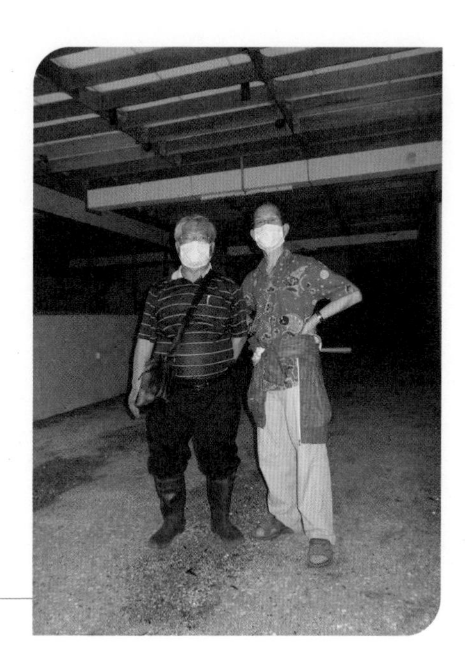

筆者與張永勳在燕屋內實地考察

當我們登着顫顫巍巍的梯子，摸進黑黢黢的燕屋時，心裏有些戰戰兢兢。屋內地上都是鳥糞，進入內部腳上需要穿膠靴，戴上口罩。一打開門，一股異味撲鼻而來，儘管動物房的味道刺鼻，但我們很快就被悅耳的金絲燕叫聲吸引住了。

我定了定神，想在黑暗中尋找金絲燕，卻一隻也沒發現。主人介紹，白天金絲燕都飛出去了，留在窩裏的只有孵蛋的燕媽媽和雛燕。

燕屋內的擴音器播放着金絲燕的叫聲，以便吸引更多的金絲燕飛來築巢。他們並不知道金絲燕具體會飛到哪裏覓食，但神奇的是，金絲燕彷彿具有特異功能，無論飛出去多遠都會再飛回窩來。熱情的燕屋主人還破例打開了照明燈，讓我們看清了屋內的結構。在屋頂下，是一個個長方形的格子狀的木製棚架，那就是為金絲燕提供的可築巢的地方。

金絲燕的壽命大約是 10 年，一年可以做 3 次窩，也就是一隻燕子一生大約可以做 30 個窩。

印度尼西亞
產銷的燕窩

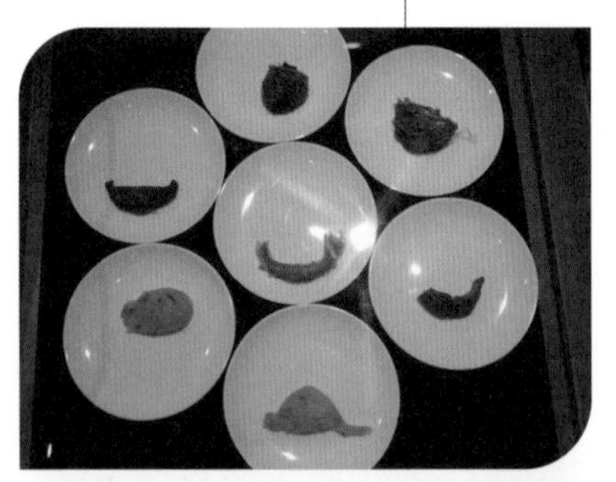

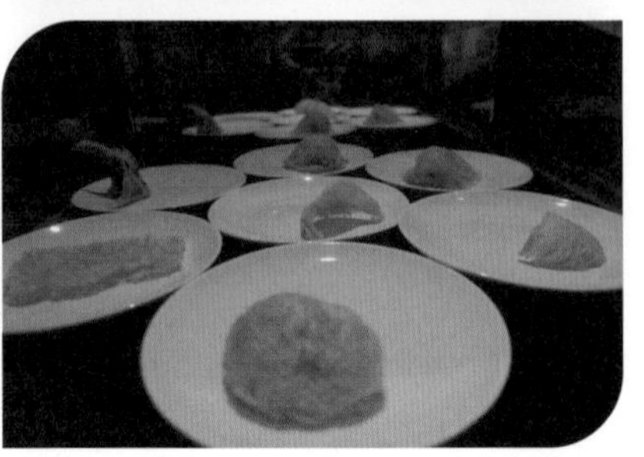

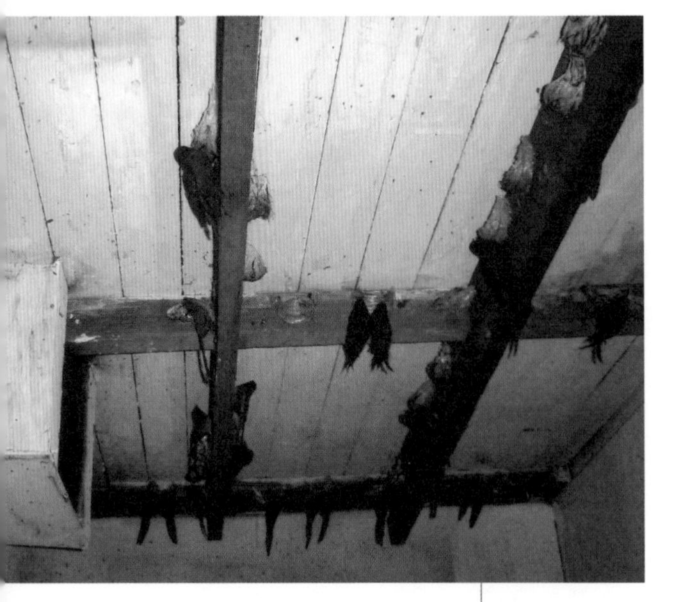

屋燕房頂築巢忙

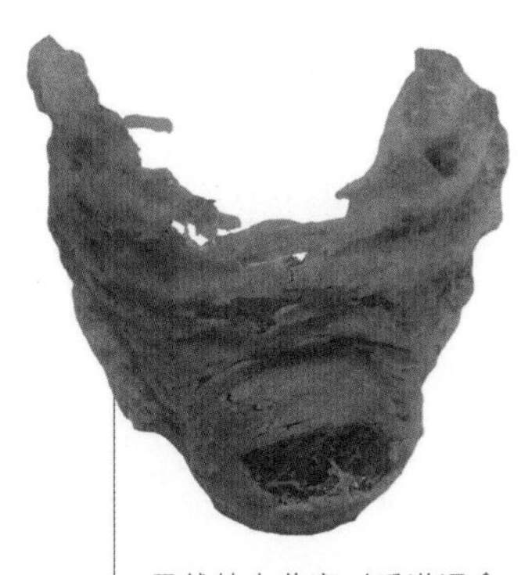
天然特大燕窩（香港浸會大學中醫藥學院標本中心藏 百成堂提供）

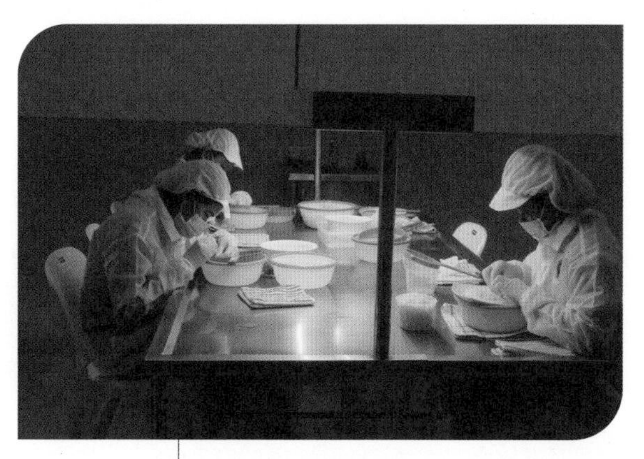
印度尼西亞燕窩加工廠，工人正在處理燕窩

在過去，人們在野外見到燕窩就取走，並不管小燕子是否已經長大，造成了很多小燕子無家可歸。現在的人工燕屋，只摘取孵出過小燕子的金絲燕燕窩，也就是只摘取金絲燕已使用過的廢棄了的窩。這種做法就不會再令小燕子流離失所了。

產地採摘的燕窩還需要經過加工處理。在當地的燕窩加工車間裏，我觀察了整個加工流程。燕窩採摘後，需要經過浸泡、清洗、剔除雜毛、定型、烘乾等步驟，經過這一系列加工程序後才能成為可在市場售賣的統一規格的、乾淨的、晶瑩剔透的燕窩成品。

一隻燕窩的重量一般為 5～6 克，在香港浸會大學的中藥標本中心裏保存着一隻重量超過 60 克的大燕窩，那估計是幾代金絲燕居住過的「老房子」。

血燕之謎

血燕是燕窩商品的一個品種，又稱「紅燕」。有人説血燕為燕窩的極品，有潤肺補血的功效。這種説法以前很流行，甚至被收載在學術書刊中，造成了以訛傳訛的情況。

《中藥大辭典》中記錄，金絲燕在每年 4 月間產卵，產卵前必營造新巢，所築之巢，為黏液凝固而成，稱為「白燕」；燕窩被採後，金絲燕便立即開始第二次築巢，這時往往帶有一些絨羽，顏色較暗，被稱為「毛燕」；如果燕窩再被取走，再造的窩有時可見血跡，被稱為「血燕」。

更有民間傳說，燕媽媽為了築巢，唾液用盡後，嘔血築巢。我原本也相信了這種說法，但是在我實地考察後才發現，血燕的真相完全不是那樣。

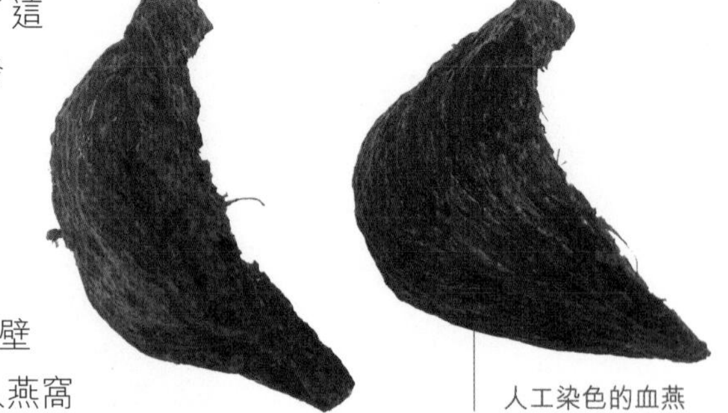
人工染色的血燕

實際上，血燕形成的顏色與金絲燕的生活環境有關，並不是燕媽媽嘔血築成。野外的金絲燕在岩壁上築巢，岩壁如果有含鐵的礦物質，就會慢慢滲入燕窩中，呈現鐵鏽色，成為人們所說的「血燕」。在一個完整的血燕上可以看到最先形成的燕窩兩端紅色最深，顏色滲透到中部而慢慢變淺。天然血燕出產的概率是比較低的，根本不可能形成大批量的產品。

2011 年下半年有報刊披露，有不法商人為牟取暴利，用鳥糞熏製燕窩着色，製造出人工的「血燕」，雖然外觀通體紅色，但實際質量很差。

記得那段時間，消費者的負面反應很大。曾有對血燕的形成過程也不太清楚的代理商找到我，想讓我出面說句「公道話」，出一份研究證明，證明血燕是自然的產物，對人體無害。藥商還告訴我，假如把白燕放上一個星期，讓它氧化，顏色就會慢慢變紅，變成血燕。

我完全理解他們當時的心情，因為在他們手裏積壓了數以噸計的「血燕」，如果無法售出，經濟損失將會十分慘重。

但由於我進行過實地調查，對血燕已有了解，我將藥商送來的白燕與血燕的樣品，在控制溫度和濕度的條件下，進行了一輪加速穩定性試驗。一個星期過去了，白色的燕窩，並沒有像藥商們所說的那樣，由白變紅、變成血燕。

同時，我也把這些所謂的「血燕」與來自印度尼西亞、泰國、越南的洞燕和屋燕都進行了實驗比較。發現這些人造「血燕」中亞硝酸鹽的含量遠遠高出正常燕窩的數值，高出了驚人的 6,000 多倍。而亞硝酸鹽對人體是有害的，人造「血燕」中有如此高含量的亞硝酸鹽，並不可取。

藥商拿到了我們的實驗報告後，實驗結果令他們心服口服，遂撤回了原來的請求。現在市場上幾乎很少見到所謂的血燕產品了。

商業的炒作，杜撰的傳說，可能蒙蔽一時，但真相必將大白於天下。無論是好的藥品，還是好的食品，品牌都需要維護，需要消費者、學術界、中醫藥商業和政府相關部門的通力合作。

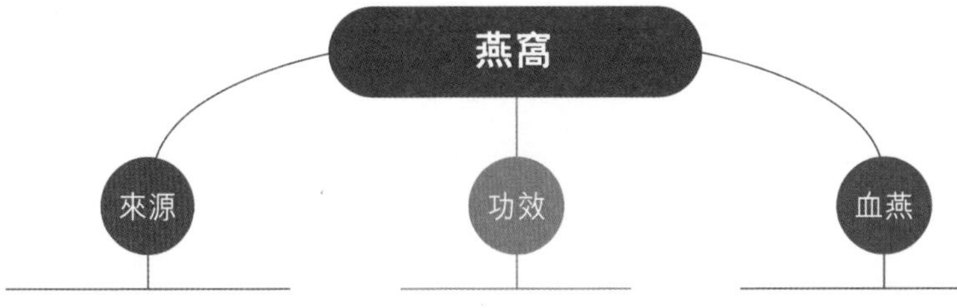

金絲燕 *Collocalia esculenta* (Linnaeus) 的巢穴，由金絲燕的唾液和細細的絨毛等物混合凝結而成

養陰清肺，益氣補中，化痰止咳

- 野外的金絲燕築巢在岩壁上，岩壁如果有含鐵的礦物質，就會慢慢滲入到燕窩中，呈現鐵鏽色
- 商品中有人工染色的偽品

《黃帝內經》中講道：五穀為養，五菜為充，五果為助，五畜為益。本草，以草為本，中藥裏植物藥最多，也不乏動物藥。古人常用五行來歸納事物，牛、羊、雞、狗、豬為五畜。而六畜的說法是五畜再加上馬。在6種家畜當中，牛、羊、豬佔農戶養殖的大頭。

牛肉與牛奶

我國是農業大國，歷史上牛的主要用途是耕田、拉車。現代工業時代之後，機械化程度高了，養牛的主要目的是產牛奶、牛肉、牛皮。

牛肉不僅是食物，也是藥物，是藥食兩用的佳品。自古就有「牛肉補氣，功同黃芪」之說。李時珍記載，牛肉具有安中益氣，養脾胃，補益腰腳的作用。

牛、羊、豬都是哺乳動物，雌性都會產出乳汁。現代營養學也告訴人們，乳品中豐富的營養物質是飲食結構中不可缺少的。

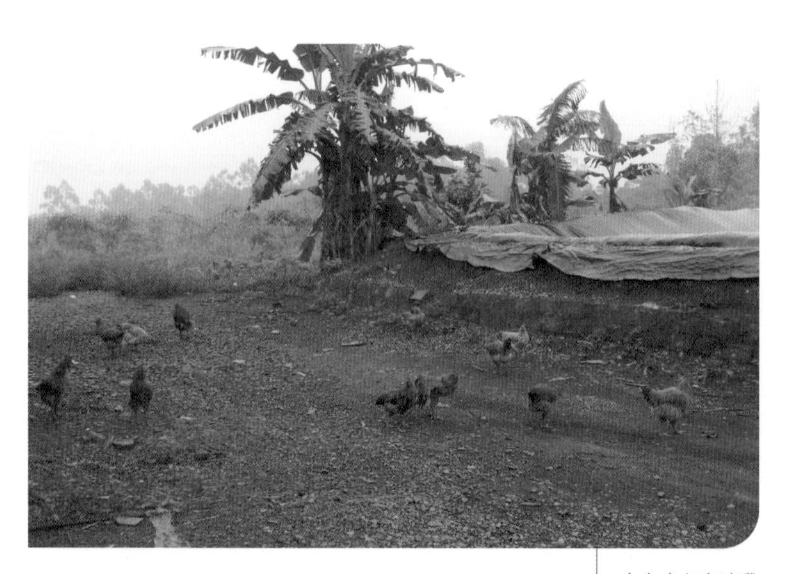

自由自在走地雞

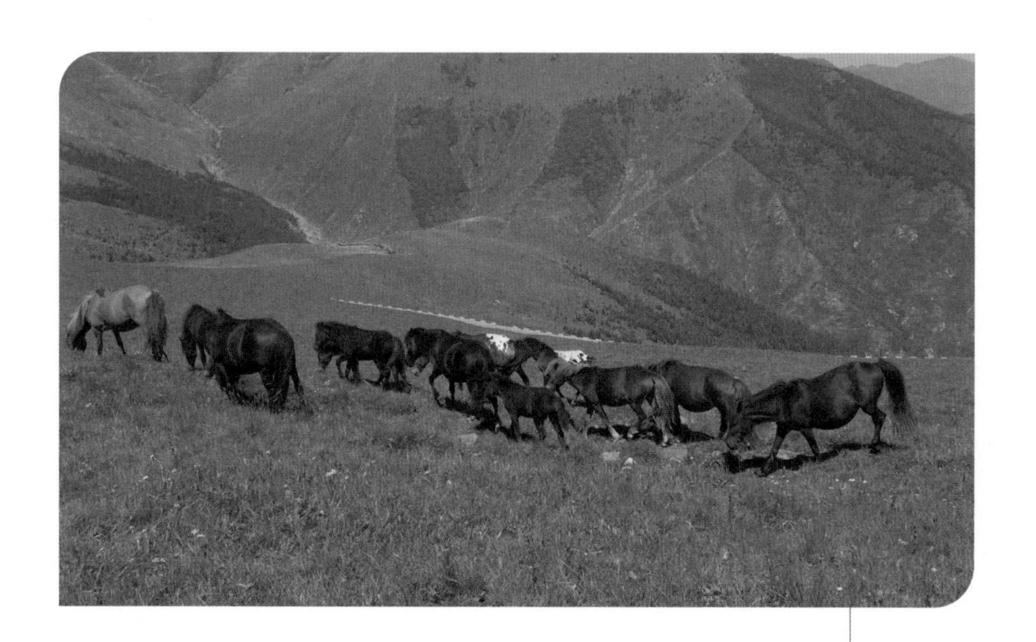

五台山上悠閒的駿馬

《本草綱目》中記載了 3 個奶製品，酪、酥和醍醐。酪指的是奶酪，也叫芝士，英文 Cheese，屬發酵的牛奶製品。酥是牛奶加熱冷卻以後表面結出的奶皮，也叫酥皮。醍醐是從酥中進一步提煉出來的油。佛教的《大般涅槃經》中記載：「從牛出乳，從乳出酪，從酪出生酥，從生酥出熟酥，從熟酥出醍醐，醍醐最上。」「醍醐灌頂」一詞來源於此，原是佛教用語，比喻佛性，後被形容大徹大悟。

安然悠哉的黃牛

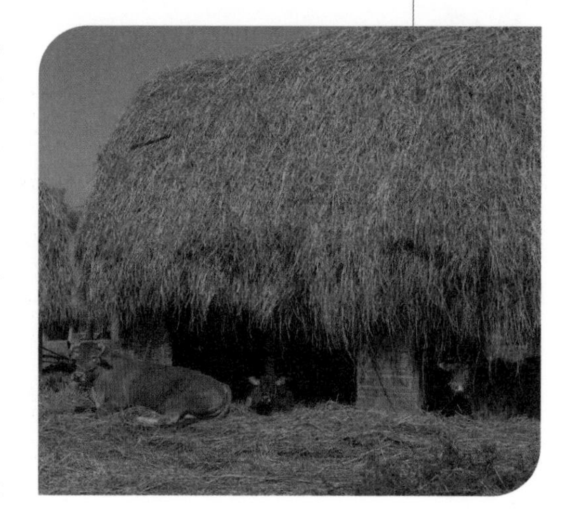

孫思邈在《備急千金要方》中記載，牛奶味甘，微寒。可補虛羸，止渴。而且，「牛乳，老人煮食有益」。其實牛奶微寒，加熱食用可能更好。有乳糖不耐受的人，直接喝牛奶會引起腸胃不適，可以選擇別的替代品。

《本草綱目》還記錄了這樣一則故事，一個中藥小妙方換來了一個三品大員，引自唐．李亢所撰

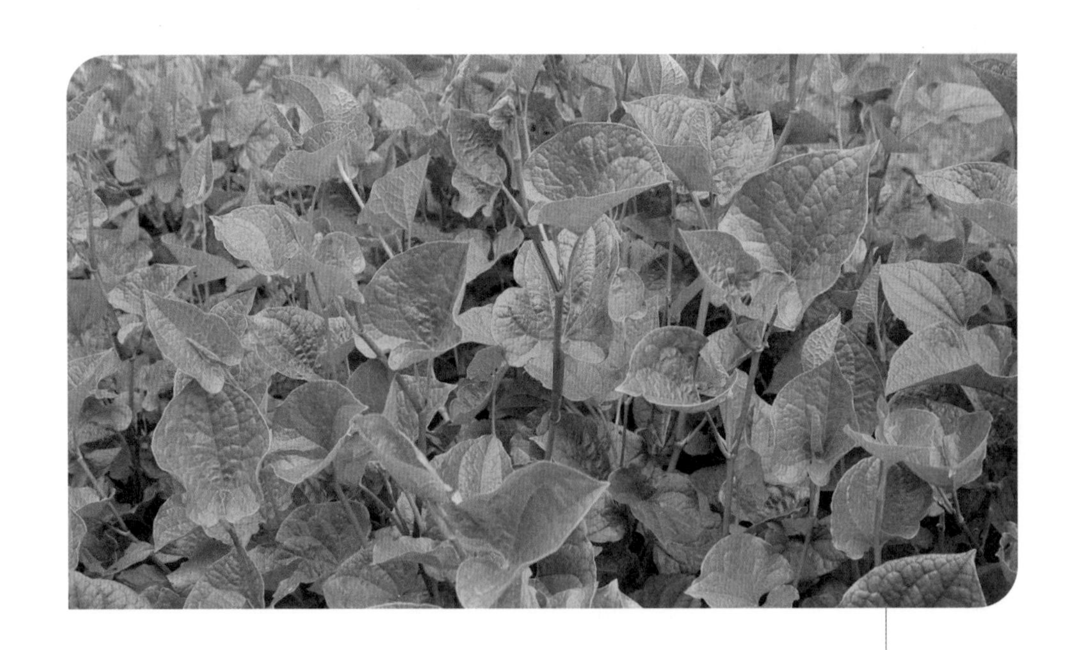

華茇原植物

《獨異志》。唐太宗李世民得了氣痢，屬痢疾的一種，除了腹痛、便中帶膿血等症狀，還常伴有放屁。皇帝的這個病症有損堂堂一國之君的顏面，於是唐太宗下詔遍請名醫。在皇宮近衛隊當中有一個姓張的小頭目，他也得過這種病，他把家裏的秘方獻給了皇上。秘方是用牛奶煎煮一味中藥華茇。華茇來自胡椒科，有溫中散寒的功效，類似胡椒。唐太宗吃了以後，效果立竿見影。他大喜之餘，下旨晉升獻方者為五品官。但魏徵為難了這位獻方之人，過了一個月還沒有提拔他。然而唐太宗舊病復發，又按方服藥恢復了，但沒見該人被授予官銜。魏徵答太宗：皇上沒說賜文官還是武官官職。唐太宗這回可發怒了，直接擢升獻方之人為三品文官鴻臚寺卿。

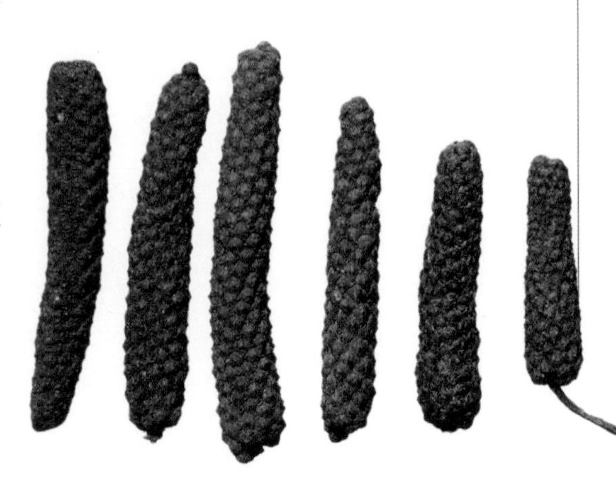

華茇藥材

羊肉與羊奶

現在羊養殖場主要產出的羊產品是羊皮、羊毛、羊肉、羊奶。

「鮮」字由魚和羊組成，但我小時候的印象，魚是腥的，羊是羶的。小時候，我家旁邊的胡同就叫羊市口，那兒有一家清真牛羊肉店。20 世紀五六十年代到七十年代是物資緊缺的困難時期，牛羊肉都是優先供應給回民的。漢民除了逢年過節，平時很少能吃到牛羊肉。平時路過那家清真肉舖，只能眼巴巴地看着。過年偶爾能吃上一次羊肉餡兒餃子，羊肉多是冷凍的，並不新鮮，羶味很濃。所以一提到羊肉，我總會想到一個「羶」字。

徹底讓我改變了印象的是到新疆享用了一次當地的全羊宴，我終於體會到了羊肉的鮮美。再後來，我去了日本，吃了生魚片，才理解到與魚腥氣一線之隔的魚鮮味。受到古人的啟發，前些年有的廚師嘗試着把魚和羊兩種食材放在一起，做成了一道味道無比鮮美的魚羊鮮湯，大受歡迎。也終於讓我體會到了：魚＋羊＝鮮。

青草伴白羊

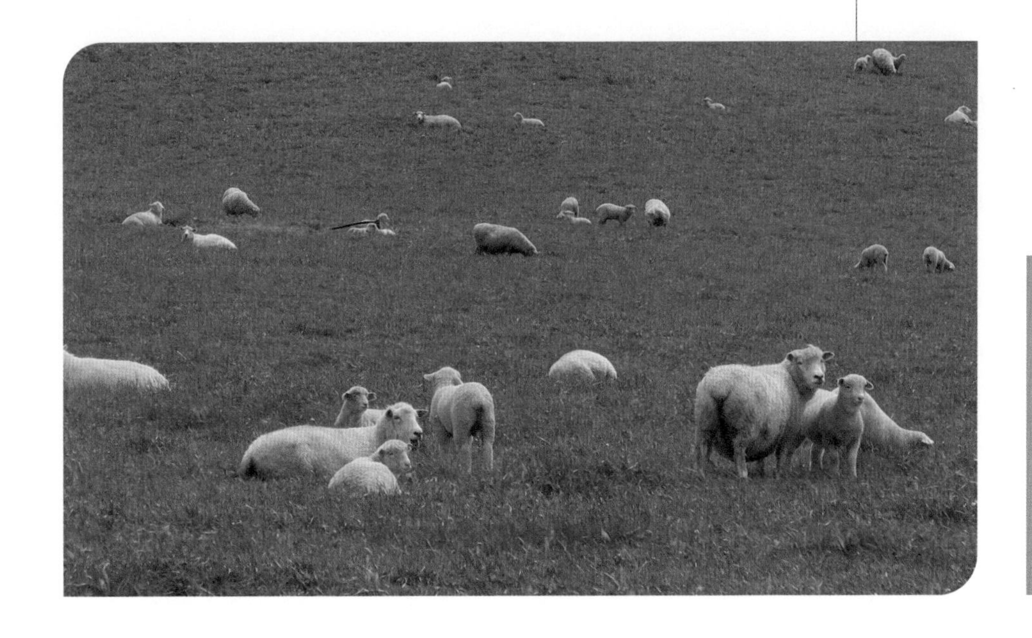

有一句俗話，掛羊頭賣狗肉，形容的是弄虛作假，同時還説明羊肉在古代很值錢，比狗肉貴。如果説牛肉補氣，那羊肉則是補陽的佳品。中醫素來有「人參補氣，羊肉補形」的説法。冬令進補多離不開羊肉做的菜餚，在寒冷的冬天吃完了羊肉，渾身上下都感覺暖暖的。

羊肉味甘，性溫。張仲景有一首經方，當歸生薑羊肉湯，可以溫中補虛，祛寒止痛。李時珍在《本草綱目》中也記載：「羊肉能暖中補虛，補中益氣。」

《本草綱目》另引用了《開河記》中的一個小故事。話説隋煬帝開鑿大運河時，負責人麻叔謀得了風逆病，外感風邪，坐臥不安。隋煬帝得知後派出大名鼎鼎的《諸病源候論》作者巢元方，給麻叔謀看病。巢太醫探視以後，開出了一個藥膳方，將鮮肥羊肉蒸熟摻在藥裏。一個療程未結束，麻叔謀的病就痊癒了。

《本草綱目》中還提到，羊脂油是中藥炮製的一種輔料之一。淫羊藿經羊脂油炮製後，可以增強溫腎助陽的作用。

與牛奶相比，羊奶更利於人體吸收，因為羊奶在進入胃以後，形成的凝乳顆粒比牛奶要小得多。

羊還有一種產品綿羊油，常用在化妝品中。綿羊油並不是羊的脂肪，而是從天然羊毛中精煉出來的油脂——羊毛脂。羊毛脂具有很好的保濕能力，唇膏、乳液等化妝品格外青睞於它。澳大利亞盛產綿羊油，綿羊油已經成為澳大利亞的一種特色旅遊商品。

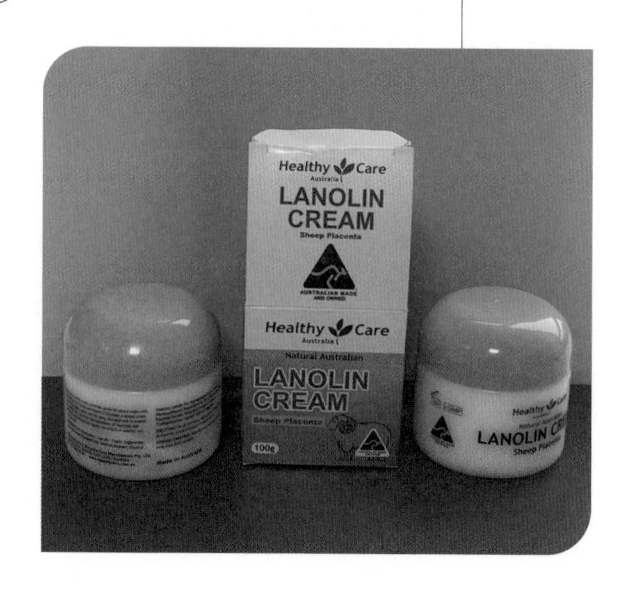

澳大利亞的羊毛脂產品

我在養豬場

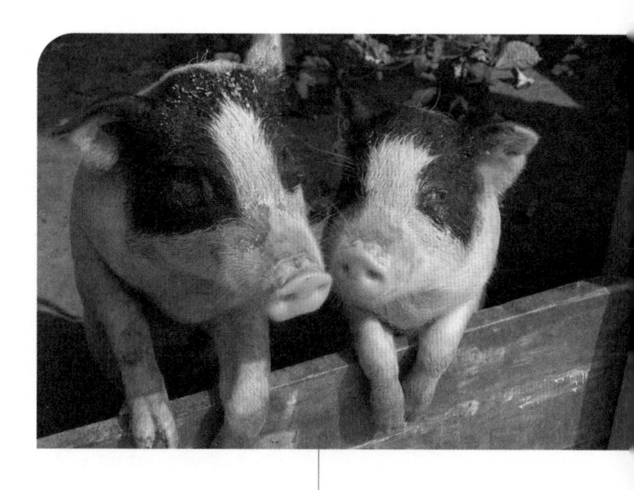

可愛的小花豬

1976 年，我下鄉在農場幹過兩年農活，冬天田裏沒甚麼活的時候，大家都會去幫忙起豬圈。豬糞對農業來説相當重要，是上好的農家肥。豬圈一般有兩米多深，起豬圈的時候，先要用大糞叉把半凍着的豬糞土插起來，然後再鉚足力氣，把每塊十幾斤重的凍糞土直接甩到豬圈外的拖拉機上。

記得我和一個知青同伴一起跳進了豬圈，因為豬圈裏面的空間很有限，一個動作不協調，同伴一糞叉就插進了我的手背，幾乎把手掌捅穿了，鮮血直流。我們急忙放下手裏的東西，跑到附近的獸醫室，上了點動物用的止血藥。至今我的手背上還有一個圓形的傷疤，留下了一個紀念。那段時間，我們天天看着豬，也經常看到殺豬。我關於豬的解剖學知識就是在那個時候掃的盲。

在《本草綱目》裏，李時珍生動地描述了取豬奶的方法：「須馴豬，待兒飲乳時，提後腳，急以手捋而承之，非此法不得也。」人工馴養的母豬欲取豬奶尚且要趁着小豬吃奶的時候，提起母豬的後腿，用手去擠，才能取到，取野豬奶就更不敢嘗試了。

我還請教過養豬場場長老張關於豬奶是否可以喝的問題。張場長告訴我，豬奶當然可以喝，味道也不錯。老母豬一般一年可以產兩胎，但只有在餵小豬時產奶，豬奶產量低，哺乳期總共不超過兩個月。不像奶牛的產奶量大，一年差不多有三季可以產奶。另外，擠豬奶的難度很大，採集豬奶時可能會被豬咬傷，擠奶時豬不像牛羊那樣馴服。取豬奶的成本太高，張場長也説，要是靠豬奶生存，這個豬場早就倒閉了。

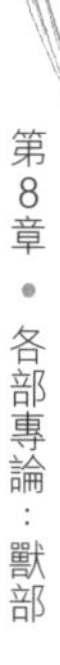

/ 豬肉與豬油 /

豬肉味道香，營養豐富，是日常蛋白質和脂肪的最大來源之一。

相對而言，牛羊肉性質偏溫熱，豬肉則較為平和，也有偏寒的記載。民間有句俗語：「魚生火，肉生痰。」我的解讀是：肉，整體藥性都是偏補的，吃多了容易上火、生痰濕。

無論是產後，還是各種手術後，中醫推薦的許多藥膳原料都用到豬肉。比如，不溫不燥的陳皮瘦肉湯、紅棗瘦肉湯等。

《本草綱目》獸部收載的「脂膏」，即指豬油。殺豬時，最珍貴的就是豬肚子內兩側片狀的板油。板油的出油率比肥肉高許多，豬油又稱大油。中醫理論認為，豬油有補中益氣，潤燥止癢，解毒的功效。

我還記得20世紀70年代的肉價，羊肉7角1分1市斤，牛肉7角5分1市斤，豬肉9角1分1市斤，豬大油1元1市斤。我們小時候排隊買豬肉時都會説一句，請您多給來點兒肥的。那時飯菜裏油少，買肉時都要「挑肥揀瘦」一番。

豬肉形的天然石料

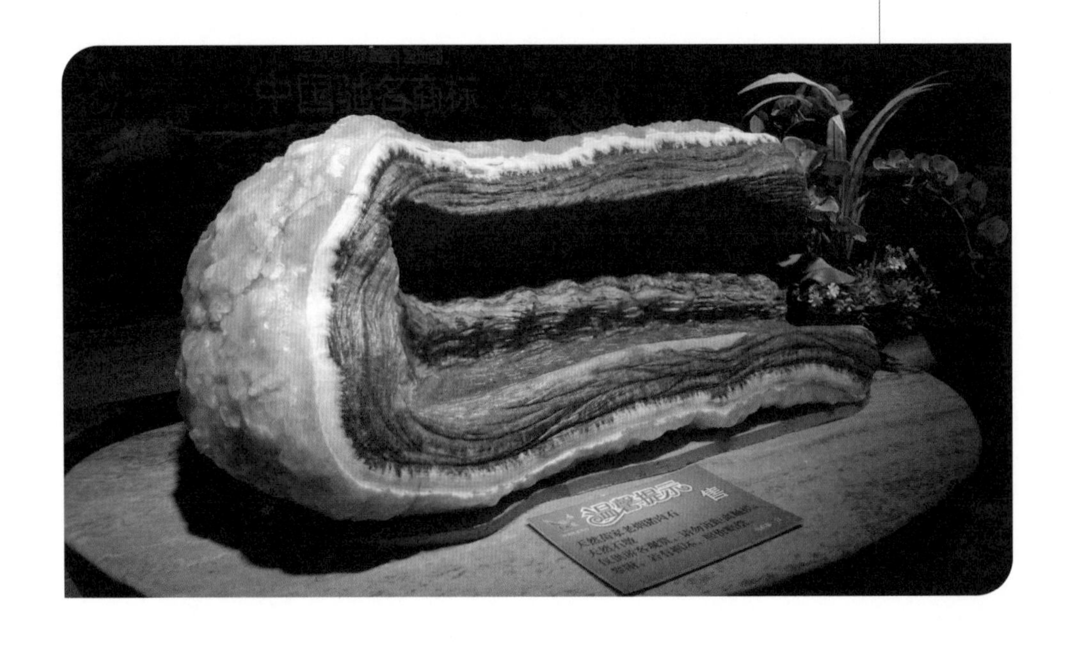

植物的油和動物的脂為現在餐飲中油的兩大主要來源，動物脂主要含有飽和脂肪酸，植物油主要含有不飽和脂肪酸。這兩類都是人體需要的，而且不能相互替代。人體沒有油和脂不行，但油和脂過量對人體也是不健康的，過猶不及。

中國人的祖先幾乎對已知動物的每一部位都進行過觀察、實驗、總結。如驢脂、鹿脂、駱駝脂、豹脂、熊脂、野豬脂、獾油、狼膏、鱉脂等。他們是否仍可使用，應以保護自然資源為前提，嚴格遵循法律法規的要求。

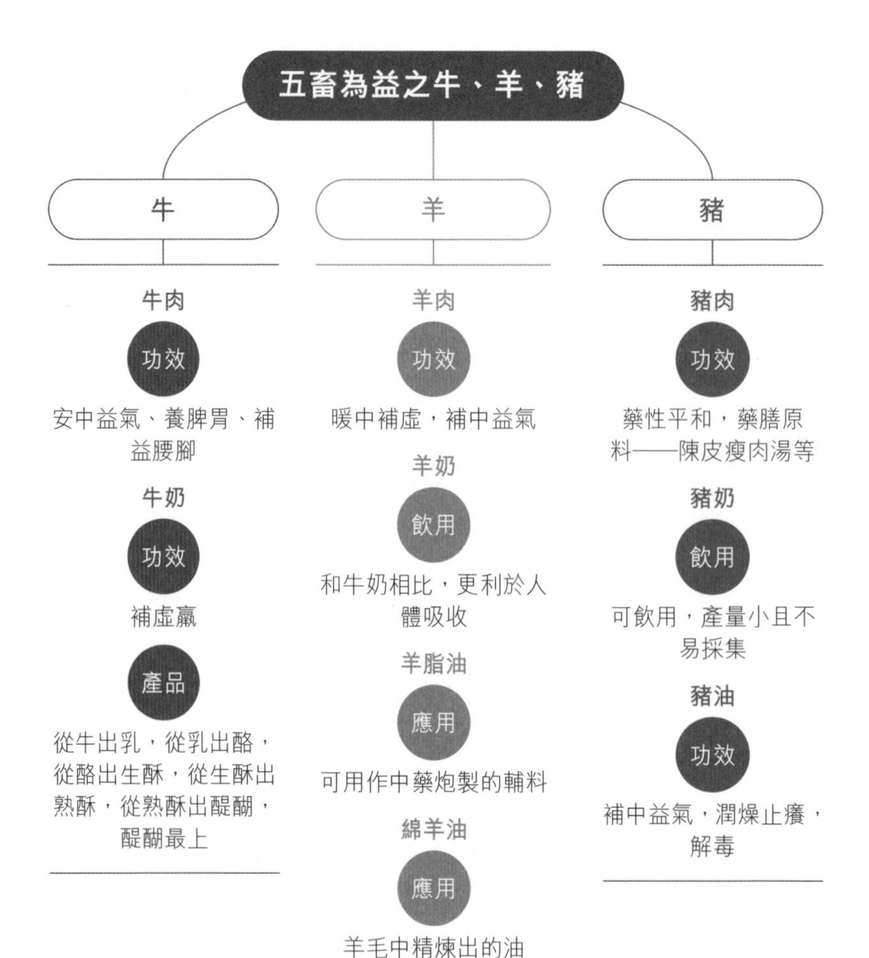
五畜為益之牛、羊、豬
牛
羊
豬
牛肉
功效
安中益氣、養脾胃、補益腰腳
牛奶
功效
補虛羸
產品
從牛出乳，從乳出酪，從酪出生酥，從生酥出熟酥，從熟酥出醍醐，醍醐最上
羊肉
功效
暖中補虛，補中益氣
羊奶
飲用
和牛奶相比，更利於人體吸收
羊脂油
應用
可用作中藥炮製的輔料
綿羊油
應用
羊毛中精煉出的油脂——羊毛脂
豬肉
功效
藥性平和，藥膳原料——陳皮瘦肉湯等
豬奶
飲用
可飲用，產量小且不易採集
豬油
功效
補中益氣，潤燥止癢，解毒

在中醫藥王國裏，有很多植物藥是以牛命名的，牛膝、牛蒡子、牽牛子、牛大力等。翻開《本草綱目》，獸部中收載了許多與牛相關的藥，牛角、牛尾、牛蹄筋、牛腦、牛脂、牛乳、牛百葉、牛胞衣、牛肉、牛毛、牛皮、牛心、牛肺、牛肝、牛脾、牛胃、牛骨、牛鞭、牛血、牛膽、牛黃。還有不同種類的牛，黃牛、水牛、犛牛和犀牛。其中牛角、牛黃、牛皮，頗具代表性，和中醫臨床有着深厚的淵源。

牛角與犀角

牛角與犀角有相似的功效記載。

《藥性賦》第一味藥便是犀角：「犀角解乎心熱。」即指犀角可清熱解毒，開竅安神。犀牛是犀科（Rhinocerotidae）動物的總稱，屬奇蹄目，蹄子不分瓣，且是當今世界上體形僅次於大象的陸地動物。而牛是來自牛科（Bovidae）的動物，屬哺乳綱的偶蹄目，蹄子分兩瓣；而且有黃牛、水牛、犛牛等不同的飼養牛種。明顯的體態差異和足趾的不同，可輕鬆將牠們區分。

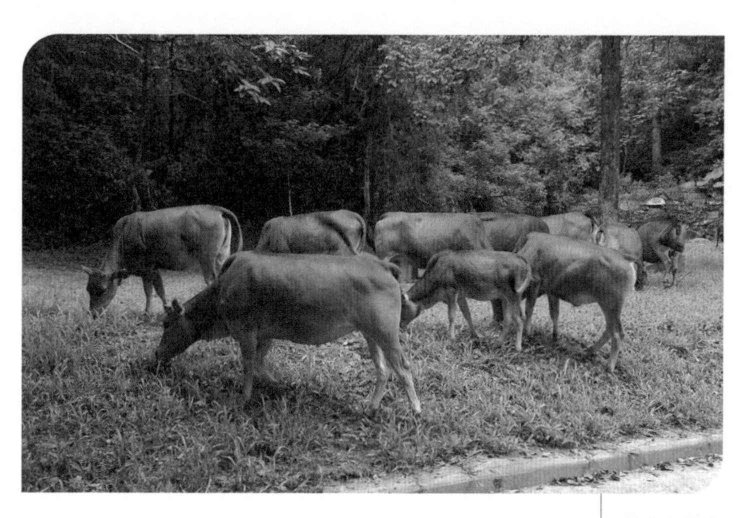

草青牛歡喜

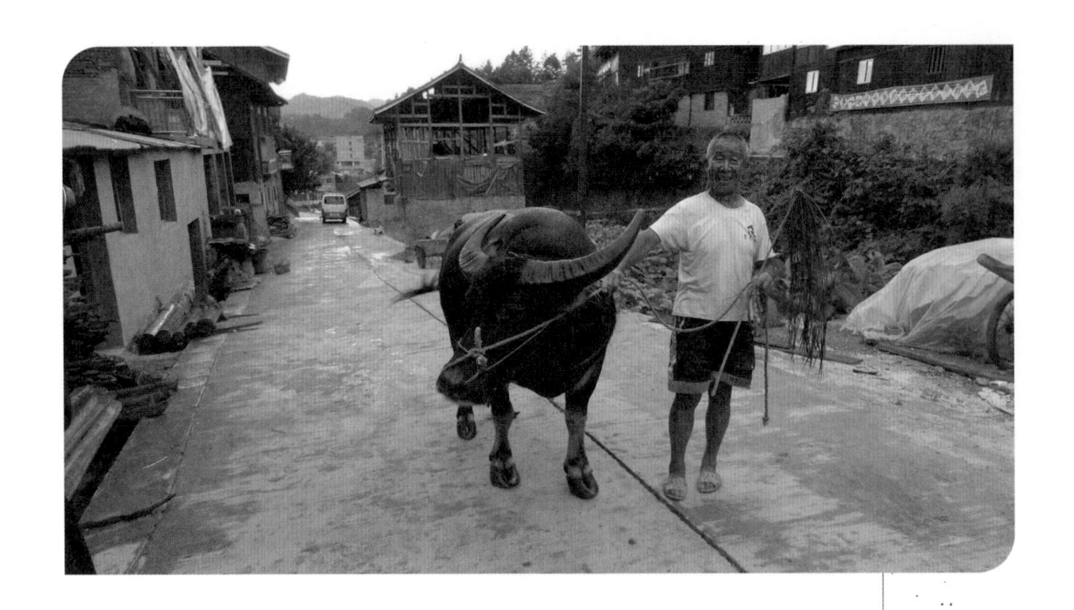

膘肥體壯的水牛

歷史上犀角是可以使用的，有的取自在野外捕捉的犀牛，也有取自人工養殖的犀牛。現在犀角已經被放進了博物館，國家三令五申，嚴格遵守《國際自然保護條約》，現在的中藥與中成藥裏已經不允許再用犀角了。曾經武松打虎是英雄，現在打老虎是犯罪行為。天然資源不能濫用，珍稀的動植物資源更應重視。今天中醫藥用的動物藥基本來自養殖的資源，而且儘量用養殖的非保護級的動物藥來源替代曾經用的野生來源的動物藥。

為保護犀牛資源，犀角需要選用代用品——水牛角。代用品不是偽品，代用品在功能用途上能夠替代原物品。水牛角作為中藥也有悠久的應用歷史，最早記載於古代醫書《名醫別錄》，約有兩千年了。「水牛者燔之，治時氣寒熱頭痛。」燔即用火焚燒，水牛角經燒製後可使用。《本草綱目》也記載，水牛角可以清熱解毒，涼血定驚。

現在《中國藥典》中收錄了水牛角以及水牛角濃縮粉。水牛角形狀彎曲呈弧形，基部方形或略呈三角形，中空，一側表面有多數平行的凹紋，角端尖銳。角色黑褐，質堅硬，剖面紋細而不顯，氣腥，一般多用其角尖部。水牛角味苦，性寒，可清熱涼血，解毒，定驚，用於溫病高熱，神昏譫語，發斑發疹，驚風等證。水牛角濃縮粉則為淡灰色粉末，氣微腥，味微鹹。

現代科學研究已提供了科學的實驗數據和臨床數據，都證實了水牛角的效用。

價若黃金的牛黃

一些動物的結石往往能夠入藥，狗的胃部結石入藥為狗寶，馬的胃腸結石入藥為馬寶。牛的膽結石入藥即為牛黃。有的沙裏可以淘金，而牛黃是「膽裏淘金」，出自膽中，且價若黃金。

牛黃是在牛膽囊中形成的病理產物，但不是每頭牛都能生出牛黃，牛黃可遇不可求。牛黃別名「丑寶」，《神農本草經》將其收載並列為中品，主驚癇寒熱，熱盛狂痙，除邪逐鬼。牛膽內有結石，取牛黃時需要濾去膽汁，將結石取出，除去外部薄膜，陰乾。有的牛黃表面有一層黑亮的薄膜「烏金衣」。牛黃品相上以完整鬆脆、棕黃色、斷面層紋清晰細膩者為佳。多數牛黃呈圓形，有雞蛋黃大小的又叫雞子黃，也有多面體的、異形的。蓮花出淤泥而不染，牛黃則出膽汁而不苦，口嘗味道帶一點甜，顆粒不粘牙。

牛黃味甘，性涼，可以清心，豁痰，開竅，涼肝，息風，解毒，用於治療熱病神昏，中風痰迷，驚癇抽搐，癲癇發狂，咽喉腫痛，口舌生瘡，癰腫疔瘡。李時珍在《本草綱目》中做了詳細的記載：「牛黃入肝，治筋病，凡中風入臟者，必用牛、雄、腦、麝之劑，入骨髓，透肌膚，以引風出。」但如果

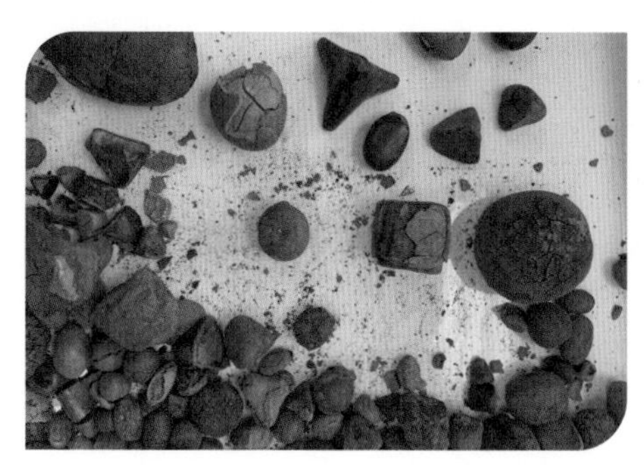

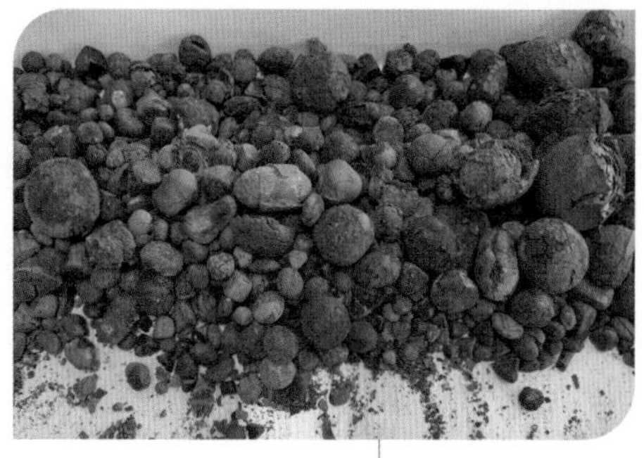

天然牛黃形狀各異

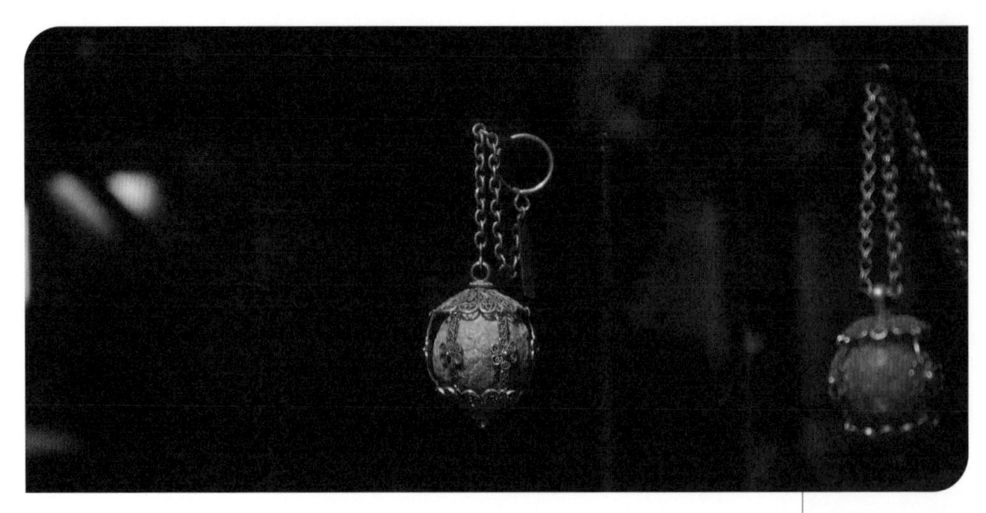

金鏈掛起一顆圓珠——原來是一粒牛黃（荷蘭國家博物館藏）

病患風中腑及血脈，用牛黃恐引風邪流入於骨髓，則起不到治療作用。

儘管牛黃是廢物利用，但天然的病理產物形成畢竟概率較低。現在已開發出體外培育牛黃的技術與人工牛黃，且在臨床應用中確實有效，《中國藥典》已經將其收載。體外培育牛黃以新鮮牛膽汁作母液，加入脱氧膽酸、膽酸、複合膽紅素鈣等製成。人工牛黃則由牛膽粉、膽酸、豬脱氧膽酸、牛磺酸、膽紅素、膽固醇、微量元素等加工製成，均與天然牛黃一樣味甘，性涼，都具有清熱解毒，化痰定驚的作用。

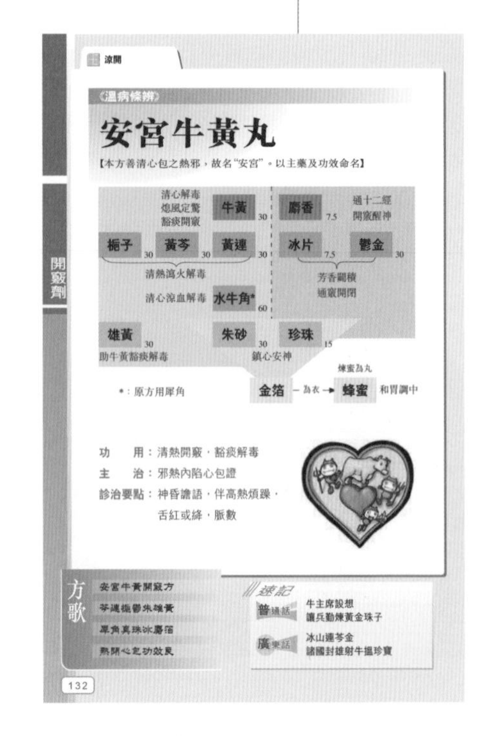
涼開

開竅劑

《溫病條辨》

安宮牛黃丸

【本方善清心包之熱邪，故名"安宮"。以主藥及功效命名】

清心解毒 熄風定驚 豁痰開竅 牛黃 30

麝香 7.5 通十二經 開竅醒神

梔子 30 黃芩 30 黃連 30 — 清熱瀉火解毒

冰片 7.5 鬱金 30 — 芳香闢穢 通竅開閉

清心涼血解毒 水牛角* 60

雄黃 30 助牛黃豁痰解毒

朱砂 30 珍珠 15 鎮心安神

金箔 — 為衣 → 蜂蜜 和胃調中

煉蜜為丸

*：原方用犀角

功　　用：清熱開竅，豁痰解毒

主　　治：邪熱內陷心包證

診治要點：神昏譫語，伴高熱煩躁，舌紅或絳，脈數

方歌

安宮牛黃開竅方

芩連梔鬱朱雄黃

犀角真珠冰麝箔

熱閉心包功效良

速記

普通話：牛主席設想 讓兵勤煉黃金珠子

廣東話：冰山連芩金 諸國封雄射牛搵珍寶

132

安宮牛黃丸（摘自《百方圖解》）

安宮牛黃丸

中醫藥在急症治療方面也能發揮很好的作用，著名的「涼開三寶」：安宮牛黃丸、紫雪丹和至寶丸，是經常應用於臨床的中成藥。

2002 年，著名主播劉海若，在英國遇到了重大交通事故，當地醫院的醫生判定她為腦死亡。她的家人緊急聯繫了國內的醫學專家，多次會診和溝通後決定將劉海若送到北京宣武醫院，採用中西醫結合的方法繼續治療。在使用了針灸、中藥、中成藥等多種綜合治療方法後，終於將已經昏迷多日的劉海若搶救了過來。經過康復訓練，她恢復了正常的生活與工作能力。在整個治療過程中，尤其在高熱昏迷時使用的中成藥就有安宮牛黃丸，這個藥功不可沒。

市售的安宮牛黃丸一般為黃橙色至紅褐色或包金衣大蜜丸，除去金衣後顯黃橙色至紅褐色。安宮牛黃丸屬開竅劑，出自清代吳鞠通的《溫病條辨》，處方很大，約由 20 味中藥組成。其中開竅醒神的中藥有牛黃、麝香、冰片、雄黃、鬱金等。安宮牛黃丸芳香濃郁，味微苦，具有清熱解毒，鎮驚開竅的功效，主治邪熱內陷心包證，高熱煩躁，神昏譫語，舌謇肢厥，舌紅或絳，脈數有力；現代常用於治療中風昏迷及腦炎、小兒驚厥、腦膜炎、中毒性腦病、腦出血、敗血症。

安宮牛黃丸是開竅好藥，但不是每天都必須吃的補藥。在實際運用時，需要嚴格注意它的適用證候，避免陷入使用誤區，否則適得其反，不但不能救命，反而延誤救治。無論中草藥還是中成藥，只有在中醫的指導下才能更好地應用。

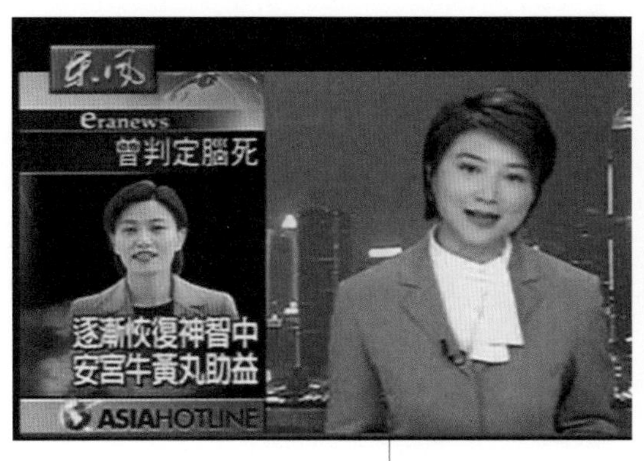

劉海若事件新聞報道

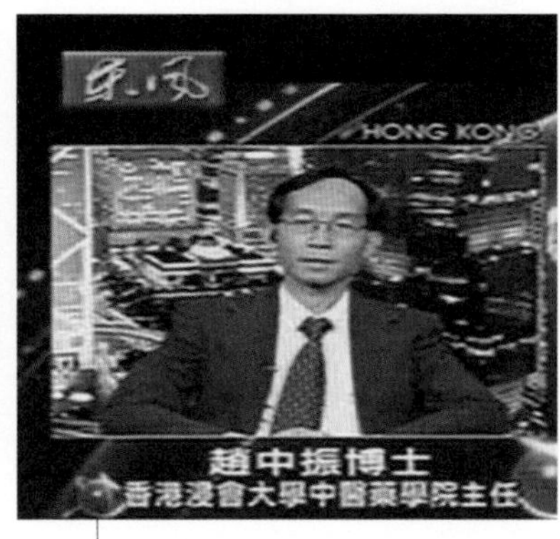

電視台遠程連線筆者接受新聞採訪

至寶丸中也用到了牛黃，組方有朱砂、雄黃、水牛角、麝香、冰片等，也以涼開的藥材為主，而且是比較名貴的藥材。至寶丸可以化濁開竅，清熱解毒，可用於治療痰熱內閉心包證的神昏譫語，身熱煩躁，痰盛氣粗，舌紅苔黃垢膩，脈滑數，以及痰熱內閉的中風、中暑、小兒驚厥。

/ 牛皮與黃明膠 /

《本草綱目》獸部中記載的許多動物藥中，動物的皮都有一定藥效。狗、馬、羊、牛等動物的皮都被李時珍記錄下應用主治。牛皮製成的牛皮膠是擁有長期藥用歷史的好藥。

李時珍記載，《神農本草經》中所載白膠，一名鹿角膠，為煮鹿角而成的膠。阿膠一名傅致膠，以牛皮熬煮製成，而非驢皮。相傳由傅氏和尚發明，「致」通「製」，取製造之意。那時膠中的黃明膠即李時珍時代所稱的水膠，其色黃明，而非白色，且不是以阿井水熬製的，所以李時珍命名牛皮膠為黃明膠。《本草綱目》也成為首載黃明膠的本草書籍。

李時珍記載，黃明膠可治療吐血、衄血、下血、血淋下痢，妊婦胎動血下，風濕走注疼痛，打撲傷損，湯火灼瘡，一切癰疽腫毒，活血止痛，潤燥，利大小腸。在需要用阿膠而沒有阿膠時，則可權衡使用黃明膠。黃明膠性味皆平補，宜於虛熱。相較之下，鹿角膠則性味熱補，虛熱者不宜使用。

好藥應該是安全的、有療效的、有資源的、老百姓用得起的藥。

謙虛的牛、低調的牛，冠之地支的「丑」字——丑牛。牛吃苦耐勞，吃進去的是草，擠出來的是奶。牛一點都不醜，牛不僅身強體壯，而且品德高尚。

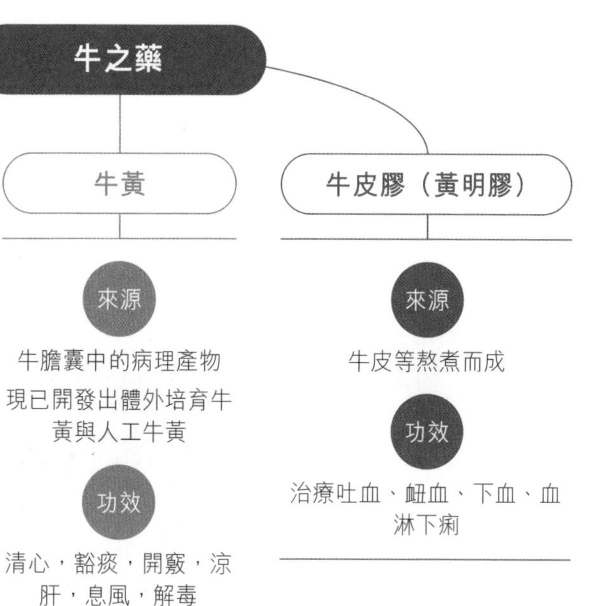

牛角
犀牛角
來源
犀科 (Rhinocerotidae) 動物
功效
清熱解毒，開竅安神
《國際自然保護條約》已經禁止使用
水牛角
來源
牛科 (Bovidae) 水牛屬動物
功效
清熱解毒，涼血定驚

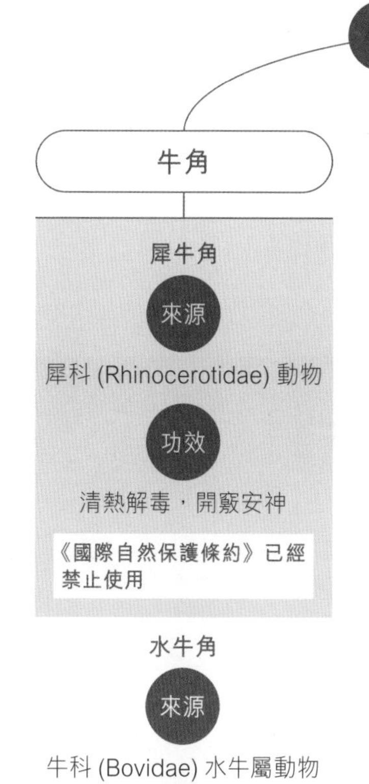

難得一見

許多中成藥裏都有麝香，在中醫藥博物館或中藥店舖中可見到各種規格的麝香。在存放麝香的地方，老藥工們會請孕婦保持一定距離，都說麝香有引產的作用。另外，人們很少有機會見到真正的麝香藥材實物，尤其產麝香的基原動物麝，人們更是難得一見。

動物園裏常見梅花鹿，可少有動物園裏飼養麝的，甚至動物園裏見到珍稀的熊貓概率都可能大於麝。麝生性十分膽小，對周圍的環境十分敏感，一有風吹草動，牠就會受到驚嚇，會上躥下跳，不容易飼養，更不適合在公眾場合露面，所以麝很難養在動物園內。

麝的外形像一頭小鹿，身長 70~80 厘米，體重不足 20 千克，彈跳能力很強，兩三米高的牆能一躍而過。但是和鹿不同的是，麝頭上沒有角。因為麝與同科的另一種小型動物獐也有些相像，麝有一個別名叫香獐子。獐有獠牙，麝也有，雄麝長有一對獠牙，在發情期和其他雄麝打鬥時用。

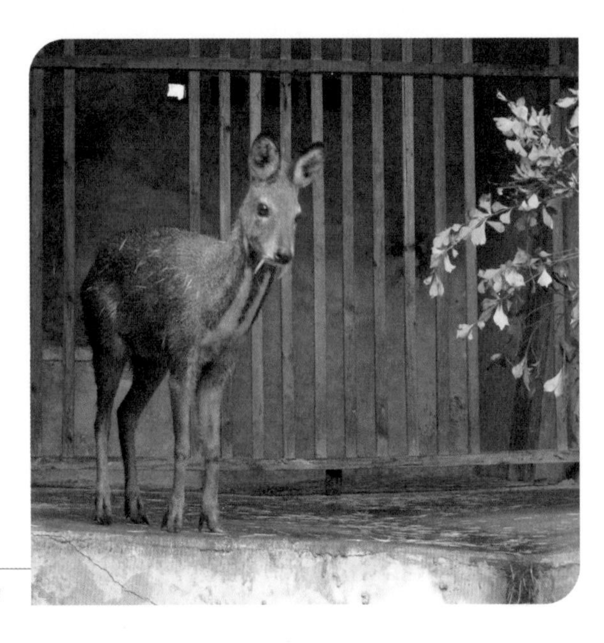

麝原動物

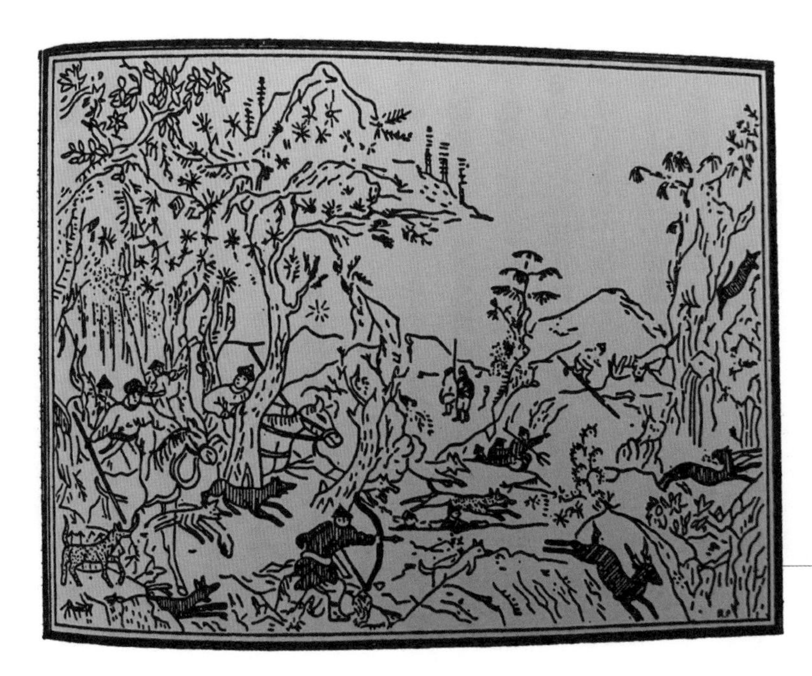

《麝香圍獵圖》版畫

李時珍在《本草綱目》裏解釋麝香之意：「麝之香氣遠射，故謂之麝。」每年春夏之交，是麝分泌麝香的季節，雄麝就是靠着這種香氣吸引異性求偶及在所在地盤標示領土主權的。在雄麝的肚臍和生殖器之間有一個肉質的小囊袋用來收集分泌物，雄麝兩歲時便開始產生分泌物，也就是麝香。

《中國藥典》規定麝香有 3 種動物來源，麝科動物林麝 *Moschus berezovskii* Flerov、馬麝 *M. sifanicus* Przewalski 或原麝 *M. moschiferus* Linnaeus，藥用部位是雄性香囊中乾燥的分泌物。

傳統的取香方法是殺麝取香，在每年的冬季到第二年的春季進行捕獵。有一幅清代的《麝香圍獵圖》，生動地描寫了一夥獵人帶着一群獵犬在捕麝的情景。明代高僧憨山德清《醒世歌》中的兩句話：「麝因香重身先死，蠶為絲多命早亡。」

殺麝取香這種原始捕獵方法，如「殺雞取卵」，今天是絕不允許的。麝的動物家族中所有的種類已被列入《瀕危野生動植物種國際貿易公約》（CITES）。在我國，林麝、馬麝及原麝也都被列為國家一級保護動物。

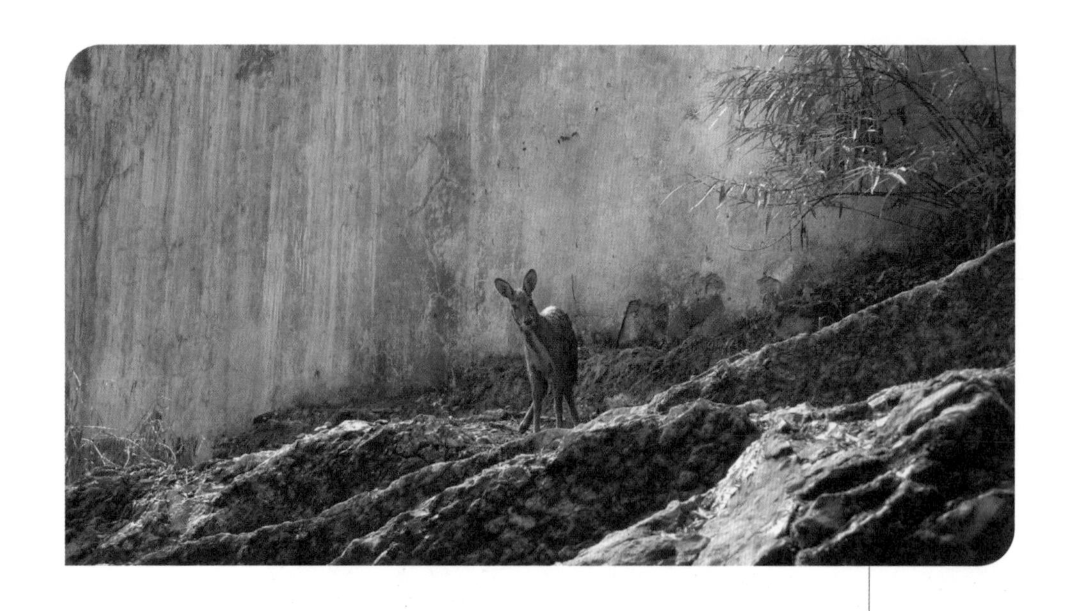

人工養麝

/ 人工養麝 /

早在唐代，我國已有人工馴麝取香的記載。通過針刺從香囊中取香，用雄黃消毒創面。但是由於歷史條件的限制，這種技術沒有得到發展。

從 20 世紀 60 年代起，我國開始對麝進行馴化及人工飼養，雖然現在技術上已經成功了，但飼養難度很大，至今還沒能實現大規模的養殖。

麝香藥材（含當門子）

目前甘肅、陝西、四川都有麝的養殖場。我曾到四川林麝養殖基地考察，基地位於十分偏僻安靜的地區，離大熊貓養殖基地不遠。即使是圈養的麝，性情也是膽小易受驚嚇。要想拍張麝的好照片也非常不容易，我用長焦鏡頭對準牠，為了拍一張照片，大氣都不敢出，生怕驚動了牠，要是牠跑了，這一趟就白來了。

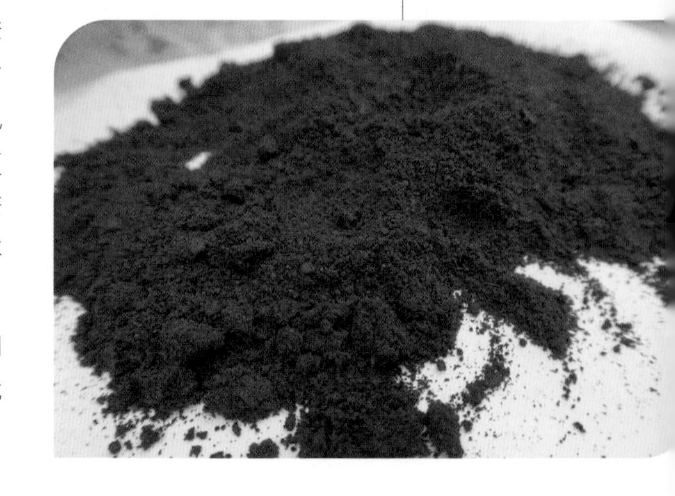

每年 10 月，基地工作人員直接從成年雄麝的肉質香囊中挖取紅褐色膏狀物，當地人形象地形容這是用耳挖勺取麝香。一頭麝可以取十多年香，比起原來的殺麝取香，要好太多了。而現在研發出的人工麝香，更擴大了藥用資源。

俗語有云：有麝自然香。也未必全對，物極必反。在林麝養殖基地，我聞不到一點香氣，靠近了去聞麝香的味道是又腥又臭的。

麝香是名貴藥材，每年麝香的市場價格都有波動。收購價格一般按 1 克 400 元計，1 千克天然麝香價格可高達幾十萬元。每頭麝一年可產 10 到 20 克麝香，所以也有人稱麝香是「軟黃金」。

/ 開竅醒神不可少 /

麝香的貴，除了資源稀少的原因，更是由於療效好。麝香藥用首載於《神農本草經》，列為上品。中醫臨床應用時，麝香有不可替代的作用。

簡單來説，麝香有三大功效：開竅醒神，活血通經，消炎止痛。

《本草綱目》中收載了 20 個含麝香的複方，其中有 13 個是李時珍新增的。現在麝香一般多用在成方製劑中，且多使用人工麝香。

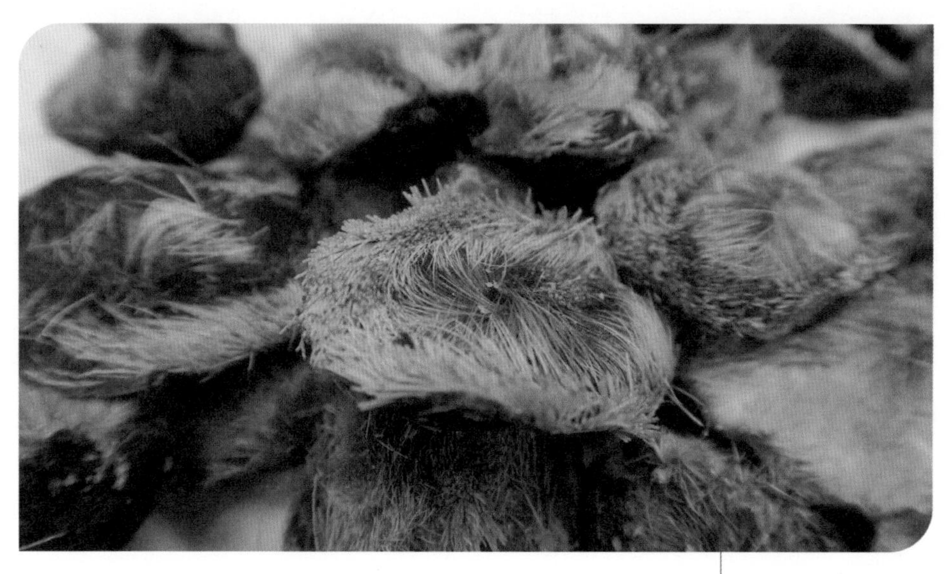

雄麝香囊（毛殼麝香）

麝香在治療中風昏迷等危急重症時，必不可少。著名的治療熱閉神昏的中成藥安宮牛黃丸、紫雪丹、至寶丸，以及治療寒凝竅閉的「溫開一寶」蘇合香丸，方中都用到了麝香。

麝香能活血通經，興奮子宮。《本草綱目》有記載，麝香可用於難產和死胎不下。有些電視劇的演繹故事也是由此而生的。麝香雖有可能引發流產，但需要一定的劑量和作用時間。不過，為保險起見，囑咐孕婦避開麝香和麝香產品還是必要的。

麝香消炎止痛的功效可能是被人們了解得最多的，也是應用得最多的。20 世紀 80 年代以前，幾乎人人都知道麝香虎骨膏，這個產品現在已更名為麝香壯骨膏。虎骨不能使用而用了替代品，在有限的情況下，麝香還可以用。一些舒經活絡、消腫止痛的中成藥，如片仔癀、麝香止痛膏、七厘散等，也都用到了麝香。

/ 人工麝香 /

現在應用的麝香有兩種：一種是天然麝香，另一種是人工麝香。人工麝香是一類新藥，它的配方是保密的。

目前採用人工麝香製作的中成藥品種有近 400 種，涵蓋了中成藥常用的多種劑型。麝香中的主要成分是麝香酮。出於保護天然麝香資源的原因，人工麝香挽救了歷史上以天然麝香為原料的中成藥，扭轉了因原料短缺而停產的局面。「人工麝香研製及其產業化」項目在 2015 年獲得國家科學技術進步一等獎。

天然麝香的價格相當昂貴，且供應量十分有限。目前，我國僅有幾個企業特定生產的少數幾個產品獲得國家指定許可，允許使用天然麝香。同時國家實行了專用標識制度，產品上需明確標注是否用了天然麝香。

/ 真偽鑑別 /

麝香藥材有不同的形態。把整個香囊割取下來陰乾，這樣的麝香叫毛殼麝香。天然的毛殼麝香剖開後，香氣濃烈，內含顆粒狀、粉末狀的麝香仁和少量細毛及脱落的內層皮膜。以飽滿、皮薄、油潤、有彈性者為佳。野生麝香

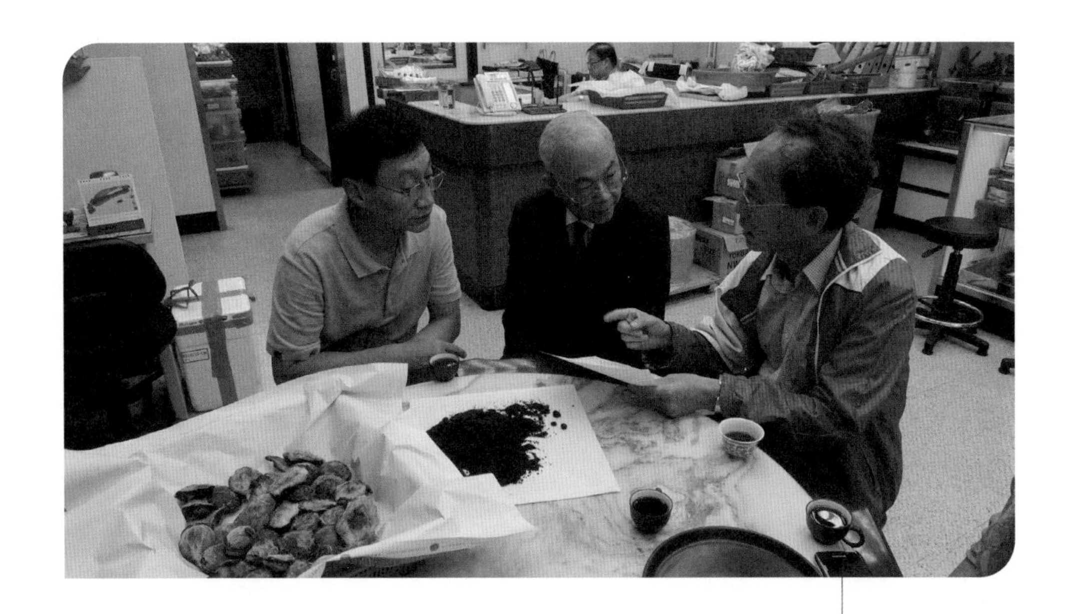

筆者與張鎬京（左）一同向中藥業界老前輩李震熊先生（中）請教麝香中的學問

仁正對開口處可找到不規則的圓球形塊狀物，藥材行業內稱其為當門子。養殖麝的麝香仁，質地比較疏鬆，表面油潤，呈顆粒狀，有同樣的香氣。

在我國古代，麝香還有一種特別用途，就是用於製墨。有的文人雅士喜歡用一種麝墨，用麝墨寫出來的字、畫出來的畫，不僅香氣四溢，也有一定防蟲、防腐的作用，能讓字畫長久保存。有詩為證，唐代詩人李賀的《楊生青花紫石硯歌》云：「紗帷晝暖墨花春，輕漚漂沫松麝薰。」

麝香的味道是獨特。鑑別天然麝香，除了聞味，口嘗會感到味微辣、微苦稍鹹。學習鑑別中藥時，除了有毒的藥材，其他藥材可以自己嘗一點，增加感性認識。人工麝香的鑑別則主要通過化學分析。

我收藏了一些麝香的偽品，一個用化纖做的表面噴了香水的仿麝香毛球，我在市場上看到它的時候，用 100 元買了下來。賣方説買回去後也能賺錢，原來他把我也當成賣假藥的了。我把收集的偽品都存放在香港浸會大學的中藥標本中心，用來示範教學，也提醒來參觀的市民別上當。

在中醫藥王國裏，麝香可能是知名度最高的一種香了。曾經麝香總伴隨着「神秘」、「珍貴」，離老百姓似乎很近又很遠，今天麝香對於我們來説，已經不再神秘。

現在，如天然麝香、天然牛黃等一些涉及保護動物的天然藥物，在國家規範管控下指定的藥廠被允許使用一定的劑量。

代用品不同於偽品，代用品是有類似療效的藥品。人工合成的麝香緩解了一些中藥資源的危機。多一種選擇是好事，人工養麝與人工合成麝香都是應當提倡與發展的。

麝香

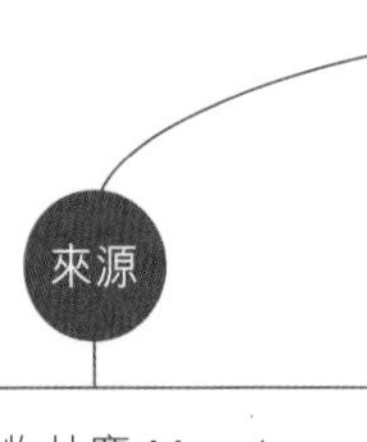

鹿科動物林麝 *Moschus berezovskii* Flerov、馬麝 *M. sifanicus* Przewalski 或原麝 *M. moschiferus* Linnaeus 成熟雄體香囊中的乾燥分泌物

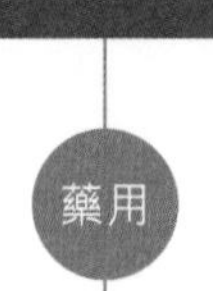

開竅醒神

安宮牛黃丸、紫雪丹、至寶丸、蘇合香丸，方中都用到麝香

活血通經

能興奮子宮，孕婦避開為妙

消炎止痛

麝香壯骨膏、麝香止痛膏、七厘散等，也都用到了麝香

除藥用外，也可做香料、製香水

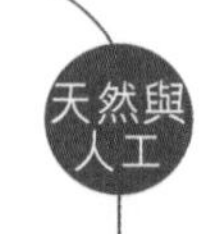

天然麝香

野生麝香

價格昂貴，供應量有限，中成藥如用天然麝香，需明確標註

禁獵

人工養麝

甘肅、陝西、四川都有養殖，每年 10 月，從成年雄麝的肉質香囊中挖取紅褐色膏狀物

人工合成

目前採用人工麝香製作的中成藥品種有近 400 種，麝香中的主要成分是麝香酮

牛皮之禁

現在阿膠的產品非常豐富，食養方面，阿膠片、阿膠糕、阿膠粉等都進入了膳食中。阿膠最早的記錄出現在《神農本草經》裏，阿膠二字，第一個字阿指的是產地，第二個字膠指的是劑型，並未提及驢，阿膠最早使用的原料不是驢皮，而是牛皮。《神農本草經》約成書於秦漢時期，彼時驢在中原還不常見。

記得中學課本裏曾經有一篇著名的古文——唐代柳宗元寫的《黔之驢》，「黔無驢，有好事者船載以入」。黔是唐朝時的黔中道，今天貴州、重慶、湖北、湖南的部分地區，那時候不僅黔地沒有驢，就是整個中原也少有識驢之人。六畜、六獸、十二生肖等傳統動物出現列舉的地方都沒有驢。

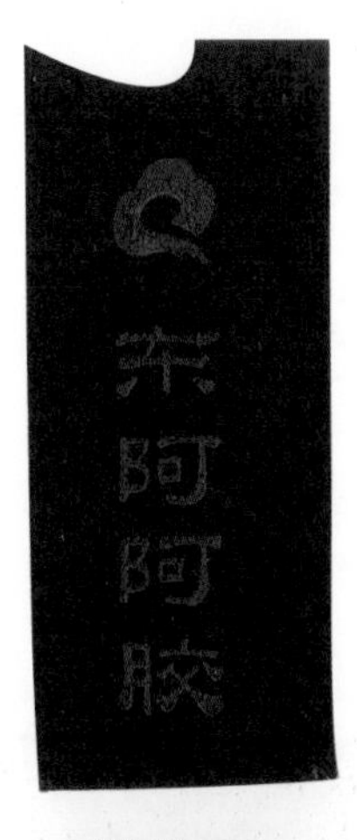

驢是哪裏來的？與核桃、葡萄、石榴入中原的歷程相似，驢進入中原人的視野，要多虧張騫通西域。許多原產自異域的珍禽異獸、奇花異草、美食美酒等，隨着張騫的出使進入了中原。但驢的普遍飼養又是過了很久之後才形成規模的。

漢昭帝時桓寬的《鹽鐵論》中寫到很多物品只能由官方來經營，鹽、鐵、戰爭物資是重中之重，其中包括牛。牛皮可以做甲冑，牛能馱重物、能用於運輸，騾驢不及牛馬。牛不是隨便就能宰殺的牲畜，如果隨便殺牛會被判刑，牛肉也不能隨意食用。五代至宋朝間，政府頒佈了「牛皮之禁」。如此一來，製作阿膠就需要考慮其他原料了。

阿膠藥材

那時驢的數量慢慢多了起來，形成了規模。羸驢不中牛馬之力，驢若上戰場不比馬能奔襲，若耕田不比牛耐勞，卻可在製藥方面加以利用，驢皮從而成了牛皮的替代品，臨床使用效果上佳。在驢皮膠剛開始發展的時候，牛皮膠與驢皮膠還有過一段共存的時期，但那時的牛皮膠製作不夠精細，只可膠粘物品，不堪入藥。而後世越來越看中驢皮，驢皮阿膠逐漸後來居上。李時珍一錘定音，將牛皮膠由阿膠改稱為黃明膠，區分出阿膠與黃明膠。

《中國藥典》明確規定，馬科動物驢 *Equus asinus* Linnaeus 的乾燥皮或鮮皮等經煎煮、濃縮製成的固體膠為阿膠。

烏驢與阿井水

人們有時説驢有驢脾氣，我記得有一次坐在青藏鐵路的列車內，透過窗戶看到高原上野驢跟着火車跑，跑一段牠還要以勝利者的姿態回過頭來驕傲地望一望。人工飼養的小毛驢是很溫順的，常用來耕作或運輸。

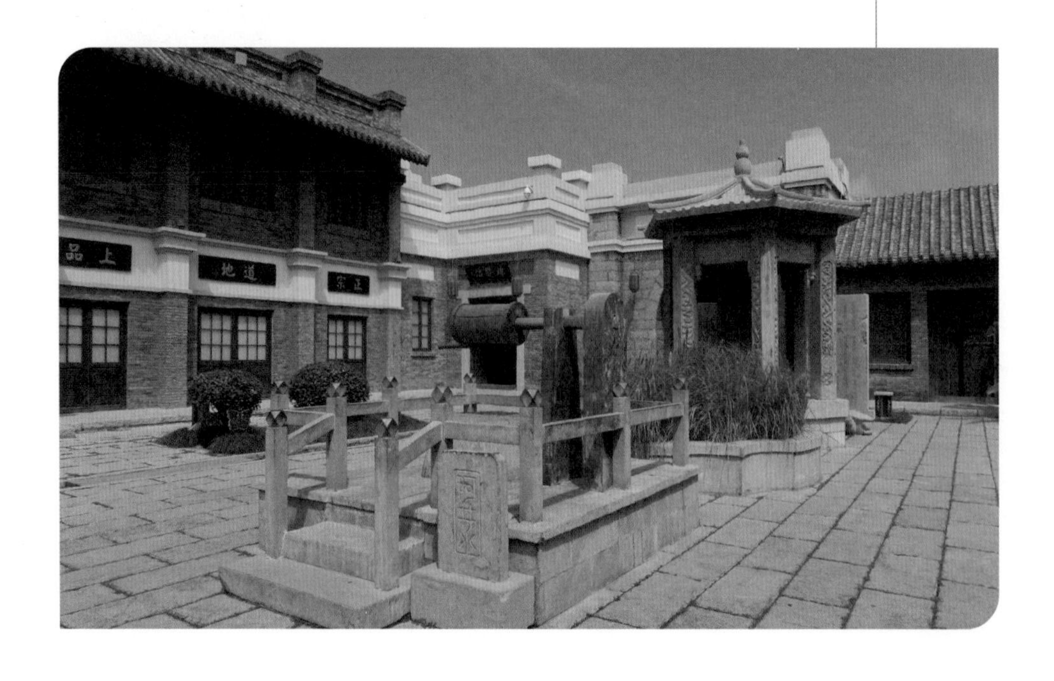

山東東阿的阿井

驢的驢肉、驢奶、驢皮、驢鞭，都被李時珍記載下一定的功效主治。驢皮膠的功效能否等同於牛皮膠，歷史上的醫家對此有不同的觀點。

宋代蘇頌在《本草圖經》裏提到，驢皮膠比其他的膠功效好，是因為驢皮膠得益於產地阿井的水。蘇頌在書中搭配了一幅阿井圖。

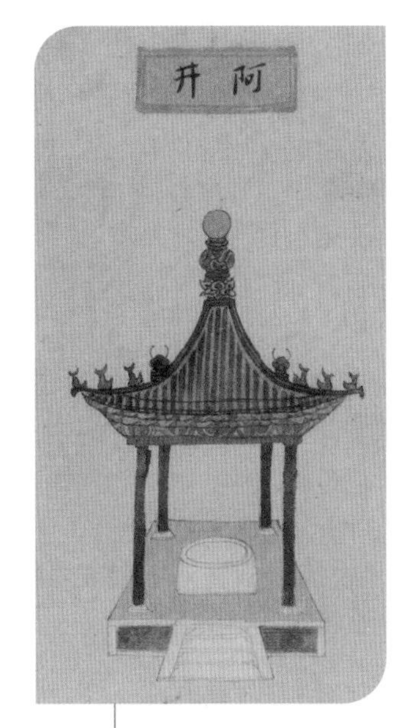

阿井（摘自《本草品彙精要》弘治本）

阿膠的產地在山東東阿，從《神農本草經》延續至今。我曾到山東東阿的藥廠、養驢場實地考察，找到了宋代《本草圖經》所描述的阿井。當地研究所的科研人員將阿井水和其他地方的水進行了詳細的對比。結果表明：阿井水礦物質含量高，微量元素豐富，比重為 1.0038，比一般的水都要重。

李時珍在《本草綱目》中記載，阿膠主治心腹內崩，吐血衄血，腸風下痢，女子經水不調，崩中帶下，胎前產後諸疾，男女一切風病，利小便，調大腸等。

阿膠臨床方面多用於補血滋陰，潤燥，止血。阿膠雖屬藥食兩用的藥材，使用時仍需要根據不同人的體質和病症辨證施治，在中醫的指導下合理使用。因膠類藥材有滋膩之性，難免對脾胃造成負擔，對於有些人群而言，長期大量服用反而得不償失。

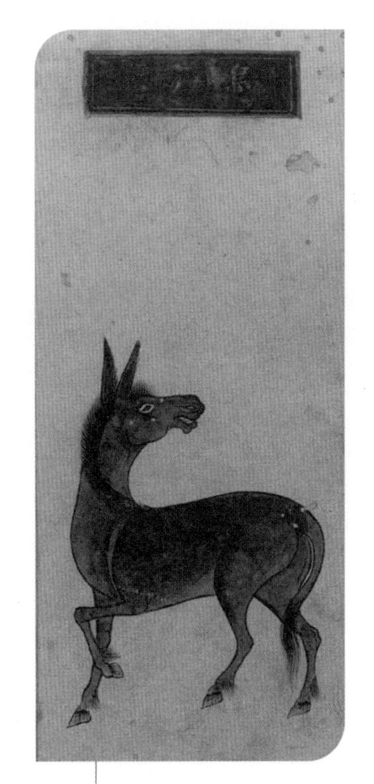
烏驢（摘自《食物本草》）

/ 龍印阿膠 /

2005 年，在籌建香港浸會大學的中醫藥博物館時，成都中醫藥大學王家葵教授把祖上保留下來的兩塊道光年間的阿膠及與之相配的一張珍貴的仿單，慷慨地捐贈給我們博物館。

道光年間的阿膠和現在的阿膠大致上沒有甚麼區別，只是那兩塊阿膠比現在的商品規格稍微薄一點、寬一點。阿膠上印有龍紋圖案，可能代表着來歷。

仿單就是古代的藥品説明書。那張道光年間的阿膠仿單非常詳細地記述了阿膠製作的全過程。包括熬製阿膠如何用水、毛驢的餵養、選皮，以及製膠的一套嚴格的程序，連銀鍋金鏟等用具使用都有具體的要求與説明。

阿膠不能同其他中藥一起煎煮，可以先把阿膠打碎後放在碗裏，加入適量的水，再把碗放在鍋裏，隔水蒸，直到阿膠融化，這個過程叫作「烊化」。這麼做的目的是讓阿膠被充分利用，並避免因為阿膠黏性大、容易粘鍋造成的麻煩。

東瀛風波

阿膠走向國際市場之初，經歷了一段坎坷不平之路。

1995 年，我還在日本工作的時候，有一天，日本的海關人員突然找到了我，請我過去做一次專家證人。

突發的事件使我產生了疑惑，到達海關後我了解到，原來是中藥進口日本遇到了麻煩。一大批中國的中成藥婦寶當歸膏被日本海關扣住了。婦寶當歸膏主要的原料中有阿膠。它為甚麼被扣下來了呢？

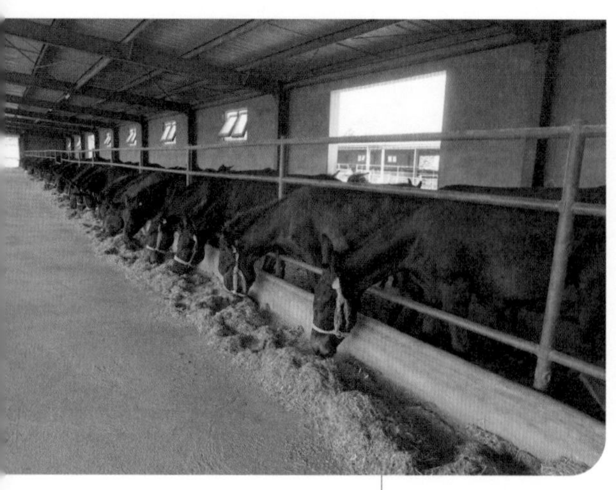

東阿阿膠廠飼養的烏驢

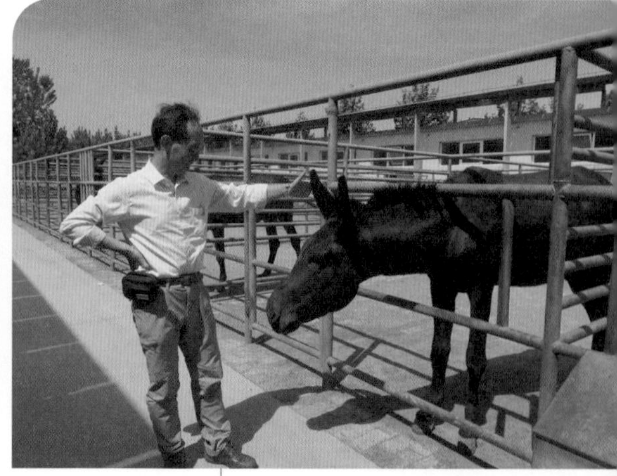

筆者到山東東阿養驢場考察

海關人員説，中國的這些中藥違反了《瀕危野生動植物種國際貿易公約》（CITES）。他們看到該藥品的文件説明書上寫着阿膠的原料屬瀕危物種，便問我：「趙先生，您看怎麼辦？」

海關人員話説得很客氣，但潛台詞就是：讓我簽個字，見證一下，並把這批藥退回中國。

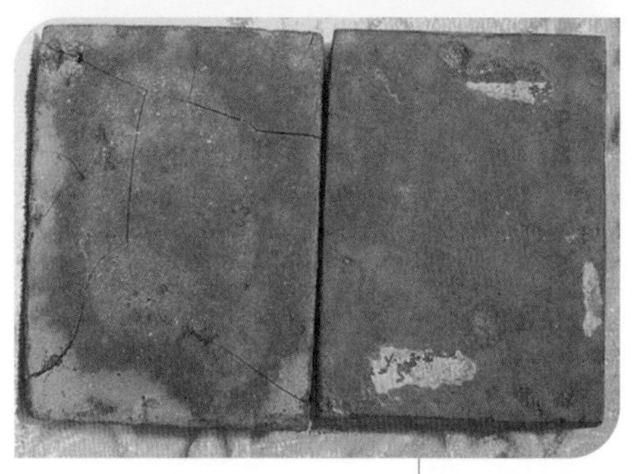

清道光阿膠（香港浸會大學中醫藥博物館藏 王家葵捐贈）

我一手拿着 CITES 附錄，一手拿着藥品的產品説明書核對拉丁學名。説明書上清清楚楚地寫着阿膠的來源，驢的拉丁學名與保護動物非洲野驢一樣，因為家驢由非洲野驢馴化而來，牠們共用同一學名。我看着那張白紙黑字的文件，一時無話可説。

但是我想到國內生產阿膠用的都是人工飼養的驢，而不是野生的非洲野驢！我坐在那兒，一邊翻書，一邊想辦法。好在他們那裏資料很多，除了華盛頓公約，還有動物辭典、植物辭典，突然我眼前一亮，想出了一個辦法，開始與海關的執行官套磁。

清道光阿膠仿單（香港浸會大學中醫藥博物館藏 王家葵捐贈）

我問他：「您喜歡吃北京烤鴨嗎？」

海關人員一聽，來精神了，他説：「喜歡啊，北京烤鴨非常好吃！」

我又問：「您到哪兒吃的呀？」他説：「日本中華街啊。」

我接着説：「您既然喜歡吃北京烤鴨，我可要舉報您了。」

他説：「為甚麼舉報我？」

我説：「您知道您吃的北京烤鴨是甚麼嗎？北京鴨子的祖先是非洲綠頭鴨。在 CITES 附錄中，牠是受保護的動物。」

他一看，附錄裏赫然在目，美食原料家鴨與非洲綠頭鴨共用同一學名。

他説：「我們這裏吃的都是人工飼養的鴨子啊。」

我説：「這説起來，北京烤鴨的鴨子和剛才説的阿膠的原料驢是一樣的性質。我們現在用的阿膠確實都是來自人工飼養的驢，説明書中間漏了一點，應該補充説明是人工飼養的。今後這類藥品在説明書上都應該加上 Domestic（人工飼養），您覺得呢？」

他説：「您説的這是更好的解決辦法。」

就這樣，中藥阿膠和婦寶當歸膏順利出口日本，後來暢銷於日本；北京烤鴨也可以繼續在日本的餐館裏滿足人們的口腹之慾了。

現在我國所有出口的阿膠及原料含有阿膠的藥品，説明書都寫上了「Domestic」（人工飼養）。所以我説北京鴨子幫了小毛驢的忙，化解了阿膠的一個危機。

動物的馴養與植物栽培一樣，長期的馴養中也篩選出了優良的品種。現在世界上驢的存欄數總數約4,300 萬頭，在工業化發達的國家，如歐美地區，因為機械化程度很高，驢沒有作為役畜的用途，所以養驢的越來越少。而在相對貧窮，且主要靠役畜耕地、犁地的地方，驢的數目反而是在增加的。

人類對豬、牛、羊、雞、鴨的需求帶動了畜牧業的發展，進而影響到更多人對雞肉和豬肉等肉類的需求。植物也好，動物也罷，要真正地把資源保護好、利用好，關鍵在於合理適度地使用，這樣才可做到可持續發展。

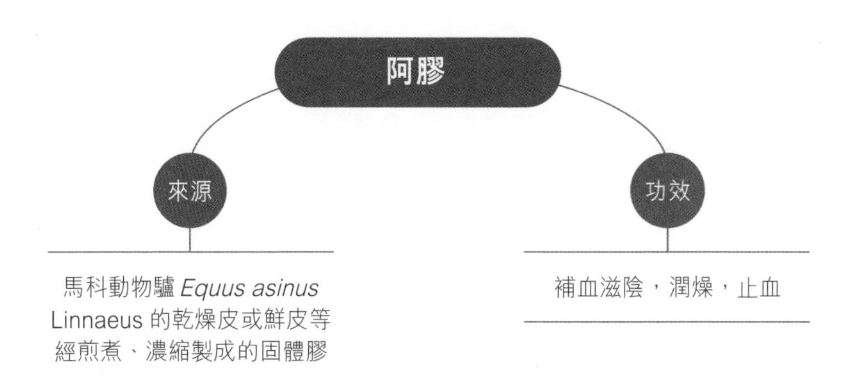

193

印度猴棗

實地解剖獲真知

/ 尋求線索 /

猴棗一味藥，聽名字可能會讓人自然地想到猴子。按照《中華本草》中的記錄，猴棗是獼猴的腸胃結石，可這並非猴棗真正的來源。

曾有動物學家專門到西雙版納抓了幾隻猴子，解剖之後結果甚麼也沒有發現。中藥蘆薈，別名象膽，記錄在《本草綱目》中，叫「象膽」卻與大象沒有任何關係。別名中借用大象和膽，以表示外觀形狀大，且味苦。

那麼猴棗究竟是甚麼呢？也如「象膽」的解釋嗎？我從市場考察開始了猴棗來源的考證。我先走訪了國醫大師金世元老先生。金老在中藥行裏幹了 80 多個年頭，根據他的了解，猴棗是治療小兒痰症的一味良藥。但猴棗是進口藥，國內沒有貨源，比較少見，具體產地便不清楚了。

我隨後又走訪了香港中藥業界的老前輩李震熊先生。他在香港經營名貴中藥材已超過一個甲子。如今李先生年逾八旬，在行業內有「活字典」的美譽。他的藥材店收藏了各種貴重中藥，包括猴棗，也不乏年代久遠傳承下來的老藥。

李先生説他保存的幾粒珍貴猴棗，來自東南亞獼猴或大猩猩兩腮食囊中的結石，可是這種結石在市場上幾乎絕跡。但有一點可以肯定，猴棗絕不是獼猴胃腸的結石。李先生還提供了一個重要線索，現在市場上銷售的猴棗 99% 來自印度。全國 11 個生產廠家所用的猴棗散原料都是同一來源，大部分都經過香港轉口進入內地。這種猴棗可能是印度一種山羊腸胃中的結石。但李老先生本人沒去過印度，不知產地是何樣貌。

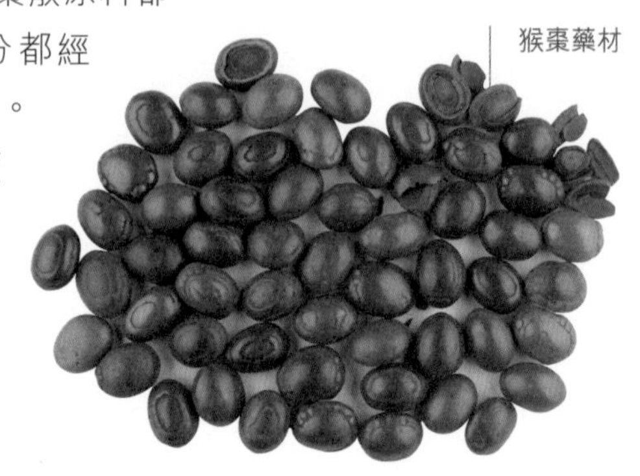
猴棗藥材

市場中見到的猴棗究竟出自哪種動物？哪個部位？如何形成？如何收集？生境與生物鏈又如何呢？這些與中藥基原相關的問題不調查清楚，後續深入研究則無從談起，一種小兒化痰的名貴中藥也可能逐漸消失。

為了正本清源，2018 年 1 月，我和我的博士研究生，來自美國的白效龍（Eric Brand），邀請專業導演浣一平和攝影師柴林進行全程影像記錄，一行 4 人開始了猴棗尋源之旅。

香港藥材街上銷售猴棗散的藥店招牌

深入印度

印度是一個古老的國度，不但傳統醫藥歷史悠久，自然資源也非常豐富。

我第一次走訪印度是在 2010 年，為了考察香料到了印度北部。2018 年 1 月我第二次趕赴印度，深入印度南部腹地考察猴棗，同伴們都是第一次去印度，多少有些擔心。

我們從香港出發，經過 7 個小時的飛行，先到達印度第一大城市孟買，再轉機抵達海得拉巴（Hyderabad），接着

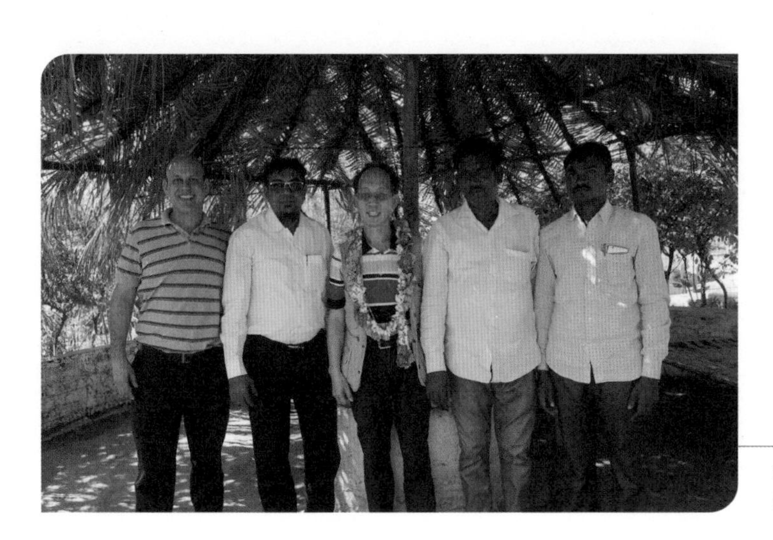

筆者與印度當地牧民匯聚在山羊牧場

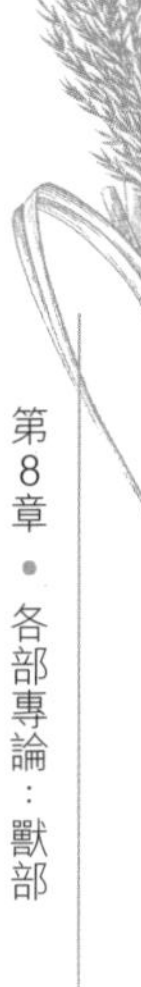

又開了 4 個多小時的車，終於到達了中南部的特倫甘納邦（Telangana）。這是一個農牧混交區，當地盛產棉花、玉米、水稻、香蕉等農作物，還飼養着大量的山羊與綿羊。

在當地專門從事猴棗貿易的 A. M. Khan 先生的帶領下，我們找到了當地的兩個牧羊戶，他們早已經在那裏等待我們。簡單的寒暄後，牧民指着院子裏的一隻黑山羊說，這隻黑山羊的肚子裏，就有你們要找的猴棗。

/ 現場解剖 /

接下來，我們對一公一母兩隻山羊進行了現場解剖。親手解剖後才發現，結石形成的準確部位原來在盲腸。羊的盲腸和人的盲腸不一樣。羊是反芻動物，有 4 個胃，盲腸仍有消化功能，體積足有成年人的兩個拳頭大。

我將盲腸取出，將囊袋裏面黃綠色的液體一股腦兒地倒在一個瓦盆裏，那都是羊腸道內又混又臭的殘留物。我們用 3 桶清水淘洗，沙裏淘金一般終於水落石出，淘出了 17 粒褐色發亮的結石 —— 與市售的主流猴棗商品一模一樣。

我慢慢地剝去了結石外層灰褐色的外殼，發現結石中心居然是一粒植物的種子。將植物的種皮剝離去除後是兩個完整的豆瓣，原來這是一種豆科植物的種子。這粒種子來自哪種植物，成為我們下一個要解決的問題。

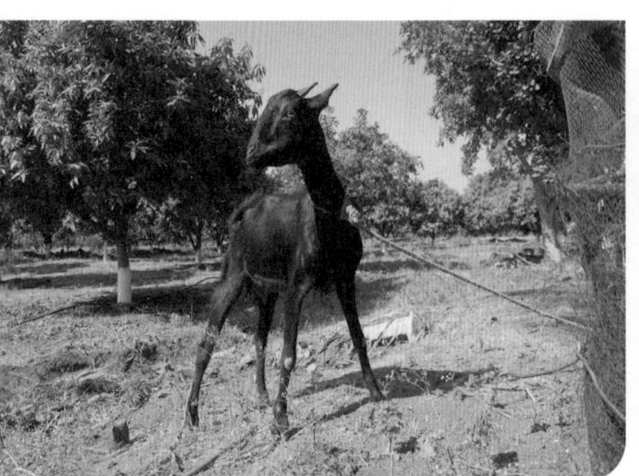

印度家養山羊

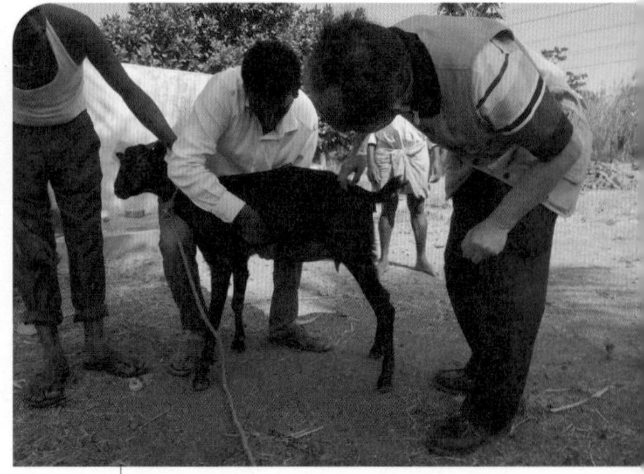

摸摸羊肚子，這隻羊已經「懷上棗」了

我們順藤摸瓜，在當地嚮導的帶領下，來到附近的山腳下，發現了一種特色植物——阿拉伯金合歡。這種植物的種子和「猴棗」的形成有密不可分的關係。每年 4 月，阿拉伯金合歡樹上的莢果開裂後，裏面的種子就會噼哩啪啦地掉落在地上。我摘下一顆莢果剝出種子嘗了嘗，味道很苦。人覺得苦，羊也一定會覺得苦。當地的牧民很聰明，他們用鹽水將種子浸泡後再拿給山羊吃，山羊喜歡吃鹹的，這樣可口的飼料，山羊不僅喜歡吃，還搶着吃。

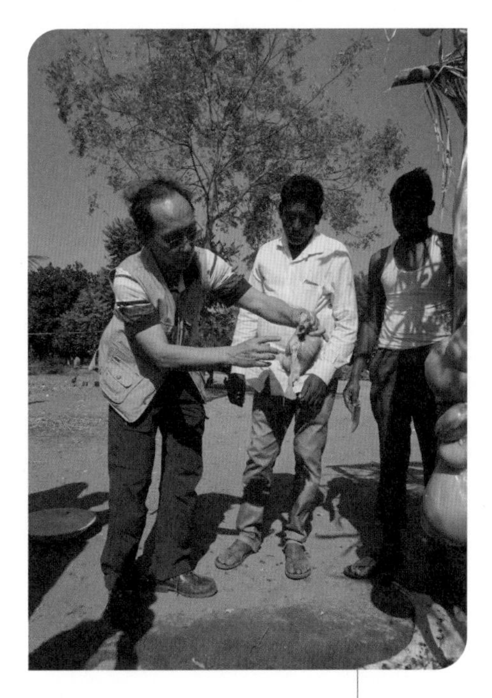

現場解剖取出山羊的盲腸

由於阿拉伯金合歡種子引起的刺激，動物機體出於自我保護，便開始分泌抗炎物質；又因豆科種子富含單寧，單寧與蛋白質結合後，豆子表面會慢慢地形成天然保護層，好似珍珠的形成一樣，日積月累，層層加厚。有經驗的牧民只要用手觸摸羊的腹部，就能感覺到顆粒物的存在，可以知道哪些山羊已經形成了結石。那些有結石的山羊會被牧民特殊飼養起來，用貨車批量運到 7,000～8,000 米外的山林中去放牧，山羊可以食用到多種含有不同營養的樹葉。我觀察了牧區周圍的樹種，有豆科、大戟科、芸香科、使君子科的植物。這些植物的葉為山羊的成長提供了多重營養。每年從 6 月的雨季開始餵養，一直到 11 月旱季到來，一般在山羊體內 120 天左右即可形成結石。

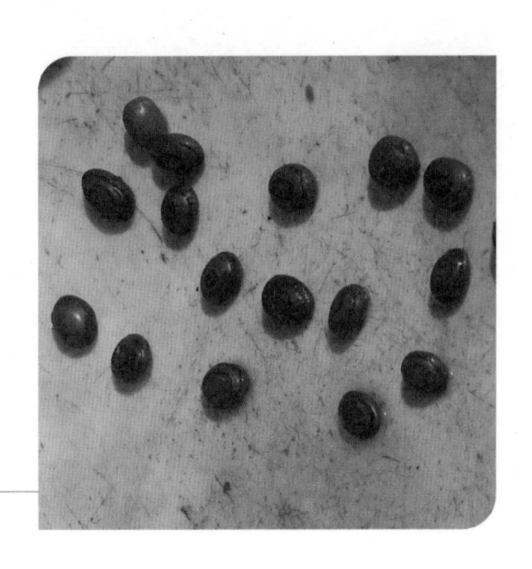

從一隻羊盲腸內剛剛取出的羊棗

過去還有一種說法，只有母山羊才可以產生「猴棗」。這次我現場解剖了公羊與母羊各一隻，兩隻羊體內都找到了結石，說明早前的說法不準確。綿羊是不產「棗」的，因為綿羊的習性是低頭吃草，而山羊除了低頭吃草外，還仰頭吃各種樹葉，吃樹梢低垂下來的果實，這樣才會將阿拉伯金合歡的種子吃進腹內，才會在盲腸形成結石。

據當地牧民介紹，一隻山羊體重大約 15 千克，賣羊肉的收入折合人民幣不過 300 元左右，一隻羊的羊皮也不過十幾元錢。一旦有了「猴棗」，十幾顆的價錢就超過 1,000 元了。

猴棗探秘之行雖是為了做研究，但總歸殺了兩隻羊，有些於心不忍。當地牧民寬慰我，這兩隻羊兩個月前就準備要殺掉了，由於我們要解剖尋找猴棗才多養了一段時間。

阿拉伯金合歡原植物

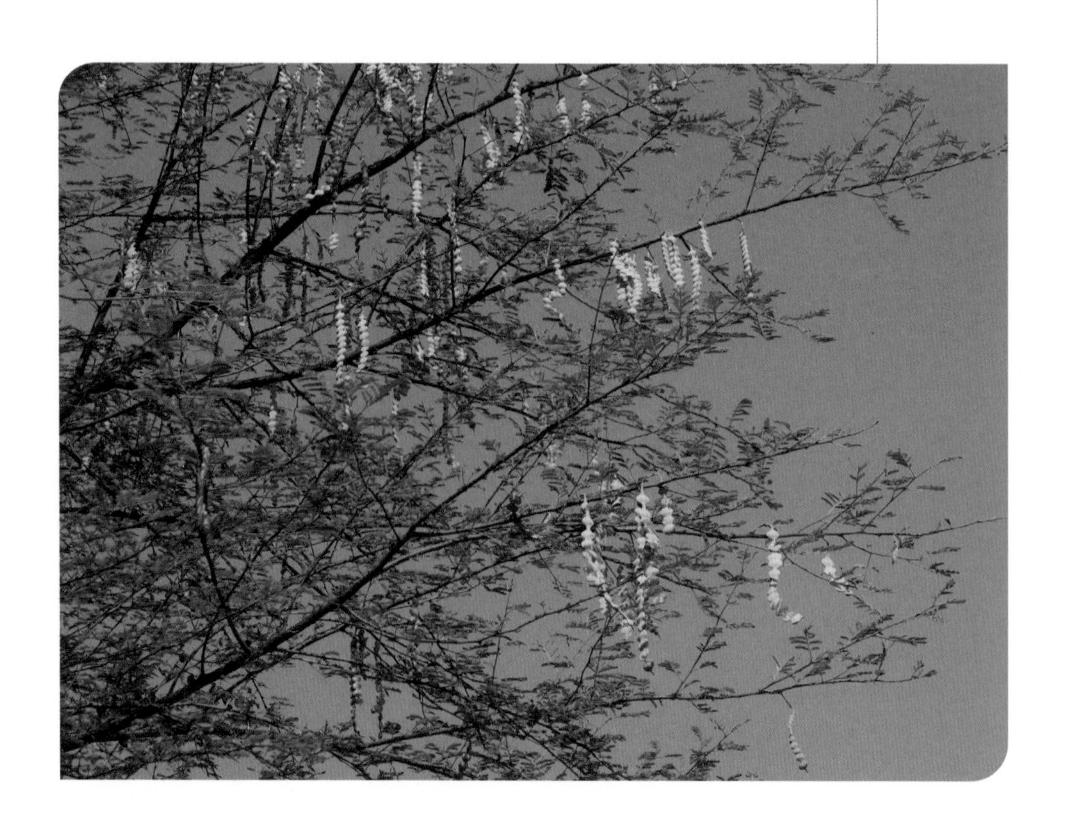

真實的童話

依照傳統的印度曆法，每年的 10 月至 11 月是「排燈節」（Diwali）。這個節日源自一個古老的傳說。羅摩國的王子自由戀愛了，可老國王不同意，憤怒地將王子流放到森林中，王子心愛的姑娘也不知去向，王子一去就是 14 年。等到老國王去世後，歷經磨難恢復自由的王子才將心愛之人找了回來。他們重歸故里時，舉國歡慶，全國上下點起油燈。此後，那裏便形成了一個傳統的節日，每年的這一天都要大擺筵席，擺上豐盛的千羊宴。大量的山羊會被宰殺，山羊體內的「猴棗」也隨之被發現了。

經過實地考察，我們知道了所謂市售的「猴棗」其實是來自印度的山羊盲腸的結石。山羊在吞服了阿拉伯金合歡的種子後，盲腸中便會形成結石，以此結石入藥，把它叫作「印度羊棗」更為準確。

外來藥是中醫藥王國當中的重要組成部分，《本草綱目》記載的藥物中有大約 10% 是外來藥。

「印度羊棗」也是中外藥物交流史上一顆璀璨的明珠。我們的印度考察也為猴棗這味中藥洗脫了濫殺野生動物的罪名。「印度羊棗」有療效、有歷史、有資源、有成熟的培育技術、有穩定的供應鏈，從醫學倫理的角度也可以接受，值得深入研究和開發利用，避免傳統寶貴的用藥經驗失傳。

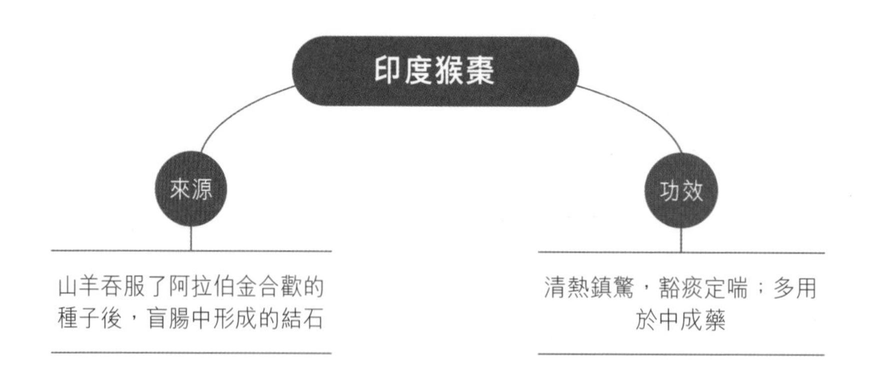

鹿的文化與傳說

鹿從頭到尾的許多部位都能入藥。《本草綱目》的獸部裏記載了鹿的多個部位，包括鹿茸、鹿角、鹿角膠、鹿血、鹿肉、鹿膽、鹿胎、鹿筋、鹿鞭、鹿尾巴等，它們分別具有不同的功效。

鹿也是佛教裏的聖物。上海美術電影製片廠製作的動畫片《九色鹿》，一經播出大受歡迎。《九色鹿》的故事是根據敦煌壁畫中的素材改編而來的。一頭九色神鹿挽救了一個落難藥商的性命，後來忘恩負義的小人把神鹿的蹤跡密告給國王。當國王派出皇家衛隊圍捕神鹿，想要謀取鹿皮時，九色鹿含淚向國王講述了事情的原委。國王聽後幡然悔悟，卑鄙小人最終也得到了應有的懲罰。

梅花鹿外形可愛，頭上有分叉的鹿角，身上有漂亮的斑點，顯得與眾不同。

《詩經・小雅・鹿鳴》有云：「呦呦鹿鳴，食野之苹⋯⋯呦呦鹿鳴，食野之蒿⋯⋯呦呦鹿鳴，食野之芩。」這幾句裏

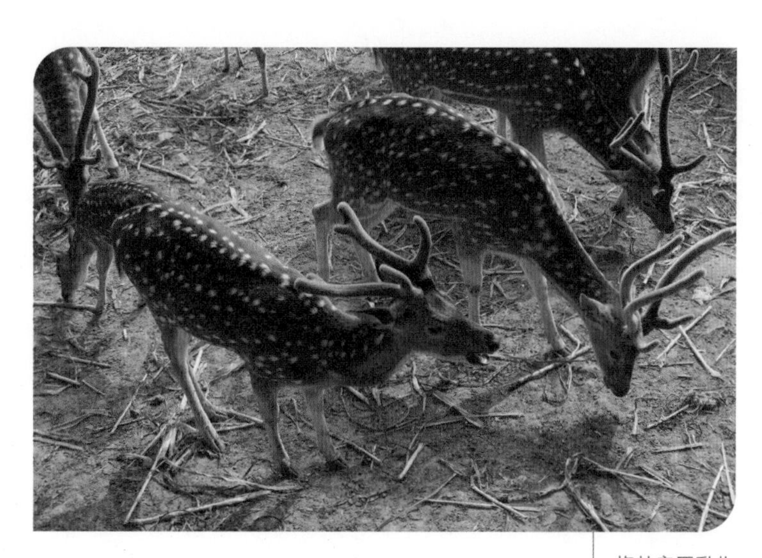

梅花鹿原動物

的重要意象是鹿。2015 年，由於屠呦呦研究員獲得了諾貝爾獎，這首詩也被更多人熟知了。

最初「鹿」的象形文字寫出來就像一頭鹿，鹿角、鹿頭、鹿身、鹿足、鹿尾巴各個部位的特徵都展現在字型上。

清代學者顧景星撰寫的《李時珍傳》，開篇寫到李時珍出生時：「白鹿入室，紫芝產庭。」白色的鹿來到李時珍家中，廳堂裏長出紫色的靈芝。白鹿和靈芝都是中國傳統的祥瑞象徵。鹿身姿挺拔，動作輕盈，擅長奔跑和跳躍，彷彿一舉一動都展示着牠的靈性。

鹿在外國也備受歡迎。聖誕老人出場的時候就是架着一輛馴鹿拉的雪橇奔跑的歡樂場面。《Do-Re-Mi》這首英文歌的第一句是：「Doe, a deer, a female deer.」母鹿 Doe 的發音和音符 Do 的發音一樣。這首歡快的歌曲自發行以來一直非常流行，讓很多人記住了 Do-Re-Mi。

馬鹿養殖場

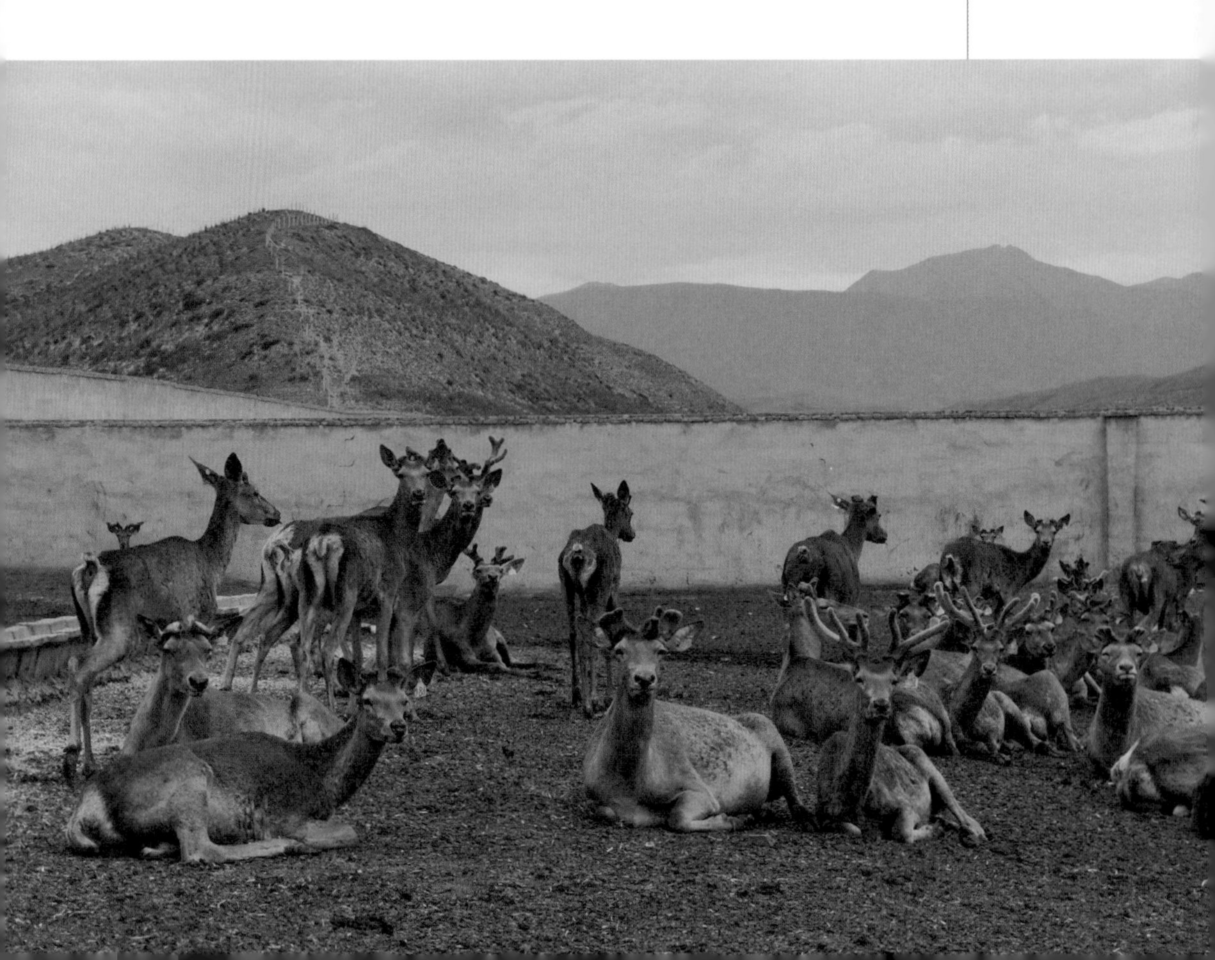

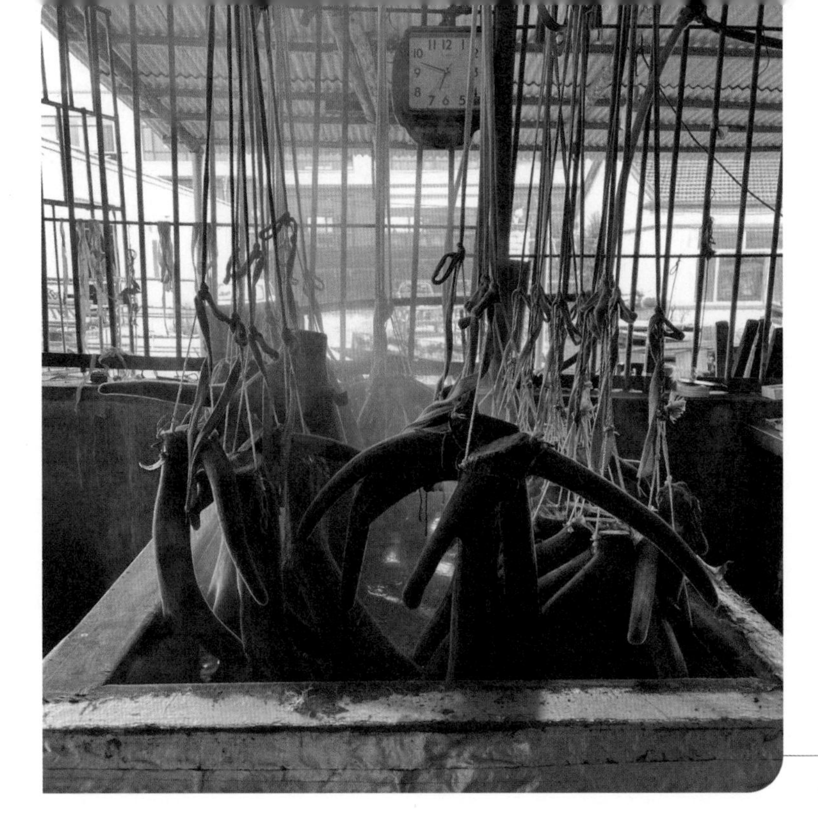

鹿茸加工進行中

人工養鹿

李時珍對鹿的描述形象生動：「鹿，處處山林中有之。馬身羊尾，頭側而長，高腳而行速。」在鹿的【釋名】項下，李時珍提到鹿，又名斑龍，也就是長着斑點的龍。龍的形象形成時大概結合了多種動物身上的特點，鹿角的特徵也出現在龍身上。

鹿是典型的草食性動物，喜歡吃草、樹葉等。但是牠們並非生活在草原上，而是生活在森林中。絕大部分種類的鹿，只在年幼時身上才有斑點，而梅花鹿一生中身上都有斑點，發情期的梅花鹿斑點顏色更為鮮艷。

「牡者有角」，「牡」是雄性的意思。雄鹿生角，與雄象能生出象牙一樣，這些器官都是用於求偶和防衛搏鬥的武器。

鹿茸的來源是鹿科動物梅花鹿 *Cervus nippon* Temminck 或馬鹿 *C. elaphus* Linnaeus。鹿茸是雄鹿沒有骨化密生茸毛的鹿角，幼嫩的鹿角表面生滿細細的茸毛，觸感是柔軟、有彈性的。鹿角長老後會完全骨質化，表面的茸皮也會脱落，質地和骨頭一樣硬，這時入藥稱為鹿角。

野生梅花鹿為國家一級保護動物，野生馬鹿為國家二級保護動物。而市場對鹿茸的需求量很大，目前我國藥用的鹿茸都是來自人工養殖的這兩種鹿。

我國各地已建立了不少專業養鹿場。梅花鹿以圈養為主，馬鹿以放養為主。鹿的養殖從技術上已經過關了，但是受到市場價格的影響，鹿養殖業和鹿茸的產量也存在時起時落的現象。

2003 年，我與長白山藥王嚴仲鎧教授到長白山做過一次鹿養殖場的實地考察。吉林長春有一個以養殖梅花鹿為主的鹿鄉鎮，全鎮當年的鹿存欄數 14 萬頭。取鹿茸的時間一般在春日裏的 4 月，趁鹿角還幼嫩的時候割取。鋸鹿茸相當於一次簡單的外科手術。我國早已禁止過去「打鹿砍茸」的原始方式，現在採取的方法會先將鹿麻醉，然後鋸下鹿茸，在創面敷上止血粉、消毒藥，使傷口癒合。這也要求鋸鹿茸的工作人員要經過專業培訓，我們在養殖場看到了員工非常熟練、快速的操作，也讓我們對鹿茸的質量和小鹿的健康放心了。

鹿茸鋸掉了還會再生長出來。鹿角是鹿科動物的特有器官，是哺乳動物中唯一的大型可再生的器官。如果不人工割取鹿茸，幼角長成鹿角之後會從基部自動脱落，第二年再長出新的鹿角。換句話説，鹿茸也是中國人從《神農本草經》開始，對自然資源有效利用的一個成功的範例。

/ 鑑別與應用 /

鹿茸在《神農本草經》中被列為中品，可壯腎陽，益精血，強筋骨。《神農本草經》是中醫藥的源頭之作，其中收載的一味味中藥，如同中醫藥王國的開國將領。現在《中國藥典》收載了鹿角、鹿角膠、鹿角霜以及鹿茸。來自梅花鹿的鹿茸一般稱為「花鹿茸」，來自馬鹿的鹿茸一般稱為「馬鹿茸」。鹿茸也是在臨床上廣泛使用的補益類貴重中藥。

優質的鹿茸藥材，外觀性狀氣血飽滿。梅花鹿茸以粗壯、頂端豐滿、毛細柔軟、皮色紅棕、有油潤光澤者為佳。馬鹿茸比花鹿茸要粗大些，同樣以飽滿、質輕、毛色偏灰褐，下部無棱線、未骨化者為好。

鹿茸根據分枝數的不同可分為「二杠」、「三岔」等規格。從鹿茸的頂端至基部，依次切成飲片，可分為蠟片、粉片、血片和骨片，藥用價值和價格也隨位置從高到低。蠟片價格最貴，呈透明略發黃的蠟樣角質化薄片。

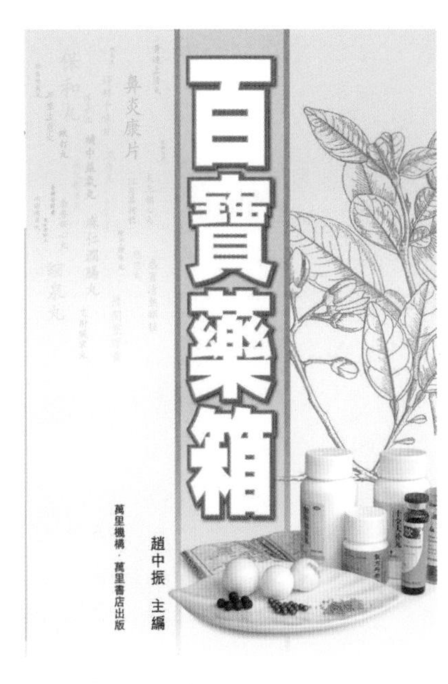

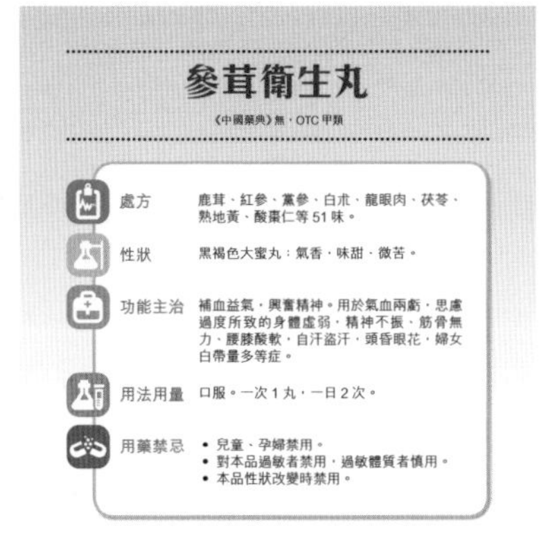

參茸衞生丸

《中國藥典》無・OTC甲類

處方　鹿茸、紅參、黨參、白朮、龍眼肉、茯苓、熟地黃、酸棗仁等51味。

性狀　黑褐色大蜜丸；氣香，味甜，微苦。

功能主治　補血益氣，興奮精神。用於氣血兩虧，思慮過度所致的身體虛弱，精神不振，筋骨無力，腰膝酸軟，自汗盜汗，頭昏眼花，婦女白帶量多等症。

用法用量　口服。一次1丸，一日2次。

用藥禁忌
- 兒童、孕婦禁用。
- 對本品過敏者禁用，過敏體質者慎用。
- 本品性狀改變時禁用。

104

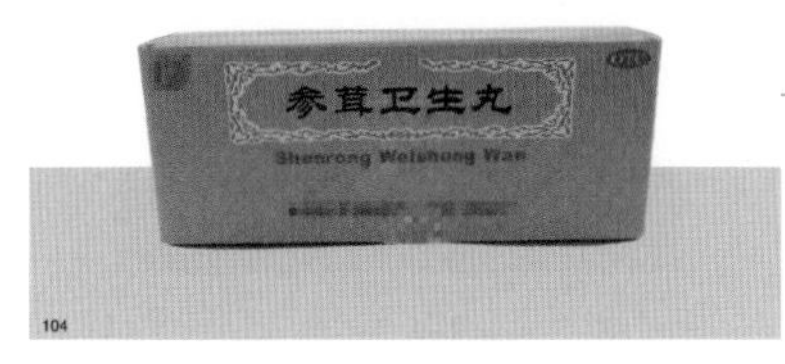

中成藥參茸衞生丸（摘自《百寶藥箱》）

在中成藥當中，鹿與龜經常在一起使用。李時珍在龜甲項下有一句話：「龜、鹿皆靈而有壽。」補腎類的中成藥當中，有龜鹿二仙膠、龜鹿補腎丸等。龜鹿二仙膠當中除了龜甲、鹿角外，還配合人參、枸杞子使用，有溫腎益精，補氣養血的功效，古人認為久服可以延年益壽。

鹿角已骨化成熟。李時珍認為鹿角生用可散熱行血，消腫辟邪。製成鹿角膠則是鹿角熟用，鹿角經水煎煮、濃縮製成固體膠，可以益腎補虛，強精活血。

鹿茸、鹿角、鹿角膠雖然功效略有差異，藥力有強弱之分，但整體上都有溫腎陽，益精血的作用。陽和湯是主治陰疽的外科名方，其中用到了鹿角膠。陰疽是類似於西醫學中的骨膜炎、慢性骨髓炎、慢性淋巴結炎、類風濕性關節炎這類疾病。

鹿角膠亦可用於製作文房的墨。自古書法名家對墨都有很高的要求。墨的品質和製墨所用的膠有很大關係。唐代著名製墨工匠奚超、奚廷珪父子製作的墨之所以能名揚天下，秘訣之一就是用了鹿角膠。用鹿角膠製成的墨寫出來的字立體感強，細膩溫潤。

鹿身上的藥已廣泛應用到中成藥以及保健酒品中，造福於人類。

/ 美麗的使者 /

日本奈良是一座歷史古跡保存非常完好的古城，老城街巷內古韻古風，建造城市時，整座老城是仿唐長安城而建的。在日本奈良街頭可以看到成群的小鹿漫步，一派和平安寧的景象。我也在奈良近距離地接觸過小鹿，給小鹿餵一些鹿餅乾，輕撫小鹿頭上還沒有骨質化的鹿茸，感受異國古城裏有小鹿陪伴的怡然自得。梅花鹿儼然成了奈良市的形象大使、和平使者。

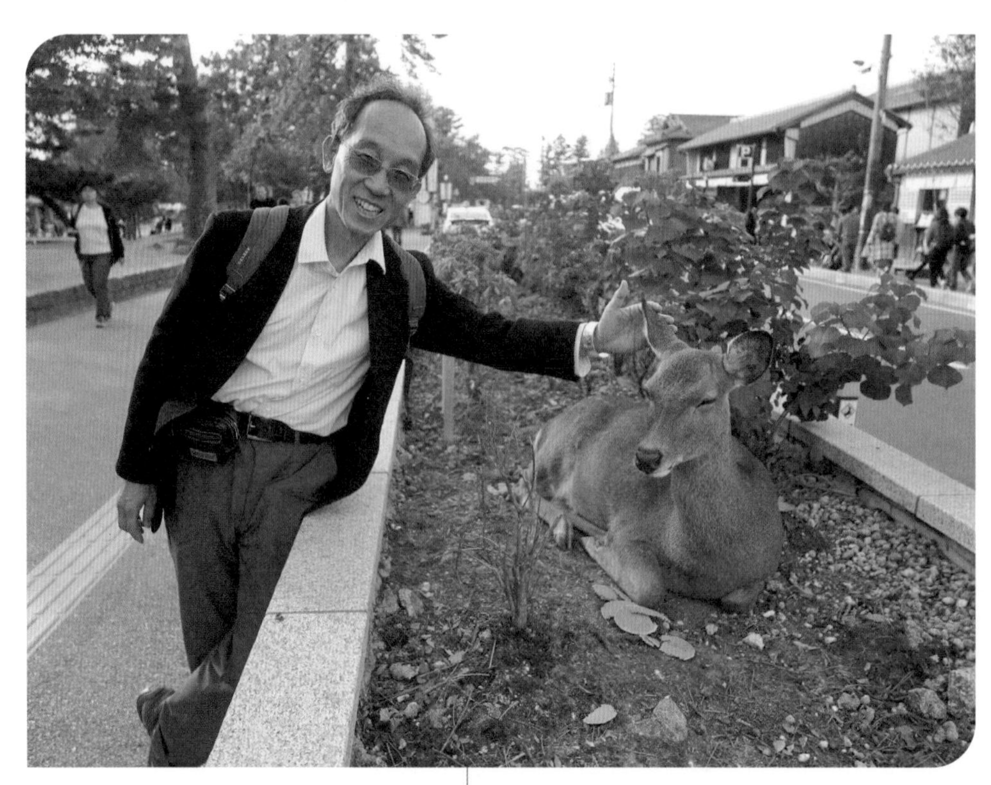

鹿是日本奈良的和平使者，在那裏與人類共存了上千年

「參茸行」是傳統經營貴重藥材店舖的代名詞。「參」指人參，「茸」指鹿茸，一個是植物藥，另一個是動物藥，二者是傳統名貴中藥的代表。鹿茸同時是利用人工飼養動物的可再生器官的藥材代表。

「為有源頭活水來。」藥材資源需求量如此之大，要真正解決中藥資源的可持續利用，必須栽培植物、養殖動物，絕不可竭澤而漁。

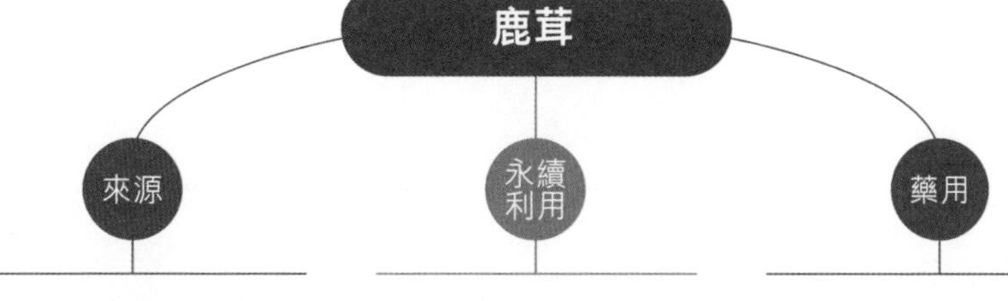

來源	永續利用	藥用
鹿科動物梅花鹿 *Cervus nippon* Temminck 或馬鹿 *C. elaphus* Linnaeus	如非人工割取鹿茸，幼角長成鹿角之後也會從基部自動脱落，第二年再長出新的鹿角	**鹿茸（未骨化的幼角）** 壯腎陽，益精血，強筋骨 **鹿角（完全骨化的角）** **生用** 散熱行血，消腫辟邪 **鹿角膠** 益腎補虛，強精活血

《本草綱目》第 51 卷中記錄了一種動物叫膃肭（wà nà）獸，來自牠身上的動物藥叫作膃肭臍，又叫作海狗腎。腎，多數是指腎臟，古代表達比較含蓄，腎在這裏實際上指的是雄性動物的外生殖器，又稱為鞭。比如，有一款常見的藥酒叫三鞭酒，用的就是鹿鞭、驢鞭和海狗鞭。膃肭臍、海狗腎就是海狗鞭。

至寶三鞭丸

1995 年，我曾對山東煙台某藥廠生產的中成藥「至寶三鞭丸」進行過顯微鑑別研究。那是一種大蜜丸，藥丸中共有 39 味藥，其中 38 種的粉末我都鑑別出來了，還制定了標準，報到日本厚生省，拿到了批文。這個藥在日本市場非常暢銷，當年曾位居中成藥銷售的第二位。雖做完了以上工作，並發表了論文，但留下了一個問題沒有徹底解決，也是一直存在我心中的謎團。那就是：這個藥中的海狗腎究竟是甚麼？

有魚尾的狗

李時珍在《本草綱目》中收錄了眾多古籍對海狗腎的描述，各家記述五花八門。有的説牠是魚類，出自東海；有的説牠是生自陸地，長着狐狸尾巴；還有的説牠似狗非狗，非獸非魚，長着魚尾巴，乃一種怪獸。

古籍上的文字描述沒有定論，倒是有幾部本草典籍配上了圖。從古圖的描繪，我認為大概可分為 3 類：

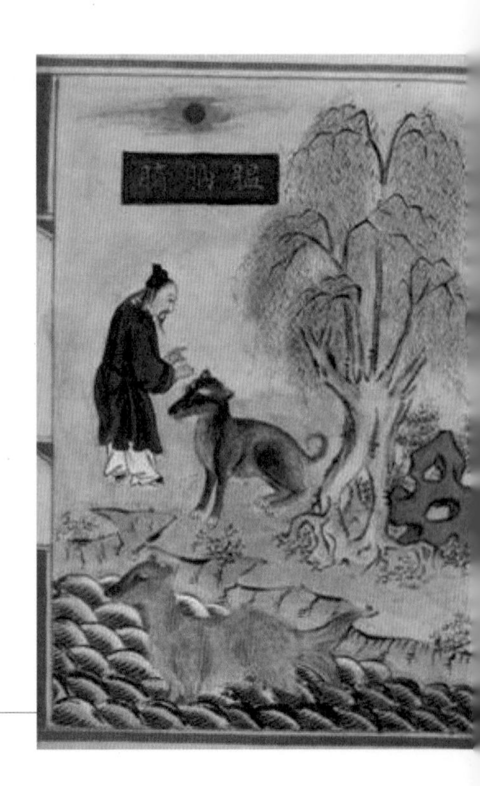

膃肭臍（摘自《補遺雷公炮製便覽》）

宋《本草圖經》中的膃肭臍墨筆圖與明《本草品彙精要》中膃肭臍彩圖所繪動物比較相似，二者都類似現代動物分類的斑海豹的樣子。

《本草綱目》中的配圖膃肭獸長有鬃毛，則與有鬃毛的海狗（又稱毛皮海獅）的特徵比較相近。

明《補遺雷公炮製便覽》中，膃肭臍項下，有一幅精美生動但是畫得最失真的彩圖。圖中的膃肭獸竟然是長着金魚尾巴的小黃狗。可想而知，宮廷畫師沒見過原動物，這幅圖是畫師僅憑文字描述主觀臆造出來的。

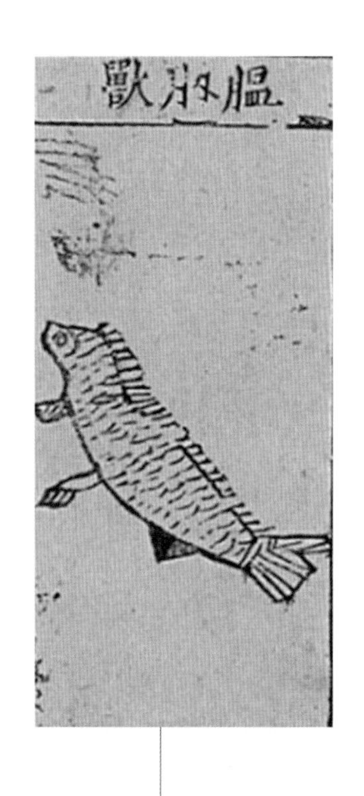

膃肭獸圖（摘自《本草綱目》）

南極邂逅

2020 年年初，我參加了一個南極探險團，我此行的意外收穫之一，就是揭開海狗腎之謎。

有朋友問我，在我去過的這麼多國家中最難忘的是哪裏？我的回答是一個沒有國家的地方，地球上唯一的一片淨土——南極大陸。

登上南極大陸不容易，要過幾關。首先，我從中國香港到阿根廷最南端烏斯懷亞市，30 多個小時的飛行還算好對付，也是在進入無人之境之前的調整。接下來是最艱難的一關，乘船闖過被稱作「魔鬼海峽」的德雷克海峽。那片海域上，12 級以上的大風、幾米高的大浪都司空見慣。

航船一進入德雷克海峽風暴圈，我就想起了西遊記中《孫悟空三打白骨精》的故事。孫悟空用金箍棒為唐僧劃定了一個保護圈，外人不能進入。德雷克海峽風暴圈就是隔絕南極大陸與外界的天然屏障。歷史上的航海家穿越德雷克海峽抵達南極時是九死一生，有的進不去，有的回不來。一旦闖進去了，又好似穿越大海，進入了龍宮，目之所及美輪美奐。

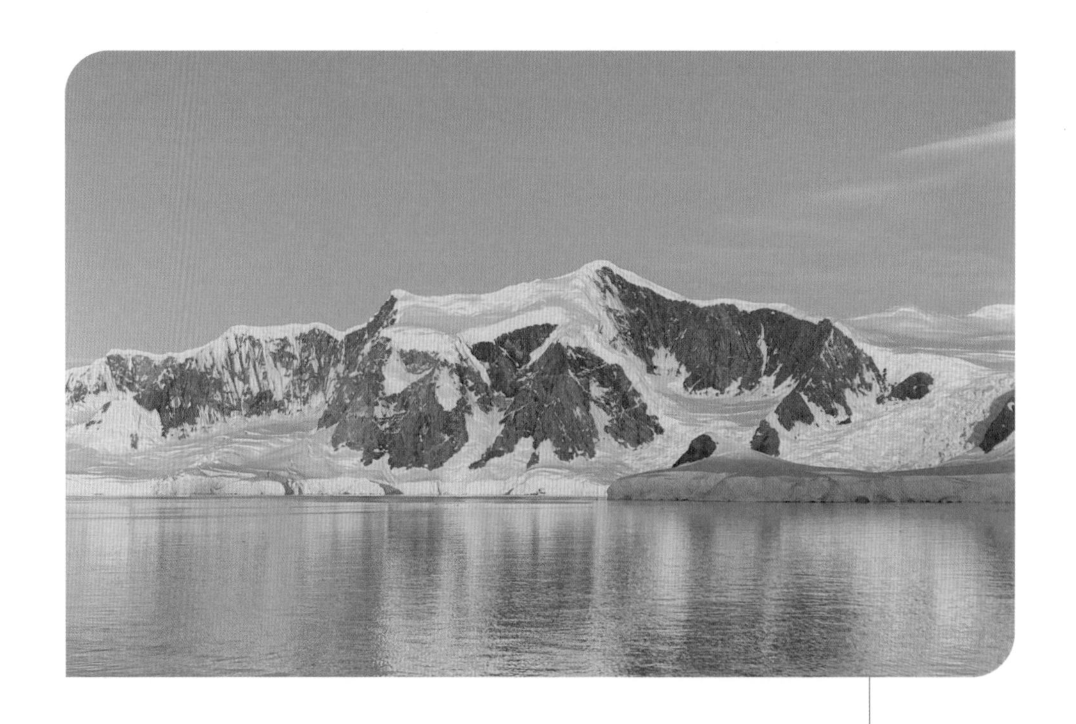

南極大陸，童話般的世界

海是湛藍的，冰是晶瑩的，空氣是甜絲絲的。我跟隨團隊到達時，正好趕上了農曆正月十五，看着夜空中杏黃色的圓月出沒於冰山之間，好似進入了童話般的世界，如果不是親眼所見，很難相信這美景是真的；再回想路上的辛苦付出，一切都是那麼值得。

以前的本草書、教科書對海狗腎原動物的描述含混不清，直到真見了動物，一眼分辨牠們也不算難。

海狗和海豹的英文俗稱都是同一個詞 Seal，二者外觀非常相像。海狗有一對小耳朵，前鰭發達，是形似翅膀可劃水的附肢，可將軀體支撐起來，在陸地上跑動速度不亞於一個成年人，皮毛較濃密，有鬃毛，別名毛皮海獅。

海豹沒有外耳，前鰭不發達，多喜趴臥在浮冰上。幼時全身長滿白色茸毛，成年後會換毛，長出斑點花紋。別看牠們平時待在冰上懶洋洋的一動不動，但一入水中，動如脫兔，橡皮艇都趕不上。

望着洋面上漂來的源源不斷的浮冰、悠閒地臥在冰面上曬着太陽的海豹，不禁令我感慨造物的神奇。

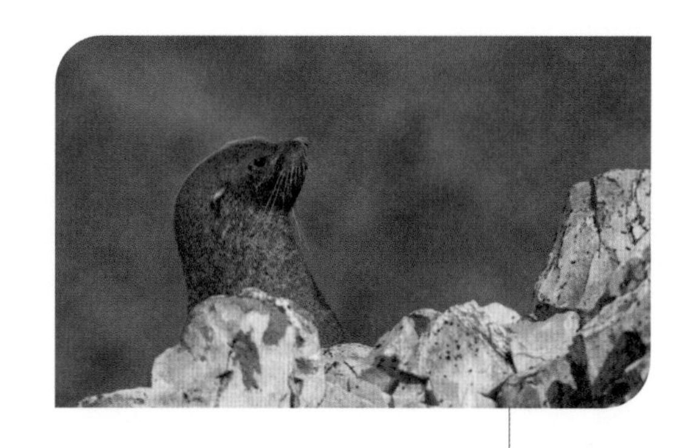

南極海狗（南極毛皮海獅）

與我同行的南極探險隊員都是經驗豐富的專家，有的人跟極地打了幾十年的交道。來自美國的老航海專家鮑勃（Bob），已經 82 歲了。他説在南極，海豹的數量以百萬計。曾經海豹與海狗一樣，因為毛皮珍貴、動物脂肪豐富，而引來過殺身之禍。

200 年前，北美的皮貨商人帕爾默（Mathaniel Palmer）被毛皮貿易的利益所驅使，向更遠處尋求新的海豹群棲息地。他追逐海狗、海豹類動物，從北極一路向南，後來到達南極，南極大陸西部的大片海岸和附近島嶼均以帕爾默的名字命名。

踏上南極大陸

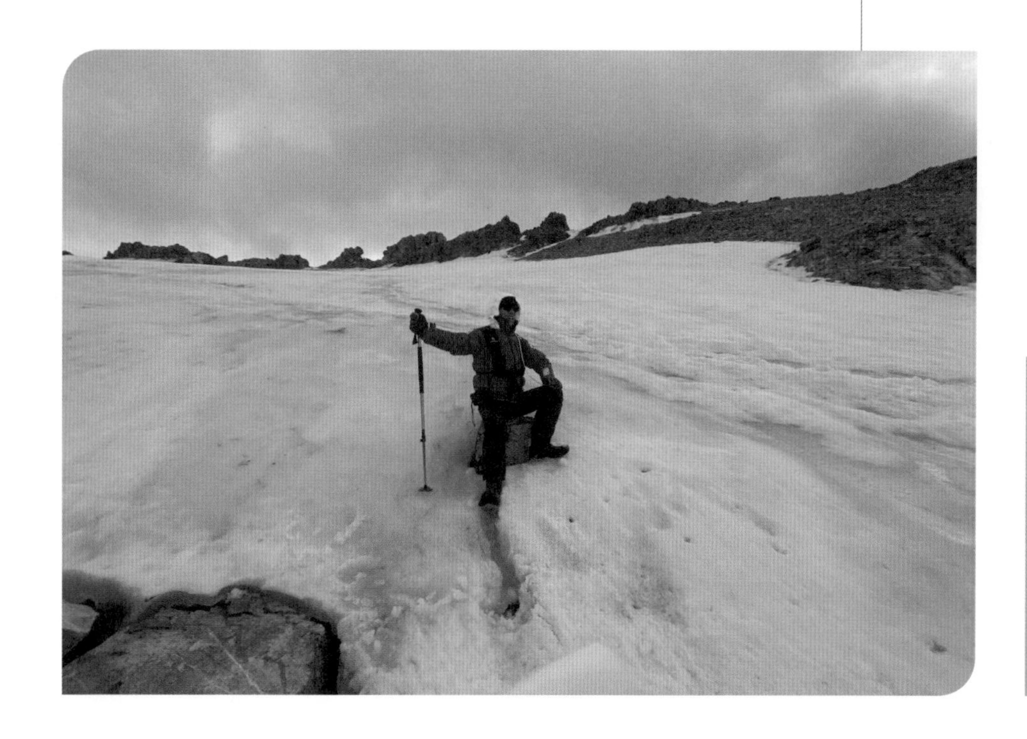

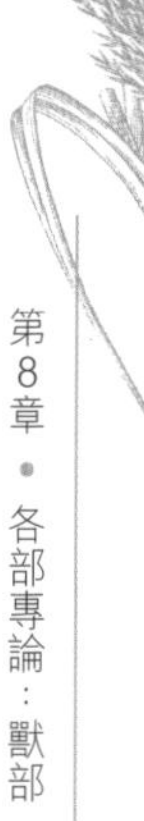

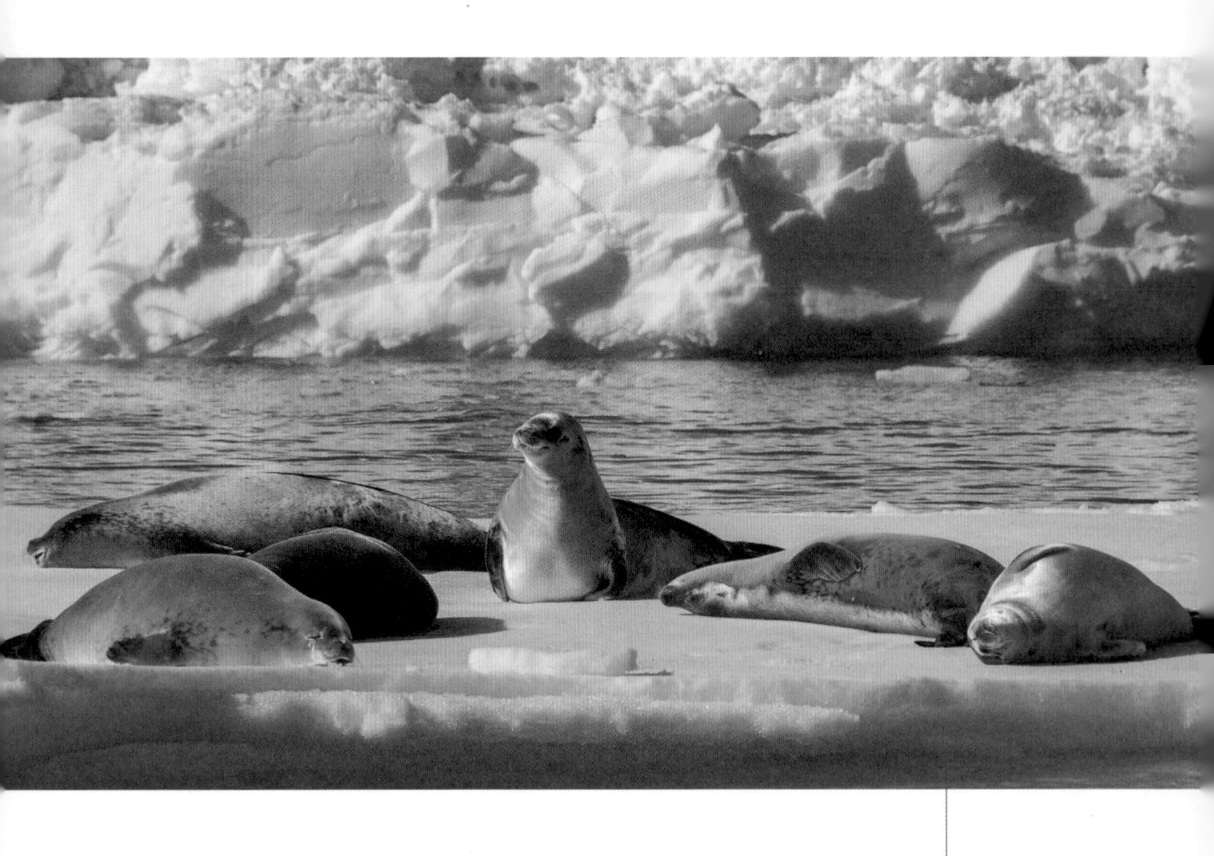

海豹在浮冰上曬太陽，何等的安逸

「膃肭臍」一詞，屬古代的外來語，其來源也是我的一個疑問，這也是《本草綱目》遺留下來的未解答的問題。胡語無正音，「膃肭臍」的命名是根據某種語言音譯的，後逐漸演變為「膃肭臍」。這一詞匯的來源究竟為何還有待深入考證。

/ 重訪市場 /

回到香港後，我再次拜訪了藥界的老前輩李震熊先生，現在海狗腎可以銷售，但必須要拿到特許的牌照。目前香港市場上的海狗腎藥材，主要來源地是非洲南部的納米比亞和莫桑比克。海狗腎有大小兩種體形的種類，體形大的海狗腎每條約 50 克，體形小的來源於未成年海狗，每條約 4 克，每千克約 7.4 萬港幣。每年大型的海狗腎在市場上被允許的銷售量為 5,000 具，小型的為 50,000 具。

經考察，我推測基原動物為非洲毛皮海獅（又名南非海狗）*Arctocephalus pusillus* (Schreber) 的可能性比較大。後來又經過非洲朋友提供納米比亞來源海狗腎原動物的照片和實物，確認了目前市場上流通的海狗腎的主流品種是非洲的毛皮海獅。

香港市售海狗腎藥材

目前中國內地市場中海狗腎貨源稀少，主要來源為海狗的外生殖器，偶爾可見來源於海豹與海象的外生殖器者，也有以土狗（非寵物狗）、狐狸冒充的偽品。

古時人類社會一直將繁衍子孫作為重要目標。海狗腎補中益腎氣，用於五勞七傷，陽痿少力，腎虛的記載被人們重視。《神農本草經》中出現了一批以補腎壯陽功效為主的藥材，有的來自植物，有的來自礦物，也有的來自動物。

做市場調查時，李震熊先生向筆者介紹香港市場上的海狗腎

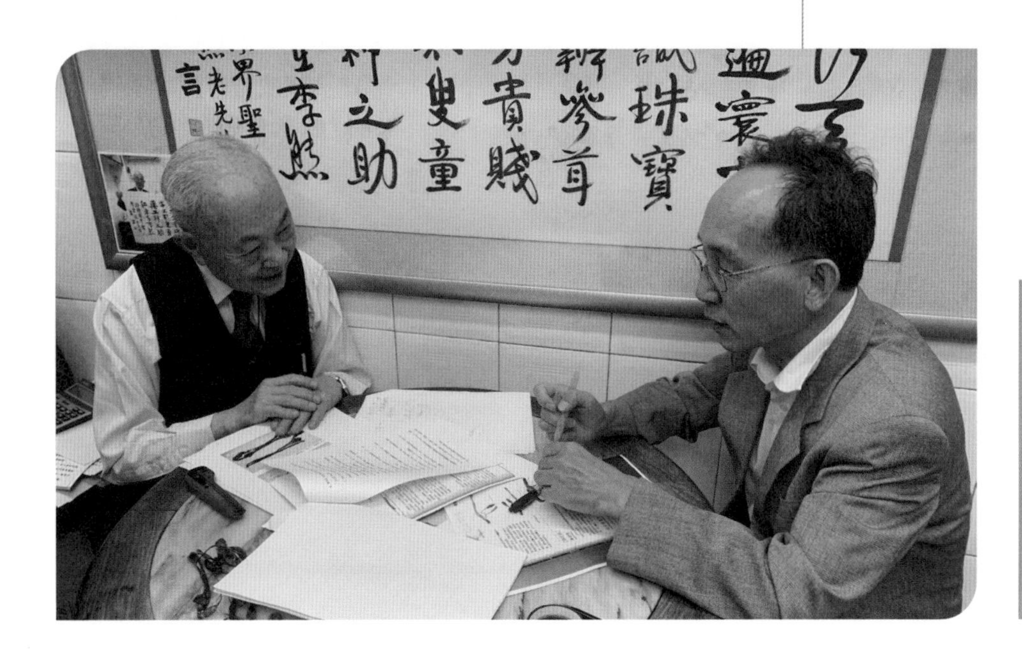

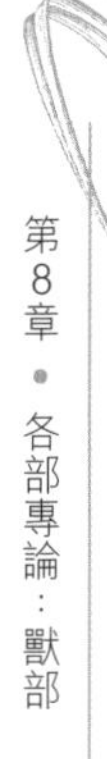

直到唐宋時期，隨着人們對海洋認識的加深，海洋藥才逐漸進入人們的視野，開始作為中醫臨床用藥。唐《本草拾遺》收載了海馬，宋《開寶本草》收載了膃肭臍。海狗腎的歷史探索從近海的東海開始，隨着航海與貿易的開展，逐漸擴及太平洋、印度洋、非洲沿岸，跨過赤道，進而延伸至極地。

人們對大自然有「發現一認識一利用一保護」的過程。在中醫藥王國中，有些中藥因為資源短缺而退出了歷史舞台，同時新的藥用資源的發現又使臨床上不斷有新的品種出現。

一個中藥是否可以使用，除考慮臨床療效之外，還受到歷史與文化因素的影響。當今社會，更應遵從法律制度。

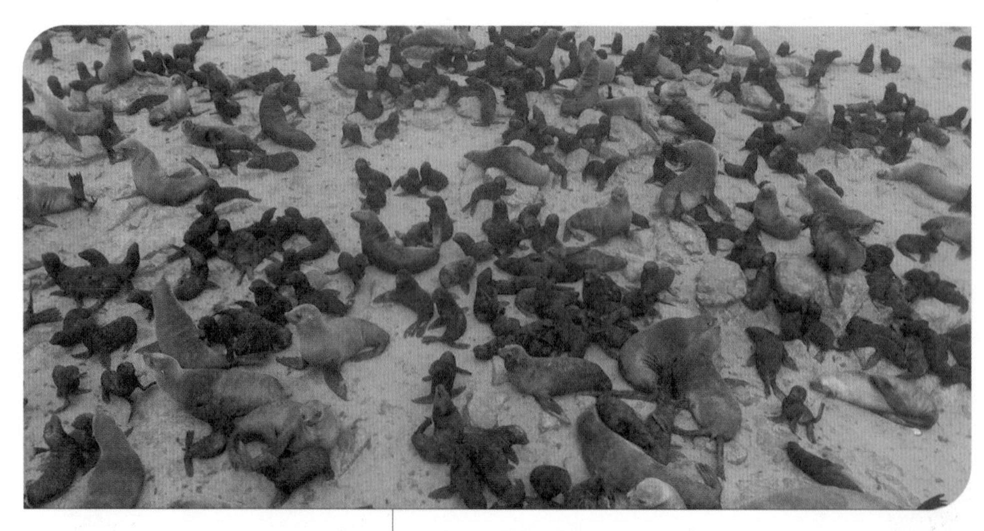

棲息在非洲南部納米比亞大大小小的南非海狗（非洲毛皮海獅）

我從事生藥學研究多年，養成了一個習慣，先從古文獻中發現問題，文獻考證解決不了時，一定要深入實地考察，回到藥材市場，再做基原考察，方可獲得真知。

此次南極之行，我在專業上最大的收穫，就是親眼見到了海豹與海狗，了解了牠們的區別，破解了我心頭的「膃肭臍」謎團。

海狗腎（膃肭臍）
來源
功效
南非海狗 *Arctocephalus pusillus* (Schreber) 的雄性外生殖器
暖腎壯陽，益精補髓

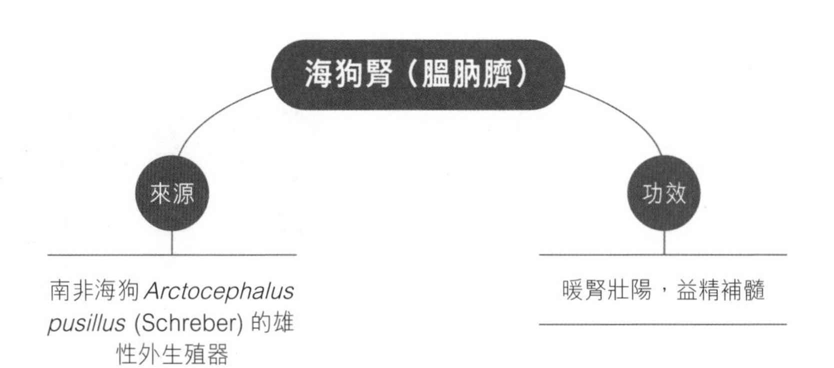

《本草綱目》收載植物藥、動物藥、礦物藥，內容十分豐富。《本草綱目》最後的第十六部中記載的是「人部」，內容是來自人體的藥物。相對於植物、動物和礦物藥，人部較為特殊，實則以人部入藥的用法古今都有。

人乳

人部當中記錄的很多藥物命名是比較含蓄的。血餘炭、秋石、黃龍湯等藥物，難猜其名代表何物，有的藥物別名更無所不有。乳汁在《本草綱目》中被記錄了一個別名：仙人酒。

母親甘甜的乳汁哺育了天下生靈，保證了人類嬰兒的成長。乳汁也是人類來到世上後接觸的第一個補品，嬰兒的免疫力主要來自母乳，因為嬰兒的免疫功能還不健全，很容易生病，而母乳含有多種免疫因子。人乳的功能是牛奶無法相比的，沒有人能否定乳汁的營養價值。

母乳不僅可以滋養人，在危難的時候也可以救人。以 1947 年沂蒙革命老區為背景創作的現代舞劇《沂蒙頌》，劇中有一段感人的情節，紅嫂用餵養嬰兒的乳汁救活了身受重傷的解放軍戰士，讓戰士恢復了體力重返前線。

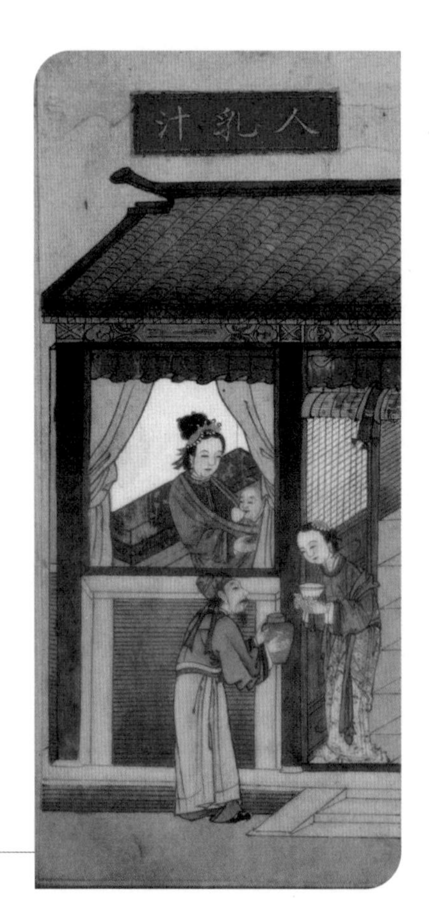

人乳汁（摘自《補遺雷公炮製便覽》）

《本草綱目》中記載了乳汁的其他功效：「療目赤痛多淚，點眼止淚。」迄今這個小妙招在民間仍被普遍使用。

在我還小的時候，人們常見電焊工人用電焊槍幹活，孩子們難免好奇。家長會囑咐孩子不能盯着看。但有些孩子還是忍不住，一不小心就容易被電弧光灼傷眼睛。這時乳汁就是應急良藥，把乳汁滴在眼睛裏，很快就能緩解灼傷。

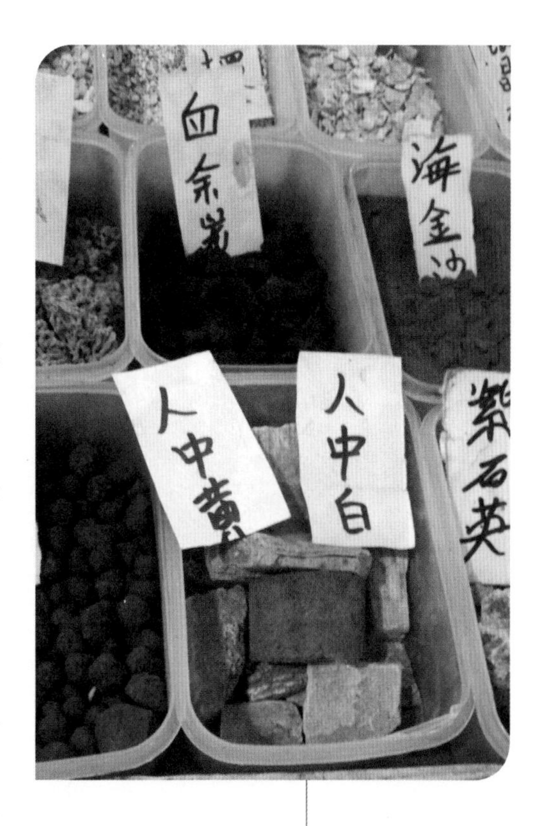

市售人中黃、人中白、血餘炭

/ 血餘炭 /

中醫理論認為：「腎藏精，其華在髮，肝藏血，髮為血之餘。」血餘炭是人的頭髮經炮製而成的炭。血餘炭是一味止血的良藥，從《神農本草經》起就有記載，一直延續記錄到現在的《中國藥典》中，兩千年來臨床上一直在使用。

幾年前一部含有中醫題材的電視劇中有這樣一個片段，一名中醫學徒見到一個正在流鼻血的患者，讓對方把頭髮剪下來一些，燒成灰，吹進患者鼻子裏來止血。這段故事就是從本草古籍記載當中演繹而來的。

實際上臨床用的血餘炭要經過嚴格的炮製工序，需除去雜質，用鹼水洗去油垢，再用清水漂淨，曬乾，焖煅成炭。血餘炭有收斂止血，化瘀的功效，可用於吐血、咯血、鼻出血、尿血和便血等症。

/ 秋石 /

秋石不是秋天的石頭，實則是從童便——人尿當中製備而來的固體物。

李時珍認為藥用秋石可治虛勞冷疾、小便頻數、漏精白濁。秋石味鹹，但此「鹹」並不是簡單的氯化鈉鹽，也不是簡單可以合成的鹽。鹹代表其藥性，也意味着這類人部藥需要系統的製備。

在古人記載的基礎上，李時珍又在《本草綱目》中詳細記錄了秋石的製備方法，稱為陽煉法。秋石的製備過程需要先用皂莢汁（含有皂苷）將尿中的雄激素沉澱下來，再反覆進行加熱、冷卻、放置，除去蛋白質和膠體等雜質以後，才可以得到秋石，即比較純淨的雄激素。

《本草綱目》中詳細而清晰的記錄，堪比現在做化學實驗的操作流程。古人雖然還不能明確秋石的主要化學成分，但這並不妨礙古人對其進行製備。

從現代研究中可知，雄激素屬類固醇，皂苷類成分可以和類固醇形成沉澱，產生這種專屬性的沉澱反應，從而製備出比較純的甾體激素、性激素。秋石的出現為中藥增添了一個非常有價值的新藥。

英國劍橋大學的科學史學者魯桂珍和李約瑟，在 1963 年 12 月的國際權威科學刊物《自然》（*Nature*）上發表了文章，提到了李時珍《本草綱目》中記載的以人尿為原料煉製的秋石，即性激素的粗製品。這篇文章雖非長篇大論，篇幅只有大半頁，但反響是一石激起千層浪。

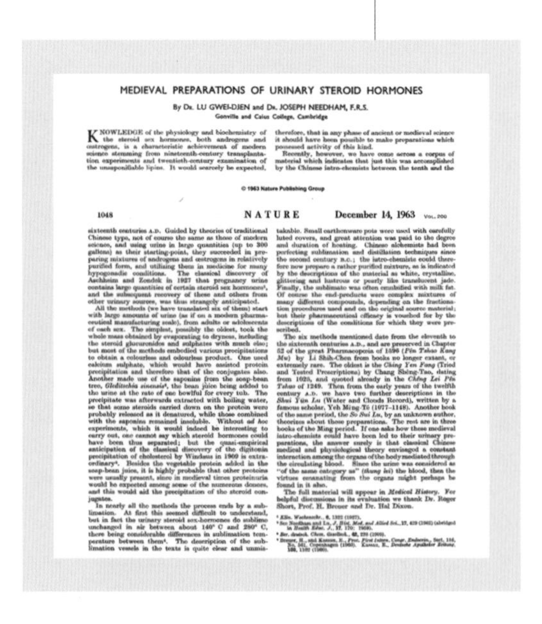

MEDIEVAL PREPARATIONS OF URINARY STEROID HORMONES

By Dr. LU GWEI-DJEN and Dr. JOSEPH NEEDHAM, F.R.S.
Gonville and Caius College, Cambridge

KNOWLEDGE of the physiology and biochemistry of the steroid sex hormones, both androgens and oestrogens, is a characteristic achievement of modern science stemming from nineteenth-century transplantation experiments and twentieth-century examination of the unsaponifiable lipins. It would scarcely be expected, therefore, that in any phase of ancient or medieval science it should have been possible to make preparations which possessed activity of this kind.

Recently, however, we have come across a corpus of material which indicates that just this was accomplished by the Chinese iatro-chemists between the tenth and the

© 1963 Nature Publishing Group

1048 NATURE December 14, 1963 Vol. 200

sixteenth centuries A.D. Guided by theories of traditional Chinese type, not of course the same as those of modern science, and using urine in large quantities (up to 300 gallons) as their starting-point, they succeeded in preparing mixtures of androgens and oestrogens in relatively purified form, and utilizing them in medicine for many hypogonadic conditions. The classical discovery of Aschheim and Zondek in 1927 that pregnancy urine contains large quantities of certain steroid sex hormones[1], and the subsequent recovery of these and others from other urinary sources, was thus strangely anticipated.

All the methods (we have translated six of them) start with large amounts of urine (as if on a modern pharmaceutical manufacturing scale), from adults or adolescents of each sex. The simplest, possibly the oldest, took the whole mass obtained by evaporating to dryness, including the steroid glucuronides and sulphates with much else; but most of the methods embodied various precipitations to obtain a colourless and odourless product. One used calcium sulphate, which would have assisted protein precipitation and therefore that of the conjugates also. Another made use of the saponins from the soap-bean tree, *Gleditschia sinensis*[2], the bean juice being added to the urine at the rate of one bowlful for every tub. The precipitate was afterwards extracted with boiling water, so that some steroids carried down on the protein were probably released as it denatured, while those combined with the saponins remained insoluble. Without *ad hoc* experiments, which it would indeed be interesting to carry out, one cannot say which steroid hormones could have been thus separated; but the quasi-empirical anticipation of the classical discovery of the digitonin precipitation of cholesterol by Windaus in 1909 is extraordinary[3]. Besides the vegetable protein added in the soap-bean juice, it is highly probable that other proteins were usually present, since in medieval times proteinuria would be expected among some of the numerous donors, and this would aid the precipitation of the steroid conjugates.

In nearly all the methods the process ends by a sublimation. At first this seemed difficult to understand, but in fact the urinary steroid sex-hormones do sublime unchanged in air between about 140° C and 280° C, there being considerable differences in sublimation temperature between them[4]. The description of the sublimation vessels in the texts is quite clear and unmistakable. Small earthenware pots were used with carefully luted covers, and great attention was paid to the degree and duration of heating. Chinese alchemists had been perfecting sublimation and distillation techniques since the second century B.C.; the iatro-chemists could therefore now prepare a rather purified mixture, as is indicated by the descriptions of the material as white, crystalline, glittering and lustrous or pearly like translucent jade. Finally, the sublimate was often emulsified with milk fat. Of course the end-products were complex mixtures of many different compounds, depending on the fractionation procedures used and on the original source material; but their pharmaceutical efficacy is vouched for by the descriptions of the conditions for which they were prescribed.

The six methods mentioned date from the eleventh to the sixteenth centuries A.D., and are preserved in Chapter 52 of the great Pharmacopoeia of 1596 (*Pên Tshao Kang Mu*) by Li Shih-Chen from books no longer extant, or extremely rare. The oldest is the *Ching Yen Fang* (Tried and Tested Prescriptions) by Chang Shêng-Tao, dating from 1025, and quoted already in the *Chêng Lei Pên Tshao* of 1249. Then from the early years of the twelfth century A.D. we have two further descriptions in the *Shui Yün Lu* (Water and Clouds Record), written by a famous scholar, Yeh Mêng-Tê (1077–1148). Another book of the same period, the *So Sui Lu*, by an unknown author, theorizes about these preparations. The rest are in three books of the Ming period. If one asks how these medieval iatro-chemists could have been led to their urinary preparations, the answer surely is that classical Chinese medical and physiological theory envisaged a constant interaction among the organs of the body mediated through the circulating blood. Since the urine was considered as "of the same category as" (*thung lei*) the blood, then the virtues emanating from the organs might perhaps be found in it also.

The full material will appear in *Medical History*. For helpful discussions in its evaluation we thank Dr. Roger Short, Prof. H. Breuer and Dr. Hal Dixon.

[1] *Klin. Wschr.*, 6, 1322 (1927).
[2] See Needham and Lu, [illegible]
[3] *Ber. deutsch. Chem. Gesellsch.*, 42, [illegible] (1909).
[4] Breuer, H., [illegible]

魯桂珍、李約瑟 1963 年 12 月發表於《自然》（*Nature*）的論文

日本醫史學雜誌

第11巻　第2号

昭和40年4月30日発行

第66回日本医史学会総会
一般発表要旨

日　時：昭和40年5月16日
会　場：東京大学医学部
中央図書館3階講堂
会　長：緒　方　富　雄

通巻 第1360号

日本医史学会

東京都文京区本郷1～1
順天堂大学医学部医史学教授室内
振替口座・東京15250番

第六六回日本医史学会総会一般発表要旨

一〇六一年に沈括が製造した性ホルモン剤について

宮下三郎

昨年秋、日本をおとずれたケンブリッジ大学の、ニーダム博士と魯桂博士は、イギリスの医史学雑誌八巻二号に興味ぶかい論文を発表している。Madiaeval preparations of urinary steroid hormones. と題するもので、「本草綱目」人部巻第五十二の薬物『秋石』の実体が、尿から精製した、かなり純度のたかい性ホルモンであることを、明快に論断された。両博士は「本草綱目」所引の文献を考証することによつて、そのホルモン剤が、すでに北宋末には存在したと推定した。実は、この推定をうらずける資料として「聖剤総録」巻第一百八十五の秋石方の記事をはじめとして、追加すべき若干の記録がある。なかでも、もつとも興味ある記載のひとつとして、沈括の「蘇沈良方」を、あげることができるとおもう。沈括（一〇三一—九五）は浙江の人、敵の遼におもむき外交交渉に成功して、三司使（大蔵大臣）になつた北宋の高級官吏である。彼は一〇六三年の進士（高文合格者）であるが、この二年まえ三十一才のとき、安徽の宣城で二種のホルモン剤をつくつた。いずれも、沈括の独創ではなく、追試して成功をおさめたのである。一つは人の尿に皂莢をくわえ、蛋白とともにステロイド・ホルモンを沈澱させ、これを幾度も水洗し、最後に折出乾燥する方法（陰錬方）である。他は熱湯浸出してから昇華する法（陽錬方）で、熱湯浸出の操作によつて、女性ホルモンを除去しており、前者と比較して男性ホルモンの含有量が、たかいはずである。一方、用法についても『此薬不但治疾。可以常服。有功無毒。』と、いわゆる保健薬的な服用法を、すすめている点に注意したい。

（京大・人文）

（1）

宮下三郎在1965年《日本醫史學雜誌》發表的文章

在此之後，日本大阪大學的宮下三郎教授在1965年的《日本醫史學雜誌》11卷第2期上，發表了他於第66屆日本醫史學會年會上的講演摘要。

我查找核對原文後，發現宮下三郎教授在文中贊同魯桂珍和李約瑟的觀點，並且追溯到1061年沈括《蘇沈良方》中有關秋石的記載。1989年5月下旬，我在北京見到了宮下三郎教授，見面時我們談到了李時珍，他也特別提到了秋石的故事。

回顧中國歷史上對於秋石的探索，最早起源於煉丹術，後與醫藥相結合，使其發揮了非常積極的作用。在此之後，由於種種歷史原因，這一探索在中國沒能繼續深入下去。

1939年德國科學家布特南特（Adolf Friedrich Johann Butenandt）和法國科學家盧齊卡（Leopold Ruzicka）因為發現了性激素，而獲得了當年的諾貝爾生理學或醫學獎。

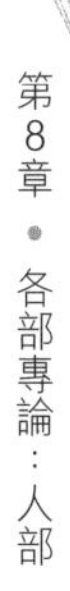

現在的《中國藥典》和一般的教科書中都沒有收載秋石，這味古代的良藥在今天已經默默無聞了。也可以說，中國科技史上對於性激素的探索，多少留下了一些牆內開花牆外結果的遺憾。

/ 黃龍湯 /

黃龍湯是一項爭議更大的內容，實際它是大糞汁，也稱作糞清。

東晉葛洪在《肘後備急方．治傷寒時氣溫病方第十三》中，記載了使用糞汁的方法，並取名黃龍湯。《本草綱目》也收載了糞清，李時珍認為糞清能解毒，治惡瘡，祛熱毒、濕毒。

木乃伊及棺槨（埃及博物館藏）

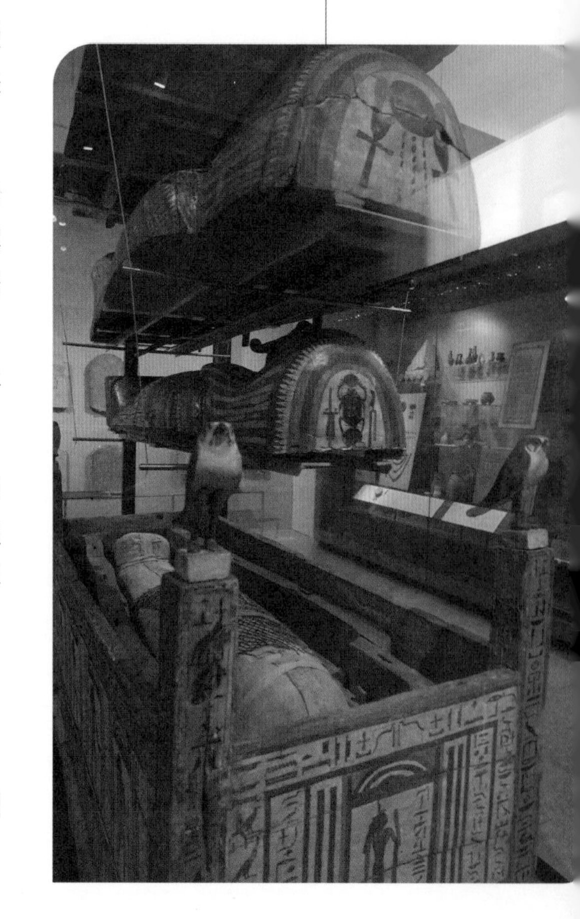

按照現代人的觀點，這些都是無法接受的。不過以上記載，也為科學的研究提供了一些啟示。

近年來，科學家們已經從糞便當中提取出許多有價值的東西。例如，將健康人體糞便當中功能性的菌群，移植到患者的胃腸道當中，有助於患者重建新的腸道菌群。這種做法對某些頑固難治的腸道疾病產生了良好的效果。

在科學研究的道路上，有很多的不可思議。人類是否還能從葛洪處得到啟示，通過微生物療法再拿一個與中藥相關的世界科學獎項，可以拭目以待。

/ 木乃伊 /

李時珍在《本草綱目》中簡短記載了一個很特別的藥物，木乃伊。

木乃伊俗稱人工乾屍，始於古埃及文明。古代埃及人相信前世、今生和來世，為了獲得永生、讓靈魂不死，他們將屍體包裹起來，再經過一系列的處理和儀式，製成木乃伊保存起來。

在歐洲黑暗的中世紀時期，盛傳木乃伊是一種「靈丹妙藥」，很多藥店裏都在出售木乃伊磨成的粉末，這一用就是 1,000 年。

《本草綱目》有一個收錄原則：「凡有相關，靡不備採。」所以，只要是有關治病的傳聞，李時珍都會收入。李時珍對木乃伊入藥做了記錄，説明在明代木乃伊療病之説已經傳到了中國，但是記載內容十分簡短。接着，李時珍表達了自己的疑惑，木乃伊真的有效嗎？他姑且記錄下來，留待日後有博學之士再來求證、解釋。

/ 藥林外史 /

誠然，古代本草書籍中可見一些不合理的用藥，屬糟粕，但這並不是《本草綱目》藥物的主體。李時珍對此態度十分鮮明。如他談到人肉、人膽還有女子月經等物所製的紅鉛時，怒不可遏，大聲疾呼：「紅鉛，此皆妖人所為，王法所誅，君子當斥之！人肉，此乃愚民之見也！人膽，是乃軍中謬術，君子不為也！」

讀到此處可以想見，李時珍寫下這段文字時拍案而起。對於有違倫理和公序良俗的事物，李時珍表達了否定的態度。

今人看待此處也不乏著作評論。鄭金生教授所著的《藥林外史》，生動地講述並剖析了中國古代一些中藥跌宕起伏的歷史和原因，其中有一篇講述的就是人部的用藥問題。

北宋張擇端的《清明上河圖》原畫中曾出現過幾個乞丐，但明代仇英所繪的版本中，乞丐被去掉了。這可能因為明代畫家認為，一幅展示清明盛世的畫卷，出現這樣幾個不登大雅之堂的人物，太煞風景，而作粉飾。《清明上河圖》似一幅全息圖片，反映當時汴梁城中社會的真實寫照。

研讀《本草綱目》也是一樣，應當以更加寬闊的視野、更加博大寬容的胸懷和開放的態度看待它。摒除了迷信糟粕後，對於未知的內容，不要輕易地否定。

學習典籍、研讀《本草綱目》時，讀者最好把自己置身於 500 年前的中國，在了解時代背景、了解那個時代人們的認識水平與接受程度後，有助於更好地理解其中的內容。

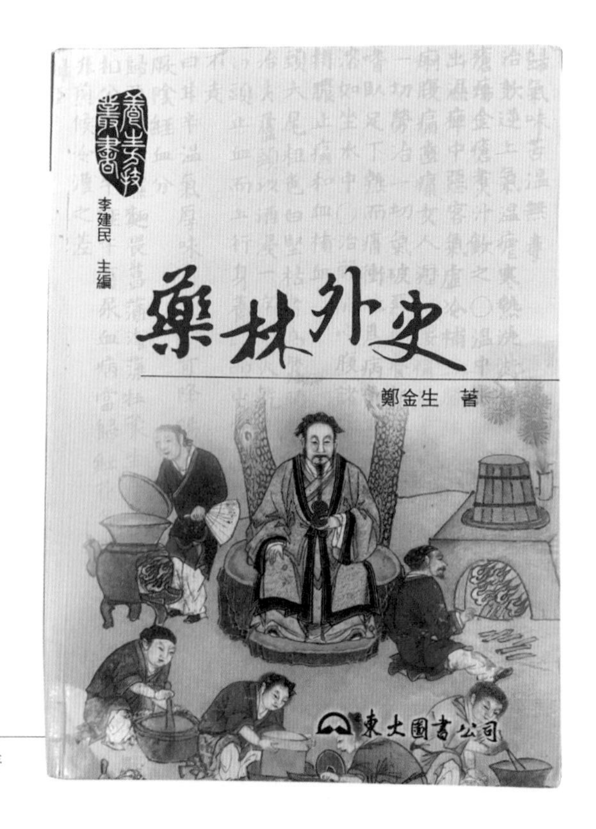

《藥林外史》鄭金生著

古書沒有標點，現在校勘出版的《本草綱目》也看不到任何原文的句讀。但我在品讀《本草綱目》時，眼前的字裏行間總是浮現三個符號：句號、感嘆號和問號，我的感受是：肯定的、否定的和疑問的。

今天學習研究《本草綱目》，應從中汲取精華，剔除糟粕。《本草綱目》告訴了後人很多知識，同時也留下了很多未解之謎，我想這也正是這部偉大著作的魅力所在。在中醫藥寶庫中的尋寶、探寶之旅還將繼續。

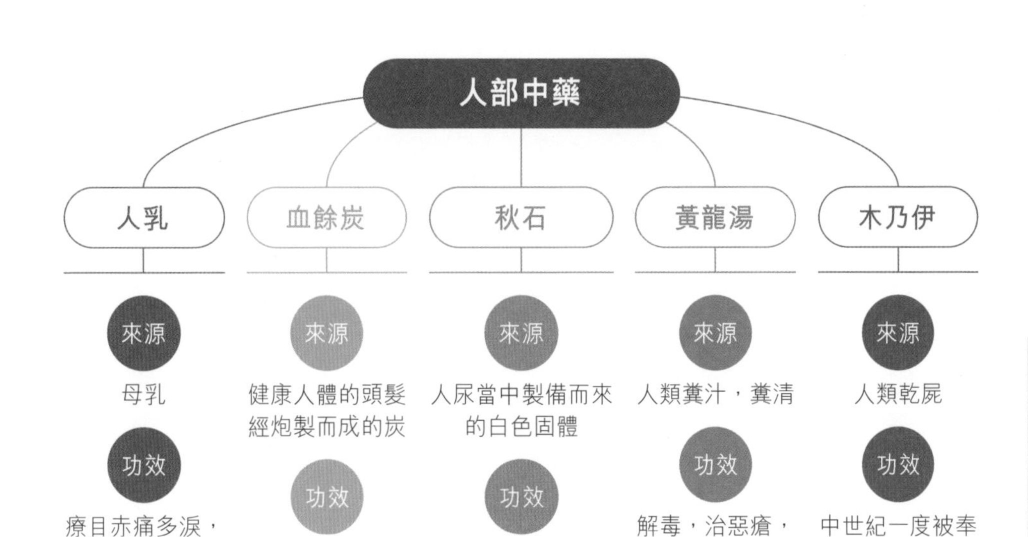

鮮藥溯源

人們平常如果得了病，都希望找名醫、大醫看。大醫首先要醫德高尚，而開出的處方和用的藥不一定大。藥用得很多很貴重的未必是好大夫。很多健康小妙招使用的是身邊的小藥，有時在廚房裏就能解決大問題，那才是簡、便、驗、廉的方法，最應該提倡。

鮮藥就是新鮮的、不經過乾燥可直接治病的中藥。鮮藥不僅在坊間使用，古來不少名家都以擅長運用鮮藥而著稱。對了症，鮮藥不但起效快，而且療效佳。鮮藥是登得大雅之堂，並且被詳盡記錄在經典古籍中的一類藥物。

鮮藥貫穿於中醫藥興起到發展的全過程。古人對藥物的發現大多時候始於使用鮮藥。神農嘗百草，品嘗的多是鮮藥。《神農本草經》當中多次出現「生者良」這樣的記錄。

鮮藥治療的病證不限於內科疾病，還可用於外科、婦科、兒科及五官科等疾病，包括慢性的疾病以及多種疑難雜症、危重症等。

醫聖張仲景使用鮮藥治療過多種病證。治療百合病的百合地黃湯用了鮮地黃汁。生薑瀉心湯用生薑來和胃消痞，散結除水。

現在最為人們所熟知的，可能是葛洪在《肘後備急方》中治療瘧疾的方法：「取青蒿一握，以水二升漬，絞取汁，盡服之」。屠呦呦教授正是受到了葛洪使用新鮮青蒿汁的啟發，才成功地提取出了有效成分——青蒿素。

李時珍用鮮藥

李時珍更是將鮮藥治病靈活運用。翻開《本草綱目》，李時珍用的基本都是小處方，其中記載的鮮藥驗方多達 1,100 多首，同時記載了大量使用鮮藥的案例。

李時珍使用新鮮中藥榨汁的用法十分靈活，有牛膝、桑椹、旱蓮草、薄荷、青蒿、蒲公英、韭菜汁、冬瓜汁、牛蒡汁、葱汁、藕汁、蘿蔔汁等。從李時珍在小複方中使用鮮藥汁的記錄也可看出其用法精妙，比如，在地黃汁中加薑汁，薑汁再加甘蔗汁。李時珍給一位流鼻血不止的危急患者看病，所開處方是蘿蔔汁配無灰酒，病患服用後鼻血馬上就止住了。無灰酒是不加石灰的黃酒，蘿蔔汁就是大白蘿蔔的鮮榨汁。

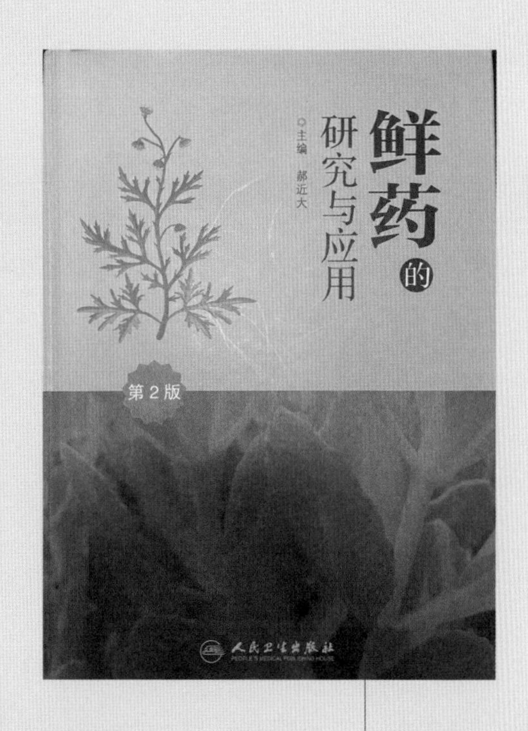

《鮮藥的研究與應用》（第二版）郝近大主編

李時珍在運用鮮藥汁時秉持因人、因地、因時三因制宜的原則，有的榨汁內服，有的水煎內服，還有的鮮藥搗爛外用。一位男性患者尿血，腹部脹痛難忍，痛不欲生。李時珍給他開出了蓮藕汁加血餘炭，每次只用二錢。患者服用 3 天後，血止住了，疼痛也消除了，很快便痊癒了。

溫病學派與鮮藥

鮮藥一般藥性偏寒涼，具有水分多、揮發油多、氣味多芳香的特點。相應的，作用主要偏重於清熱，涼血，養陰，解表和解毒。

清代的溫病學派在鮮藥使用方面達到了一個高峰。溫病學派創始人之一，著名醫家葉天士，擅長使用鮮荷葉、鮮蓮子、鮮地黃治療暑邪。溫病學派尤其重視防治熱病傷陰，強調「存得一分津液，便有一分生機」。

遇到熱盛陰傷的情況，也有獨到的治療方法。清代醫學家吳鞠通在《溫病條辨》中記載了用雪梨汁的方法。遇到口中「吐白沫黏滯不快」的患者，可以用五汁飲。五汁飲由梨汁、荸薺汁、鮮蘆根汁、麥冬汁和藕汁組成，可以滋補陰液。

我從小在北京長大，京城曾有四大名醫，蕭龍友、孔伯華、汪逢春、施今墨，他們都擅用鮮藥。例如，鮮藿香、鮮佩蘭、鮮薄荷、鮮葱白、鮮益母草、鮮蒲公英等。在他們的影響下，各大藥舖都有經營鮮藥的歷史。

/ 生熟異治 /

炮製是中藥的一大特色。炮製前後產生的變化，體現出中藥的生熟異治，最典型的代表當屬地黃。地黃有鮮地黃、生地黃和熟地黃之分。

在國際學術會議上，向海外中醫藥同人、愛好者介紹中藥的時候，我經常以地黃與生薑為例來説明中藥使用的三種形式。

從土裏挖出來洗淨後直接用即是鮮地黃，清熱生津的功效突出。《神農本草經》就已提到鮮地黃的功用，地黃生者良。鮮地黃切製乾燥後使用者為生地黃。生地黃也有生津功效，但力度和鮮地黃相比就弱了很多，主要用於涼血清熱。「九蒸九製」的熟地黃以補血滋陰的功效為主。

薑有生薑、乾薑、炮薑和薑炭。生薑就是鮮的，生薑的應用更加廣泛，生薑不僅是一味良藥，生薑汁還是中藥炮製的輔料之一。生薑較容易保鮮，即使放置幾個月都沒問題，生薑的鮮用至今都相當常見。生薑不怕冷凍，在家庭中，可以把薑存放在冰箱的冷凍區備用。

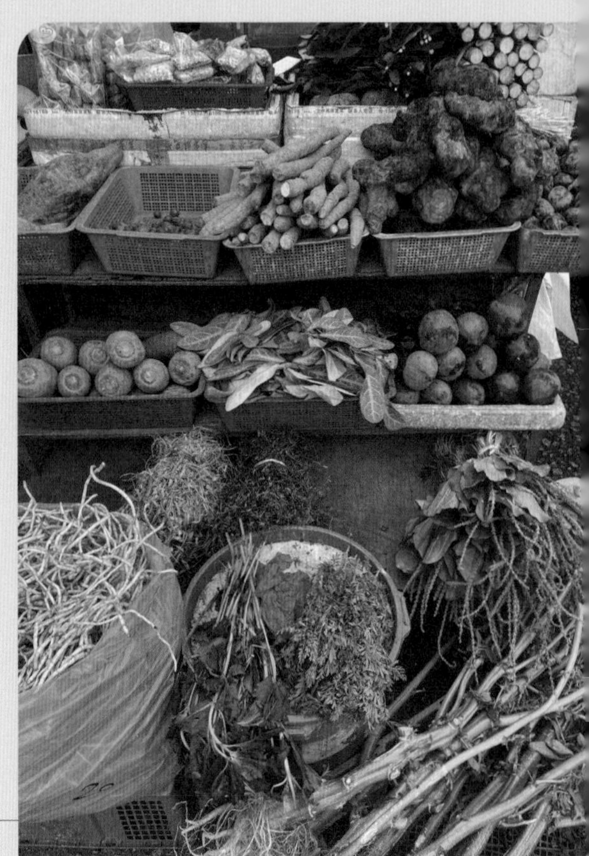

香港早市上的鮮草藥

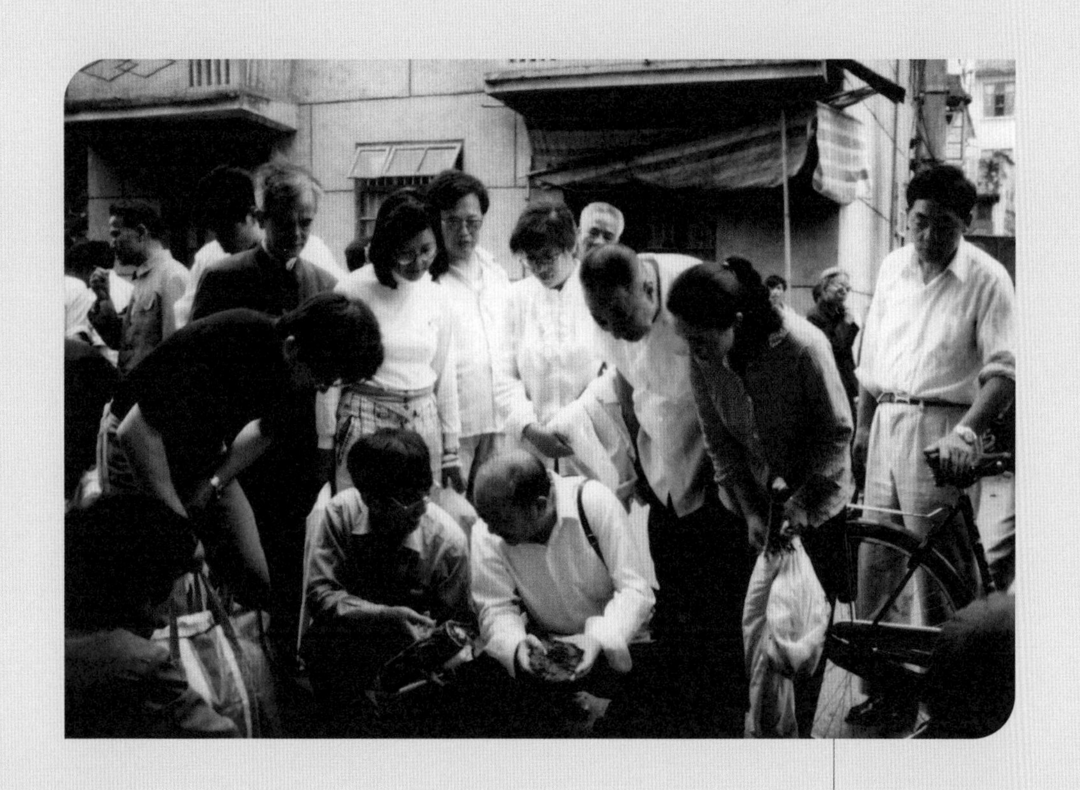

筆者與二位謝老在廣西靖西考察（前排右一為謝宗萬老師，後排右三為謝海洲老師）

/ 青草藥市 /

坊間的青草藥使用一直在傳承，南方更多見一些。早晨的市場裏，有不少既是菜又是藥的新鮮蔬菜，如荸薺、蓮藕、山藥、紫蘇、生薑、薄荷、牛蒡根……在香港、廣東的早市裏，粉葛、土茯苓、石斛、魚腥草、白茅根等鮮藥幾乎每天都擺放在菜攤上。街頭巷尾五花八門的果吧、水吧、飲品店裏都能找到鮮藥的使用，如石斛汁、鮮蘆薈汁等。

在寶島台灣，鮮藥的使用也被傳承了下來。台北有一條藥材街——迪化街，街邊大大小小的商舖多有鮮藥出售。台中有一條專門販售鮮藥的街道——青草街，藥店一般都是敞開的舖面，擺放着成堆的魚腥草、蘆薈、仙人掌、桑葉、穿心蓮、榕樹根等鮮藥。當地的用藥習慣和福建十分相似，許多都是閩南青草藥的常用品種，且用法相同。

記得有一次我在台中出差，正好趕上有些上火，咽喉發癢，還有痰。進入青草街一家藥店裏，店老闆送給我一杯草藥茶，是剛榨好的藥汁配熱甘蔗汁，涼藥熱服。我喝下去之後的第二天一早，便感覺神清氣爽，痰也祛了，嗓子也舒服了。

在嶺南生活多年的我也體會到了鮮藥、涼茶的良好效果。記得 1990 年端午節的時候，我到廣西靖西參加第五屆全國藥史本草學會。會議的組織者考慮要讓代表們實地感受一下當地的民間草藥，我也親身體驗到了鮮藥的魅力。當時學會中有二位謝老，謝海洲教授和我的導師謝宗萬教授，跟隨着中醫藥界的老前輩一起外出，我學到了很多寶貴經驗。

謝海洲教授不但醫術精湛、醫德高尚，而且平易近人。他擅於使用鮮藥，也推崇鮮藥。我們一起外出的時候，謝老向我傳授了一個小妙招。如果偶遇外感風寒，不用去醫院，就在廚房裏找點葱根、香菜根、生薑，一起煮水喝，再發點汗就好了。我不但記下了，也用上了，多次親身試驗的確效果很好。

20 世紀 80 年代後期，中醫臨床用藥基本以乾代鮮，鮮藥在各大、中城市少有供應。就是在謝海洲教授等專家的大力提倡和推動下，鮮藥的使用才慢慢恢復了一些規模，他為一個學科的振興起到巨大的作用。

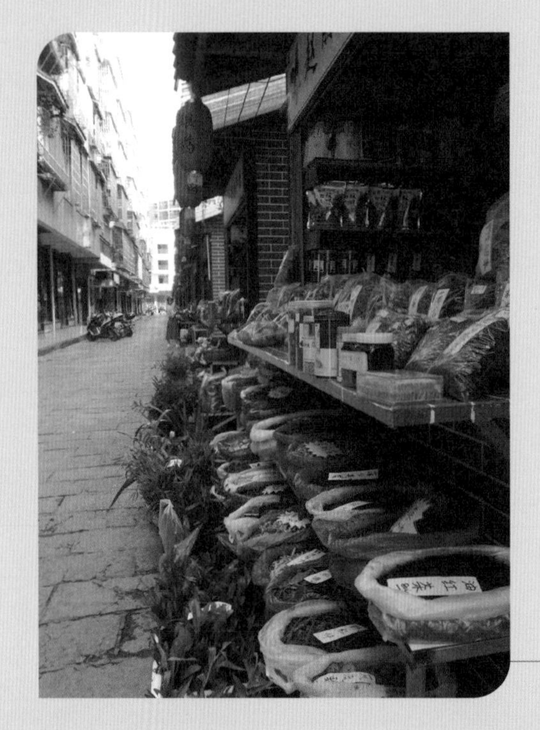

瑤藥市場多鮮藥

用鮮藥和吃新鮮蔬菜一樣，在我看來，保障鮮藥的使用有三大要素，一是有栽培的資源保障，二是有效的運輸，三是質量保鮮。現在中藥的栽培大多已成規模，運輸也方便快捷，幾乎家家戶戶都有冷藏設備用來保鮮。發展到現在，出現了更多藥材加工保存的方法。鮮藥也迎來了大發展的好時代。

我大學時的中藥啟蒙老師，張世臣教授曾經說過一句話：「鮮藥是中藥之母。」這句話概括得十分精闢。

我的師兄郝近大教授，從事中藥鮮藥研究 40 餘年，成果卓著。他主編的《鮮藥的研究與應用》，是近年鮮藥研究領域的代表性著作。眾多有識之士發起成立了全國鮮藥研究學術委員會，我曾經指導過的彭勇博士擔任了這個學會的現任會長，學會活動開展得有聲有色，鮮藥研究大有可為。

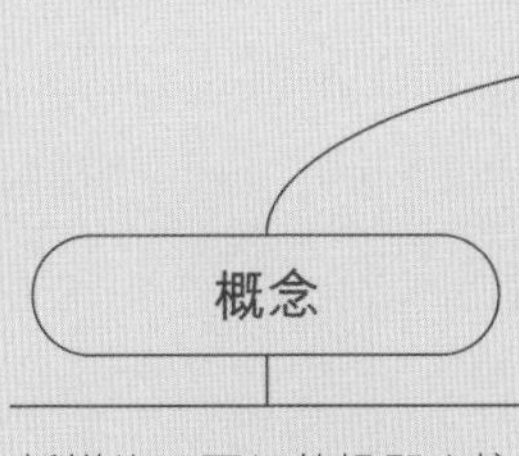

鮮藥

概念

新鮮的，不經乾燥即直接治病的中藥材

如薄荷、蒲公英、葱汁、藕汁、蘿蔔汁等

溯源

《神農本草經》
「生者良」

張仲景
百合地黃湯（鮮地黃汁）、生薑瀉心湯（生薑）

《肘後備急方》
新鮮青蒿汁

青蒿治瘧之源

《本草綱目》
記載的鮮藥驗方多達 1,100 多首

生熟異治

地黃
鮮地黃、生地黃、熟地黃

薑
生薑、乾薑、炮薑、薑炭

植物油

百樣油有千般用

民間有句話：「三百六十行，行行出狀元。」社會分工各有不同，各行各業都有出類拔萃的人物，都可以幹出成績。這三百六十行當中的第八十三行是賣油郎，圍繞這個走街串巷的行業，古代文學中有很多話本故事。明代馮夢龍的小説集《醒世恒言》中有一篇《賣油郎獨佔花魁》，講的是才貌雙全的花魁娘子和賣油郎之間的愛情故事。

開門七件事，柴、米、油、鹽、醬、醋、茶。過去，人們形容處於貧困時會説肚子裏沒油水；形容哪家富有時會説富得流油。這都説明，在日常生活當中，油是一個標誌。

/ 食用的油 /

人的飲食離不開油。植物的種子當中主要含有澱粉類、蛋白質類和油脂類成分，這些都是構成植物生命的主要物質。

中國榨油的歷史十分悠久，早在北魏賈思勰的《齊民要術》中已有壓榨取油的記載。

明代科學家宋應星在他的著作《天工開物》中，曾有個非常形

象的比喻，炒菜時鍋裏如果沒有油，就好似嬰兒沒有奶吃，會哇哇大哭。《天工開物》記載了很多油料作物，原料涉及胡麻、亞麻、大麻、白菜籽、油菜籽、蘿蔔籽、油茶、油桐、黃豆以及棉花籽，數目達到 15 種之多。每種作物的出油率、油的性狀、優劣排名以及當時的榨油工藝、榨油器具都被詳盡記錄，並配圖。

明代《補遺雷公炮製便覽》也有一幅壓榨胡麻油的繪圖，壓榨過程描繪得形象生動。李時珍也將胡麻油收載於《本草綱目》中，新增了胡麻油的功效：解熱毒，解食毒，解蟲毒，殺諸蟲螻蟻。

現在中國北方還能看到「小磨香油」的作坊。人們還在沿用「小磨盤」的祖傳技法，講究的是「淘、炒、磨、燙」的工藝。採用這種工藝磨製出來的香油香飄百里。

誠然，中國人吃的油，隨着時代的變遷、物種的引進，發生了明顯的變化。花生自明代傳入中國後，花生油後來居上，成為常見的食用油。現代社會物產更豐富，交通更便捷，在超級市場裏，人們可以買到來自全國乃至世界各地的油。

一望無際油菜田

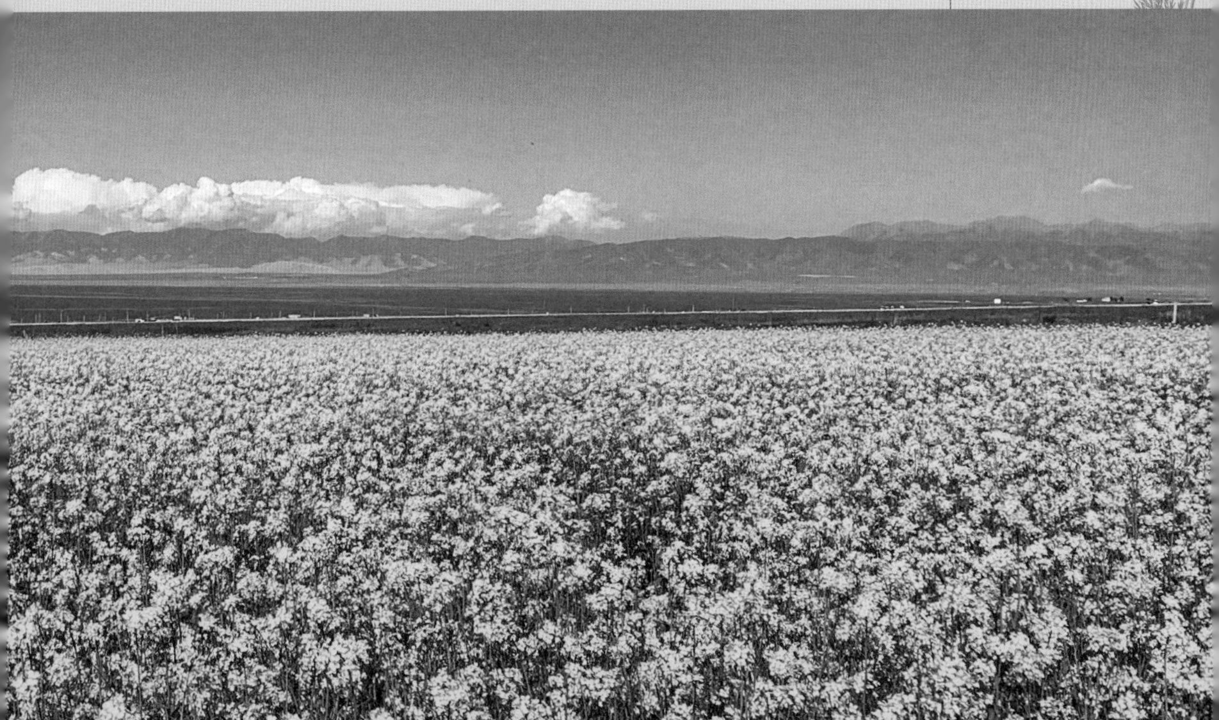

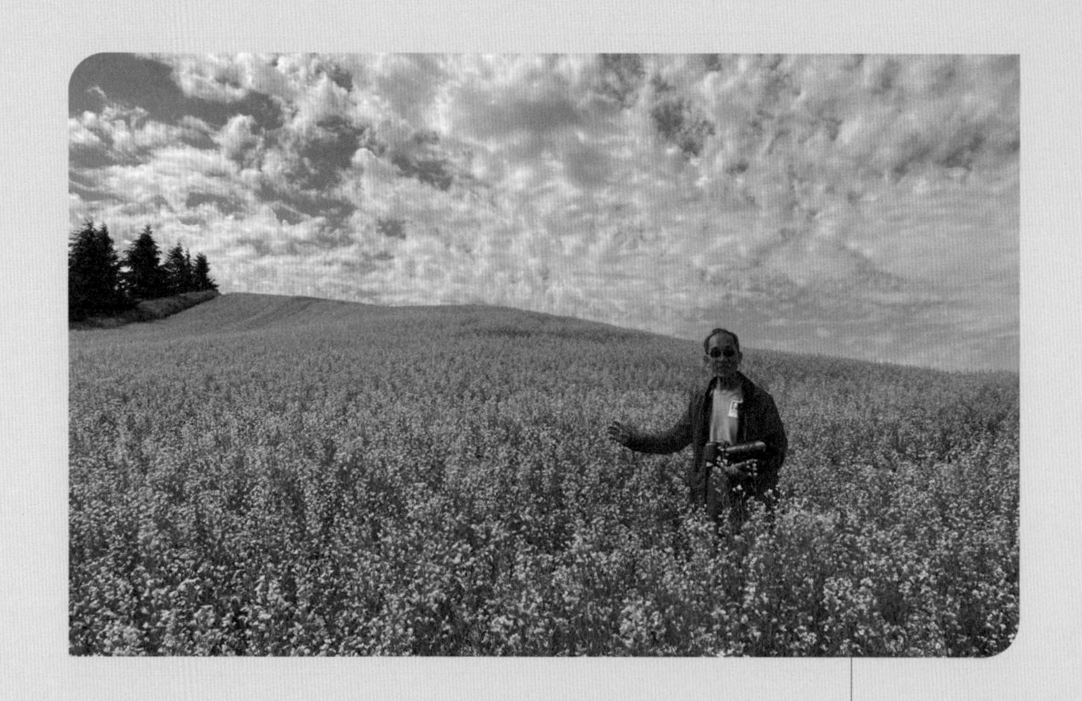

置身油菜田中，令人心曠神怡

一般來説，北方以大豆油居多，南方以菜籽油比較常見，花生油在全國各地都可見到，當然還有橄欖油、玉米油、葵花籽油等，以及混製的調和油。除了食用以外，油還有更多元的用途。

/ 上供的油 /

信仰佛教的人，寧可自己節衣縮食，也優先把好香油上供禮佛。人們會到寺院供長明燈，祈禱、祝福。人們稱捐到寺院的錢叫「香油錢」。

北京明十三陵定陵中，萬曆皇帝漢白玉的寶座前放置着的青花雲龍紋大缸。據介紹，當年打開地宮的時候，缸裏還滿載着香油，油中可見長長的燈芯，原來青花大缸是長明燈。

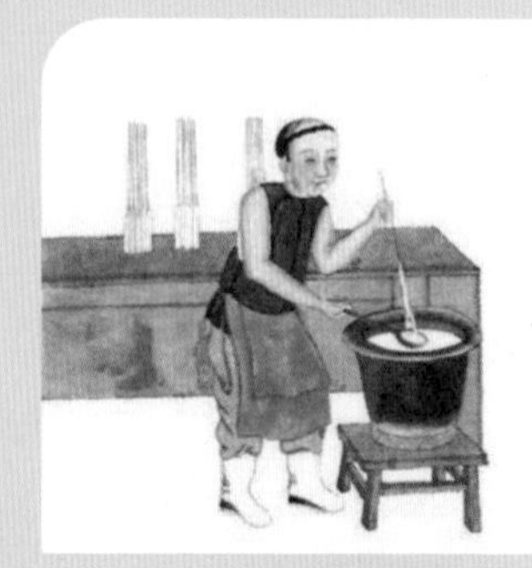

蘸羊油燭圖（摘自《北京民間風俗百圖》）

不僅皇帝的陵寢如此，在老百姓的祖廟裏也會點香油燈，用的就是平常稱之為香油的芝麻油。

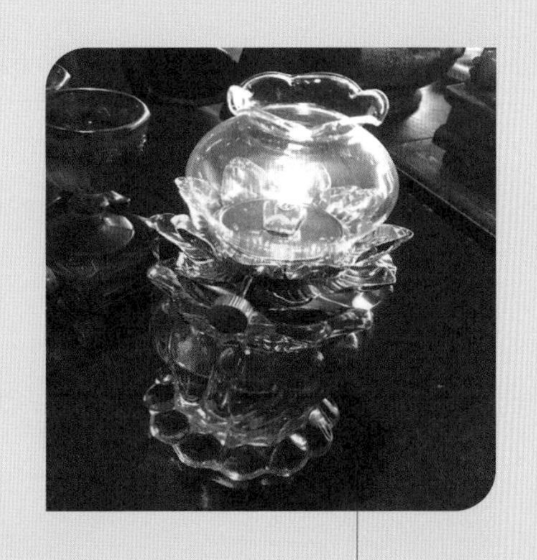
廟宇內供奉的長明燈

照明的油

人們最早用的是動物油，但中國古代直到清中晚期，油燈所用的油都是植物油。

成語鑿壁偷光的故事講的是西漢年間，書生匡衡生活拮据，在牆上鑿了一個小洞，借着從鄰居家透過來的一點點光線來讀書。和鑿壁偷光相似的成語，還有囊螢映雪，晉代車胤勤奮好學，但家境貧寒，沒錢買油點燈，夏天夜裏靠捕捉螢火蟲來照明夜讀。另一位孫康，利用雪地反光來讀書。

上面小故事的立意都是關於刻苦攻讀的，也説明在古代油比較貴重，貧苦人家買不起、用不起油燈。

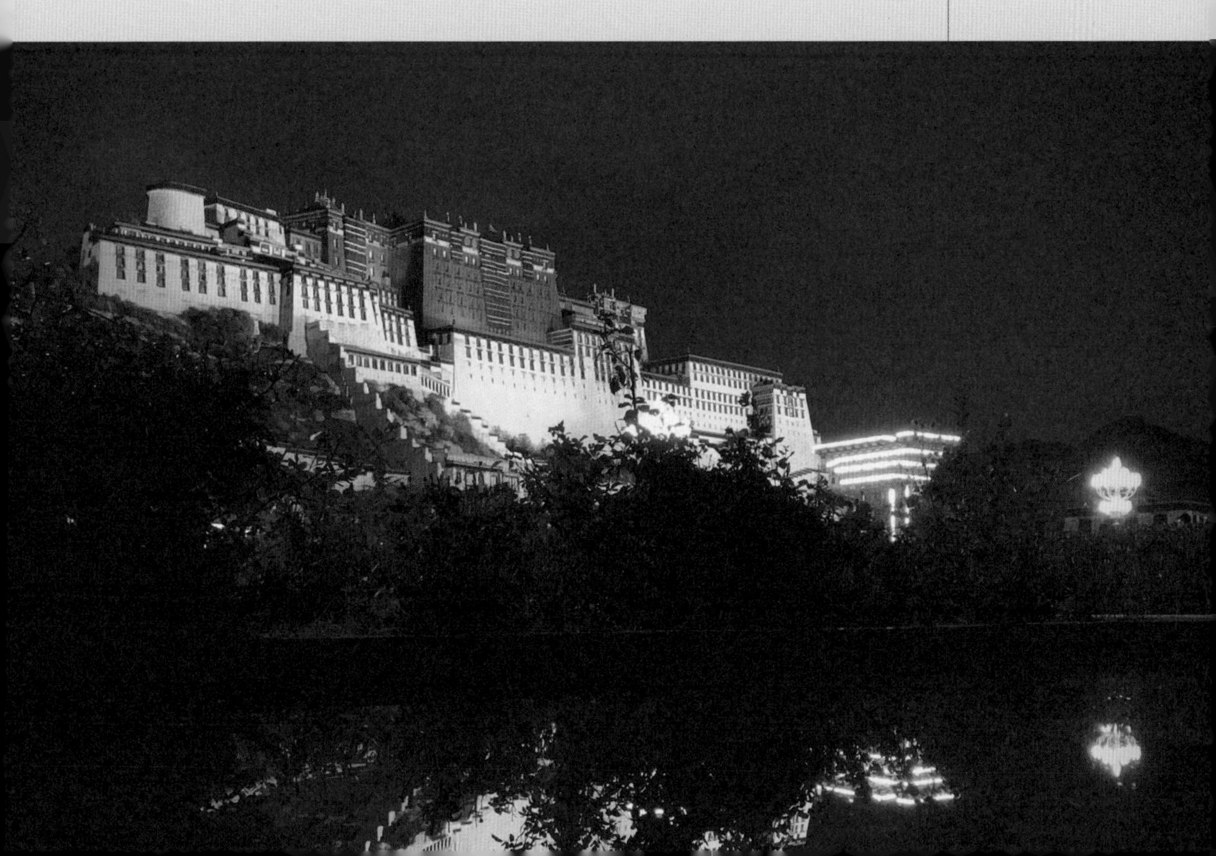
布達拉宮夜景

中藥當中有一味藥叫燈心草，「油乾燈草盡」。燈心草用的是植物燈芯草的乾燥莖髓。燈心草入藥有利水通淋的功效，此外燈心草還有一個用途就是作油燈裏的燈芯，燃燒的時間比較持久。

/ 交通用油 /

古代舟車旅行與現代相比非常不便利。古代車的車輪、車軸都是木頭做的，如果沒有潤滑油的話，走不了多遠就會被磨壞。沒有油駕駛不動車。

20 世紀 70 年代時結婚辦喜事，一般要準備四大件，簡稱三轉一響：手錶、自行車、縫紉機和收音機，代表着那時的富裕生活水平。當年要是有人騎一輛飛鴿、鳳凰或永久牌的自行車，再加上一個大鏈套封閉的護鏈板，那就和現在街上開豪車的感覺差不多。

這三大轉兒，運轉起來都需要油，尤其是自行車的車軸需要經常「膏油」，有時家裏沒有機油就滴上幾滴花生油，照樣好使。

除了車，船運更需要油。加固船體木板需要艌縫，填補船殼木板間的空隙，通常用的是桐油。造一條木船，沒有幾十公斤桐油是不行的，而且要定期刷油維護。

/ 藥用的油 /

桐油也常作為外用藥的調和劑，《本草綱目》中就有不少用桐油調膏的方子。不過桐油是有毒的，不可以內服。《本草綱目》記載的可藥用的油，基本散在於各個藥材條目內，並沒有單獨列出。

在李時珍之後大約 200 年，清代趙學敏的《本草綱目拾遺》把一些藥用油分開列出了條目，主要有肉桂油、丁香油、茶油、檀香油、柏樹油、杉木油、椰子油、核桃油、花生油、大米油，還有來自動物的獅子油、海狗油等。

《中國藥典》除了記載有治療作用的植物油，還記載了作為輔料的油，這也是傳統中藥製劑中必不可少的。

油作為輔料的應用範圍相當廣泛，例如，狗皮膏藥的製作必須用到芝麻油。有些傳統外用散劑，可以加入植物油做成油膏，如常用來治療濕疹、燒傷的紫草膏。

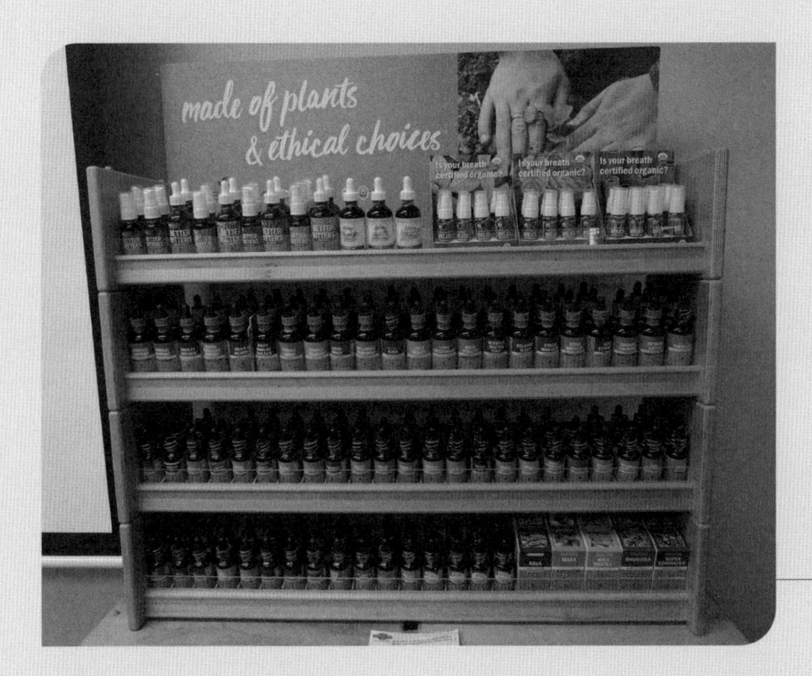

種類繁多的植物精油

在日本，《日本藥局方》的附表也收載了許多作為藥用的植物油，有茴香油、橘子油、桂皮油、丁香油、松節油、薄荷油、桉樹油等。

/ 有毒的油 /

有的油是有益的，有的油是有毒的，先人醫家將它們一一分門別類記錄在冊，掌握不好使用方法和劑量也會出事故。

巴豆是大戟科的植物，巴豆油是一種瀉下藥，不能輕易使用。記得我上大學的時候，人們的生活條件還比較差，有的兩家人合住一個單元房，共享一個衛生間，共享一個廚房。油、鹽、醬、醋這些烹調的佐料也都放在一個廚房。

我們那裏有一位老師，不湊巧地和一個愛佔小便宜的鄰居合住。那位老師平時吃集體食堂，好幾天都不回家做飯。他卻發現自家油瓶裏的花生油一天天地見少。他猜測油是被鄰居偷偷用了，但礙於情面，不好當面質問。於是他想出一個小計謀來試探一下。他在自家油瓶子裏，滴入了幾滴巴豆油。當天晚上，就聽見共用衛生間的水箱過不了一會兒就有沖水的聲音，一晚上沒消停。我小時

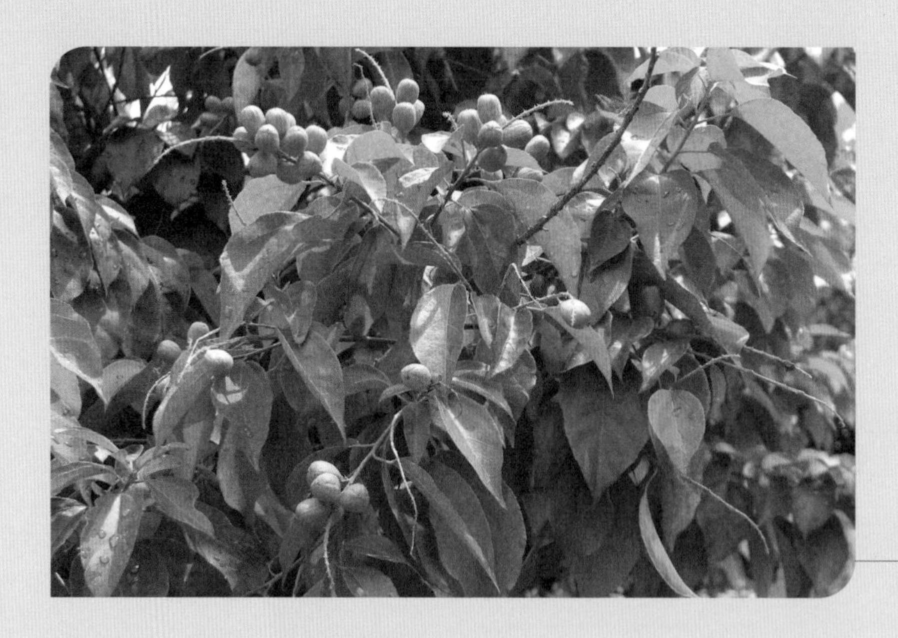

巴豆原植物

候常聽阿凡提揚善抑惡的幽默小故事，那位老師算當了一次現代版的阿凡提，教訓了一下這位愛佔小便宜的鄰居。但是這個處理手段是不提倡的。

我與同事聊天時曾說起過這件事。一位學西醫的老師覺得十分神奇，就從標本室拿了幾顆巴豆去做動物的瀉下實驗，結果小白鼠一點反應也沒有。他又問我用藥的劑量，我說，巴豆還有一個別名叫肥鼠豆，老鼠吃了不僅不瀉下，還會長胖。看來並不是所有的動物實驗結果都能照搬到人的身上。

巴豆油瀉下作用極強，為了安全有效，中醫臨床上內服的巴豆，通常都要採用製霜的炮製方法。製霜是將巴豆仁碾碎，用吸油紙按壓，吸走冒出來的油，直至大部分油都被吸走，剩下含油量比較低的巴豆仁粉末叫作巴豆霜，它的瀉下作用就緩和多了。

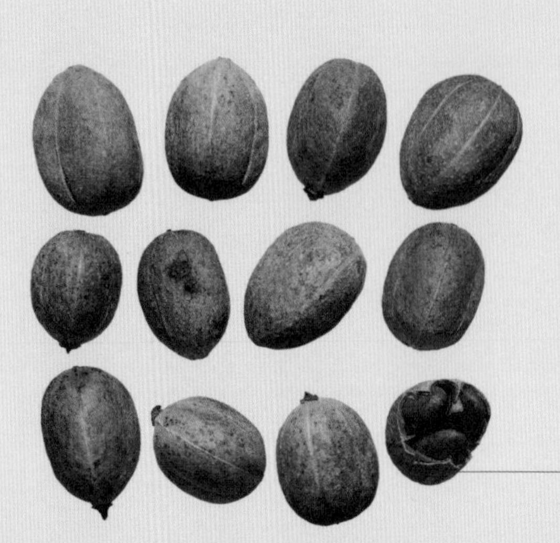

巴豆藥材

我人生的前 30 年是生活在物資不足、憑票供應的時代，憑糧票才能買到米，憑油票才能買到油，在北京每人每月的定量只有半斤油。

現在中國已經進入了小康社會，商品經濟發達。以前是缺油少脂，現在是油脂過剩。油是好東西，亦是人體必需的，但吃的時候一定要把握好度，這樣對健康才有好處。

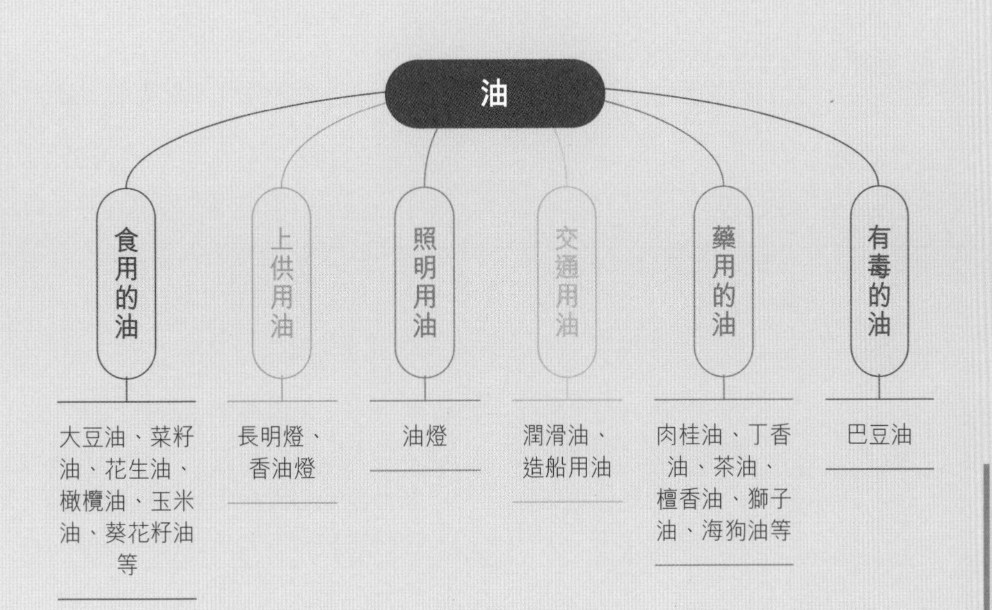

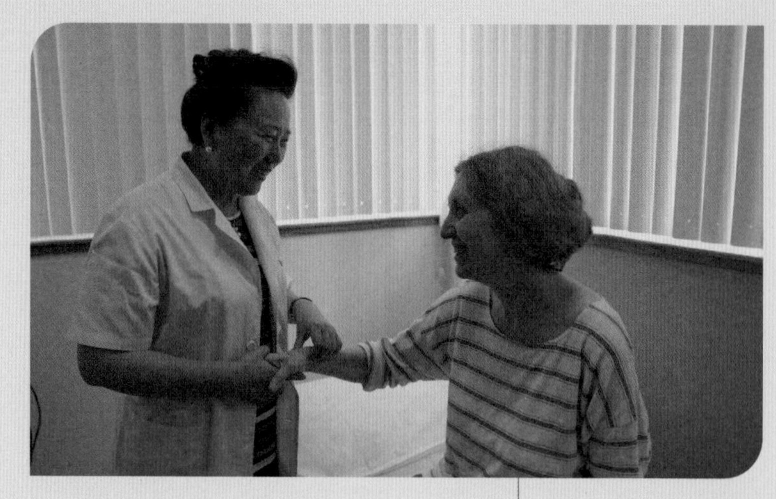

金鳴正在診所為患者診療

曼哈頓的女中醫

針灸可以用來治療動物的疾病，中草藥當然也可以。

2018 年，我和專業紀錄片團隊在拍攝大型人文紀錄片《本草無疆》的時候，採訪了住在美國曼哈頓的著名女中醫金鳴博士，她講述了一段在美國創業的故事。

那是在 30 年前，彼時美國了解中醫藥的人還不多，要在美國打開中醫藥市場談何容易。無心插柳柳成蔭，沒想到，金鳴博士創業的突破口，竟是在中獸醫藥方面。

有一條漂亮的名犬，曾給主人帶來了很多歡樂。但牠已經十幾歲了，步入狗的垂暮之年。狗的健康出了狀況，小便淋漓不止，走到哪兒就尿到哪兒。主人非常心疼、着急，雖然請了很多寵物醫生來治病，也嘗試了不同的治療方法和藥物，但都收效甚微。

一個偶然的機會，名犬的主人輾轉打聽到了金鳴博士。金鳴博士根據狗的症狀，用中醫理論進行了分析診斷，認為這條寵物狗的病機是腎氣不固，於是金博士就開出了張仲景的一首經典名方——金匱腎氣丸。狗吃藥不過一個星期，小便淋漓不盡的問題就徹底解決了。後來金博士才知道，原來這條狗的主人是世界流行音樂天王邁克爾·傑克遜 (Michael Jackson)。金鳴博士也得到了在美國用中藥治病的第一筆診金。

牲畜中藥醫

中藥治療動物的歷史說來話便長了。

大牲口是農民的命根子。20 世紀 60 年代浩然的長篇小說《艷陽天》曾在廣播電台裏連續播放，還被拍成了電影。其中有這樣感人的一幕，公社的模範飼養員馬老四，在農忙季節為了讓集體的大牲口保持體力，寧可挖野菜吃，也要把自己的口糧留給牲口。

1976 年我被下放到農村，我們 20 多個知青住在農場馬棚改的一排大宿舍裏，隔壁就是獸醫室。記得門前還有幾個木樁和鐵吊環，這些設施是獸醫專門用來為馬治療腸梗阻和灌藥用的。生產隊裏還有一個養豬場，在母豬生小豬崽的時候，我見到獸醫經常用益母草熬水餵給母豬喝。後來我學習了中藥才知道，益母草不僅獸醫用，它更是一味中醫婦科的常用藥，能活血調經，

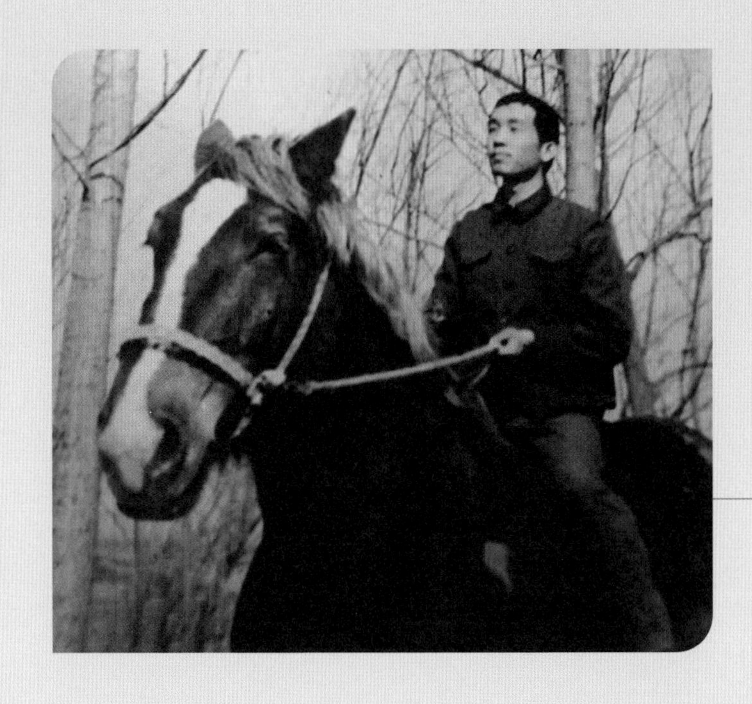

1976 年筆者下放在北京市良種繁育場，宿舍隔壁就是獸醫室，耳濡目染，也熟悉了牲畜的習性

催產和幫助產後修復，所以有益母之稱。

獸醫使用的中藥，不僅有益母草，根據《中國獸藥典》記載，基本上所有能給人用的中草藥都可以給動物用。因為治病原理是大致相同的，只是應用時需考慮用藥劑量與成本的問題。這是大道相通。

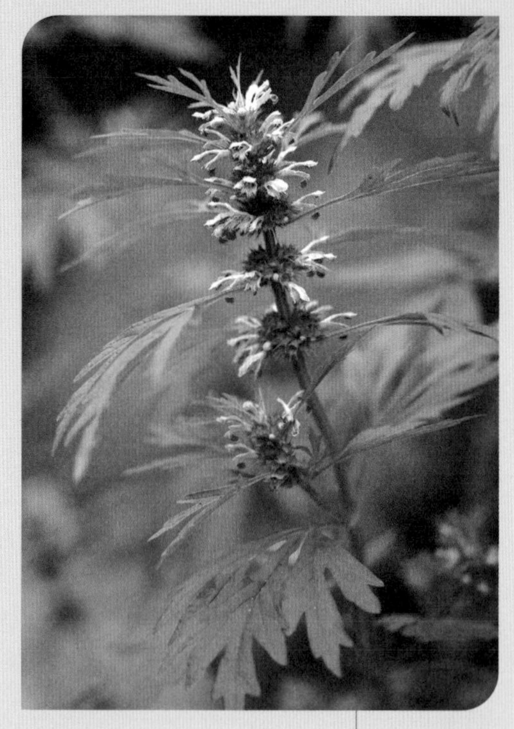
益母草原植物

/ 本草與獸醫藥 /

獸醫藥在古代軍事和農業方面功勞顯赫，征戰的戰馬，運輸的駱駝，耕地的牛，家養的豬、羊、雞、鴨等，生了病都需要找獸醫。

中國的畜牧業源遠流長，「獸醫」這個詞最早出現在《周禮・天官》中，比《傷寒論》的出現還要早很多。《周禮・天官》記載中醫生分為 4 科：內科、外科、營養科和獸醫，分別叫作疾醫、瘡醫、食醫和獸醫。前 3 個是給人治病的，後一個是給動物治病的。這種分類應該説很合理周到，説明了當時獸醫的地位和受重視的程度。

《神農本草經》、《肘後備急方》、《證類本草》、《本草綱目》等古籍都記載了諸多人畜通用的治療方法。

成吉思汗和幾百年後的努爾哈赤所向披靡，他們隨軍的所有人員都帶着人馬通用的草藥粉，既保障了兵強馬壯，又保持了騎兵戰鬥力。

2015 年，江西發現了西漢時期的海昏侯墓，被選入中國十大考古新發現。中國中醫科學院的科學家在海昏侯墓陪葬品中，發現有地黃。古人認為地黃有助於長壽，生地黃被譽為養陰聖品，野生的地黃可以餵馬。

馬的壽命一般是 20 年到 30 年，很少有能夠活到 40 歲的。李時珍在《本草綱目》中記載了一則傳說。一位韓老夫子，用地黃苗餵養了一匹馬，馬活到了 130 歲，在 50 多歲的時候時還生了 3 隻小馬駒。

《本草綱目》還有一則記載，一隻貓懷了 5 隻小貓，卻只生下了一隻，其餘 4 隻都胎死腹中，獸醫用芒硝將死胎打了下來。李時珍認為這個方法同樣可以應用到牛身上。

/ 中獸醫彭老爹 /

中獸醫，是中醫學寶庫的一個旁支。

近代以來，由於現代醫學和現代獸醫學的傳入，中獸醫被忽視了，甚至很多人根本不知道這一學科的存在。民間不乏獸醫高手，李時珍編著《本草綱目》的時候，不恥下問，常請教漁父、農夫。

商陸全株有毒，養殖的豬卻可以混吞下肚，而安然無恙

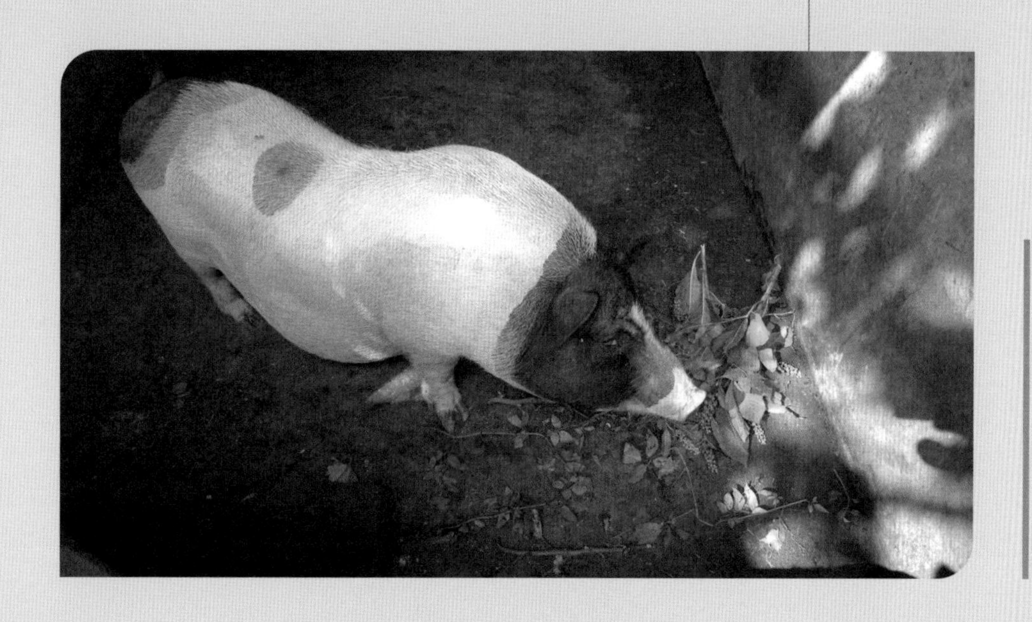

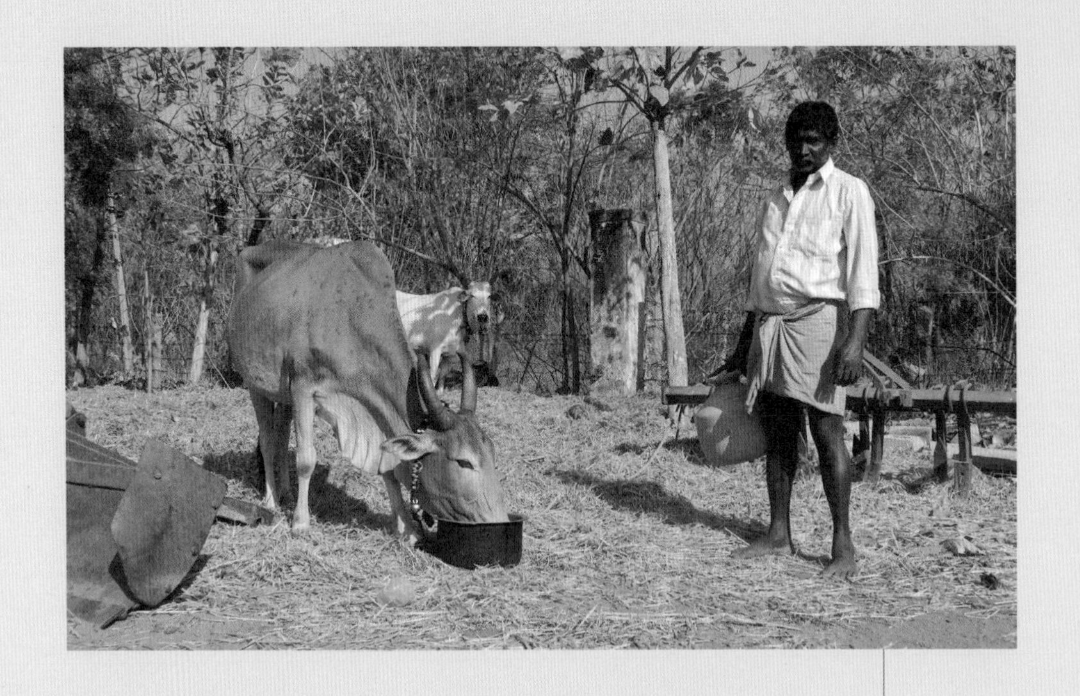

印度「神牛」

上海電影製片廠 1956 年拍攝的電影《李時珍》當中有這樣一個場景：李時珍在向獸醫老魏討教治療牛病的處方。老魏説到牛生了病，可以摸摸牛的鼻子有沒有汗，如果沒有汗，便可用麻黃發汗。

我的博士研究生彭勇，他的父親彭吉山先生，被家鄉當地人親切地稱為彭爹、彭老爹，他就是一名中獸醫。

2005 年，在彭勇的畢業典禮上，我曾見過彭老爹一面，老爺子淳樸善良、和藹可親。這位平凡而偉大的父親，彭勇以前從沒跟我提起過，彭老爹的事蹟我也是在他去世後才了解到的。

彭老爹從十幾歲開始學徒當獸醫，在多年的醫療實踐當中積累了豐富的中獸醫治療經驗，治癒過無數次雞瘟、豬瘟和各種疑難雜症。彭老爹常年行醫，對牲畜的習性瞭如指掌，一看到牲畜的模樣，就能知道牲畜身體上出了甚麼問題。

雞瘟、豬瘟都是讓養殖戶聽到就心驚膽戰的病。當地養殖戶中也有句話：「這麼多年搞養殖，只要手裏攥着彭老爹的電話號碼，我們心裏就不慌。」

2006 年和 2007 年的夏季，因為持續高溫，我國曾大面積暴發豬瘟，並一度影響了國內豬肉的行情。

彭老爹參照古代的本草典籍，研製出由生大米、生黃豆、生石膏和生甘草組成的四生清涼敗毒液，對當時豬瘟的治療效果很明顯，把當地的豬瘟控制在了萌芽狀態。這個方子成本低廉、療效高，後在湖南省內外廣泛推行應用。中醫治療溫病時，石膏是首選。中獸醫治療溫病，同樣也用到了石膏。

2011 年，有一農戶辦了一個養雞場，購買了 7,000 多隻土雞苗。可沒多久，突然出現雞拉白屎的現象，小雞一批接一批地死亡。養殖戶心急如焚，先用了一陣西藥卻毫不見效。於是他找到了彭老爹，改用中草藥治療。3 天以後，不再出現雞死亡的情況，小雞們慢慢恢復了健康，養雞戶也避免了更多的經濟損失。

現在不僅有給人看病指導用藥的《中國藥典》，同時也有指導獸醫用藥的《中國獸藥典》。《中國獸藥典》第一部收載的是西藥，第二部收載的是中藥。銀翹散、清瘟敗毒散、藿香正氣散等治療瘟疫的常用方，在《中國獸藥典》裏同樣榜上有名。

彭老爹雖然沒有在正規的醫藥學府裏學習過，但是多年的實踐和潛心的鑽研，使他積累了豐富的經驗。後來，彭老爹被破格晉升為高級畜牧醫師。

根據彭勇的回憶，老爹每次來北京都會去中國農業大學的書店，尋找中草藥防治牲畜病方面的書籍。彭老爹也把自己的寶貴經驗和收集的民間驗方、秘方記錄下來，彙集成了《中獸醫經驗集》等 3 本書。彭老爹就是這樣一位腳踏實地的本草傳承人，一位把中獸醫發揚光大的赤腳獸醫。

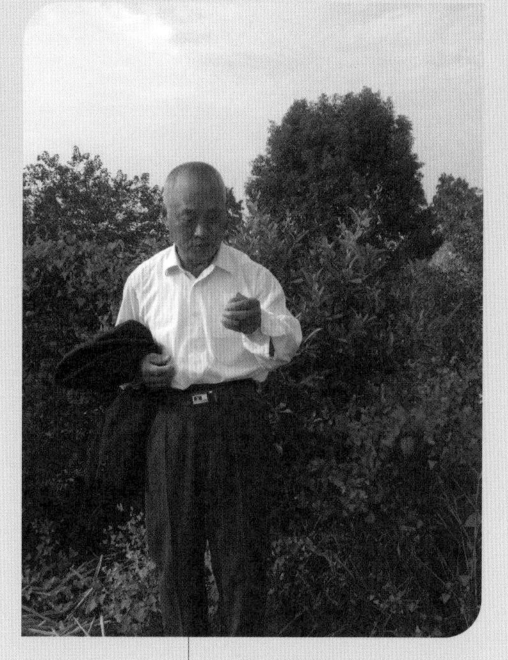
中獸醫模範彭吉山 —— 彭老爹

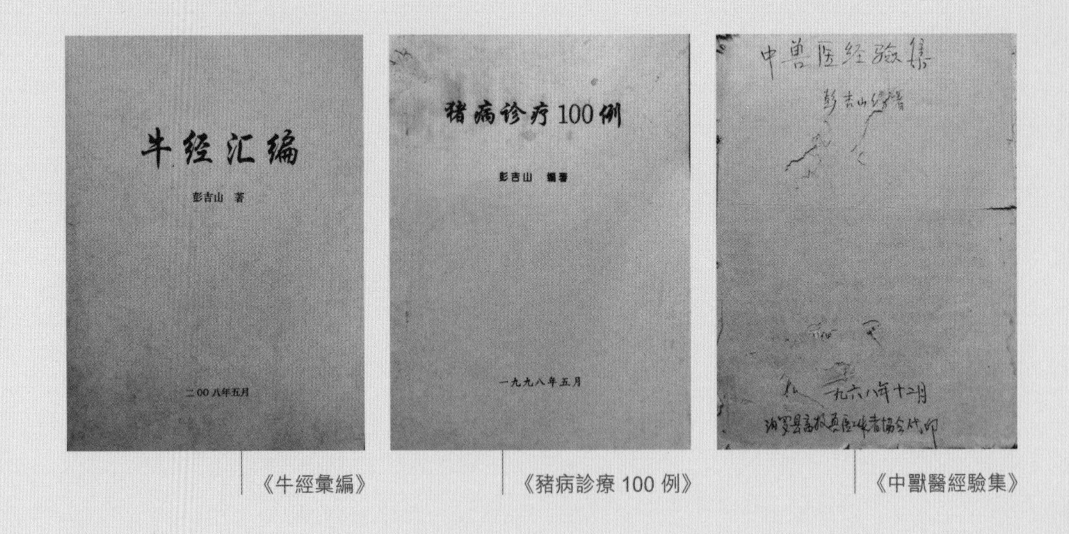

《牛經彙編》　《豬病診療 100 例》　《中獸醫經驗集》

彭老爹享年 75 歲，從事獸醫工作 60 年，奔走於湘楚大地，傾盡了汗水與心血，一生辛勞從未停歇，最後倒在了工作途中。

2015 年，湖南省汨羅市委追認彭老爹為「老有所為」的優秀共產黨員。

/ 中獸醫與寵物藥 /

中藥不僅可治療大牲畜，未來還有一個更大的寵物藥市場。養寵物的人越來越多了，小貓、小狗已經成了眾多家庭中的一員。寵物給人類帶來了歡樂和幸福，人寵相伴，相依為命。

人類有疾患，動物也有；人類需要藥物，動物也需要。不論是皮膚病、腸胃病、老年病哪樣都不例外。並且寵物也需要自己的診所、醫院以及安葬的陵園。

在藥物探索發掘的歷史中，人類從動物身上得到了很多防病治病的啟示，淫羊藿、蒲公英、金雞納等藥物都是一個個典型例證。

目前，凡是新上市的藥物，在進入臨床評價之前都需要做動物實驗，實驗對象從小動物到大動物，積累了足夠的實驗資料，經證明動物試驗有效了，才准許進入臨床試驗和應用階段。同時，有效的動物實驗數據對於獸醫藥的開發也提供了參考。

動物是人類的朋友，為人類做出了貢獻。如今的養殖動物中，由抗生素濫用引起的弊病也已經引起全社會的關注。

中醫藥學不僅護佑了人類的健康，也保障了六畜興旺，護佑着天下的生靈。愛護動物、愛護寵物，就是愛護人類自身。中藥在獸醫藥領域有着廣闊的開發應用前景。

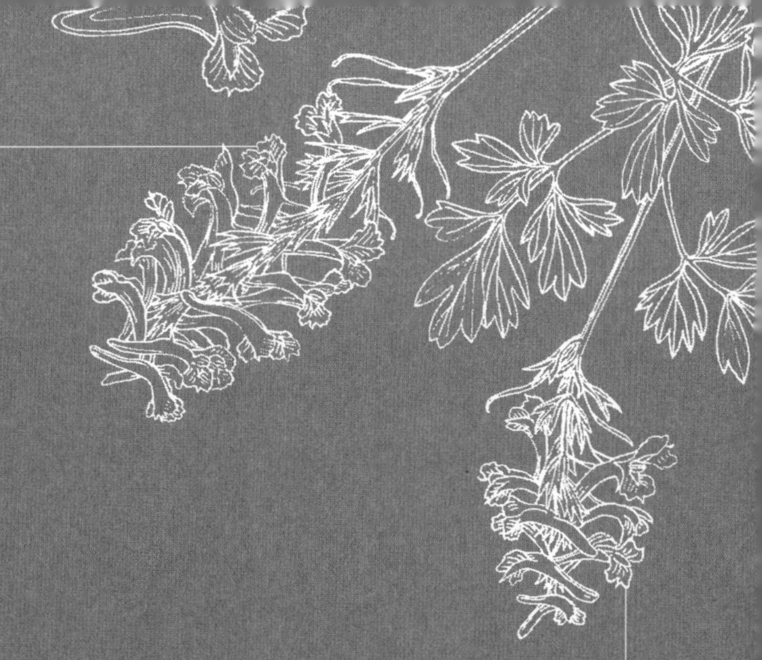

第 9 章 總結

平常讀書時，我第一眼看到書名、作者後，一般緊跟着讀序言、目錄、插圖，有了大致印象後才通讀全文。這一次，我反而把解析《本草綱目》開篇的序言放在了全書的最後，因《本草綱目．序》內容言簡意賅、文採飛揚，對《本草綱目》的出版和後世傳承起到極其重要的作用。我們在瀏覽一遍《本草綱目》之後再回顧序言，更容易體會其中的深奧和精妙之處。

/ 本草典籍李時珍 /

2021 年 5 月 2 日，中央電視台播放了大型文化節目《典籍裏的中國》的第 4 集：《本草綱目》。這檔節目演繹了一段古今穿越的故事，通過合理的場景編排，收穫了普遍好評。

很榮幸，我受邀擔當《典籍裏的中國》第 4 集的學術顧問。在和創作團隊進行溝通的過程中，我首先向他們提議參考的就是王世貞為《本草綱目》所作的序言。因為與李時珍見過面並且對李時珍的形象留下文字記錄的人，只有王世貞，製作組考慮後也採納了我的意見。節目播出時隨着大幕的拉開，舞台劇以「從醫難、寫書難、出書難」為脈絡，將李時珍向王世貞求序的故事穿插其中，對李時珍進行了藝術的再現，令人耳目一新。

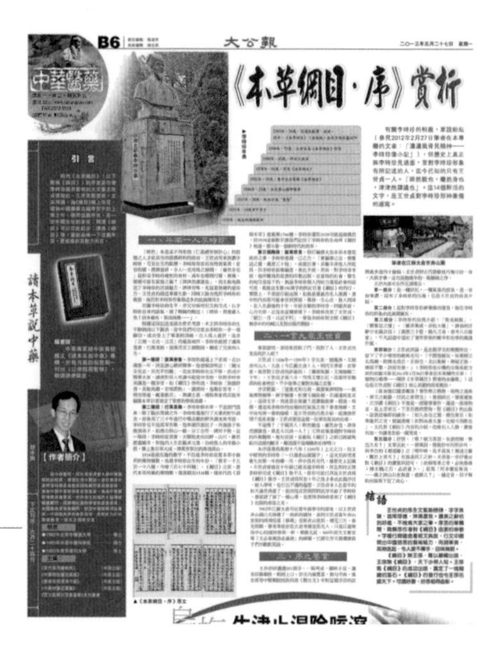
B6 大公報
《本草綱目‧序》賞析
中華醫藥
引言
讀本草說中藥
【作者簡介】
結語

筆者發表在《大公報》上的《本草綱目．序》賞析

CCTV 1
综合
愿乞一言以托不朽

CCTV 1
综合
集前朝本草之大成

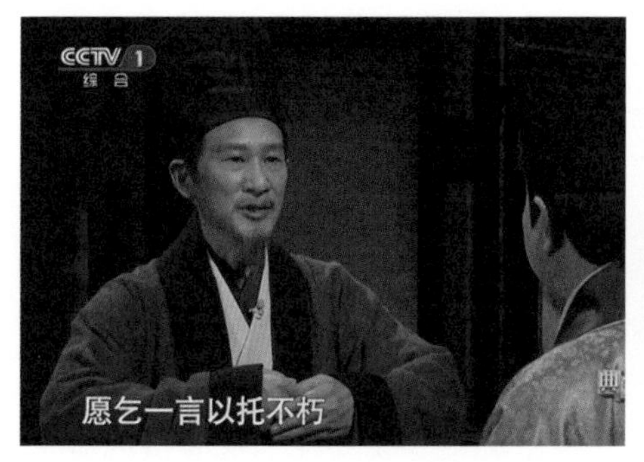

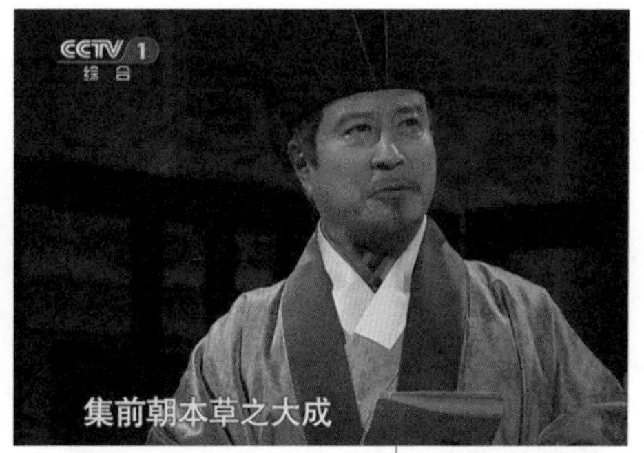

中央廣播電視總台推出的大型文化節目《典籍裏的中國》第 4 集《本草綱目》

/ 弇山園覓王世貞 /

王世貞究竟何許人也？現在人人皆知李時珍，可是知道王世貞的人並不多。時光如果回到 400 多年前，情況則恰恰相反。

在明代，王世貞是個聲名顯赫的大人物。王世貞（公元 1526～1590 年），20 歲出頭就考中了進士，後來官至正二品南京刑部尚書，去世以後又被追封太子少保。他一度是明代的文壇領袖，享有極高的社會地位和聲望。後世對王世貞的評價是：獨領風騷，文壇馳騁 20 年。要想與他見上一面是很難的，向他求字、求引薦，更是難上加難。王世貞晚年號弇（yǎn）州山人，居住在江蘇太倉，現屬蘇州市，他為自家的園子寫了一篇《弇山園記》，弇山園當時號稱「東南第一名園」。

弇山園

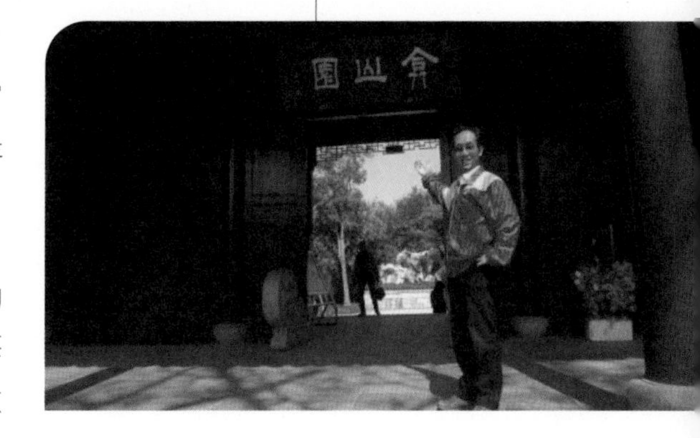

尋訪弇山園

為追思先賢，我專程前往江蘇太倉做了一次實地考察。我先飛到上海，找到當地旅遊公司，打聽王世貞的故居，可是工作人員都不知道其下落。找來找去，一位耳目靈通的出租車司機與我達成了協議，包車一天，開到太倉，找到目的地為止。煙花三月，春光明媚，從上海出發走高速公路，兩個多小時就到了太

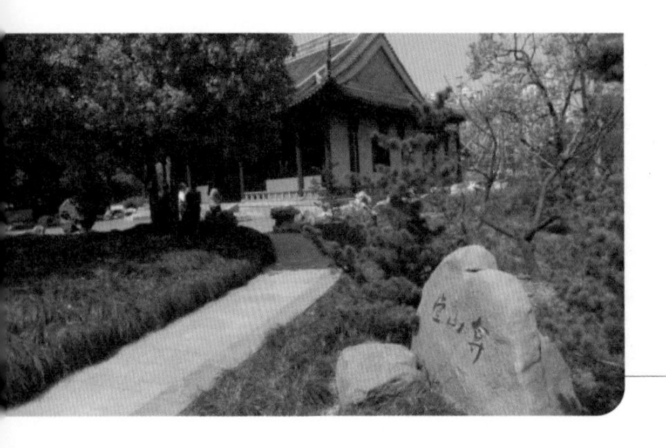

今日弇山園

倉。可一路問到的太倉當地人都不知道王世貞是誰，更不知道王世貞的故居在哪兒。幾經周折，我們終於找到了弇山園。

原來南宋時這裏曾為海寧寺，後輾轉成為王世貞居所弇山園。2002 年在原址上修了一座以兒童遊樂園為中心的新公園，並把王世貞故居弇山堂前兩個柱基遷移到了新的弇山堂前。雖然古跡保留得不多，但看園子的佔地面積和風格，可以想像這座江南園林曾經的規模和秀美。

/ 形神速寫真伯樂 /

古時醫生的社會地位其實並不高。李時珍身為一名民間醫生，欲完成並出版《本草綱目》這部 190 萬字的皇皇巨著，所要挑戰的難度可想而知。客觀地說，即使完成了書稿，若沒有重量級名人的推薦，書商可能都不願印刷出版，連書中的內容都會受到質疑，導致李時珍一生的心血付諸東流。

李時珍一生追真求實，剛正不阿。可能對他來説，彎下腰來登門求序，比挺直腰板寫書更難。但是李時珍為了這部書，放下了一切，貢獻了全部。古稀之年的李時珍，不遠千里，兩次前往江蘇太倉求見王世貞。「願乞一言，以托不朽。」李時珍的誠意，打動了王世貞。

王世貞見到了李時珍，他寫道：「解其裝，無長物，有本草數十卷。」李時珍打開行囊，除了幾十卷書稿以外，沒有一點兒多餘的東西，更沒有見面禮、潤筆酬勞。

王世貞這樣形容李時珍的相貌：「晬（suì）然貌也，癯（qú）然身也，津津然談議也。」「晬然貌也」是孟子形容的君子之貌，是賢德之人才具有的溫潤祥和的面容，腹有詩書氣自華。「癯然身也」，可見李時珍身材清瘦，十分精幹。「津津然談議也」，描述了李時珍談吐不凡，應對自如。這 14 個字是王世貞對李時珍形神兼備的速寫。在王世貞的眼裏，李時珍的氣質令人見之不忘。稱讚李時珍是：「真北斗以南一人。」「北斗以南」指北斗星以南的地域，也就是「天下」。李時珍真乃天下之奇才。

擔任《典籍裏的中國——本草綱目》節目顧問之時，我也向節目組講述了莫斯科大學李時珍像的故事，這可能更易引起現在觀眾的興趣。大劇開頭，從當代畫家蔣兆和創作李時珍肖像開始。蔣兆和根據王世貞留下的鮮活文字創作了李時珍像，後來蘇聯的藝術家又以此為藍本，進行再創作，製作出了馬賽克鑲嵌畫的李時珍像，並請進了莫斯科大學。

節目中展示的李時珍像，就是我與專業團隊赴莫斯科大學實地考察的時候，由紀錄片導演浣一平拍攝下的第一手珍貴資料。

沒有王世貞的文字，就不會有蔣兆和創作的李時珍肖像；沒有蔣兆和的畫作，也就不會有莫斯科大學的李時珍像。

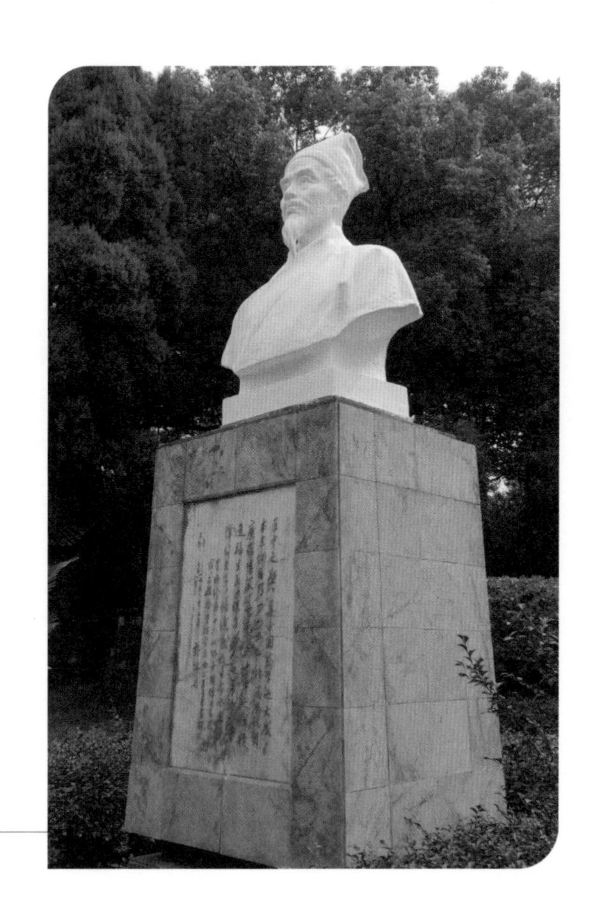

李時珍塑像

1951 年，在維也納世界和平理事會上，李時珍被評選為古代世界文化名人之一，在莫斯科大學內，李時珍與 59 位世界科學殿堂裏頂尖的科學家，如牛頓、哥白尼、達爾文、居里夫人等比肩並列，在海內外產生了巨大的影響，推動了學習與研究李時珍和《本草綱目》的熱潮。

王世貞所作的序言現在被高等中醫藥院校收入了《醫古文》教科書。全篇只有 551 個字，無句不典，僅註釋就多達 40 餘條，內涵十分豐富。

開篇第一段：「紀稱，望龍光知古劍，覘寶氣辨明珠。故萍實商羊，非天明莫洞。厥後博物稱華，辨字稱康，析寶玉稱倚頓，亦僅僅晨星耳。」

根據古書記載，望見似龍現之光，就能夠知道寶劍的所在，看見珠光寶氣，便知道有明珠的存在。古代祥瑞萍實和神獸商羊這樣的稀罕之物，不是聰明絕頂的人便不會認識。接着，王世貞列出了幾位博學大家，漢代的張華、晉代的嵇康、春秋的倚頓都是伯樂式的人物，但是像這樣的大才太難得了，如同晨星一樣稀少。千里馬難尋，伯樂更稀有。

序言開篇把氣氛烘托到了頂點，帶出李時珍的出場。王世貞同時也非常巧妙地做了自我介紹。向讀者拋出一個概念，李時珍是一匹千里馬，我王世貞就是伯樂。王世貞僅通過對李時珍的外貌觀察，幾句言談，在閱讀《本草綱目》之前就已經給出這樣的斷言。

事實證明，王世貞作序對《本草綱目》的推動作用確如伯樂。

/ 字字珠璣添錦繡 /

有關李時珍的生平，序中直接引用了李時珍的原話，真實、可信、親切。這一段用去了 226 個字。

「時珍，荊楚鄙人也。幼多羸疾，質成鈍椎；長耽典籍，若啖蔗飴⋯⋯古有本草一書⋯⋯其中舛謬差訛遺漏不可枚數⋯⋯乃敢奮編摩之志⋯⋯歲曆三十稔，書考八百餘家，稿凡三易⋯⋯」

李時珍自我介紹：我家住荊楚大地，自幼體弱多病，天生資質笨拙，卻酷愛鑽研典籍。因痛感古代本草書中錯誤太多，於是立志要修撰一部新的本草書籍。用了

30 年，參考了歷代的典籍，前後修改了 3 次，終於完成了今天的書稿。在平凡謙遜的話語中，道出了李時珍堅定的信念、嚴謹的學風和著書背後的艱辛。

這段文字可見李時珍著書的艱辛與其精益求精、勤懇的精神，春夏秋冬，四時寒暑，問道漁父農夫，踏遍萬水千山，李時珍以一己之軀撐起了千秋本草大業。讀萬卷書，行萬里路，留萬世言。立德、立功、立言，李時珍完美地演繹了自己的人生。

接下來是王世貞對《本草綱目》的評價，也是本篇序文的精髓所在，有如神來之筆，留下了不少傳世的名句。

「如入金谷之園，種色奪目。如登龍君之宮，寶藏悉陳。」金谷園是西晉巨富石崇在洛陽城東建造的一座私家園林，彙集了天下奇珍異寶，不過尚屬人間可以見到的。這裏王世貞把《本草綱目》比作金谷園。下一比喻是傳説中東海龍王的宮殿，乃世人見不到的無奇不有的寶庫。從文壇大儒王世貞的角度看，《本草綱目》所載之物尚有罕見、畢生難得一見的。

湖北蘄春
李時珍墓

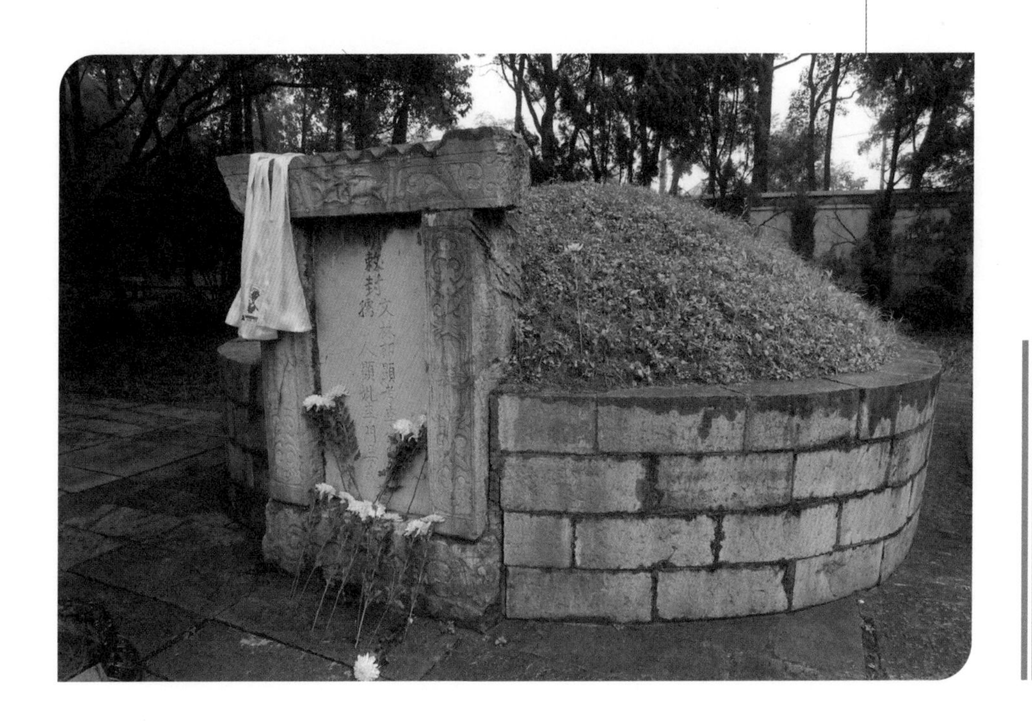

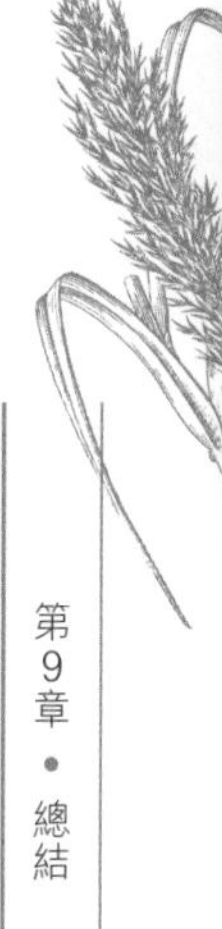

仔細閱讀《本草綱目》之後，王世貞發出這樣的感歎：「茲豈僅以醫書覯哉！實性理之精微，格物之通典，帝王之秘籙，臣民之重寶也。」怎麼能説這僅僅是一部醫書呢？大道明理，格物致知。書中既有幫助帝王治國安邦的大道理，更有百姓生活實用之物，乃寫給百姓的一部實用寶典。

學習《本草綱目》後，我更加深刻體會到了李時珍博物學的大格局：「博而不繁，詳而有要。」《本草綱目》內容涉及了中國人的一天、中國人的一年、中國人的一生。寫了世界上每一個人都會面對的生、老、病、死的大問題。《本草綱目》不僅是一部醫藥著作，在收錄 1,892 種藥物和 1 萬多首處方的同時，以百姓熟悉的日常生活為切入點，從吃穿用度談起，詳解米口袋、果籃子、菜籃子，廚房裏油鹽、醬、醋、葱、薑、蒜的學問，無一不與人們的健康息息相關，點滴中滲透着生活道理。

簡而言之，本草書中多智慧，生活處處有中醫。

/ 一言九鼎王世貞 /

這篇序言首尾呼應，字字珠璣，氣勢磅礴。最後王世貞給出結論：「藏之深山石室無當。盍鍥之，以共天下後世味太玄如子雲者。」把這部經典之作藏在深山石洞裏就太可惜了，何不儘快把它刻印出來，以供天下人共享呢？

王世貞一錘定音，幫助出版商下定了決心，為《本草綱目》的成功出版奠定了一塊關鍵的基石。《本草綱目》如無王序，則難以順利出版；《本草綱目》的發行，也令王序名揚天下。好書與好序相得益彰。

王世貞還是一位成功的預言家。《本草綱目》自明末問世以來，先後出現了 160 多個版本，其中有中文的再版，也有外文譯本，翻印者更是不計其數。我想就這個數字而言，又可算是一項世界紀錄了。

1590 年，王世貞在作序當年的秋天，溘然長逝。

3 年之後，當《本草綱目》刻成開印在即時，李時珍也倒下了。李時珍的一生，猶如春蠶吐絲，為本草大業而拼搏、嘔心瀝血，儘管他生前沒能親眼看到《本草綱目》問世，可他把這部偉大的著作留給了世人。

功在千秋當一歌

致敬李時珍，致敬《本草綱目》。我和中國文化研究院的魯軍院長，共同創作了一首《本草之歌》，作曲家冼凡老師譜曲。最後謹以《本草之歌》作為本書結尾，與讀者共勉。

本草之歌

萬年辟蒿萊，民苦疾患多。
神農親身嘗百草，足跡遍崇阿。
性分寒熱温涼，味別酸苦甘辛；
滋養烝黎，祛病解厄——成我中華泱泱國。

後世五千載，歲歲不蹉跎。
杏林英才迭代起，著書廣立説。
平登岐伯之堂，徑訪軒轅之座；
品類詳晰，功效精核——臨床一劑起沉疴。

瀕湖綱目出，豁然開寥闊。
志隨先聖除民瘼，盡此一生搏。
貞骨傲雪凌霜，慧心高邁超卓；
福佑億兆，暉麗萬有——功在千秋當一歌！

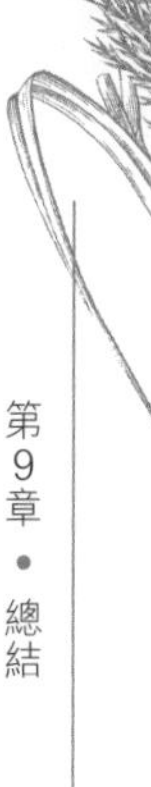

金華昌
域外岐黃一豐碑

早期在海外的華人會抱團形成聚落，一個個唐人街在世界各地建立。美國最早的唐人街在西海岸著名城市舊金山。也是在美國西部，有一條已沒落的唐人街，150 年前曾經繁榮一時，與舊金山唐人街齊名。現在知道那裏的人恐怕不多了，而那裏與中醫藥有一段很深的淵源，保留了一座被遺忘的中醫藥博物館。

/ 啟程 /

2017 年，我得到一條信息，美國西部還有一座鮮為人知的中醫藥博物館，我立刻開始籌劃行程，決定前去考察。8 月，我和考察組一行 6 人，從美國俄勒岡州波特蘭市出發，沿着哥倫比亞河峽谷，一路開車進入西部腹地。沿途的植被從鬱鬱葱葱的大樹，漸漸變為枯黃的灌木叢，進入不毛之地。事先探過路的美國博士生白效龍已經心中有數，跟大家開玩笑説：「我們要去的是一個鳥不拉屎的地方。」一路顛簸了七八個小時後，我們終於到達了目的地，一座名為約翰迪的小鎮。

面對着現在如此荒涼的小鎮，很難想像這裏曾經的熱鬧景象。這裏曾聚集了 2,000 多位華人在此生活，而現在，鎮上一個華人都沒有了，全鎮人口不到 2,000 人。

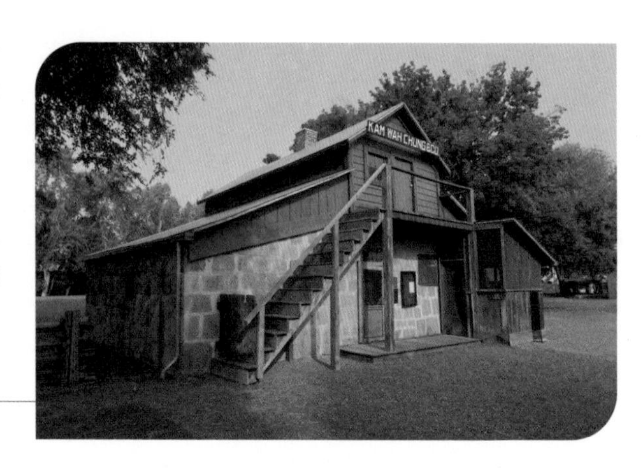

金華昌公司博物館外觀

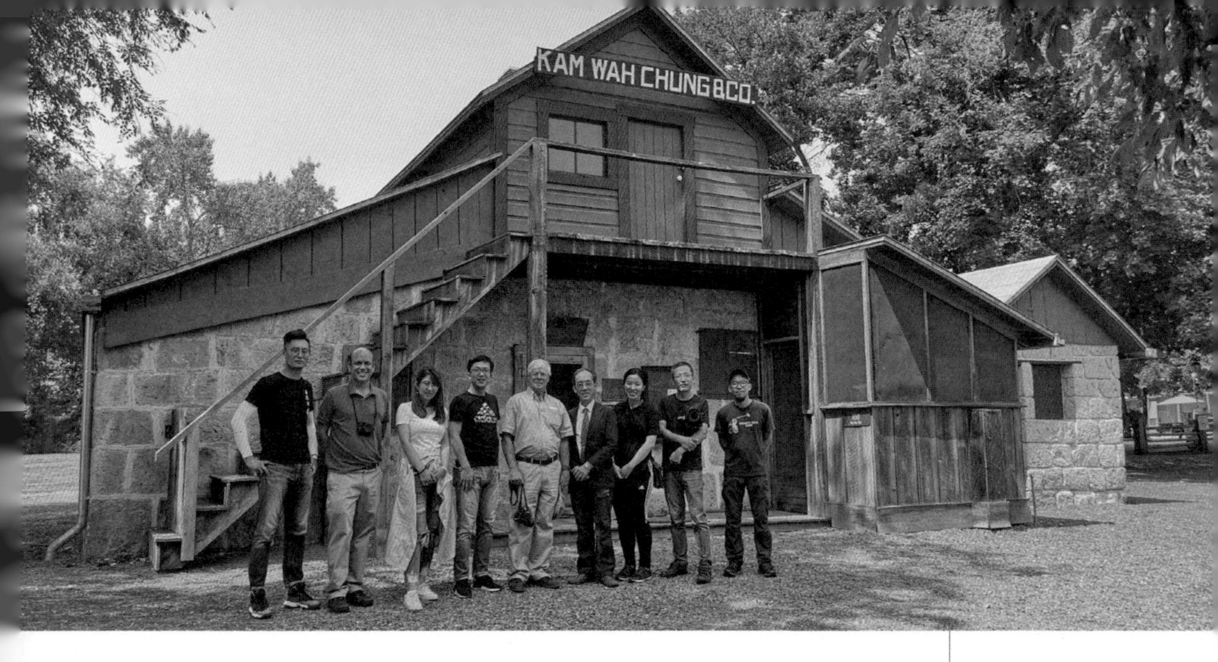

紀錄片《本草無疆》拍攝團隊

/ 淘金 /

19 世紀中葉，美國的西海岸發現了黃金礦，引發了淘金熱。約翰迪地區華人聚集得越來越多。異國他鄉的孤獨情緒，加上當時美國社會對華人的歧視與欺淩，那裏自然形成了一個華人抱團取暖的社區。

哪裏有華人，哪裏就有中醫藥。在這支華人淘金的隊伍當中，出現了中醫藥人的身影。

1888 年，來自廣東新會的梁安與來自廣東台山的中醫大夫伍于念，合夥開辦了一家多功能的公司——金華昌。取名金華昌，圖的是個好彩頭，盼望事業紅紅火火。這一年，梁安 25 歲，伍于念 26 歲。從此，梁安、伍于念開始了長達半個世紀的友誼與合作，成了一對真正的金牌搭檔。

梁安是商業人才，受過良好的教育，精通英文，善於社交，他很快融入了當地社會，負責公司的多種經營項目，生意越發興隆。

伍于念大夫專注於看病。他的醫術高超，遠近聞名，求醫的不僅有當地的華人，還有很多來自外州的洋人。

但不幸的是，梁安先生在 1940 年去世了。好似俞伯牙失去了鐘子期，伍大夫悲慟之下仍堅強地獨自撐起了金華昌。

/ 塵封 /

在大淘金浪潮過去之後，當地的經濟蕭條了，華裔居民紛紛離去，另謀出路。1948 年，伍大夫不慎跌傷，不得不離開金華昌，住進了波特蘭的安老中心。20 世紀 50 年代初，伍大夫在波特蘭去世。他生前留下遺言，想把自己的診所和公司全部捐給政府作為博物館。

由於約翰迪太荒涼偏僻了，當地政府竟然把這件事忘了。直到 20 世紀 70 年代，人們準備在金華昌的位置建一個遊樂場時，才發現那裏還有一棟建築。調查後方知，原來那棟建築是伍大夫捐給政府的金華昌公司。

時隔 29 年，金華昌的大門才被再次打開，昏黃的燈光下，濃郁的中國味撲面襲來。木門、木地板、木牆、木柱、二胡、民國時期的畫報，還有用毛筆寫的對聯、香案上乾癟的水果⋯⋯ 所有的陳設好似被封存在一個時間膠囊裏一樣，一切都停留在伍大夫離開的那一天。

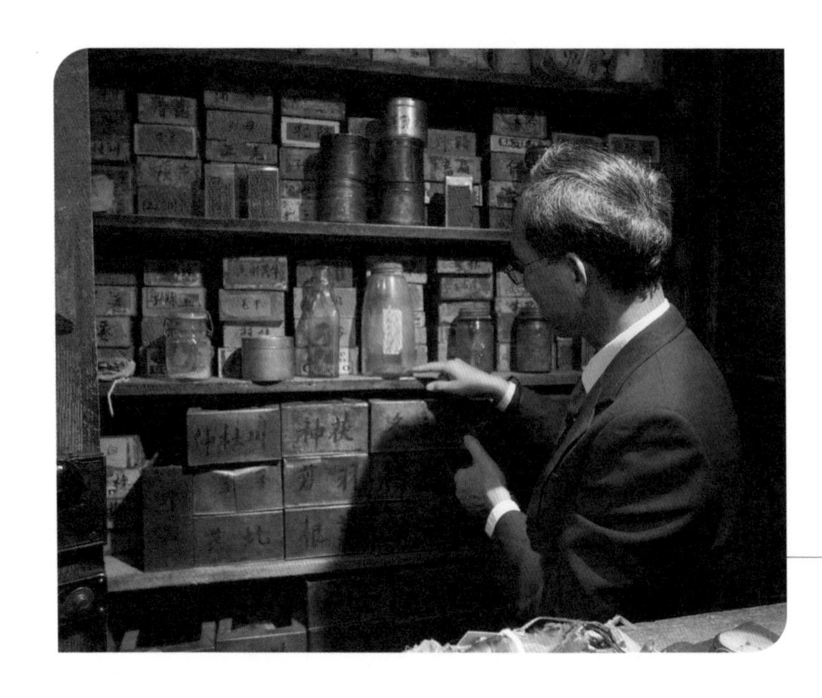

筆者在金華昌的小藥房裏，如同進入了塵封的時間膠囊

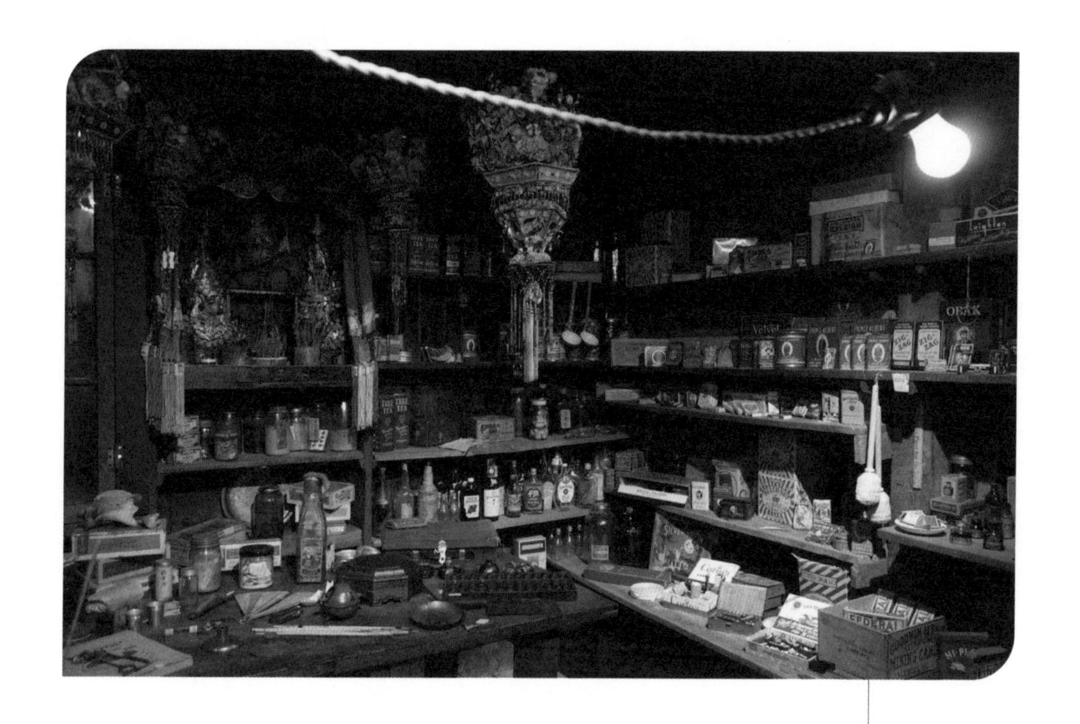

金華昌博物館
內雜貨舖

室內一邊是雜貨店，一邊是診所兼藥房。向內走還有廚房、主人的臥室，以及一個簡易的客棧。這裏曾是收容華人、容納生老病死的場所，展示的是一個濃縮的中國社會。

/ 重啟 /

當我走進金華昌時，體會到一種進入敦煌莫高窟的感覺，一個中醫診所、老藥舖原原本本地展現在我的面前，真實的中醫老物件觸手可及。打開藥櫃上的藥盒，依然可以聞到幾十年前的中藥香。

金華昌保存的中藥飲片有 400 多種，常用中藥應有盡有，其中也有不少貴重藥材，如人參、三七、沉香等；動物藥材有麝香、羚羊角、蛤蚧、鹿茸；中成藥有廣州地區常用的保濟丸等。非常有意思的是，在一個白蘭地酒瓶中泡着一條來自李時珍家鄉的蘄蛇，好似東方的書畫作品被裝進了西洋的玻璃鏡框裏。

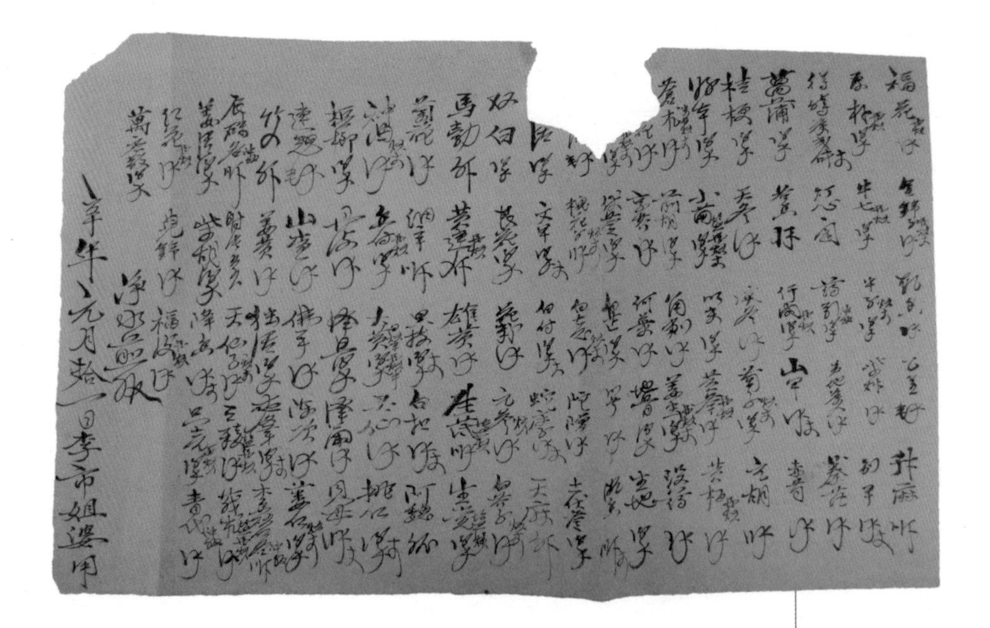

伍于念寫下的藥方之一

伍大夫壽終 90 歲，在我看來，伍大夫醫德高尚、醫術精良，有超過 55 年的行醫經歷，如果按現在「國醫」的標準，大概稱得起「國醫大師」了。

在金華昌內，我留意到一沓沒有兑換的支票，總額超過 23,000 美金。在半個多世紀前，這是一筆不小的數目，可以把當年的半個村子買下來。但每張支票都是小面額的，6 美金、8 美金、10 美金。我想這可能是一般老百姓支付的診金加藥費。但伍大夫沒去兑現的原因，我個人的解讀，伍大夫可能只想默默地幫助患者做義診，無償地為貧困患者服務，他尊重患者的情面收了支票但不去兑現。

金華昌原封不動地保存着上萬份伍大夫留下的大量病例病案，其中有的大處方，用藥差不多有 100 味，且所列的都是常用中藥，按照中藥的理法方藥來分析處方，看不出治法邏輯。這時，旁邊一本小黑皮書引起了我的注意。小書像是一本字典，翻開看到裏面寫的蠅頭小楷，手抄得工工整整，內容卻有些難懂。後來我請教了中醫藥文獻學家王家葵教授，他推測該書記載的可能是洪門幫會的「切口」，類似於密碼暗號。也許按照某種規律解開一組代碼，就可以在處方相應的位置將中藥找出來。

其實類似在大方子裏隱藏小處方的做法，在金元時期就已經出現了，一直流行至清末，還流行到了日本。有時一位醫生開出了處方，患者按方抓藥，藥到病除了則無礙，萬一患者再拿着處方到別處抓藥，出了事就會影響原先開方子的大夫。這個處方別人看不懂沒關係，患者需要在開方大夫的診所裏抓藥，只有大夫自己才明白其中的奧秘。這在知識產權不受保護的年代，也算是一種自我保護的辦法。

/ 豐碑 /

當我結束考察走出金華昌博物館時，門前 20 米左右的地方有一棵 7～8 米高的大樹。那是一棵枝繁葉茂的杏樹，灰褐色深裂的樹皮似一位飽經風霜的耄耋老人臉上深深的皺紋。這棵樹彷彿訴説着「杏林」的故事。傳説三國時期的董奉，為百姓治病不取錢物。患者康復後栽幾棵杏樹表達敬意。幾年後，他家門前杏樹有 10 萬餘株，鬱然成林。根據這個傳説後人用「杏林」稱頌醫家的高尚品質。

金華昌門外一株高大的杏樹如一面不落的錦旗

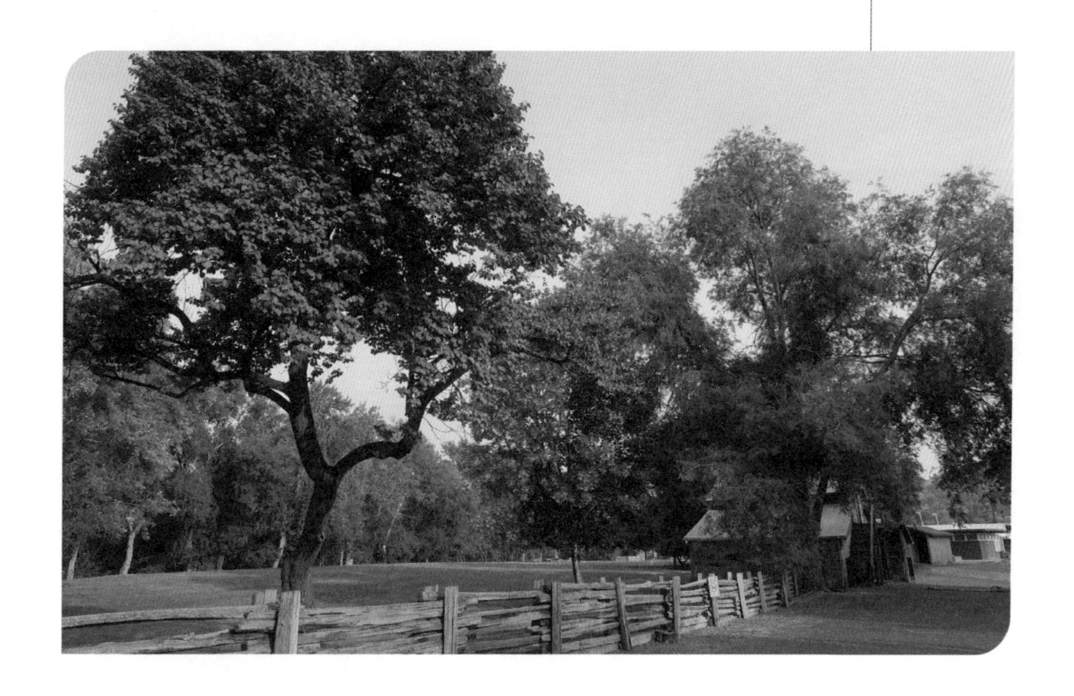

金華昌周圍除了這棵杏樹沒有一棵與杏樹相似的樹，我想，這棵樹可能是某位患者為了感謝伍大夫特地栽種的，也可能是伍大夫自己為了明志而種下的。

金華昌門前的杏樹就像一面百年不倒的中醫旗幟，一直在北美飄揚。

在中國人的心目中，墓地的位置非常重要。「我生本無鄉，心安是歸處。」伍大夫和梁先生選擇了過世後就埋葬在漂泊創業的約翰迪小鎮。離開小鎮前，我決定去祭奠一下他們。

伍大夫和梁先生安葬在半山坡上的墓園裏，俯瞰着金華昌。我們轉了大半個鎮子，終於買到了一束花。我把花獻到了他們的墓前，鞠躬致意。直起身來，一回頭我突然發現墓地旁的籬笆牆上，自然攀緣生長着淡淡的白色小花，那是一種常用的中藥威靈仙。「威」、「靈」、「仙」3 個字可以代表伍大夫的醫術和醫德。「威」、「靈」、「仙」也正是海外華人頑強不息、奮鬥精神的讚頌。

有關金華昌的故事，我在《中華醫史雜誌》上發表了一篇考察報告《滄海遺珠——被遺忘的中醫藥博物館》，之後我陸續接到了有關媒體的採訪。就在我們考察後沒多久，美國探索頻道（Discovery Channel）的攝製組也去探訪了金華昌博物館。2018 年，紐約的華人博物館舉辦了金華昌的專題特展。

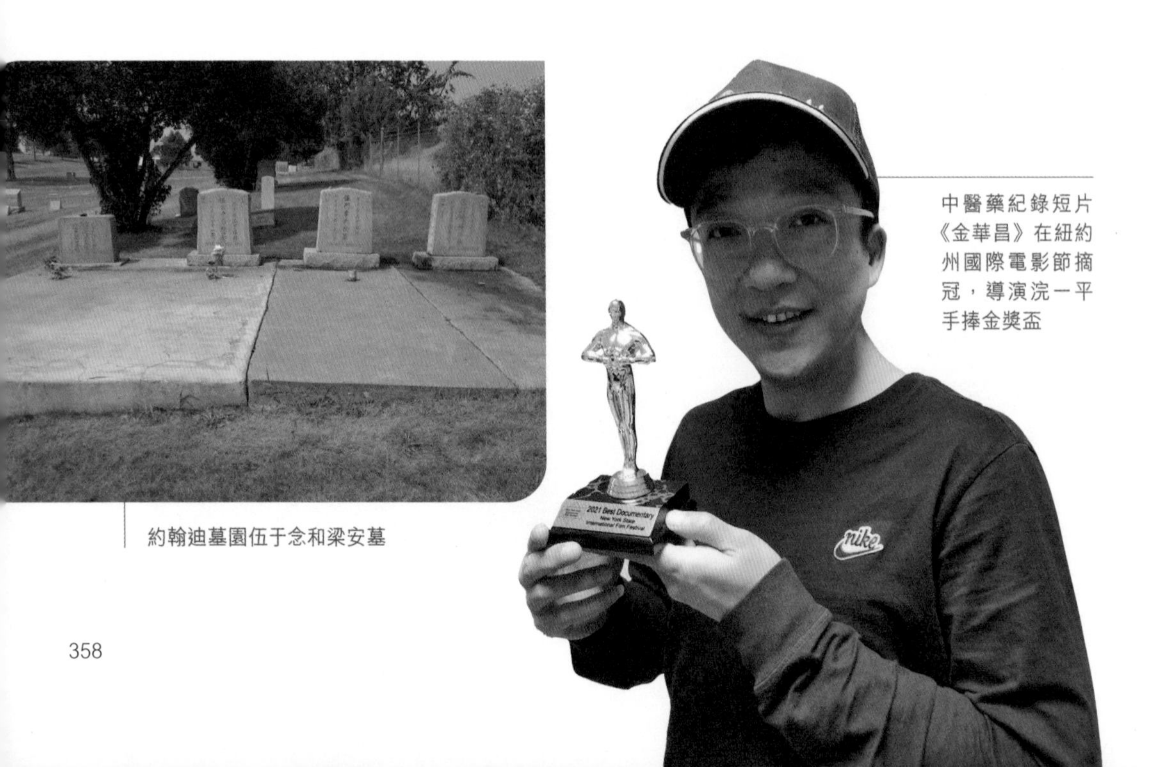

約翰迪墓園伍于念和梁安墓

中醫藥紀錄短片《金華昌》在紐約州國際電影節摘冠，導演浣一平手捧金獎盃

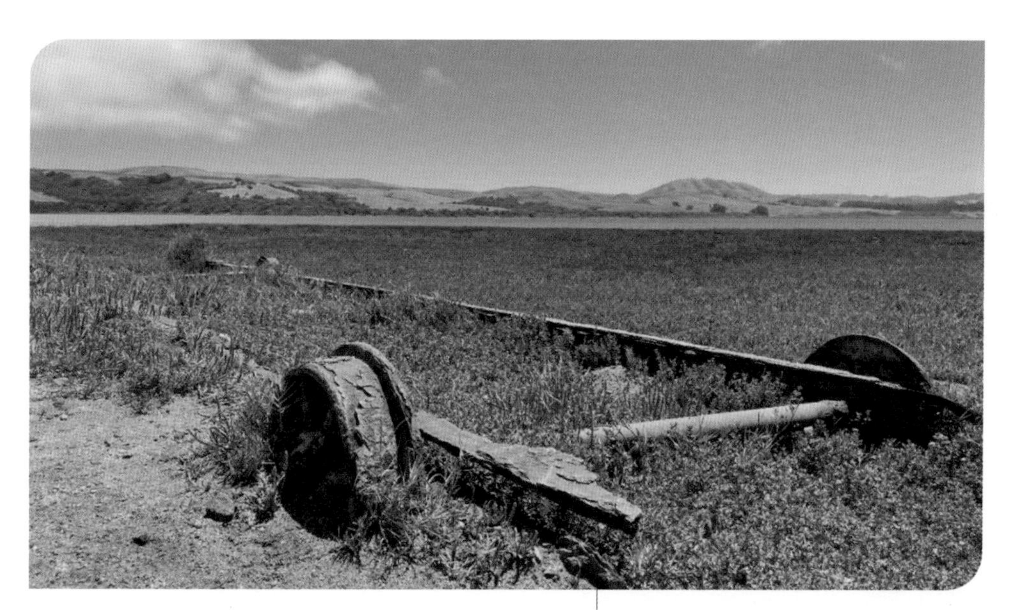

俄勒岡州淘金時代留下的火車鐵道和枕木

告別金華昌時，我在留言簿上寫下了臨別贈言：「海外華人創業之先驅，北美杏林拓展之楷模。」

曾經被人們遺忘的海外中醫藥博物館現已開始煥發青春，當地政府也撥了款用於館內資料的管理。

文化需要發掘，需要整理，需要弘揚。金華昌重新成為吸引人們的關注點，其他尚未為人所知的文化地點，正在等待重新開啟的人。

後記

從 2020 年元月開始，新冠病毒肆虐全球。3 年來，這場人類歷史上的劫難使得人們的生活模式和工作方式都發生了巨大的變化。

我參加工作以來，第一次這麼長時間沒有外出考察。在不得不「宅家」的日子裏，我再次系統研讀了《本草綱目》這部鴻篇巨著。

2020 年 5 月 26 日，時值李時珍誕辰 502 周年紀念日，「趙中振《本草綱目》健康智慧 200 講」節目在喜馬拉雅音頻平台開播。從那天起，每隔 3 天播放一講，每一講的文稿平均約有 3,000 字。我在準備下一講的同時，也和聽眾在線下互動，真有點直播的感覺。

開弓沒有回頭箭，在那段時間裏，我躲進小樓，心無旁騖，沒有節假日，沒有春夏秋冬，夜以繼日地重複着初稿—試錄—整理—補錄的過程，大腦維持着高強度運轉。2022 年 3 月 15 日，200 期節目終於完成了。

我以為可以鬆口氣，可回過頭來，更艱巨的任務擺在了面前。

節目播出後，反響熱烈，不少聽眾希望能儘早出版書籍。一條條留言是鼓勵，更是動力。幾家出版社也向我約稿，讓我不能解甲卸鞍。音頻講座相對説比較輕鬆，如有疏漏尚有藉口。這次 60 萬字的《中振話綱目》文稿，一經印出，留給歷史的是白紙黑字，容不得半點馬虎。

研讀本草，要下大氣力。專業上，古文字學是一項基本功，還要有一定的中醫藥學、動植物學、礦物學、歷史學、地理學、民俗學知識，但這些還遠遠不夠。李時珍從田野到書齋、也從臨床到書齋，歷時 27 年才完成了《本草綱目》。作為讀者和學習者在研讀這部書的過程中，我們若能走出書齋，親身探尋，接觸到李時珍描繪的山水草木，對書中的學問會有更為深刻的理解，也會有不一樣的感受。很多在書齋裏百思不得其解的問題，置身草木間往往會迎刃而解。雖有跋山涉水、身困體乏之艱辛，更有茅塞頓開、滿載而歸之甘甜。

本書全名為《中振話綱目——走出書齋探本草》，副標題「走出書齋探本草」用了一個「探」字，代表探索、探險、探求、探討，也概括了我學習本草的過程。對於一部紅樓夢，百人百解。同樣對《本草綱目》這樣一部 190 萬字的中國古代的「百科全書」，也可以有不同的解讀途徑，《中振話綱目》從博物學的角度入手，也算作一個嘗試、一種特色吧。

回顧這趟本草探索之旅，感觸良多。説句心裏話，從事如此龐大的工程，以一己之力就是累得吐了血也難有作為。我要感謝我們的團隊，這是一個相互學習、不斷創新的團隊。2009 年以共同研習本草為契機，我們發起並成立了本草讀書會，2014 年在香港浸會大學啟動了本草文化工程，在 2018 年舉辦了紀念李時珍誕辰 500 周年系列活動。眾人拾柴火焰高，此後社會上的眾多有識之士陸續加盟，共同的理念、共同的事業把我們聚在了一起。

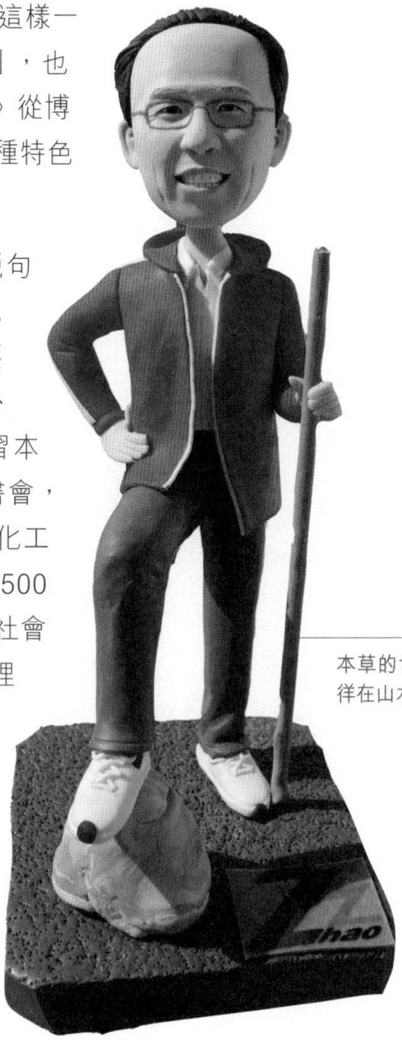

本草的世界：徜徉在山水之間

我首先要致謝鄭金生、張其成、康廷國三位教授，他們是我學術生涯中的良師益友。幾位師長慷慨為拙作賜贈序言，鞭策後學，導航並揄揚。還要特別感謝安徽中醫藥大學的王德群教授，在我錄製音頻的過程中，王老師正在住院。他在病榻之上，仍舊是每篇必讀，每篇必評，並通過手機把手寫的建議拍照傳來。這些資料我都一一珍藏起來，因為其不僅體現了對小弟的關愛，更凝聚了一種對本草大業的歷史責任和擔當精神。

在書稿整理過程中，承蒙周夢佳、劉靖、吳孟華、葉俏波、洪雪榕、朱利霞等給與大力協助。我的博士畢業生梁鵬在讀書的過程中，認真做了讀書筆記，並歸納為思維導圖，將「小梁讀書筆記」貢獻於每篇之後，起到了畫龍點睛的效果。

本書有約 2,000 幅照片，除自己以往的積累之外，還得到我的老搭檔陳虎彪，以及鄧家剛、鄔坤乾、冼建春、周重建、郭巧生等新老朋友的支持。中藥科學畫界的常青樹、90 高齡還在創作的陳月明老師的作品為小書的版面錦上添花。

還要特別感謝王家葵、沈澍農、郭平、鄔家林、王文全、梅全喜、曹暉、郝近大、萬芳、張永賢、張永勳、張瑞賢、趙凱存、魯靜、裴妙榮、楊鋭、衛明、蔣明、彭華勝、張志斌、董小萍、段煦、邵旻、王錦秀、侯俊玲、安劍星、何仲濤、郭佩玲、真柳誠、久保輝幸、李民、徐啟河、王梅、梁之桃、黃麗麗、區靖彤、彭勇、李建生、戴昭宇、陳學毅、華碧春、張林碧、屠鵬飛、張厚寶、白效龍（Eric Brand）、王維波、齊加力、孫鑫、孫立國等專家。在音頻節目錄製與文稿整理過程中，他們提出了許多中肯的建議。他們專業上的指導、把關，實乃筆者之幸、讀者之幸。

在節目創作的過程中，我和對本草和詩歌有研究、感興趣的王昌恩、劉紀青、劉斌、張鐵軍等共同發起創辦了本草詩社，後增加到幾十人之眾。朋友們在學習本草時創作詩詞，在品味詩詞時學習本草，相互切磋，共同提高，以更加新穎活潑的方式詮釋弘揚中醫藥。以張林碧、吳振武、王冠明等為主力製作的公眾號有聲有色，為本草研究帶來了新的活力。有些佳作已經陸續在《健康週報——【本草詩社】》欄目上發表，相信不久的將來，一本《詩畫本草》必將成為杏林中的一束馨香。

《中振説本草綱目》公眾號自 2020 年 6 月 23 日開設，日常管理與維護是由張志傑教授負責的，迄今（2022 年 10 月 31 日），關注的讀者超過 2 萬人，累計閱讀量超過百萬次，公眾號不僅受到讀者的歡迎，也受到了業內同類公眾號的認可，共有 26 個友好公眾號轉載。公眾號採編過程中，得到了林燕靖、黃冉、陳潘、丁一明、楊慧捷、張志、張志飛、郭永華、李虹、陳潔麗等小夥伴的大力支持。

與此同時，書稿在《健康週報》、《生命世界》系列轉載，相關視頻在央視網絡平台的《節氣新生活——本草 V 課堂》系列播出，北京中醫藥大學《本草綱目》研究所正式成立。我也作為學術顧問，參與策劃了《典籍裏的中國——本草綱目》一期。近年來，本草從一個冷僻的詞語，變成了網絡上熱搜的詞匯，對此我感到十分高興與欣慰。

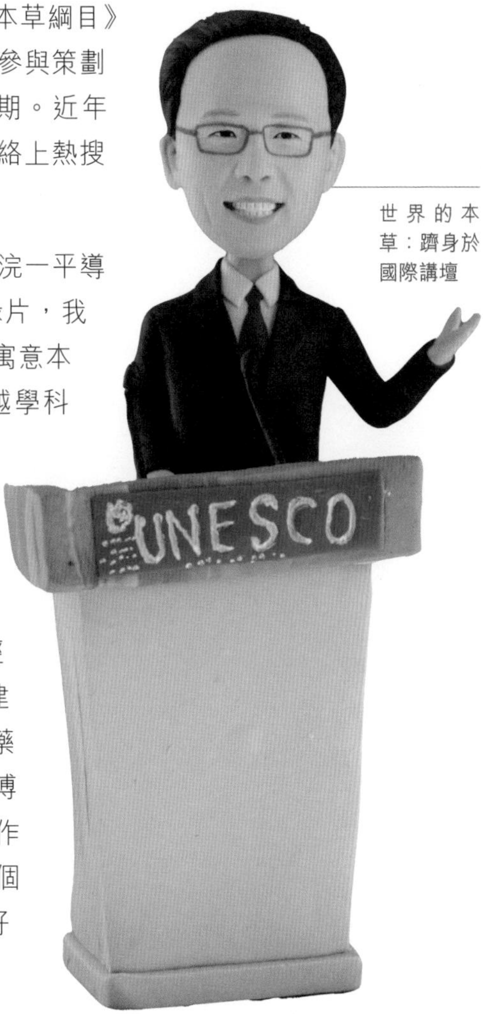

世界的本草：躋身於國際講壇

在完成《中振話綱目》書稿期間，我和浣一平導演團隊共同完成了一部人文探索的紀錄片，我把本片起名為《本草無疆》。這個片名寓意本草學是一門跨越時間、跨越空間、跨越學科的大學問。

2022 年，伴隨着書稿草成，也迎來了我在香港浸會大學中醫藥學院榮休的日子。1999 年 4 月 1 日我從東京來到香港加盟浸大，轉眼間已經 23 年了。這些年我有幸參與了學院的建設，見證了學院的發展，主持創辦中藥課程、負責籌建中藥標本中心及中醫藥博物館、發起本草文化工程。我能在將工作告一段落之際，以《中振話綱目》做一個階段性總結，對我來說，也是一個很好的紀念。

惜別浸大之際，畢業生林燕靖、古全輝博士送來了一對精美的禮物，是兩個精心製作的人偶，達意傳神師生情。

2024 年，是我的恩師謝宗萬教授誕辰百年。雖然老師已經駕鶴西去，但弟子時刻能夠感受到老師在身旁耳提面命。謹以此書，向老師交上一篇作業。

文末，還要感謝胡梅博士，她曾是我的大學同學，後來與我攜手 40 年。她全力支持我的事業，作為同行，她總是為我添薪加油，幫我完善節目和文稿；作為妻子，她也了解我的弱項，經常批評質疑，給我不時發熱的頭腦降溫。

中醫藥文化之旅，剛剛開始，道阻且長，但行則將至！我一直堅持自己做事的幾個基本原則：做對社會有用的事，做自己喜歡的事，做自己能做的事，做別人還沒有做的事。努力去用自己的雙腳丈量地球，用自己的眼睛觀察世界，用自己的頭腦思考問題，用自己的筆墨記錄人生，用自己的聲音傳播中醫藥。願中醫藥之花開遍全球！

趙中振

2022 年 11 月 2 日颱風尼格訪港時

特別鳴謝

《中振話綱目》的文稿在撰寫與整理過程中，得到團隊成員周夢佳、劉靖、吳孟華、葉俏波等的鼎力相助。

書中圖片，除作者本人實地拍攝的照片，得到了朋友們的慷慨支持。藥材照片取自香港浸會大學藥用植物圖像數據庫及中藥材圖像數據庫，感謝陳虎彪教授的大力支持。

感謝友情提供照片的好友：

浣一平、林燕靖、梁鸝、洪雪榕、蘇大明、徐克學、文樹德、段煦、冼建春、張煥平、彭勇、郗效、侯俊玲、張鎬京、辛文鋒、周夢佳、嚴仲鎧、屠鵬飛、鄔家林、李曉瑾、鄭漢臣、吳光弟、御影雅幸、胡雅妮、呂光華、董小萍、張厚寶、吳孟華、陳亮俊、楊明宏、羅詩遂、安劍星、李震熊、Steven Foster、龐玉新、唐得榮、鄧家剛、王智鵬、雷海民、楊莉、邵旻、鄔坤乾、鄭河、陳學毅、周重建、侯小濤、黃克南、黃冉、郎海勝、區靖彤、彭緒榮、劉孟軍、崔海鳴、華碧春、張林碧、孫立國、康廷國、李民、董小花、許軍、萬利淼、宋清泉、季申、裴妙榮、郭佩玲。

謹此一併鳴謝。

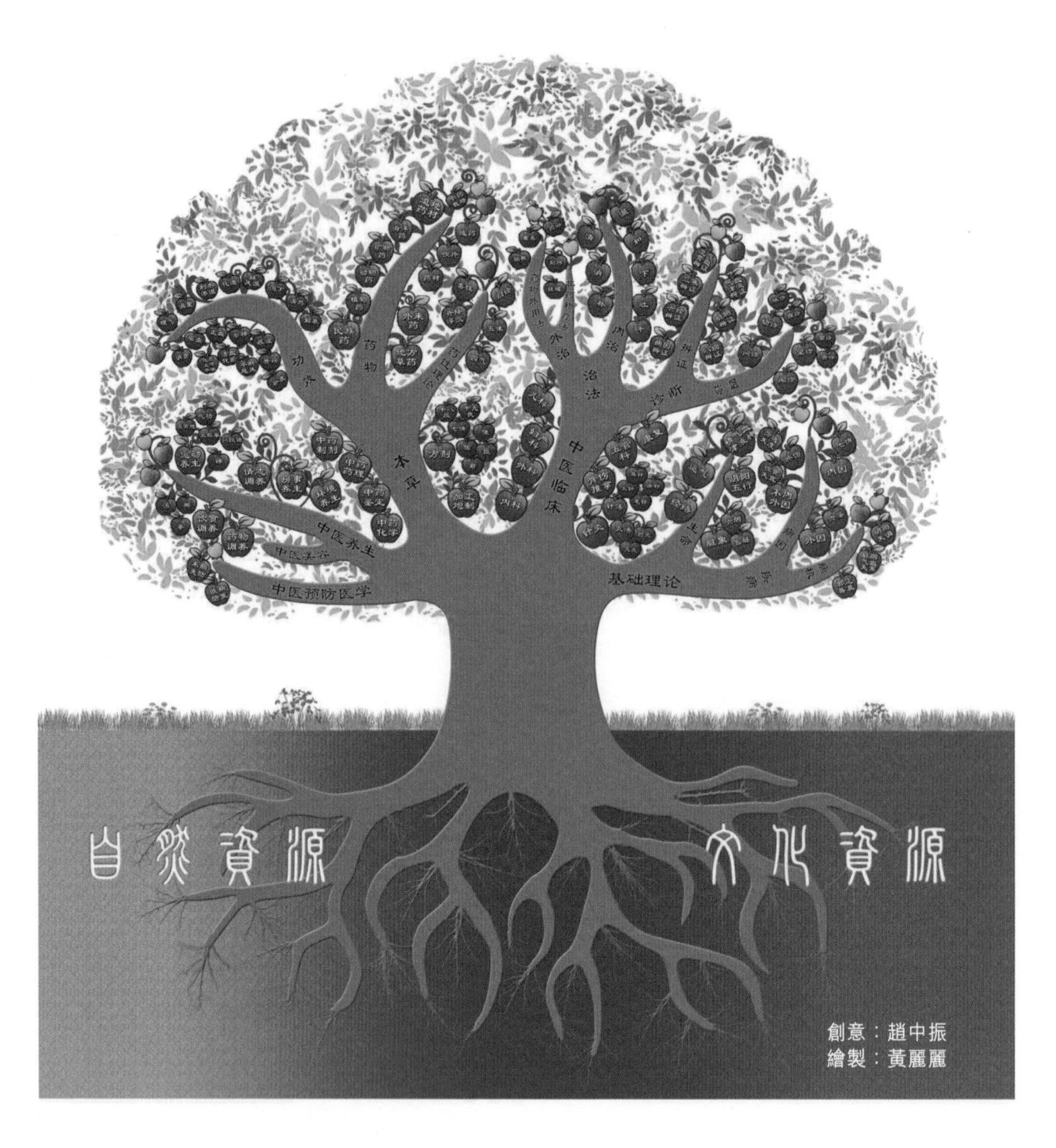

中醫藥源自中華大地，得益於豐厚的自然資源與文化資源。

中醫藥似一棵參天大樹，根深葉茂、枝繁果豐，矗立於世界傳統醫藥之林。

中醫藥是中華文明的瑰寶，不僅護佑了中華民族的繁衍昌盛，也將為全人類的健康事業做出新的貢獻。

本草之中有世界，世界之中有本草。

行天下　探岐黃

四十年考察所到之處

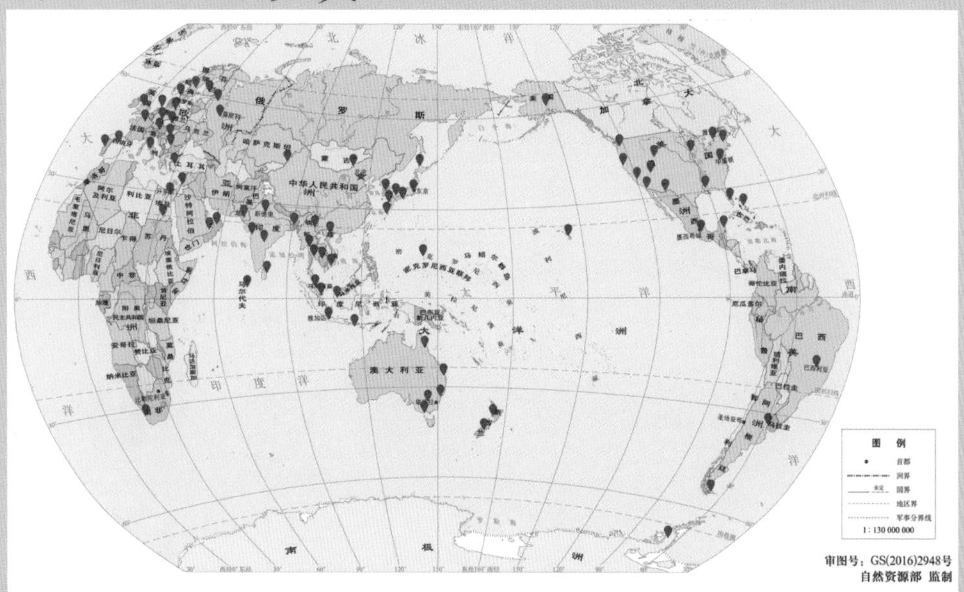

步神州　尋百草

四十年考察所到之處

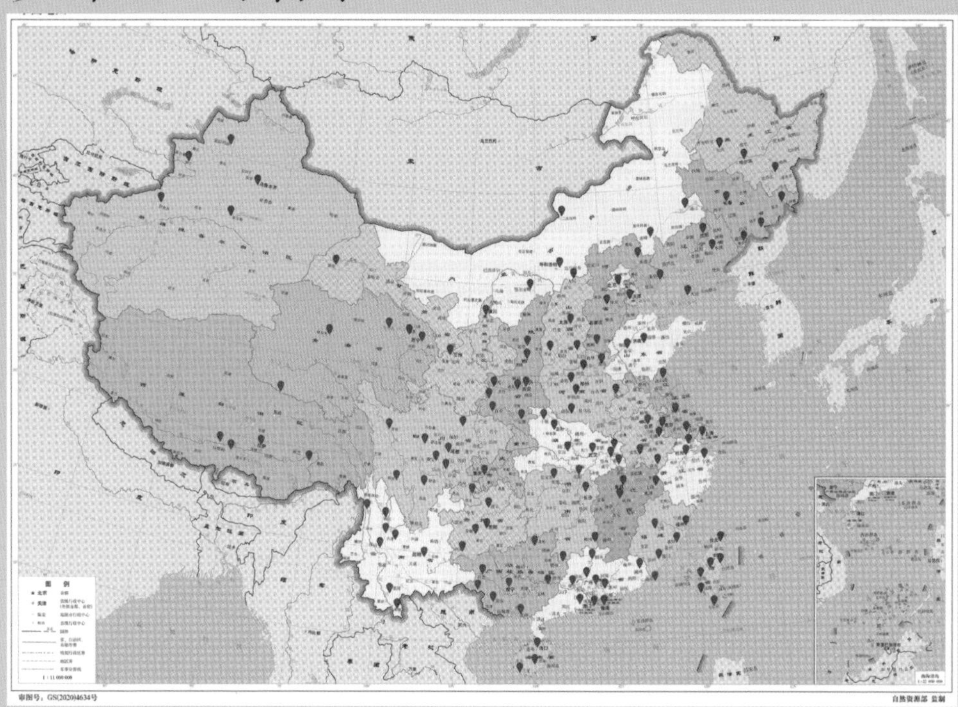

中振话綱目

走出書齋探本草

IV

作者
趙中振

責任編輯
周芝苡

協力
周嘉晴

裝幀設計
鍾啟善

排版
陳章力

出版者
萬里機構出版有限公司
香港北角英皇道 499 號北角工業大廈 20 樓
電話：2564 7511　　傳真：2565 5539
電郵：info@wanlibk.com
網址：http://www.wanlibk.com
http://www.facebook.com/wanlibk

發行者
香港聯合書刊物流有限公司
香港荃灣德士古道 220-248 號荃灣工業中心 16 樓
電話：2150 2100　　傳真：2407 3062
電郵：info@suplogistics.com.hk
網址：http://www.suplogistics.com.hk

承印者
美雅印刷製本有限公司
香港九龍觀塘榮業街 6 號 4 樓 A 室

出版日期
二〇二三年七月第一次印刷

規格
特 16 開（170 mm ×240 mm）

ISBN 978-962-14-7476-6